福建省**中职学考**复习指导用书

医学基础

主　编：陈燕贞　陈凤朱　陈　航

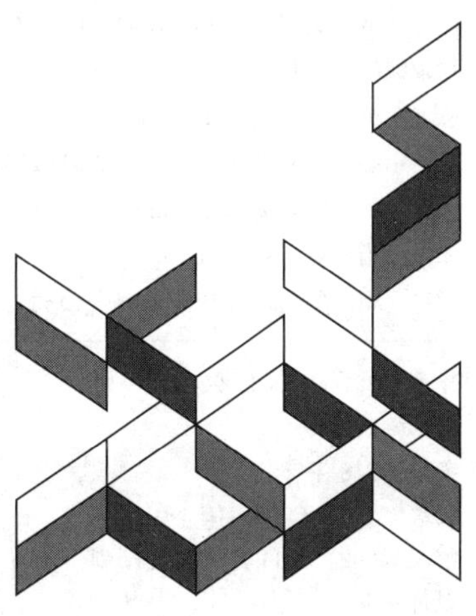

扫码获取数字资源

厦门大学出版社 XIAMEN UNIVERSITY PRESS
国家一级出版社
全国百佳图书出版单位

图书在版编目（CIP）数据

医学基础 / 陈燕贞，陈凤朱，陈航主编. -- 厦门 ：厦门大学出版社，2024. 11. --（福建省中职学考复习指导用书）. -- ISBN 978-7-5615-9569-5

Ⅰ. R3

中国国家版本馆 CIP 数据核字第 20243AV311 号

策划编辑 姚五民
责任编辑 杨红霞
美术编辑 李夏凌
技术编辑 许克华

出版发行 厦门大学出版社
社　　址 厦门市软件园二期望海路 39 号
邮政编码 361008
总　　机 0592-2181111　0592-2181406(传真)
营销中心 0592-2184458　0592-2181365
网　　址 http://www.xmupress.com
邮　　箱 xmup@xmupress.com
印　　刷 厦门市竞成印刷有限公司

开本 787 mm×1 092 mm　1/16
印张 26.75
字数 618 千字
版次 2024 年 11 月第 1 版
印次 2024 年 11 月第 1 次印刷
定价 66.00 元

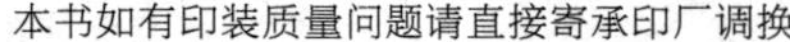

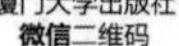
厦门大学出版社
微信二维码

厦门大学出版社
微博二维码

出版说明

教育是强国建设和民族复兴的根本，承担着国家未来发展的重要使命。基于此，自党的十八大以来，构建职普融通、产教融合的职业教育体系，已成为全面落实党的教育方针的关键举措。这一战略目标的实现，要求加快塑造素质优良、总量充裕、结构优化、分布合理的现代化人力资源，以解决人力资源供需不匹配这一结构性就业矛盾。与此同时，面对新一轮科技革命和产业变革的浪潮，必须科学研判人力资源发展趋势，统筹抓好教育、培训和就业，动态调整高等教育专业和资源结构布局，进一步推动职业教育发展，并健全终身职业技能培训制度。

根据中共中央办公厅、国务院办公厅《关于深化现代职业教育体系建设改革的意见》和福建省政府《关于印发福建省深化高等学校考试招生综合改革实施方案的通知》要求，福建省高职院校分类考试招生采取“文化素质＋职业技能”的评价方式，即以中等职业学校学业水平考试（以下简称“中职学考”）成绩和职业技能赋分的成绩作为学生毕业和升学的主要依据。

为进一步完善考试评价办法，提高人才选拔质量，完善职教高考制度，健全“文化素质＋职业技能”考试招生办法，向各类学生接受高等职业教育提供多样化入学方式，福建省教育考试院对高职院校分类考试招生（面向中职学校毕业生）实施办法作出调整：招考类别由原来的 30 类调整为 12 类；中职学考由全省统一组织考试，采取书面闭卷笔试方式，取消合格性和等级性考试；引进职业技能赋分方式，取消全省统一的职业技能测试。

福建省中职学考是根据国家中等职业教育教学标准，由省级教育行政部门组织实施的考试。考试成绩是中职学生毕业和升学的重要依据。根据福建省教育考试院发布的最新的中职学考考试说明，结合福建省中职学校教学现状，厦门大学出版社精心策划了“福建省中职学考复习指导用书”系列。该系列旨在帮助学生提升对基础知识的理解，提升运用知识分析问题、解决问题的能力，并在学习中提高自身的职业素养。

本系列教材由中等职业学校一线教师根据最新的《福建省中等职业学校学业水平考试说明》编写。内容设置紧扣考纲要求，贴近教学实际，符合考试复习规律，包含学习目标、思维导图、考纲解析（知识点讲解）、思考与练习、模拟试卷五部分。理论部分针对各知识点进行梳理和细化，使各知识点表述更加简洁、精练；模拟试卷严格按照考纲规定的内容比例、难易程度、分值比例编写，帮助考生更有针对性地备考。本系列教材适合作为中职、技工学校学生的中职学考复习指导用书。

目　　录

第一部分　人体解剖学

第二部分　生理学

第一部分　人体解剖学

第一章 绪论

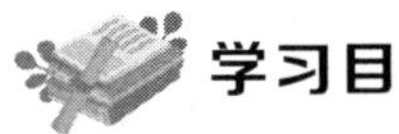

学习目标

① 理解人体解剖学的研究对象和解剖学姿势的概念。

② 掌握人体解剖学常用方位术语。

一、人体解剖学的研究对象和任务

人体解剖学(human anatomy)是研究正常人体形态结构及发生发展规律的科学。

人体解剖学包括大体解剖学、组织学和胚胎学三部分。

大体解剖学是用刀剖割和肉眼观察的方法,研究正常人体形态结构的科学。根据研究和叙述方法的不同,通常分为系统解剖学(systematic anatomy)、局部解剖学(regional anatomy)等学科。系统解剖学是按照人体的器官系统(如消化系统、呼吸系统等)描述其形态结构的科学,一般所说的解剖学就是指系统解剖学。局部解剖学是按照人体的部位(如头、颈、胸、腹、四肢),由浅入深,描述各部结构的形态及毗邻关系的科学。

人体解剖学是一门重要的医学基础课。医学研究的对象是人,只有在充分认识正常人体的形态结构的基础上,才能正确理解人体的生理功能、病理现象以及疾病发生和发展的规律,否则就不能判断人体的正常与异常、区别生理与病理状态,就不能正确诊断和治疗疾病。据统计,医学中1/3以上的名词来源于解剖学。所以人体解剖学是一门重要的医学基础课,是学习中医和西医的必修课。学习人体解剖学的目的,就是要理解和掌握正常人体形态结构的基础理论、基本知识和基本技能,为学习其他医学基础课和临床课奠定必要的基础。恩格斯说过:“没有解剖学就没有医学。”因此,每个医学生必须学好解剖学。

二、解剖学姿势

身体直立,两眼向前平视,上肢下垂于躯干两侧,手掌向前,下肢并拢,足尖向前,这样的姿势称解剖学姿势。在描述人体各部结构的位置及相互关系时,不论标本或模型以何种位置放置,都应以解剖学姿势为依据(图1-1)。

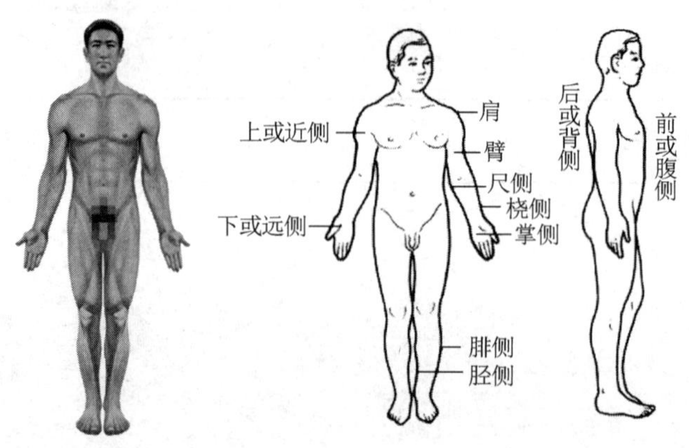

图 1-1　解剖学姿势

三、方位术语

(一) 上和下

近头者为上,近足者为下。上和下也可分别称为头侧和尾侧。

(二) 前和后

近腹者为前,近背者为后。前和后也可分别称为腹侧和背侧。

(三) 内侧和外侧

以正中矢状面为准,近正中矢状面者为内侧,远离正中矢状面者为外侧。在前臂,其内侧又称为尺侧,其外侧又称为桡侧。在小腿,其内侧又称为胫侧,其外侧又称为腓侧。

(四) 内和外

凡有空腔的器官,以内腔为准,近内腔者为内,远离内腔者为外。

(五) 浅和深

以体表为准,近体表者为浅,远离体表者为深。

(六) 近侧和远侧

多用于四肢,接近躯干的一侧为近侧,远离躯干的一侧为远侧。

四、轴和面

(一) 轴

1. 垂直轴

为上下方向垂直于水平面,与人体长轴平行的轴(图 1-2)。

2. 矢状轴

为前后方向平行于水平面,与人体长轴垂直的轴。

3. 冠状轴

为左右方向平行于水平面,与垂直轴和矢状轴相垂直的轴,也称额状轴。

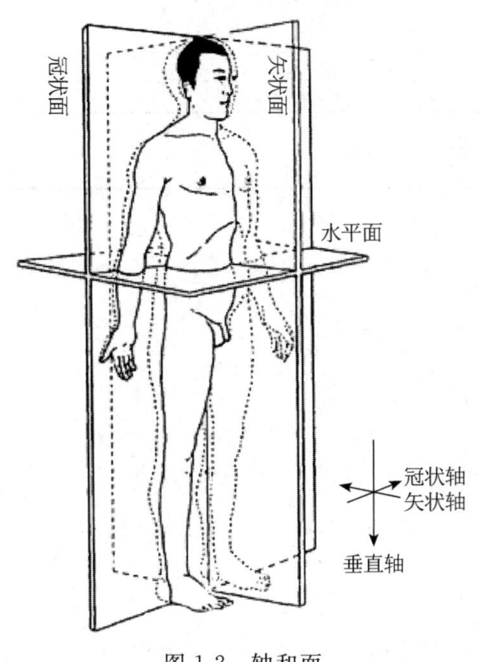

图 1-2　轴和面

(二) 面

1. 矢状面

即按前后方向,将人体分成左右两部的纵切面,此切面与地平面垂直。通过人体正中的矢状面为正中矢状面,将人体分为左右相等的两半。

2. 冠(额)状面

即按左右方向,将人体分成前后两部的纵切面,此面与水平面及矢状面相垂直。

3. 水平面

或称横切面,即与水平面平行,与矢状面和冠状面垂直的面,将人体分为上下两部分。

第二章 运动系统

学习目标

① 掌握运动系统的组成。
② 理解骨的分类。
③ 掌握骨的构造。
④ 掌握关节的基本结构。
⑤ 掌握脊柱的组成、连结(椎间盘、韧带的位置与组成)和生理弯曲。
⑥ 理解各部椎骨的形态特点、数目和位置。
⑦ 理解胸廓的组成。
⑧ 掌握胸骨角、肋弓、翼点的概念及临床意义。
⑨ 了解脑颅骨和面颅骨名称及新生儿颅的特点。
⑩ 理解上、下肢骨的组成及各骨的主要结构。
⑪ 掌握肩关节、肘关节、膝关节、髋关节的构成、结构特点及运动。
⑫ 理解骨盆的组成和分部。
⑬ 理解肌的构造。
⑭ 掌握胸锁乳突肌、三角肌、肱二头肌、肱三头肌、臀大肌、股四头肌的位置和作用。
⑮ 掌握竖脊肌和小腿三头肌的位置。
⑯ 掌握膈的裂孔名称、位置及穿经结构。
⑰ 了解腹壁的层次;掌握腹股沟韧带的概念。
⑱ 理解腹股沟管的位置、内容及临床意义。

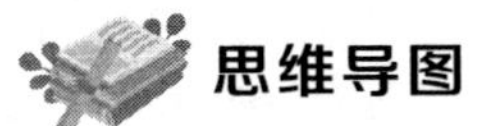

思维导图

- 运动系统
  - 骨学
    - 概述
      - 骨的分类
      - 骨的构造
    - 中轴骨
      - 躯干骨
        - 椎骨的一般形态
        - 各部椎骨的主要特征
        - 胸骨
      - 颅骨
        - 脑颅骨
        - 面颅骨
        - 翼点
        - 新生儿颅的特征及生后变化
    - 四肢骨
      - 上肢骨
        - 上肢带骨
        - 自由上肢骨
      - 下肢骨
        - 下肢带骨
        - 自由下肢骨
  - 关节学
    - 概述
      - 直接连结
      - 间接连结
        - 关节的基本结构
        - 关节的辅助结构
        - 关节的运动
    - 躯干骨的连结
      - 脊柱
        - 椎骨间的连结
        - 脊柱的整体观及运动
      - 胸廓
        - 肋与胸椎的连结
        - 肋与胸骨的连结
        - 胸廓的运动
    - 四肢骨的连结
      - 上肢骨的连结
        - 胸锁关节
        - 肩锁关节
        - 肩关节
        - 肘关节
        - 前臂骨的连结
        - 手关节
      - 下肢骨的连结
        - 髋骨的连结
        - 髋关节
        - 膝关节
        - 小腿骨的连结
        - 足骨的连结
  - 骨骼肌
    - 肌的形态与构造
    - 躯干肌
      - 颈肌 — 胸锁乳突肌
      - 背肌 — 竖脊肌
      - 胸肌
      - 膈
      - 腹肌 — 腹股沟管
    - 上肢肌
      - 上肢带肌 — 三角肌
      - 臂肌 — 肱二头肌、肱三头肌
      - 前臂肌
      - 手肌
    - 下肢肌
      - 髋肌 — 臀大肌
      - 大腿肌 — 股四头肌
      - 小腿肌 — 小腿三头肌
      - 足肌

运动系统由骨、骨连结、骨骼肌组成，主要起支持、保护、运动的作用。

第一节　骨学

一、概述

骨(bone)是一种器官，主要由骨组织构成，有一定的形态，外被骨膜，内含骨髓，有丰富的血管、淋巴管和神经，能不断进行新陈代谢和生长发育，具有修复、再生和重塑能力以及造血、储备钙和磷的功能。经常锻炼能促进骨的发育，长期废用则出现骨质疏松。

(一) 骨的分类

成人共有骨206块，按部位分为颅骨、躯干骨和四肢骨3部分，按形态分为长骨、短骨、扁骨和不规则骨4类。

1. 长骨

呈长管状，分布于四肢，分一体两端。体又称骨干，位于中部，骨质致密，内有空腔，称髓腔。两端膨大，称骺，有光滑的关节面。骨干与骺相邻的部位称干骺端，幼年时保留一片骺软骨；随年龄增长，骺软骨骨化，骨干和骺融合为一体。

2. 短骨

形似立方体，多成群分布于连接牢固且较灵活部位，如腕骨和跗骨。

3. 扁骨

呈板状，主要构成颅腔、胸腔和盆腔的壁，起保护作用。

4. 不规则骨

形状不规则，如椎骨。有些不规则骨内含有空腔，称含气骨，如额骨。

另外，位于某些肌腱内的扁圆形小骨，称籽骨，如髌骨等。

(二) 骨的构造

骨主要由骨质、骨膜和骨髓3部分构成(图2-1)。

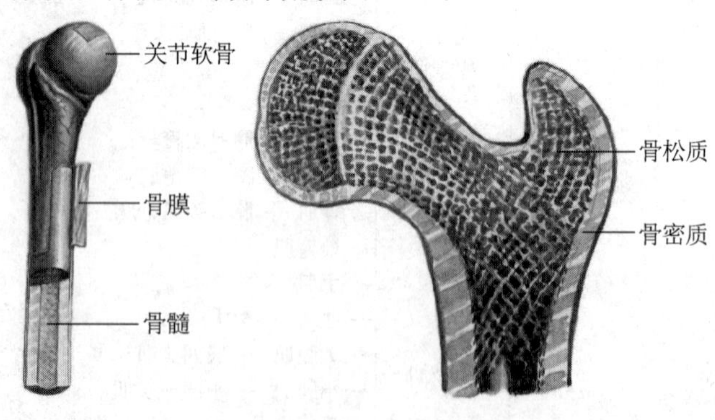

图2-1　骨的构造

(1) 骨质(bone substance)由骨组织构成,分骨密质和骨松质。骨密质分布于骨的表面,由紧密排列成层的骨板构成,质地致密,抗压性强;骨松质呈海绵状,分布于骨的内部,由交错排列的骨小梁构成,其排列与压力和张力方向平行。

(2) 骨膜(periosteum)覆盖于除关节面外骨的表面,由纤维结缔组织构成,含有血管、神经和淋巴管,对骨的营养、再生和感觉有重要作用。骨膜可分内、外两层,外层致密,并有许多胶原纤维束穿入骨质,使之固定于骨面;内层疏松,含有骨祖细胞,参与骨的生长、再生、修复。手术时应尽量保留骨膜。

(3) 骨髓(bone marrow)充填于髓腔和骨松质间隙内,分为红骨髓和黄骨髓。胎儿和幼儿的骨髓全是红骨髓,含有大量不同发育阶段的红细胞而呈红色,有造血功能。5岁以后,长骨骨干内的红骨髓逐渐被脂肪组织代替,呈黄色,变成黄骨髓,失去造血能力。当大量失血或重度贫血时,部分黄骨髓可转化为红骨髓,恢复造血功能。一般在长骨两端、扁骨和不规则骨内终生都是红骨髓。临床常选髂前上棘、髂后上棘等处进行骨髓穿刺,检查骨髓象。

二、中轴骨

中轴骨包括躯干骨和颅骨。

(一) 躯干骨

躯干骨包括24块椎骨、1块骶骨、1块尾骨、1块胸骨和12对肋骨。椎骨在幼年时为32或33块,即颈椎7块、胸椎12块、腰椎5块、骶椎5块和尾椎3～4块。成年后,5块骶椎融合成1块骶骨,3～4块尾椎融合成1块尾骨。

1. 椎骨的一般形态

椎骨(vertebrae)由前方的椎体和后方的椎弓组成,椎体和椎弓围成椎孔,各椎孔上下贯通,构成容纳脊髓的椎管(图2-2)。椎体呈短圆柱状,是椎骨负重的主要部分。椎弓是弓形骨板,由椎弓根和椎弓板构成。椎弓根较细,其上、下缘分别为椎上、下切迹,相邻椎骨的椎上、下切迹围成椎间孔。由椎弓向后的突起称棘突,向两侧的突起称横突,向上、下各发出1对上关节突和下关节突。

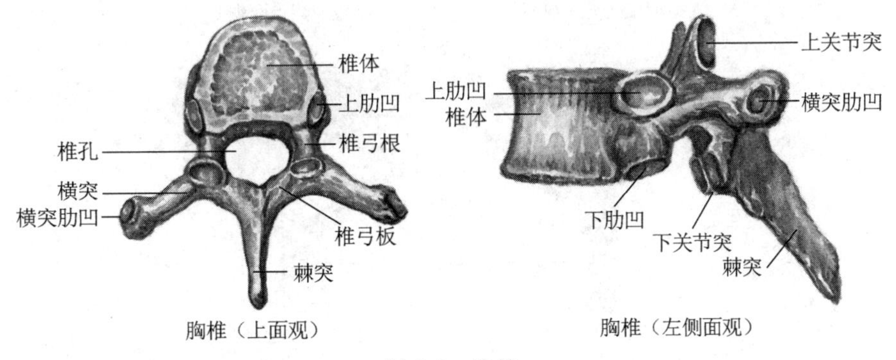

图2-2 胸椎

2. 各部椎骨的主要特征

(1) 颈椎(cervical vertebrae)椎体较小,椎孔相对较大,横突上有横突孔。第2～6颈椎的棘突较短，末端分叉(图 2-3)。上、下关节突的关节面几乎呈水平位。第 1 颈椎又称寰椎，由前弓、后弓及侧块构成，前弓后面正中有齿突凹。第 2 颈椎又称枢椎，椎体向上伸出齿突，与齿突凹构成寰枢关节。第 7 颈椎又名隆椎，棘突长，末端不分叉，易于触及，临床常作为计数椎骨序数的标志。

(2) 胸椎(thoracic vertebrae)椎体呈心形，在其两侧面后份的上、下缘处和横突末端前面分别有上、下肋凹和横突肋凹(图 2-2)。上、下关节突的关节面几乎呈冠状位。棘突较长，斜向后下，各相邻棘突呈叠瓦状排列。

(3) 腰椎(lumbar vertebrae)椎体粗壮，椎孔呈卵圆形或三角形(图 2-4)。上、下关节突粗大，关节面几呈矢状位。棘突呈板状，水平伸向后方。各棘突的间隙较宽，临床上可于此作腰椎穿刺术。

(4) 骶骨(sacrum)呈三角形，底向上，尖向下。上缘中份向前隆凸，称岬。盆面光滑，可见 4 对骶前孔。背面粗糙隆起，正中线上有骶正中嵴，嵴外侧有 4 对骶后孔。各骶椎的椎孔连接成骶管，向下开口于骶管裂孔，裂孔两侧向下的突起称骶角，是骶管麻醉的标志。骶骨侧部上宽下窄，上份有耳状面(图 2-5)。

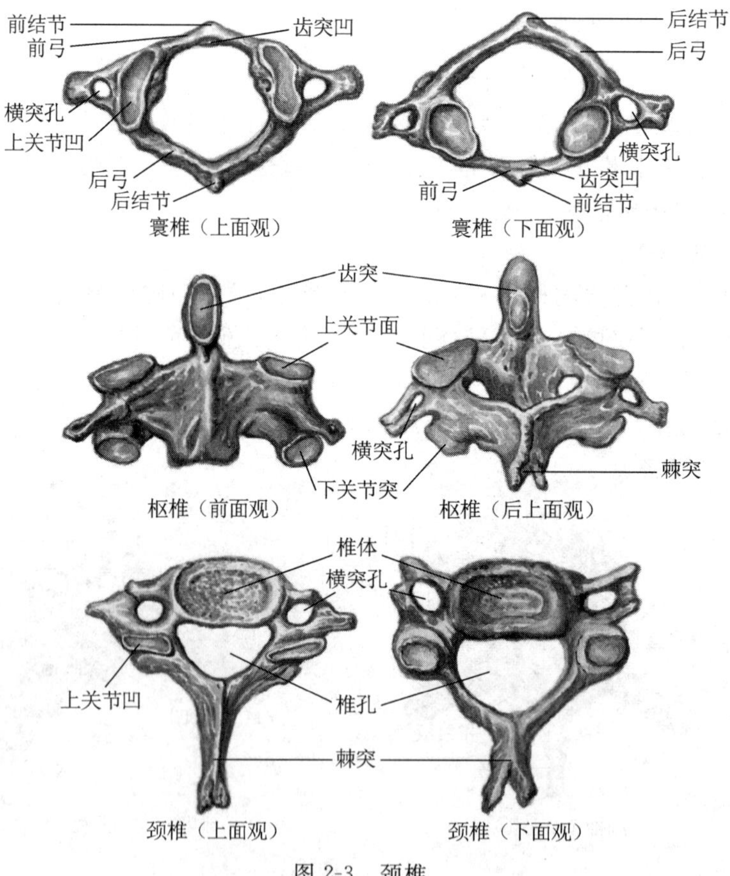

图 2-3　颈椎

(5) 尾骨(coccyx)上接骶骨，下端游离为尾骨尖。

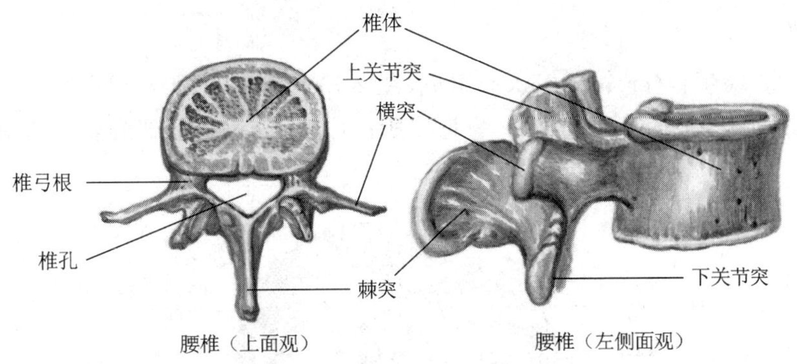

图 2-4 腰椎

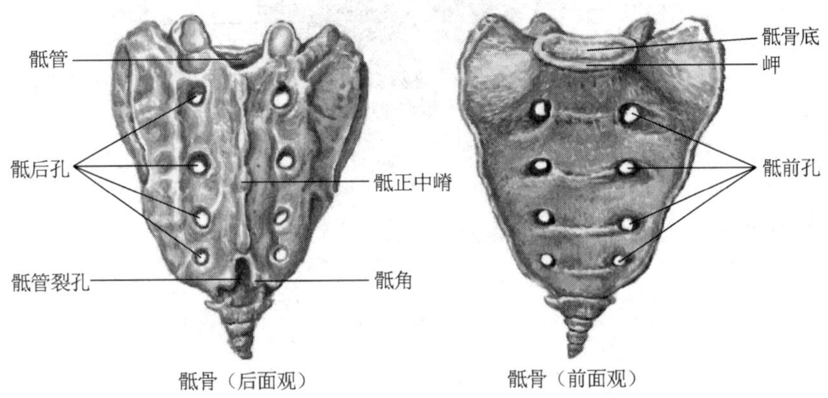

图 2-5 骶骨

3. 胸骨

胸骨(sternum)位于胸前壁正中,自上而下分为柄、体和剑突 3 部分(图 2-6)。胸骨柄上缘中份凹陷,称颈静脉切迹。柄与体连接处微向前凸,称胸骨角(sternal angle),可在体表扪及,两侧平对第 2 肋,是计数肋的重要标志。剑突扁薄,下端游离。

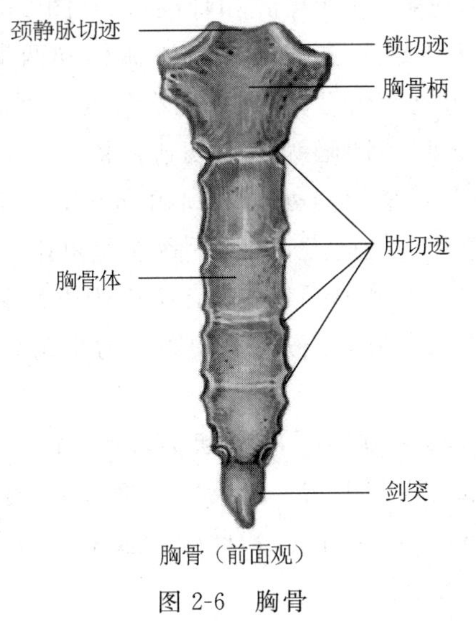

图 2-6 胸骨

（二）颅骨

成人颅由 23 块颅骨(cranial bones)组成(图 2-7)，另有 3 对听小骨位于颞骨内。颅主要对脑、视器等器官起支持和保护作用。颅骨按所在位置，分为后上部的脑颅骨和前下部的面颅骨。

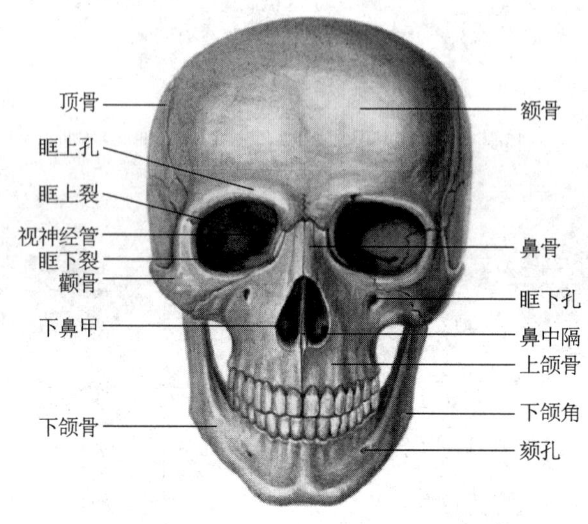

图 2-7　颅(前面观)

1. 脑颅骨

脑颅骨共 8 块，其中不成对的有额骨、筛骨、蝶骨和枕骨，成对的有顶骨和颞骨。脑颅骨围成颅腔，容纳脑。颅腔的顶，称颅盖，由额骨、顶骨和枕骨构成。颅腔的底，称颅底，由额骨、筛骨、蝶骨和枕骨构成，两侧为颞骨。

2. 面颅骨

面颅骨共 15 块，其中不成对的有下颌骨、犁骨和舌骨，成对的有上颌骨、鼻骨、泪骨、颧骨、腭骨和下鼻甲。面颅骨围成眶、骨性鼻腔和骨性口腔(图 2-7)。

(1) 下颌骨(mandible)呈马蹄铁形，分中部的下颌体和两侧的下颌支(图 2-8)。下颌体的下缘圆钝，为下颌底；上缘构成牙槽弓；前外侧面有颏孔。下颌支向上有 2 个突起，前方的称冠突，后方的称髁突，两突之间的凹陷为下颌切迹。髁突上端的膨大为下颌头，头下方缩细称下颌颈。下颌底与下颌支后缘相交处称下颌角(angle of mandible)。下颌支内面中央有下颌孔，此孔有下牙槽血管和神经通过，再经下颌管通颏孔。

(2) 舌骨(hyoid bone)位于下颌骨后下方，借肌连于下颌骨及颅底。其呈马蹄铁形，中部称舌骨体，向后外侧延伸的长突为大角，向上的短突为小角。

3. 翼点

颅侧面的中部有外耳门，其后方向下的突起称乳突，前方有一骨梁称颧弓，均易触及。颧弓上方的凹陷称颞窝，下方的称颞下窝。颞窝前下部较薄，额骨、顶骨、颞骨和蝶骨 4 骨会合处呈“H”形的缝，称翼点(pterion)(图 2-9)，此处骨板薄弱，骨折时易损伤经过其内面的脑膜中动脉前支。

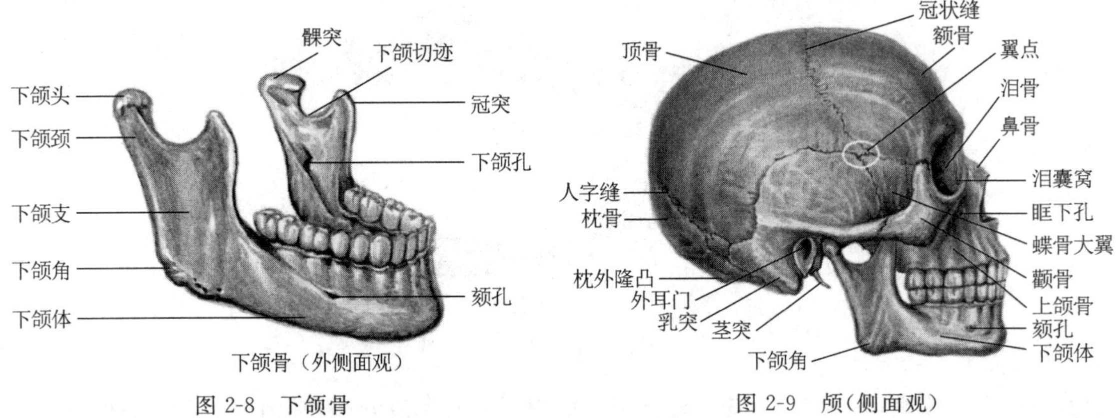

图 2-8　下颌骨

图 2-9　颅(侧面观)

4. 新生儿颅的特征及生后变化

新生儿面颅较小,脑颅相对较大(图 2-10)。新生儿面颅占全颅的 1/8,而成人为 1/4。颅顶各骨尚未完全发育,其间连有纤维结缔组织膜,此膜在多骨交会处较大,称颅囟。其中位于矢状缝与冠状缝会合处的称前囟,最大,呈菱形,于生后 1～2 岁时闭合;位于矢状缝与人字缝相接处的称后囟,呈三角形,于生后不久闭合。

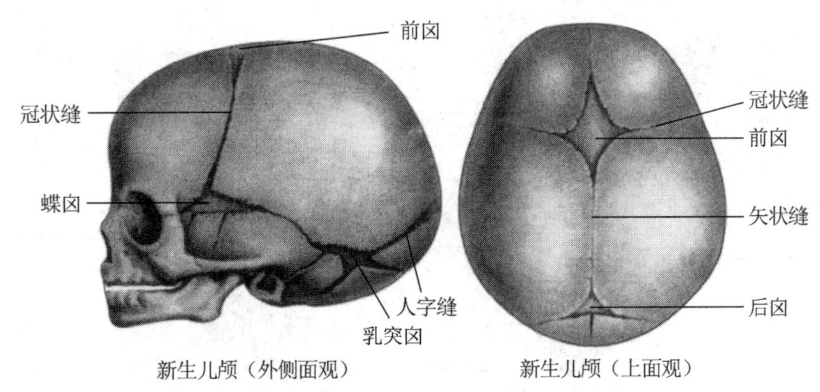

图 2-10　新生儿颅

三、四肢骨

四肢骨包括上肢骨和下肢骨,分别由肢带骨和自由肢骨组成。

(一) 上肢骨

1. 上肢带骨

(1) 锁骨(clavicle)呈"～"形,位于颈、胸部交界处,全长可扪及(图 2-11)。内侧端粗大,称胸骨端,与胸骨柄相关节;外侧端扁平,称肩峰端,与肩峰相关节。锁骨内侧 2/3 凸向前,外侧 1/3 凸向后,二部交界处易发生骨折。

(2) 肩胛骨(scapula)为三角形扁骨,贴于胸廓后外上面,介于第 2～7 肋骨之间,可分为 2 面、3 缘和 3 角(图 2-12)。2 面指前面和后面:肩胛骨前面为一大而浅的窝,称肩胛下窝;

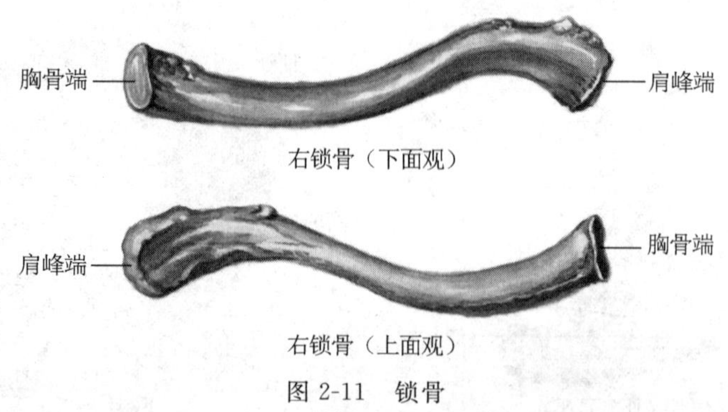

图 2-11　锁骨

后面上部有一横嵴，称肩胛冈，其向外侧延伸的扁平突起称肩峰，肩胛冈上、下方的凹陷分别称冈上窝和冈下窝。3 缘指上缘、内侧缘和外侧缘：上缘短而薄，外侧份有肩胛切迹，自切迹外侧向前伸出的指状突起，称喙突；内侧缘薄而锐利，邻近脊柱，又称脊柱缘；外侧缘肥厚，邻近腋窝，又称腋缘。3 角指上角、下角和外侧角：上角为上缘与内侧缘会合处，平对第 2 肋；下角为内侧缘与外侧缘会合处，平对第 7 肋或第 7 肋间隙，为计数肋的标志；外侧角为上缘与外侧缘会合处，肥厚，有梨形浅窝，称关节盂，与肱骨头构成肩关节。

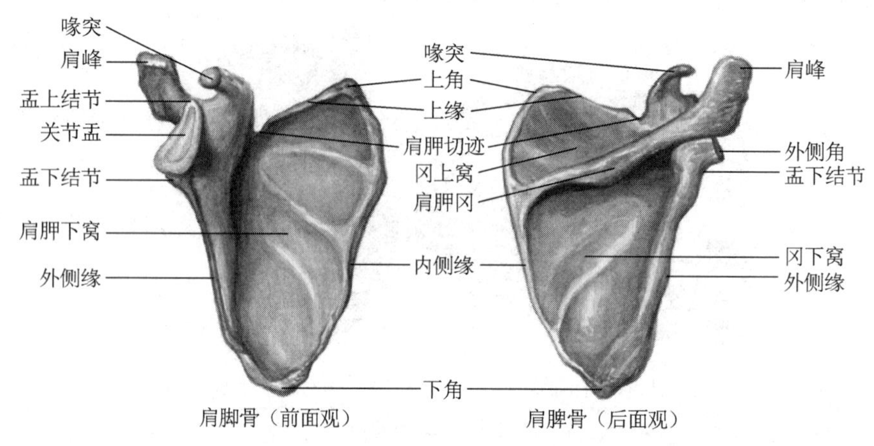

图 2-12　肩胛骨

2. 自由上肢骨

(1) 肱骨(humerus)是臂部的长骨(图 2-13)。上端有朝向内后上方呈半球形的肱骨头，头周围的环形浅沟称解剖颈。肱骨头外侧的隆起称大结节，向前的隆起称小结节，二者之间的纵沟称结节间沟。上端与体交界处稍细，称外科颈，为骨折易发部位。肱骨体中部外侧面有粗糙的三角肌粗隆，后面中部有自内上斜向外下的桡神经沟，内有桡神经通过。下端外侧部为半球形的肱骨小头；内侧部有滑车状的肱骨滑车，滑车前面上方有冠突窝，后面上方有鹰嘴窝；两侧各有一突起，分别称内上髁和外上髁。内上髁后下方的浅沟称尺神经沟，内有尺神经通过。

(2) 桡骨(radius)是位于前臂外侧部的长骨(图 2-14)。上端膨大称桡骨头，头上面有关节凹，周围有环状关节面。头下方略细，称桡骨颈。颈的下方内侧有桡骨粗隆。桡骨体的内侧缘

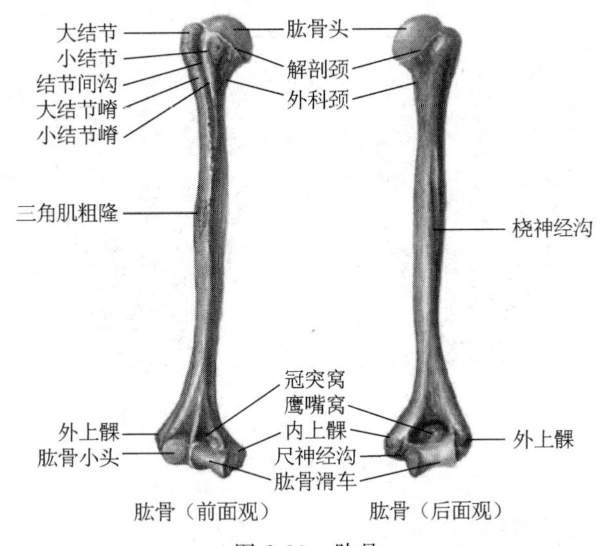

图 2-13　肱骨

有薄锐的骨间缘。下端外侧向下的突起称桡骨茎突，内侧面有尺切迹，下面有腕关节面。

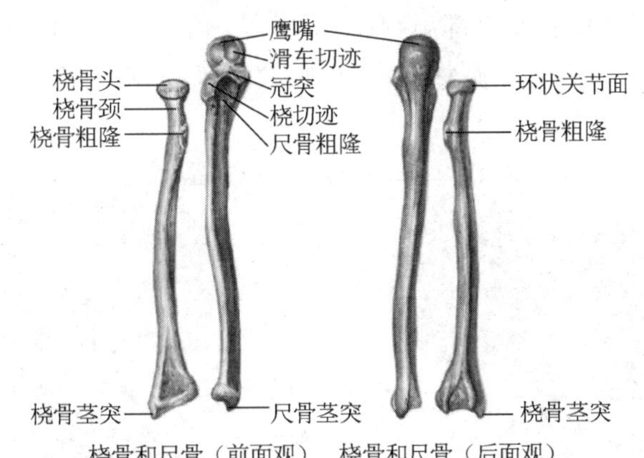

图 2-14　桡骨和尺骨

(3) 尺骨(ulna)是位于前臂内侧的长骨(图 2-14)。上端粗大，下端细小，体呈三棱柱状。上端前面有半圆形深凹，称滑车切迹，切迹前下方和后上方的突起分别称冠突和鹰嘴。冠突外侧面有桡切迹。冠突下方的粗糙隆起，称尺骨粗隆。尺骨体外侧缘为骨间缘。下端有球形的尺骨头，其内侧向下的突起称尺骨茎突，比桡骨茎突约高 1 cm。

(4) 手骨包括腕骨、掌骨和指骨(图 2-15)。

① 腕骨：共 8 块，排成两列，近侧列由桡侧向尺侧依次为手舟骨、月骨、三角骨和豌豆骨，远侧列为大多角骨、小多角骨、头状骨和钩骨。

② 掌骨：共 5 块，由桡侧向尺侧依次为第 1～5 掌骨。掌骨近侧端为底，中部为体，远侧端为头。

③ 指骨：共 14 块，除拇指有 2 节外，其余各指为 3 节。

上肢骨的骨性标志：锁骨、肩胛冈、肩峰、肩胛骨下角、肱骨大结节、内上髁、外上髁、尺神

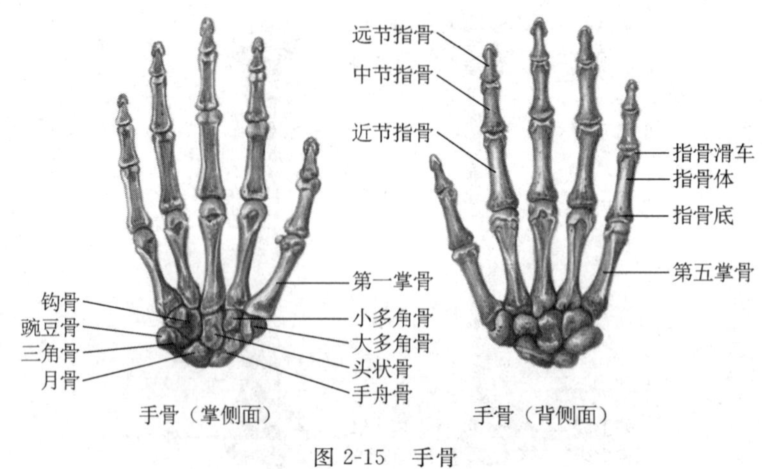

图 2-15　手骨

经沟、尺骨鹰嘴、尺骨茎突和桡骨茎突等。

（二）下肢骨

1. 下肢带骨

髋骨(hip bone)为不规则骨：上部扁阔；中部窄厚，有朝向下外侧的深窝，称髋臼；下部有一大孔，称闭孔(图 2-16)。髋骨由髂骨、坐骨和耻骨组成，3 块骨在幼年时借软骨结合，16 岁左右完全融合。

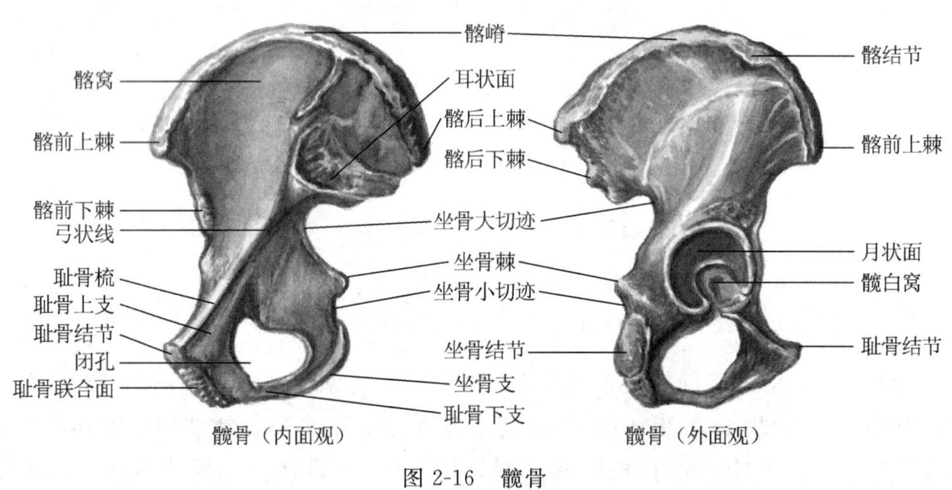

图 2-16　髋骨

(1) 髂骨构成髋骨上部，分体和翼两部分。髂骨体构成髋臼的上部。髂骨翼是髂骨上方的扁阔部，其上缘肥厚称髂嵴，其前、后端及下方各有 1 对突起，分别称髂前上棘、髂前下棘、髂后上棘和髂后下棘。髂前上棘后方 5～7 cm 处，髂嵴外唇向外突起称髂结节。髂骨翼内面的浅窝称髂窝，后方有耳状面；髂窝下界有圆钝的骨嵴，称弓状线。

(2) 坐骨构成髋骨后下部，分体和支。坐骨体构成髋臼的后下部，后缘有尖形的坐骨棘，坐骨棘与髂后下棘之间为坐骨大切迹，与坐骨结节之间为坐骨小切迹。自体向后下延续为坐骨支，其下端粗大称坐骨结节。

（3）耻骨构成髋骨前下部，分体和上、下支。耻骨体构成髋臼的前下部，从体向前内伸出耻骨上支，再转向下为耻骨下支。二者移行处的内侧有一椭圆形的粗糙面，称耻骨联合面。耻骨上支的上缘锐薄，称耻骨梳；耻骨梳前端有一隆起，称耻骨结节。耻骨下支与坐骨支结合。

2. 自由下肢骨

（1）股骨（femur）是人体最长的骨，分1体2端（图2-17）。上端有朝向内前上方的股骨头，头中央稍下方有股骨头凹，股骨头韧带附着于此。头下外侧较细部称股骨颈。颈与体交界处上外侧的方形隆起，称大转子，在体表易触及；内下方为小转子。股骨体为略弓向前的圆柱形骨管，后面有纵行骨嵴称粗线，向上外延续为臀肌粗隆。下端有两个弯向后下的膨大，分别称内侧髁和外侧髁，两髁间有髁间窝。两髁侧面最突起处，分别称内上髁和外上髁。

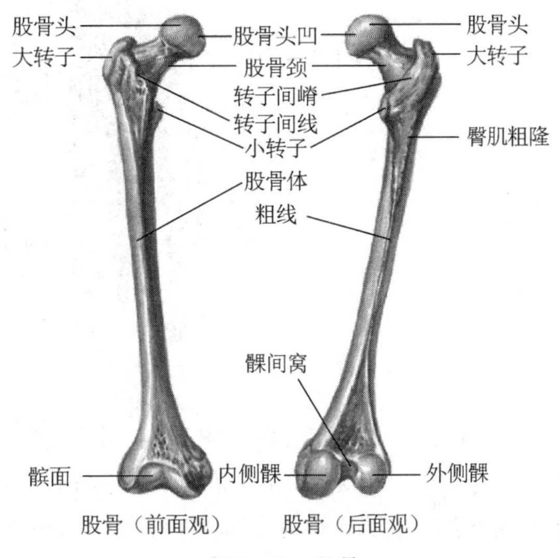

图2-17　股骨

（2）髌骨（patella）是人体最大的籽骨，位于股骨下端前面、股四头肌腱内。底朝上，尖向下，后面有髌面（图2-18）。

（3）胫骨（tibia）是位于小腿内侧部的三棱形长骨（图2-19）。上端膨大，向两侧突出形成内侧髁和外侧髁。两髁之间向上的粗糙隆起称髁间隆起。上端前面的隆起称胫骨粗隆。胫骨体外侧缘称骨间缘。下端稍膨大，其内下方的突起称内踝。

（4）腓骨（fibula）是位于小腿外侧部的长骨（图2-19）。上端稍膨大称腓骨头，头下方缩窄称腓骨颈。下端膨大为外踝。

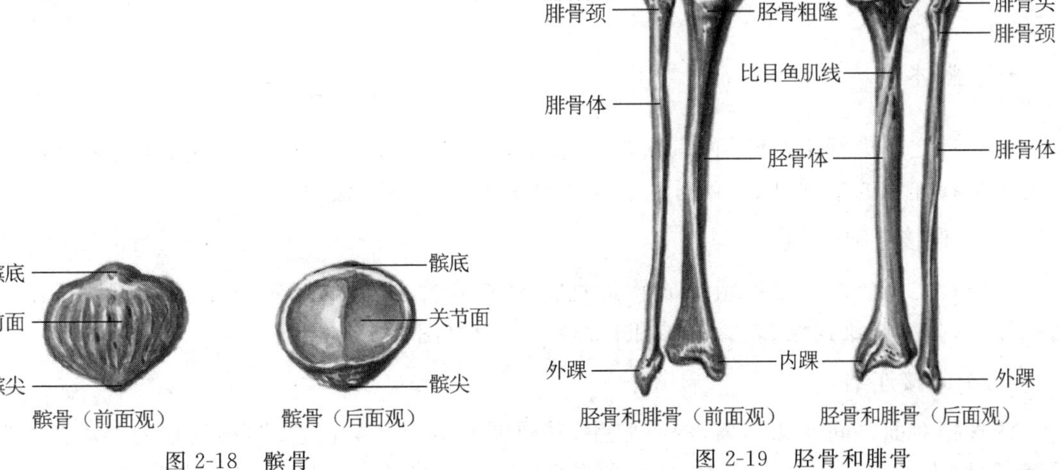

图2-18　髌骨

图2-19　胫骨和腓骨

（5）足骨包括跗骨、跖骨和趾骨(图 2-20)。

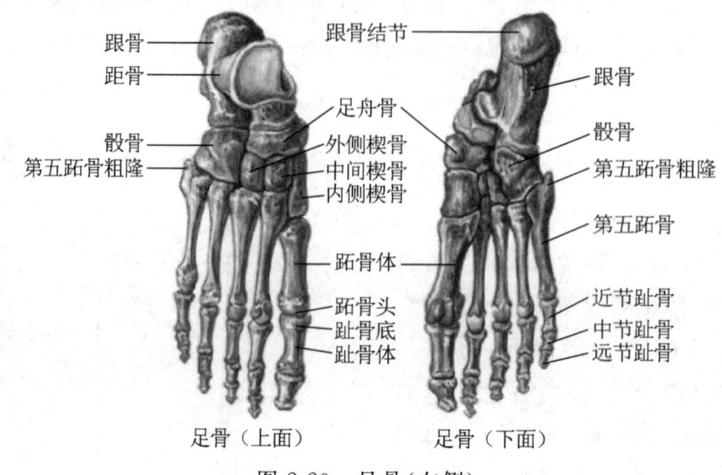

图 2-20　足骨(左侧)

① 跗骨:共 7 块,相当于腕骨,但体积较大,主要功能是支持体重。分前、中、后 3 列。后列包括上方的距骨和下方的跟骨,距骨与胫、腓骨形成关节;中列为足舟骨,位于距骨前方偏内侧;前列由内侧向外侧依次为内侧楔骨、中间楔骨、外侧楔骨和骰骨,3 块楔骨位于足舟骨之前,骰骨位于前外侧。

② 跖骨:共 5 块,由内侧向外侧依次为第 1～5 跖骨。每块跖骨近端为底,中部为体,远端称头。第 5 跖骨底向后突出,称第 5 跖骨粗隆。

③ 趾骨:共 14 块,第一趾骨为 2 节,其余各趾均为 3 节。

下肢骨的骨性标志:髂嵴、髂结节、髂前上棘、髂后上棘、耻骨结节、坐骨结节、股骨大转子、髌骨、腓骨头、胫骨粗隆、内踝、外踝和跟骨结节等。

第二节　关节学

一、概述

骨与骨之间借纤维结缔组织、软骨或骨相互连结,形成骨连结,以实现支持、保护和运动功能。按骨连结的不同方式,可分为直接连结和间接连结两大类。

(一) 直接连结

骨与骨之间借纤维结缔组织或软骨直接紧密相连,连结较牢靠,其间无缝隙,不活动或活动极微,分为纤维连结、软骨连结和骨性结合 3 种(图 2-21)。

(二) 间接连结

两骨相对面之间互相分离,内有腔隙,其周围借结缔组织相连结,称间接连结,又称滑膜关节,简称为关节(articulation),为骨连结的最高分化形式。一般有较大的活动度。

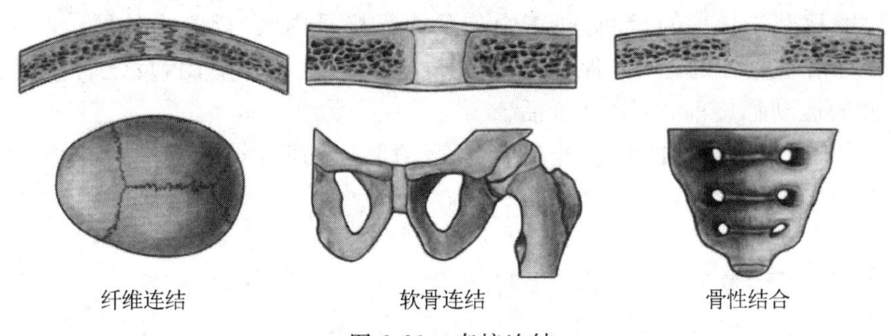

图 2-21　直接连结

1. 关节的基本结构

（1）关节面（articular surface）是指构成关节各骨的相对面。一般是一凸一凹，凸者称关节头，凹者称关节窝。关节面上覆盖一层光滑的关节软骨，其表面光滑，有弹性，能缓冲压力并减少运动时的摩擦（图 2-22）。

（2）关节囊（articular capsule）指附着在关节周围的结缔组织膜构成的囊，附着于关节面周缘及附近的骨面上，可分为内、外两层。外层为纤维层，由致密的纤维结缔组织构成，厚而坚韧，含丰富的血管和神经，某些部位增厚形成韧带，以加强关节的稳固性。外层的厚薄与关节的运动功能有关，如上肢关节运动灵活，纤维层薄而松弛；下肢关节稳固性较强，纤维层厚而坚韧。内层为滑膜层，由薄而柔滑的疏松结缔组织构成，紧贴于纤维层内面，并附于关节软骨周缘，富含血管，能分泌少量滑液，起润滑关节和营养关节软骨作用。

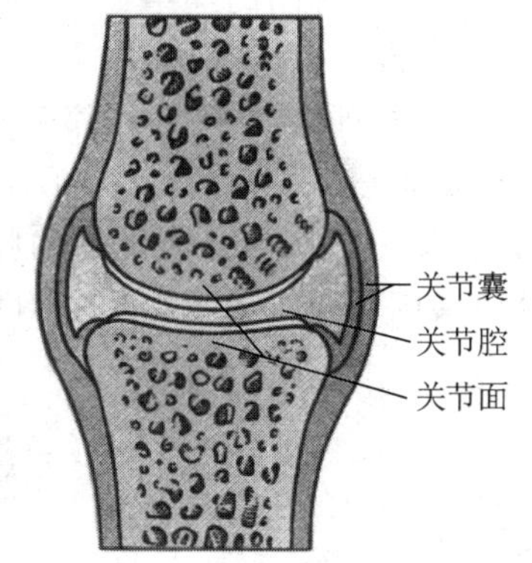

图 2-22　滑膜关节

（3）关节腔（articular cavity）为关节软骨与关节囊滑膜层围成的密闭腔隙，内有少量滑液，腔内为负压，有利于关节的稳固。

2. 关节的辅助结构

除上述基本结构外，某些关节为适应其功能还形成了如韧带、关节盘和关节唇等辅助结构，进一步增加关节的稳固性或灵活性。

（1）韧带是连于相邻两骨之间的致密纤维组织束或膜，有加强关节稳固性或限制关节过度运动的作用。按部位不同，可分囊外韧带和囊内韧带。囊外韧带多为关节囊的纤维层增厚形成，如髋关节的髂股韧带，囊内韧带位于关节囊内，被滑膜包绕，如膝关节的交叉韧带等。

（2）关节盘由纤维软骨板构成，位于两骨关节面之间，其中央稍薄、周围略厚。关节盘周围附于关节囊上，将关节腔分隔成互不相通的两半。关节盘使相对的关节面互相适应，有利于关节的稳固性，增加了关节的运动形式和范围。

（3）关节唇是附着在关节窝周缘的纤维软骨环，使关节窝略为增大加深，以增加关节的稳固性。

3. 关节的运动

关节的运动形式与关节面的形状有着密切的关系。根据关节运动轴的方位，关节运动的基本形式可分为以下 4 种：

（1）屈和伸是沿冠状轴的运动，相关节的两骨角度变小为屈，反之为伸。

(2) 收和展是沿矢状轴的运动,向正中矢状面靠拢是内收,反之为外展。

(3) 旋转是沿垂直轴的运动,骨的前面转向内侧的运动称旋内,反之称旋外。在前臂,手背转向前方的运动称旋前,反之称旋后。

(4) 环转是屈、展、伸、收四种动作的连续运动。运动时,骨的近端在原位转动,远端作圆周运动。

二、躯干骨的连结

躯干骨通过骨连结形成了脊柱和胸廓,骶骨和尾骨还参与了骨盆组成。

1. 脊柱

脊柱(vertebral column)由 24 块椎骨、1 块骶骨和 1 块尾骨借韧带、软骨、滑膜关节连结而成,构成人体的中轴,上承头颅,下接髋骨,起支持和负重作用,并参与构成胸腔、腹腔和盆腔的后壁。

(1) 椎骨间的连结:

① 椎体间的连结:

a. 椎间盘:是连结相邻两个椎体之间的纤维软骨盘。椎间盘由周围部的纤维环和中央部的髓核组成(图 2-23)。纤维环由多层呈环形排列的纤维软骨环构成,质坚韧,后部较薄弱;髓核为柔软而富有弹性的胶状物质。椎间盘既坚韧又富有弹性,起缓冲震荡作用。椎间盘厚薄因部位而异,腰部的椎间盘最厚,颈部次之,中胸部最薄。

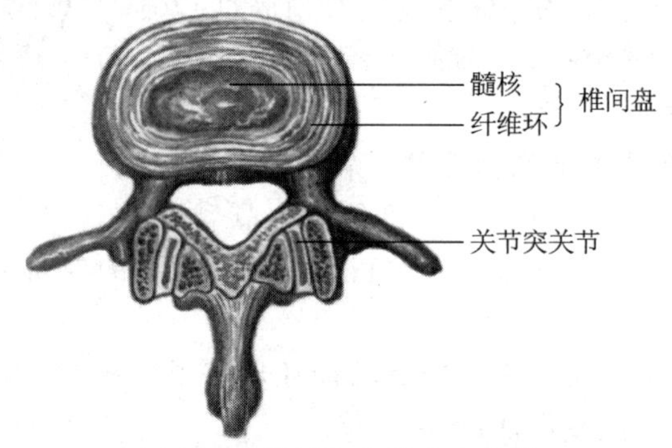

图 2-23 椎间盘和关节突关节

b. 前纵韧带:位于所有椎体和椎间盘前方的纵长韧带,可限制脊柱过度后伸和椎间盘向前脱出(图 2-24)。

c. 后纵韧带:位于所有椎体和椎间盘的后方,可防止脊柱过度前屈和椎间盘向后脱出(图 2-24)。

② 椎弓间的连结:

a. 黄韧带:连于两相邻椎弓板之间,由弹性纤维构成,厚而坚韧,参与构成椎管后壁,可限制脊柱过度前屈(图 2-24)。

b. 棘上韧带:连于各棘突尖端的韧带,细长而坚韧。第 7 颈椎以上的棘上韧带变得薄而宽阔,又名项韧带(图 2-24)。

c. 棘间韧带:连于相邻棘突之间,向前、后分别与黄韧带、棘上韧带相移行,较薄弱(图 2-24)。

d. 横突间韧带:位于相邻横突之间。

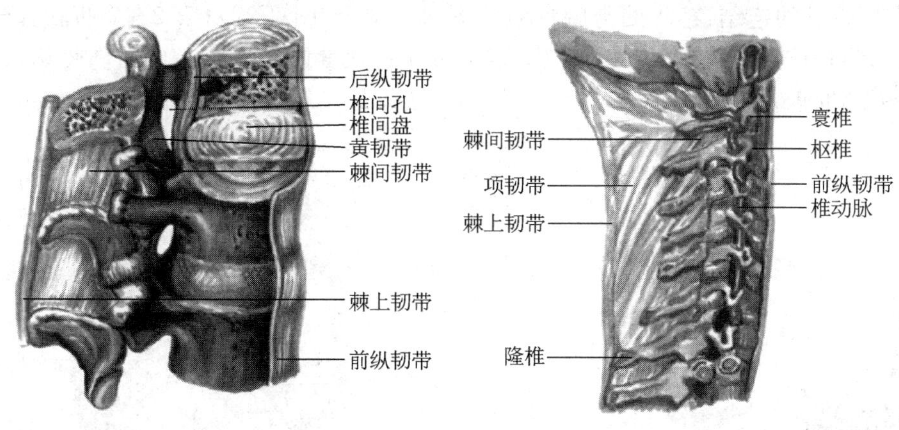

图 2-24　脊柱的韧带

③ 关节：关节突关节是由相邻两椎骨的上、下关节突构成的滑膜关节，属微动关节。寰枕关节由寰椎与枕骨构成，可使头部做前俯、后仰和侧屈运动。寰枢关节由寰椎与枢椎构成，可使寰椎连同头部做旋转运动。

（2）脊柱的整体观及运动：

侧面观可见四个生理性弯曲，即颈曲、胸曲、腰曲和骶曲。其中颈曲、腰曲凸向前方；胸曲、骶曲凸向后方。这些弯曲增强了脊柱的弹性，有利于维持人体重心的平衡和减轻震荡（图 2-25）。

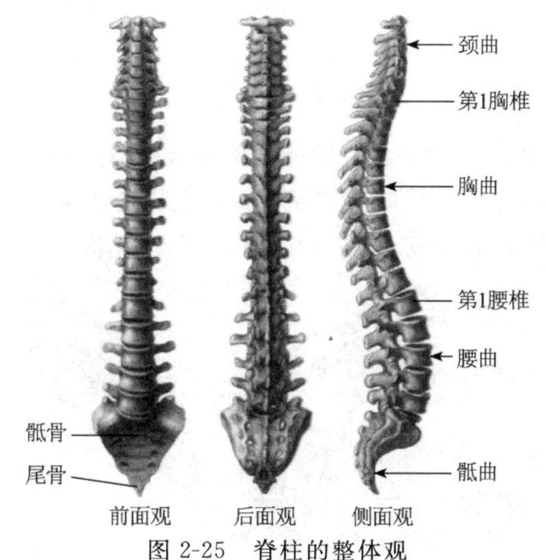

图 2-25　脊柱的整体观

脊柱两相邻椎骨之间活动很小，但整个脊柱运动范围较大，可做屈、伸、侧屈、旋转和环转运动。由于颈、腰部运动灵活，损伤也较多见。

2. 胸廓

胸廓由 12 块胸椎、12 对肋、1 块胸骨和它们之间的连结共同组成，有支持和保护胸、腹腔内脏器官等功能。

① 肋与胸椎的连结：肋后端与胸椎构成肋椎关节，包括肋头与椎体的肋凹构成的肋头关节和肋结节与横突肋凹构成的肋横突关节（图 2-26）。两关节联合运动可提肋或降肋。

② 肋与胸骨的连结：第 1 肋与胸骨柄形成软骨结合(图 2-27)；第 2～7 肋软骨分别与胸骨外侧缘的肋切迹形成微动的胸肋关节；第 8～10 肋软骨依次连于上位肋软骨构成左、右肋弓；第 11～12 肋前端游离。

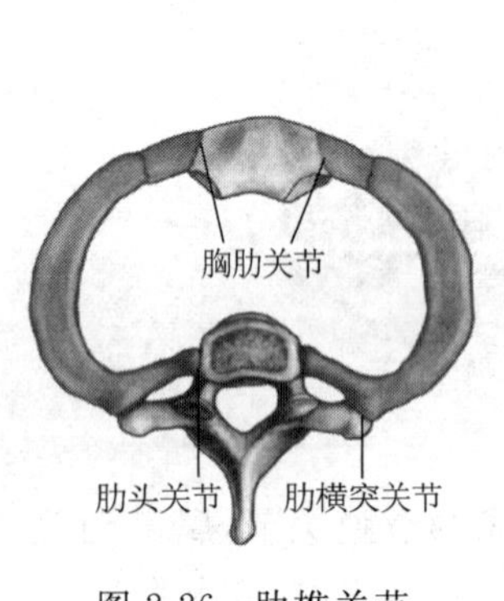

图 2-26 肋椎关节

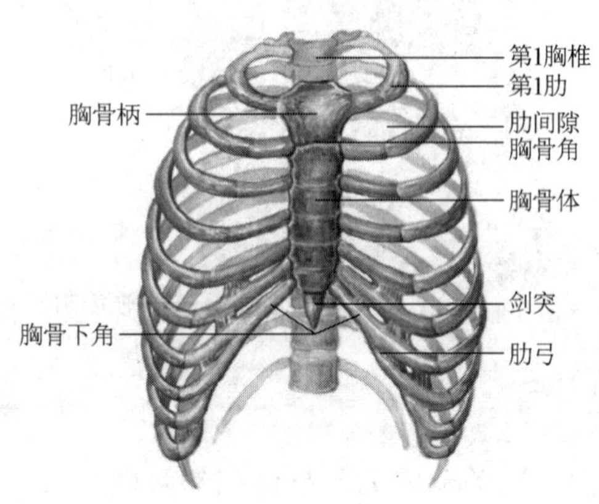

图 2-27 胸廓

③ 胸廓的运动：胸廓除有保护和支持功能外，还参与呼吸运动。吸气时，在肌的作用下，肋上提，使胸腔容积增大。呼气时正好相反。

三、四肢骨的连结

(一) 上肢骨的连结

1. 胸锁关节

是上肢与躯干连结的唯一关节，由胸骨的锁切迹与锁骨的胸骨端及第 1 肋软骨的上面构成，属微动关节(图 2-28)。关节囊紧张坚韧，内有关节盘。通过胸锁关节可使锁骨外侧端做向上、下、前、后及旋转等运动，从而扩大了上肢的活动范围。

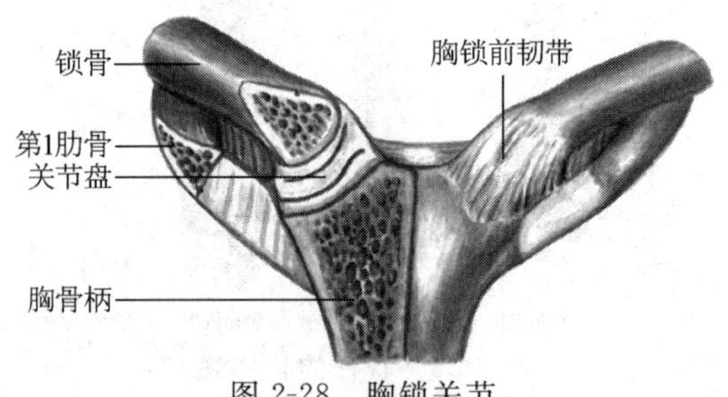

图 2-28 胸锁关节

2. 肩锁关节

由肩胛骨的肩峰与锁骨的肩峰端组成，上、下有韧带加强，属微动关节。

3. 肩关节

由肱骨头和肩胛骨的关节盂组成(图 2-29)。肱骨头大，关节盂浅小，关节囊松弛，内有肱二头肌长头肌腱通过。关节囊的上壁有喙肱韧带加强，肩关节周围有三角肌包围，下方缺少保护较为薄弱。肩关节为全身最灵活的关节，可做屈、伸、收、展、旋内、旋外及环转运动。

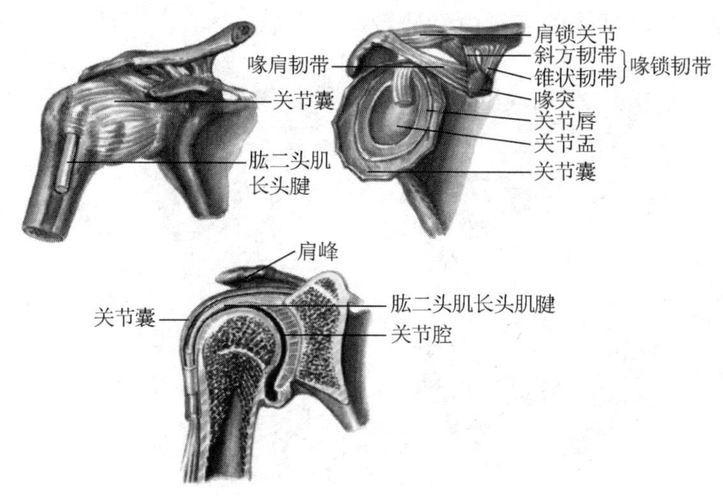

图 2-29　肩关节

4. 肘关节

为复关节(图 2-30),包括 3 个关节,即肱骨小头和桡骨头关节凹组成的肱桡关节,肱骨滑车和尺骨的滑车切迹组成的肱尺关节以及桡骨头环状关节面和尺骨的桡切迹组成的桡尺近侧关节。

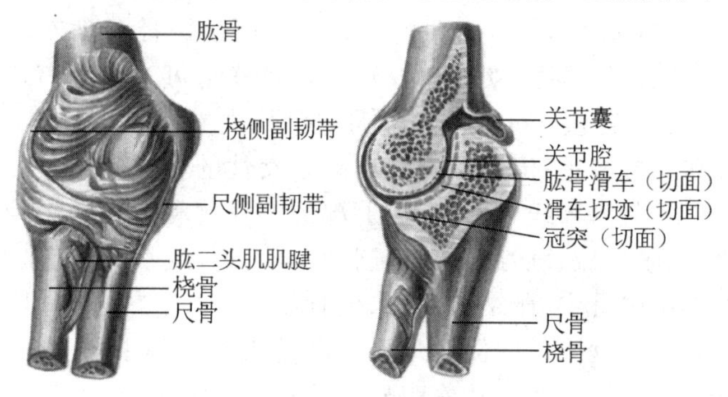

图 2-30　肘关节

3 个关节包在一个关节囊内,囊的前、后壁都较薄而松弛,内、外侧壁紧张,并有桡侧副韧带和尺侧副韧带加强。关节囊的下部有桡骨环状韧带,从前、后和外侧三面包绕桡骨头,在幼儿期,桡骨头尚在发育,桡骨环状韧带较松弛,又缺乏肌保护,当突然猛力牵拉前臂时,桡骨头可向下脱出,称桡骨头半脱位。肘关节主要做屈、伸运动,也可参与前臂的旋前和旋后运动。伸肘时,肱骨内、外上髁和尺骨鹰嘴三点在一条直线上;屈肘 90°时,三点成一等腰三角形。在肘关节后脱位时三点的位置关系发生改变。

5. 前臂骨的连结

包括桡尺近侧关节、前臂骨间膜和桡尺远侧关节等。

6. 手关节

手关节包括桡腕关节、腕骨间关节、腕掌关节、掌指关节和指骨间关节。

(二) 下肢骨的连结

1. 髋骨的连结

两侧髋骨的后部借骶髂关节、韧带与骶骨相连;前部借耻骨联合互相连结。(图 2-31)

(1) 骶髂关节:由骶骨与髂骨的耳状面构成,属微动关节。关节囊厚而坚韧,周围有韧带加强。通过骶髂关节，身体的重量由脊柱转传至下肢。

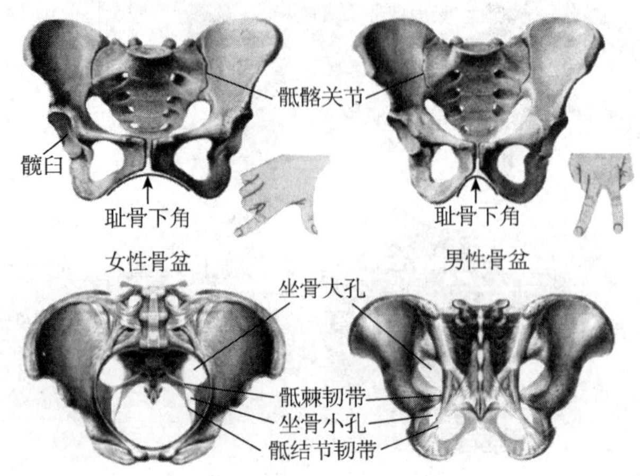

图 2-31　骨盆及韧带

(2) 韧带连结：从骶、尾骨的侧缘连至坐骨结节的韧带，称骶结节韧带；从骶、尾骨的侧缘连至坐骨棘的韧带，称骶棘韧带。骶结节韧带和骶棘韧带与坐骨大切迹围成坐骨大孔，与坐骨小切迹围成坐骨小孔，孔内有血管、神经和肌肉通过。

(3) 耻骨联合：由两侧耻骨联合面借耻骨间盘连结而成。耻骨间盘由纤维软骨构成，内有一纵行的裂隙，女性在分娩时耻骨联合可轻度分离，有利于胎儿娩出。

(4) 骨盆(pelvis)：由骶骨、尾骨、左右髋骨借骨连结构成。骨盆具有保护骨盆腔内的器官和支持体重、传递重力的功能。女性的骨盆腔还是胎儿分娩的产道。

骨盆以界线为界，分为上部的大骨盆和下部的小骨盆。界线自后向前依次由骶骨岬、弓状线、耻骨梳、耻骨结节至耻骨联合上缘围成。小骨盆有上、下两口。骨盆上口为界线；骨盆下口由尾骨尖、骶结节韧带、坐骨结节、坐骨支、耻骨下支和耻骨联合下缘围成；两口之间的内腔称骨盆腔。两侧耻骨下支间的夹角称耻骨下角。女性骨盆与妊娠和分娩有关，故在形态上与男性骨盆存在着明显的差别(表 2-1)。

表 2-1　骨盆的性别差异

项目	男性	女性
骨盆上口	心形	较大，近似圆形
骨盆下口	较狭窄	较宽大
骨盆腔	狭长，呈漏斗形	宽短，呈圆桶形
耻骨下角	70°～75°	90°～100°

2. 髋关节

由髋臼和股骨头组成(图 2-32)。髋臼深，周缘附有髋臼唇。关节囊厚而坚韧，股骨颈前面全被包绕，后面外侧 1/3 无关节囊包绕，故股骨颈骨折有囊内、外之分。髋关节内有股骨头韧带，起自髋臼横韧带，止于股骨头凹，股骨头的营养血管由该韧带进入股骨头。关节囊有韧带加强，前方有强大的髂股韧带，可限制髋关节过度后伸，对维持人体直立姿势有重要作用。髋关节能做屈、伸、收、展、旋内、旋外和环转运动。

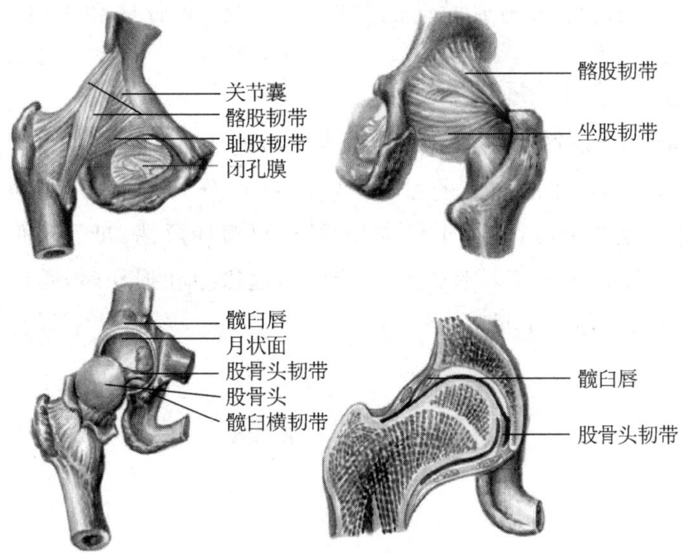

图 2-32　髋关节

3. 膝关节

由股骨的下端和胫骨的上端及髌骨共同构成，是人体最大、最复杂的关节（图 2-33）。

关节囊宽阔而松弛，周围有韧带加强，前方有髌韧带，向下止于胫骨粗隆，是股四头肌腱的延续；两侧有副韧带加强；关节囊内有前、后交叉韧带连接股骨和胫骨，可限制胫骨前、后移位。膝关节囊内股骨与胫骨关节面之间有两块由纤维软骨构成的半月板，内侧半月板呈"C"形，外侧半月板近似"O"形。半月板可使两骨的关节面更为适应，从而增强关节的灵活性和稳固性。膝关节能做屈、伸运动；当半屈膝时，还可做轻度的旋外和旋内运动。

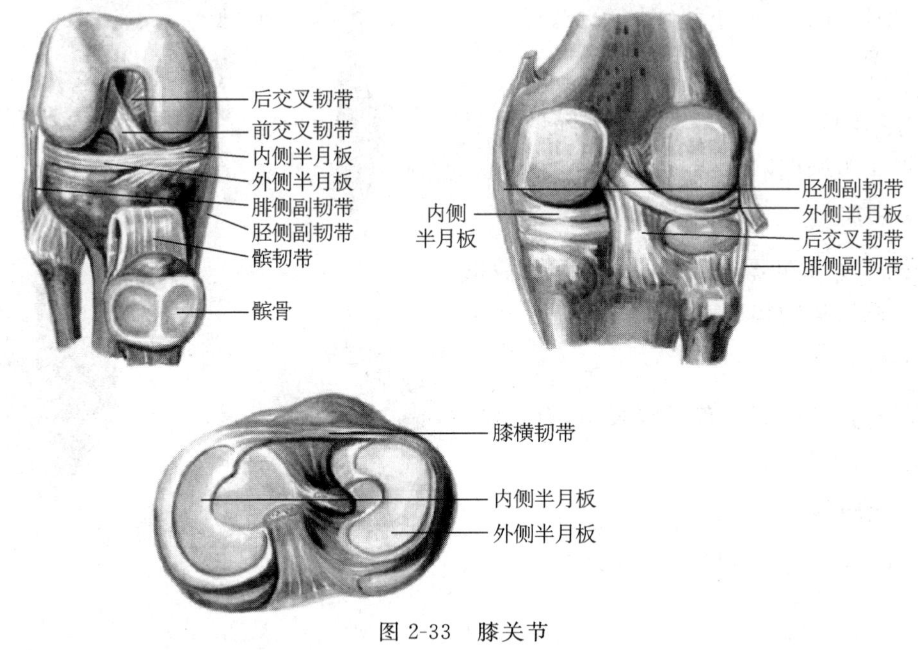

图 2-33　膝关节

4. 小腿骨的连结

胫骨的腓关节面与腓骨头构成微动的胫腓关节，胫、腓骨体和下端借骨间膜及韧带相连，活动度极小。

5. 足骨的连结

包括踝关节、跗骨间关节、跗跖关节、跖趾关节和趾骨间关节。

足弓：足骨借其连结形成凸向上的弓，称为足弓，可分为内、外方向的横弓和前、后方向的纵弓。足弓增加了足的弹性，有利于行走和跳跃，可缓冲震荡；足弓可保护足底的血管、神经免受压迫。当足连结装置发育不良或慢性疲劳引起松弛和损伤时，可致足弓塌陷、足底平坦，压迫足底神经、血管，称扁平足。

第三节 骨骼肌

一、肌的形态与构造

骨骼肌(skeletal muscle)数量众多，全身共有 650 余块，约占体重的 40%，主要分布于头、颈、躯干和四肢。骨骼肌通常附着于骨，是运动系统的动力部分，在神经系统的支配下，通过收缩牵引骨骼而产生运动。骨骼肌有收缩迅速、有力，但容易疲劳等特点，因受意志支配，又称随意肌。每块肌都是 1 个器官，有一定的位置、形态结构和辅助装置，并有丰富的血管、神经和淋巴管分布。

骨骼肌的形态多种多样，按外形可分为长肌、短肌、扁肌和轮匝肌 4 种(图 2-34)。

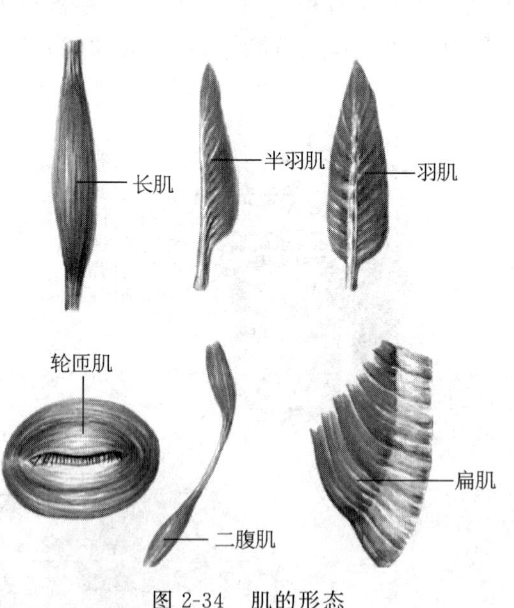

图 2-34 肌的形态

(一) 长肌

肌腹呈梭形，多分布于四肢，收缩时可显著缩短，产生大幅度的运动。

(二) 短肌

较短小，多分布于躯干深层，具有明显的节段性，收缩时运动幅度较小。

(三) 扁肌

宽扁呈薄片状，多分布于胸腹壁，有运动、保护和支持的作用。

(四) 轮匝肌

呈环形，多位于孔裂周围，收缩时可关闭孔裂。

每块骨骼肌包括肌腹和肌腱两部分。肌腹色红柔软，主要由肌纤维构成，为肌的可收缩部分；肌腱色白强韧，由胶原纤维束构成，为肌的非收缩部分。长肌的肌腱多呈条索状；扁肌的肌腱多较宽阔，呈膜状，又称腱膜。

二、躯干肌

躯干肌按位置可分为颈肌、背肌、胸肌、膈、腹肌和会阴肌。

(一) 颈肌

胸锁乳突肌：位于颈的外侧部，起于胸骨柄、锁骨胸骨端，止于乳突。作用：单侧收缩使头向同侧倾，面转向对侧，两侧收缩使头后仰。

(二) 背肌

背肌位于躯干后面，分浅、深两群。浅群多为宽大的扁肌，有斜方肌、背阔肌、肩胛提肌和菱形肌；深群主要有竖脊肌等。

竖脊肌：位于躯干后面，棘突与肋角之间的深沟内，主要的作用为使脊柱后伸和仰头。

(三) 胸肌

胸肌可分为胸上肢肌和胸固有肌。胸上肢肌均起自胸廓外面，止于上肢带骨或肱骨；胸固有肌参与构成胸壁。

(四) 膈

膈(diaphragm)位于胸、腹腔之间，为一向上膨隆呈穹隆状的宽阔扁肌，构成胸腔的底和腹腔的顶。肌纤维起自胸廓下口的周缘和腰椎前面，按附着位置分为胸骨部、肋部和腰部。各部肌束向中央移行为中心腱(图 2-35)。

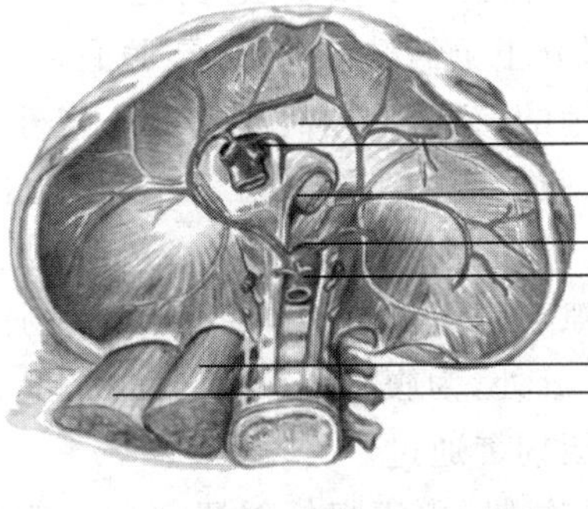

图 2-35　膈

膈上有 3 个裂孔。

1. 主动脉裂孔

位于第 12 胸椎前方，有降主动脉和胸导管通过。

2. 食管裂孔

位于主动脉裂孔的左前上方，约平第 10 胸椎，有食管和迷走神经前、后干通过。

3. 腔静脉孔

位于食管裂孔的右前上方，约平第 8 胸椎，有下腔静脉通过。

膈为主要的呼吸肌。收缩时，膈穹隆下降，胸腔容积扩大，以助吸气；舒张时，膈穹隆上升复位，胸腔容积减小，助呼气。膈与腹肌同时收缩，能增加腹内压，可协助排便、呕吐、咳嗽、喷嚏、分娩等活动。

(五) 腹肌

腹肌介于胸廓与骨盆之间，参与构成腹壁，按其部位分为前外侧群(图 2-36)和后群。

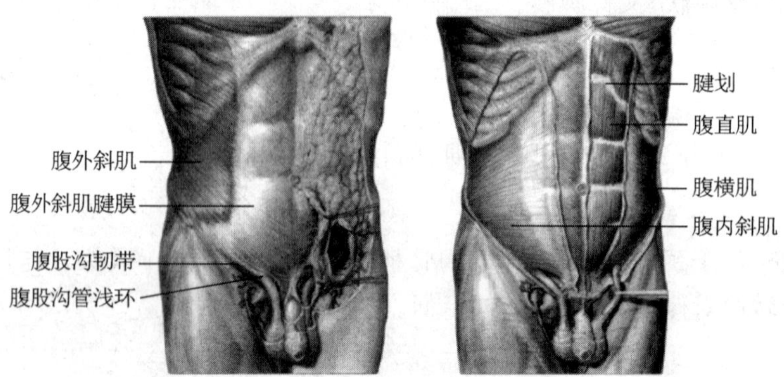

图 2-36 腹前外侧壁肌

1. 前外侧群

前外侧群包括带形的腹直肌和 3 块宽阔的扁肌(腹外斜肌、腹内斜肌和腹横肌)。

(1) 腹直肌：位于腹前壁正中线两侧的腹直肌鞘内，为上宽下窄的带状多腹肌。起自耻骨联合与耻骨嵴，向上止于胸骨剑突及第 5～7 肋软骨前面。肌的全长被 3～4 条横行的腱划分成多个肌腹。

(2) 腹外斜肌：位于最浅层，为宽阔扁肌。以 8 个肌齿起自下 8 个肋的外面，肌束斜向前内下方，小部分止于髂嵴，大部分至腹直肌外侧缘移行为腹外斜肌腱膜，经腹直肌前面参与构成腹直肌鞘的前层，向内终于白线。腹外斜肌腱膜的下缘卷曲增厚，连于髂前上棘和耻骨结节之间，称腹股沟韧带。在耻骨结节外上方，腱膜上形成一三角形的裂孔，称腹股沟管皮下环(浅环)。腹股沟管(inguinal canal)：位于腹股沟韧带内侧半的上方，是腹前壁下部一个斜行的肌间隙。腹股沟管长 4～5 cm，管的内口称腹股沟管深(腹)环，位于腹股沟韧带中点上方约 1.5 cm 处，为腹横筋膜向外的突口；外口即腹股沟管浅(皮下)环。男性有精索通过，女性有子宫圆韧带通过。

(3) 腹内斜肌：位于腹外斜肌深面。起自胸腰筋膜、髂嵴和腹股沟韧带外侧半，肌束呈扇形展开，移行为腹内斜肌腱膜，至腹直肌外侧缘分前、后两层包绕腹直肌，参与形成腹直肌鞘，终于白线。该肌下部肌束呈弓状跨过精索后延续为腱膜，与深层的腹横肌腱膜共同构成腹股沟镰(联合腱)，止于耻骨梳。

(4) 腹横肌：位于腹内斜肌深面。起自下 6 个肋的内面、胸腰筋膜、髂嵴和腹股沟韧带外侧 1/3，肌束横行向内移行为腹横肌腱膜，至腹直肌外侧缘参与构成腹直肌鞘的后层，终于白线。该肌与腹内斜肌最下部还发出少量肌束包绕精索和睾丸等，形成提睾肌。

作用：构成腹壁、保护和支持腹腔器官，并可使脊柱前屈、侧屈和旋转等。

2. 后群

后群有腰大肌和腰方肌(腰大肌将在下肢肌中叙述)。

腰方肌位于腹后壁腰椎两侧，呈长方形。起自髂嵴后部，向上止于第 12 肋和第 1～4 腰椎横突(图 2-35)。作用：下降和固定第 12 肋，并使脊椎腰部侧屈。

三、上肢肌

上肢肌按部位分为上肢带肌、臂肌、前臂肌和手肌。

(一) 上肢带肌

上肢带肌又称肩肌，配布于肩关节周围，均起自上肢带骨，止于肱骨，有稳定和运动肩关节的作用，共 6 块(图 2-37)。

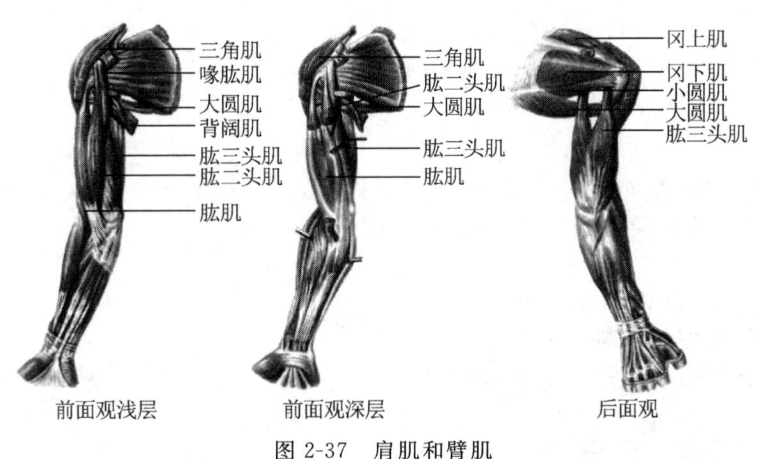

图 2-37　肩肌和臂肌

三角肌(deltoid)位于肩部外侧，呈三角形。起自锁骨外侧段、肩峰和肩胛冈，肌束从前、后、外侧 3 面包围肩关节，向下止于肱骨的三角肌粗隆。主要作用：外展肩关节，前部肌束可使肩关节屈并旋内，后部肌束则使肩关节伸并旋外。该肌为临床肌内注射的常用部位之一。

(二) 臂肌

臂肌位于肱骨周围，分前、后两群，前群主要为屈肌，后群为伸肌(图 2-37)。

1. 前群

前群位于肱骨前方，包括浅层的肱二头肌与喙肱肌和深层的肱肌。

(1) 肱二头肌(biceps brachii)：以长、短两头分别起自肩胛骨的盂上结节和喙突，向下止于桡骨粗隆。作用：屈肘关节，并使前臂旋后，亦可协助屈肩关节。

(2) 喙肱肌：起自喙突，止于肱骨中部内侧。作用：使肩关节屈并内收。

(3) 肱肌：起自肱骨体下半的前面，止于尺骨粗隆。作用：屈肘关节。

2. 后群

肱三头肌(triceps brachii)有 3 个头，长头起自肩胛骨的盂下结节，内、外侧头分别起自桡神经沟的内下方和外上方，止于尺骨鹰嘴。作用：伸肘关节，长头可伸肩关节并内收。

(三) 前臂肌

前臂肌位于尺、桡骨周围，分前(屈肌)、后(伸肌)两群，主要运动腕关节和指间关节等。

(四) 手肌

手肌集中配布于手的掌面，分为 3 群。

1. 外侧群

在拇指侧形成一隆起，称鱼际，有 4 块，为拇指展、屈、收和对掌的肌，包括拇短展肌、拇短屈肌、拇对掌肌和拇收肌。

2. 内侧群

在小指侧亦较隆起，称小鱼际，有 3 块，为小指展、屈和对掌的肌，包括小指展肌、小指短屈肌和小指对掌肌。

3. 中间群

位于掌心和各掌骨间，包括 4 块蚓状肌和 7 块骨间肌，分别使掌指关节伸、收和展。

四、下肢肌

由于下肢功能与维持身体直立姿势、支持体重和行走有关，故下肢肌比上肢肌粗壮。按部位分为髋肌、大腿肌、小腿肌和足肌。

(一) 髋肌

髋肌又称盆带肌，配布于髋关节周围，起自骨盆的内、外面，跨过髋关节，止于股骨上部，主要运动髋关节。按位置和作用分为前、后两群。

1. 前群

前群包括髂腰肌和阔筋膜张肌。

(1) 髂腰肌：由髂肌和腰大肌组成。

(2) 阔筋膜张肌：起自髂前上棘，向下移行为髂胫束，止于股骨外侧髁。作用：紧张阔筋膜并屈髋关节。

2. 后群

后群又称臀肌，主要位于臀部(图 2-38)。

(1) 臀大肌(gluteus maximus)：位于臀部浅层，大而肥厚，形成特有的臀部隆起。起自骶骨背面和髂骨翼外面，止于股骨臀肌粗隆和髂胫束。作用：伸髋关节并旋外；当下肢固定时能伸直躯干，防止躯干前倾，是维持人体直立的重要肌。此肌外上部为肌内注射的常用部位。

(2) 臀中肌和臀小肌：分别位于臀大肌和臀中肌的深面。

(3) 梨状肌(piriformis)：可使伸直的大腿旋外。

(二) 大腿肌

大腿肌位于股骨周围，分为前群、内侧群和后群(图 2-38、图 2-39)。

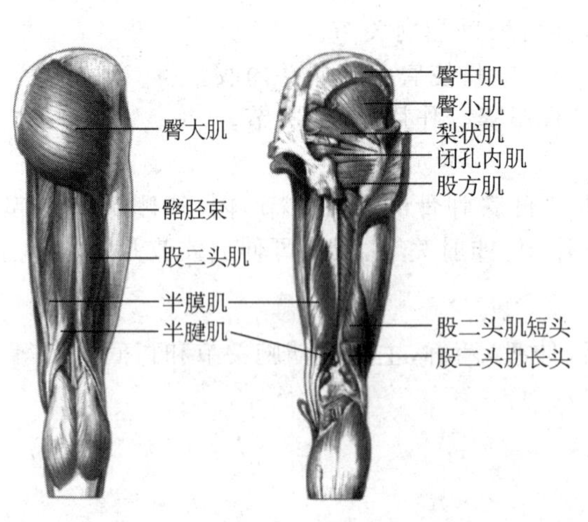

图 2-38 髋肌和大腿肌(后群)

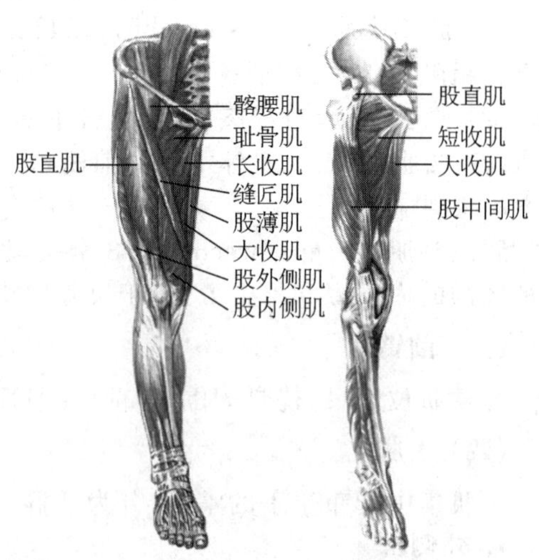

图 2-39 大腿肌(前群和内侧群)

1. 前群

（1）缝匠肌：是全身最长的肌，呈扁带状，起自髂前上棘，斜向内下方，止于胫骨上端内侧面。作用：屈髋关节和膝关节，并使已屈的膝关节旋内。

（2）股四头肌(quadriceps femoris)：为全身体积最大的肌，有 4 个头，即股直肌、股内侧肌、股外侧肌和股中间肌。股直肌起自髂前下棘，其余 3 头分别起自股骨粗线和前面，4 头向下形成股四头肌腱，包绕髌骨后延续为髌韧带，止于胫骨粗隆。作用：伸膝关节，股直肌还可屈髋关节。

2. 内侧群

内侧群也称内收肌群，位于大腿的内侧，共 5 块。

3. 后群

后群位于大腿后面，有 3 块，均起自坐骨结节，跨越髋、膝 2 个关节，常称为“腘绳肌”。

(三) 小腿肌

小腿肌位于胫、腓骨周围，分为前群、外侧群和后群。

1. 前群

前群位于小腿前外侧，共 3 块，由胫侧向腓侧依次为胫骨前肌、:长伸肌和趾长伸肌。

2. 外侧群

外侧群位于腓骨外侧面，包括腓骨长肌和腓骨短肌。

3. 后群

后群位于小腿后方，分浅、深两层。

浅层形成“小腿肚”，为强大的小腿三头肌(triceps surae)，浅表的两头称腓肠肌，分别起自股骨内、外侧髁后面，深层的头称比目鱼肌，起自胫、腓骨上端后面，3 头会合后向下移行为粗大的跟腱，止于跟骨结节。作用：使足跖屈，并屈膝关节；站立时能固定膝关节和踝关节，防止身体前倾，是维持人体直立姿势的重要肌之一。

深层主要有 3 块，由胫侧向腓侧依次为趾长屈肌、胫骨后肌和长屈肌。

(四) 足肌

足肌分为足底肌和足背肌。足背肌有拇短伸肌和趾短伸肌，分别伸拇趾和第 2～4 趾。足底肌也分为内侧群、中间群和外侧 3 群(图 2-40)，但没有与拇趾和小趾相当的对掌肌。主要作用：维持足弓和运动足趾。

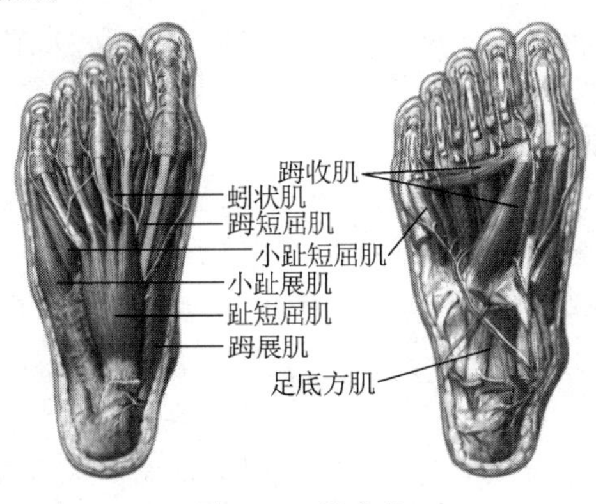

图 2-40　足底肌

思考与练习

一、名词解释

1. 胸骨角　2. 翼点　3. 骨连结　4. 椎间盘　5. 腹股沟韧带

二、填空

1. 运动系统是由________、________和________三部分组成。

2. 运动系统对人体起________、________和________作用。

3. 椎骨的一般形态由________、________、________构成。

4. 翼点由________、________、________、________四骨汇合而成。

5. 脊柱的四个生理弯曲是________、________、________和________。

6. 每块骨骼肌都由________和________构成，其中________具有收缩能力。

三、单项选择题

1. 关于骨的正确说法是(　　)

A. 每块骨都由骨质、骨髓、骨膜、关节软骨构成
B. 骨骺由骨密质构成
C. 成人骨髓腔内充满红骨髓
D. 红骨髓具有造血功能
E. 每一块骨均不能视为一个器官

2. 关于椎骨的正确说法是(　　)

A. 颈椎 8 块
B. 椎弓在前，椎体在后
C. 椎弓与椎体围成椎间孔
D. 横突在椎骨后方正中位置
E. 椎体是支持体重的主要部分

3. 关于股骨的正确说法是(　　)

A. 股骨体稍向后凸
B. 体的前面有粗线
C. 下端有两个膨大的内、外侧髁
D. 下端后面有臀肌粗隆
E. 上端的外侧有大结节

4. 一个关节应具有的主要结构是(　　)

A. 关节面、关节盘、关节腔
B. 关节面、关节囊、关节唇
C. 关节面、关节腔、关节囊
D. 关节面、关节盘、关节唇
E. 关节面、关节腔、关节头

5. 关于髋关节的正确说法是(　　)

A. 其髋臼唇增大髋臼深度和口径
B. 关节囊厚而松弛
C. 关节囊在前方包裹全部股骨颈
D. 关节囊在后方包裹全部股骨颈
E. 脱位以向前下方脱位多见

6. 膝关节前交叉韧带的作用是(　　)

A. 限制胫骨向后移动
B. 限制胫骨外旋
C. 限制胫骨向前移动
D. 限制后交叉韧带过度紧张
E. 限制膝关节过伸

7. 关于骨骼肌的形态构造，下述说法哪项是错误的(　　)

A. 骼肌包括肌腹和肌腱两分　　B. 四肢肌多为扁肌

C. 肌腱无收缩能力　　D. 躯干深层多为短肌

E. 整个肌腹外面包有肌外膜

8. 人体的肌按结构和功能不同可分为(　　)

A. 随意肌和不随意肌　　B. 头颈、躯干肌和四肢肌

C. 平滑肌、心肌和骨骼肌　　D. 长肌、短肌、阔肌和轮匝肌

E. 屈肌、伸肌和旋转肌

9. 腹前外侧肌群不包括(　　)

A. 腹外斜肌　　B. 腹内斜肌　　C. 腹横肌　　D. 腹直肌

E. 腰方肌

10. 小腿肌后群(　　)

A. 可使足背屈　　B. 瘫痪时，足不能背屈

C. 受胫神经支配　　D. 为膝关节的伸肌

E. 可使足跖屈和外翻

四、简答题

1. 如何给人体解剖学下定义？
2. 如何解释人体解剖学姿势？
3. 简述上肢骨的组成、数目。
4. 简述下肢骨的组成、数目。
5. 简述成人椎骨的数量及各部椎骨的主要特征。
6. 简述关节的基本结构。
7. 简述骨盆的围成及意义。
8. 简述脊柱的构成和生理弯曲。
9. 简述膈肌的位置和裂孔及通过的结构。
10. 简述腹侧壁肌的层次、名称及形态结构。

第三章 消化系统

学习目标

① 掌握消化系统的组成及上、下消化道的概念；理解腹部的分区；了解胸、腹部的标志线。

② 掌握消化系统各器官的位置、形态特点。

③ 了解口腔的组成；掌握咽峡的概念及意义；理解牙的形态和结构；理解舌的形态和黏膜特征；理解大唾液腺组成、位置及导管的开口。

④ 掌握咽的分部及各部的交通；理解咽的形态和位置；理解咽隐窝的位置和意义。

⑤ 掌握食管的位置、分部及狭窄的部位和临床意义。

⑥ 掌握胃的形态、分部和位置。

⑦ 掌握小肠的位置和分部；掌握十二指肠的位置和分部；掌握十二指肠球的概念及临床意义；掌握十二指肠悬韧带的意义。

⑧ 理解大肠的分部及形态特点；理解结肠的分部；掌握阑尾的位置、根部的体表投影及临床意义；了解直肠的弯曲、肛管的结构。

⑨ 掌握肝的形态、位置及分叶。

⑩ 掌握胆囊的形态、位置，胆囊底的体表投影及临床意义；掌握肝外胆道的组成及胆汁的产生和排出途径；掌握肝胰壶腹的开口位置。

⑪ 理解胰的位置、形态和分部。

⑫ 理解腹膜与腹膜腔的概念；掌握腹膜腔的最低部位及临床意义；了解腹膜与脏器的关系及它们形成的结构。

思维导图

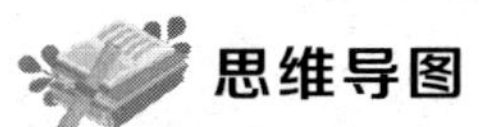

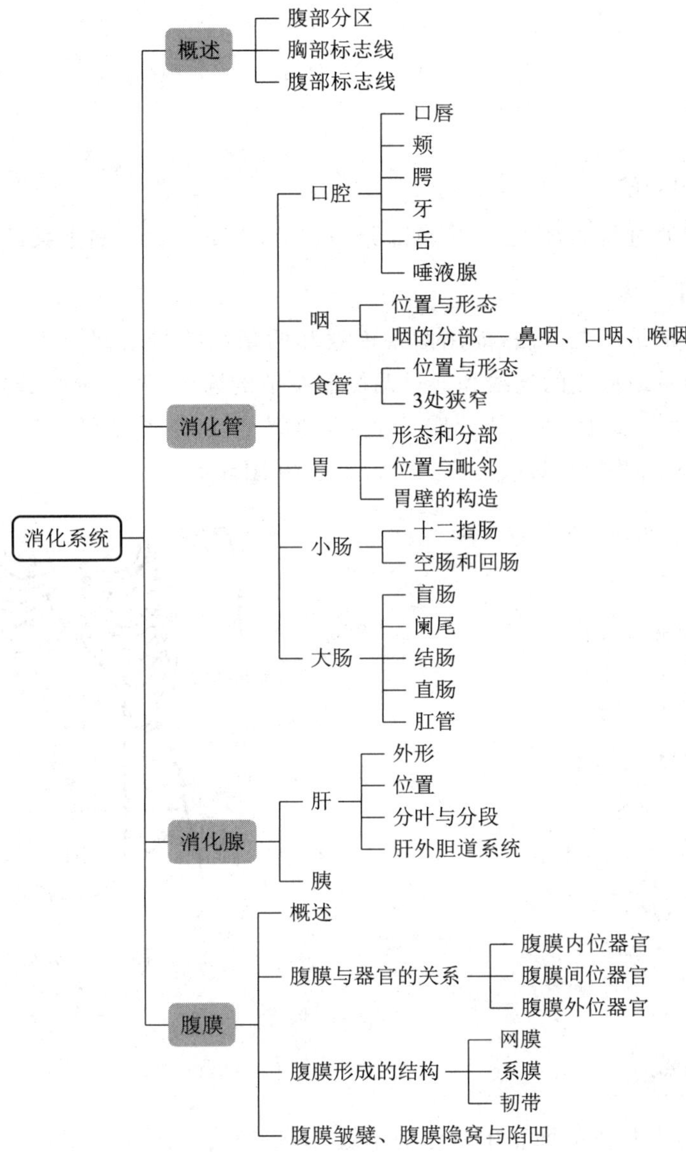
消化系统
概述
腹部分区
胸部标志线
腹部标志线
消化管
口腔
口唇
颊
腭
牙
舌
唾液腺
咽
位置与形态
咽的分部 — 鼻咽、口咽、喉咽
食管
位置与形态
3处狭窄
胃
形态和分部
位置与毗邻
胃壁的构造
小肠
十二指肠
空肠和回肠
大肠
盲肠
阑尾
结肠
直肠
肛管
消化腺
肝
外形
位置
分叶与分段
肝外胆道系统
胰
腹膜
概述
腹膜与器官的关系
腹膜内位器官
腹膜间位器官
腹膜外位器官
腹膜形成的结构
网膜
系膜
韧带
腹膜皱襞、腹膜隐窝与陷凹

第一节　概述

一、腹部分区

(一)“十”字四分法

以前正中线和通过脐的水平线,将腹部分为左上、左下、右上、右下腹部(图 3-1)。

(二)“井”字九分法

腹部的分区通常采用九分法,即用两条横线和两条纵线将腹部分为 9 个区。两条横线分别是通过两侧肋弓最低点的连线和通过两侧髂结节的连线,两条纵线分别是通过左、右腹股沟韧带中点的垂线。以此将腹部分成 9 个区,即腹上区、左季肋区、右季肋区、脐区、左腹外侧区、右腹外侧区、耻区、左腹股沟区、右腹股沟区(图 3-2)。

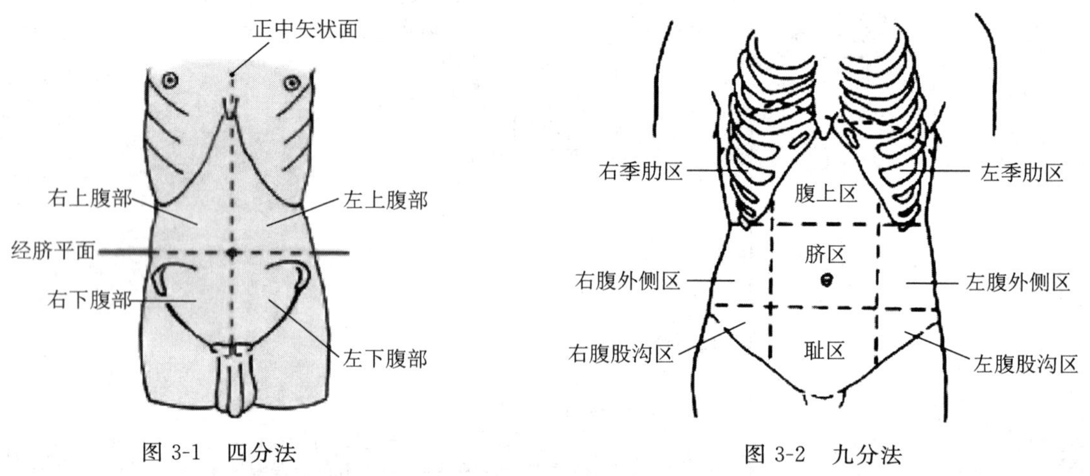

图 3-1　四分法

图 3-2　九分法

二、胸部标志线

(1) 前正中线:沿身体前面正中所作的垂线(图 3-3)。

(2) 胸骨线:沿胸骨最宽处外侧缘所作的垂线。

(3) 锁骨中线:通过锁骨中点所作的垂线。

(4) 腋前线:通过腋前襞所作的垂线。

(5) 腋后线:通过腋后襞所作的垂线。

(6) 腋中线:通过腋前、后线之间中点所作的垂线。

(7) 肩胛线:通过肩胛骨下角所作的垂线。

(8) 后正中线:沿身体后面正中所作的垂线。

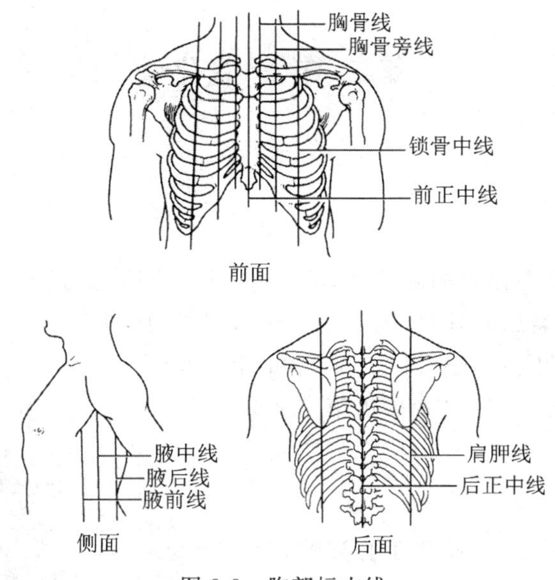

图 3-3　胸部标志线

三、腹部标志线

（1）九分法的标志线（4 条）：

① 两条横线分别是：通过两侧肋弓最低点的连线和通过两侧髂结节的连线。

② 两条纵线分别是：通过左、右腹股沟韧带中点的垂线。

（2）四分法的标志线（2 条）：前正中线和通过脐的水平线。

四、消化系统的组成

消化系统（digestive system）由消化管和消化腺组成（图 3-4），主要功能是消化食物、吸收营养物质和排出食物残渣。口腔和咽还参与呼吸和语言活动。

消化管是从口腔到肛门的管道，包括口腔、咽、食管、胃、小肠和大肠。临床上通常把十二指肠及以上部分称上消化道，空肠及以下部分称下消化道。消化腺按体积的大小和位置不同，可分为大消化腺和小消化腺两种。大消化腺位于消化管壁外，所分泌的消化液经导管流入消化管腔内，如大唾液腺、肝和胰。小消化腺为位于消化管壁内的小腺体，如唇腺、胃腺、肠腺等。

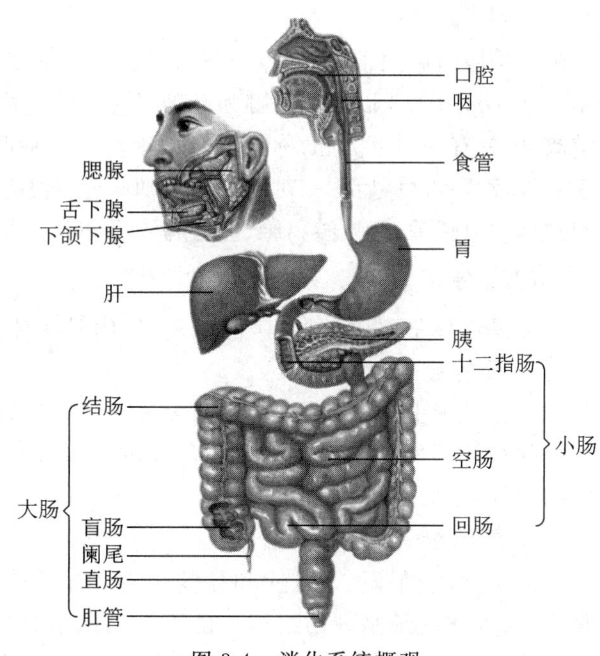

图 3-4　消化系统概观

第二节 消化管

一、口腔

口腔(oral cavity)是消化管的起始部,其上壁为腭,下壁为口腔底,前壁为上、下唇,两侧壁为颊。口腔向前经口裂通向外界,向后经咽峡与咽相通(图 3-5)。

口腔借上、下牙弓和牙龈分为口腔前庭和固有口腔。当上、下牙列咬合时,二者仅借第三磨牙后方的间隙相通。

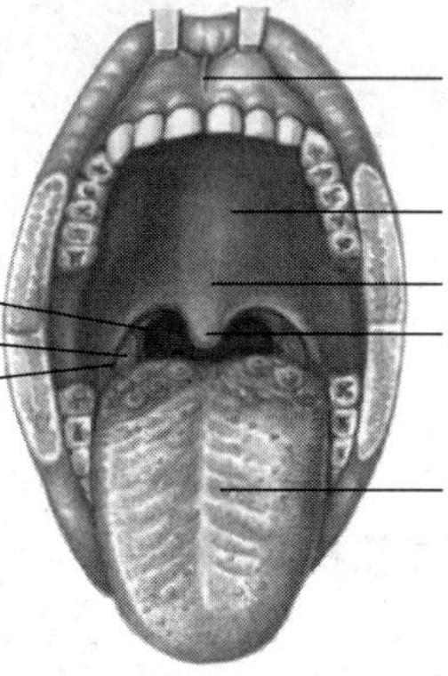

图 3-5 口腔及咽峡

(一) 口唇

口唇分为上唇和下唇,两唇之间的裂隙称口裂;上、下唇两侧结合处称口角。上唇外面正中有一纵行浅沟,称人中,为人类所特有,昏迷患者急救时,可在此处进行指压或针刺。上唇两侧与颊交界处的弧形浅沟称鼻唇沟。

(二) 颊

颊位于口腔两侧,由皮肤、颊肌及黏膜组成。在上颌第二磨牙牙冠相对的颊黏膜处,有腮腺导管的开口。

(三) 腭

腭构成口腔的顶,分隔鼻腔与口腔。腭的前 2/3 以骨腭为基础,被覆黏膜,与骨膜紧密相贴,称硬腭;后 1/3 以肌和肌腱为基础,外被黏膜,称软腭,其后份斜向后下,称腭帆。软腭后缘游离,中央有一向下突起,称腭垂或悬雍垂。腭垂两侧各有两条黏膜皱襞,前方的一对向下续于舌根,称腭舌弓,后方一对向下延至咽侧壁,称腭咽弓。两弓之间的凹陷称扁桃体窝,容纳腭扁桃体。由腭垂、腭帆游离缘、左右腭舌弓和舌根共同围成咽峡,是口腔与咽的分界(图 3-5)。

(四) 牙

牙是人体最坚硬的器官,嵌于上、下颌骨的牙槽内,有咀嚼食物和辅助发音的功能。

1. 牙的形态和构造

牙在外形上分为牙冠、牙颈和牙根。牙冠暴露于口腔内,牙根嵌入牙槽内,介于牙冠、牙根之间被牙龈覆盖的部分称牙颈。牙的中央有牙腔,位于牙冠内的称牙冠腔,较大;位于牙根内的细管称牙根管(图 3-6)。

2. 牙组织

牙由牙质、釉质、牙骨质和牙髓构成。牙质构成牙的主体,呈淡黄色。牙冠的表面覆以釉质,为人体内最坚硬的组织。由于釉质的磨损或剥脱,黄色的牙质露出表面时,常因接触冷、热等刺激引起感觉过敏,产生酸痛。在牙颈、牙根与牙质的表面包有牙骨质。牙髓位于牙腔内，由神经、血管、淋巴管和结缔组织共同构成。牙髓内有丰富的神经末梢，患牙髓炎时病人感疼痛剧烈。

3. 牙周组织

包括牙槽骨、牙周膜和牙龈3部分，对牙起保护、固定和支持作用。牙槽骨是牙根周围的骨质。牙周膜是介于牙根与牙槽骨之间的致密结缔组织，固定牙根，并可缓冲咀嚼时的压力。牙龈是包被牙颈并与牙槽骨的骨膜紧密相连的口腔黏膜，富含血管，色淡红。老年人由于牙龈和骨膜的血管萎缩，营养降低，牙根萎缩，牙逐渐松动以致脱落。

4. 牙的名称和排列

人的一生有两组牙发生，按萌出先后，分乳牙(deciduous teeth)和恒牙(permanent teeth)。按牙的形态和功能，乳牙分为乳切牙、乳尖牙和乳磨牙；恒牙分为切牙(incisors)、尖牙(canine teeth)、前磨牙(premolars)和磨牙(molars)。切牙的牙冠呈凿形，可咬切食物；尖牙的牙冠呈锥形，可咬紧撕扯食物；前磨牙与磨牙的牙冠似方形，可磨碎食物。切牙和尖牙有1个牙根；前磨牙一般也只有1个牙根；下颌磨牙有2个牙根；上颌磨牙有3个牙根(图3-7,8)。

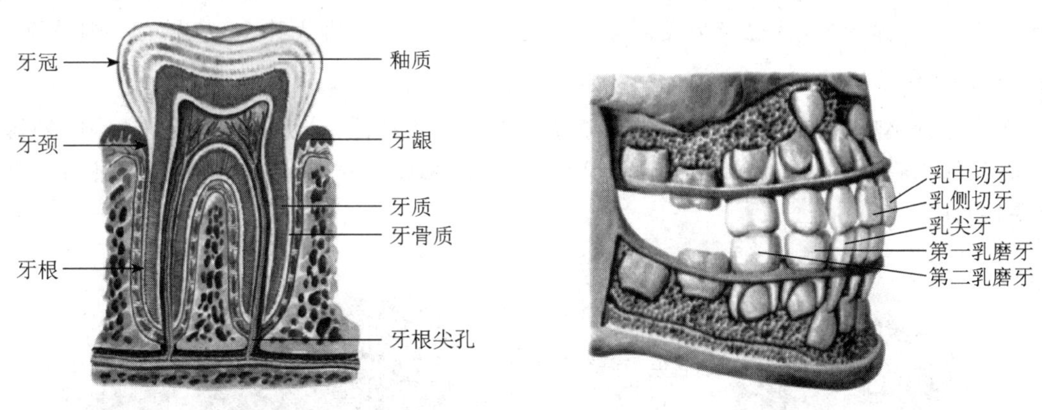

图3-6 牙的构造(纵切)

图3-7 乳牙的名称及排列

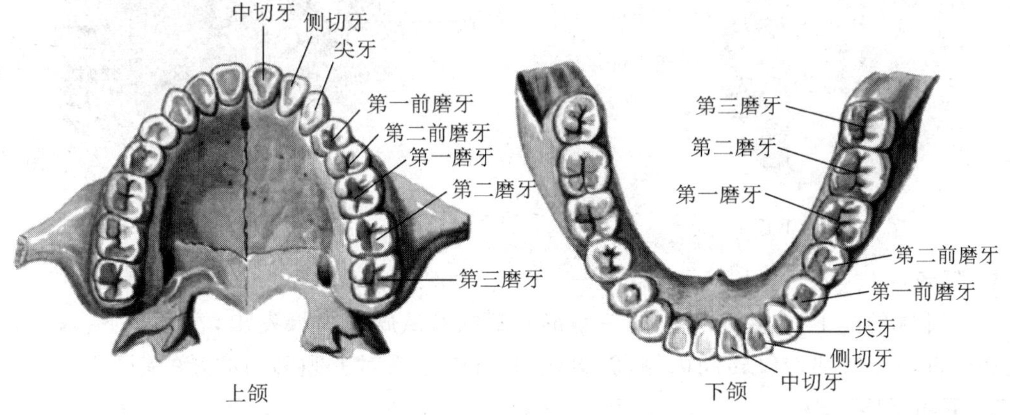

图3-8 恒牙的名称及排列

牙的萌出：乳牙，共20个，一般在出生后6个月开始萌出，至3岁左右全部出齐。恒牙，共 28～32 个，6 岁左右乳牙开始脱落，长出恒牙，至 14 岁左右基本出齐。第三磨牙一般在 18～25 岁方能萌出或终生不出，故又名迟牙（智牙）。

（五）舌

1. 舌的形态

舌分上、下 2 面。上面拱起称舌背，分为后 1/3 的舌根和前 2/3 的舌体，舌体的前端称舌尖（图 4-4）。舌具有搅拌食物、协助吞咽、感受味觉和辅助发音等功能。

舌下面连于口腔底的黏膜皱襞称舌系带，其根部两侧各有 1 个圆形隆起，称舌下阜，是下颌下腺导管和舌下腺大管的共同开口。舌下阜后外侧延续成带状黏膜皱襞，称舌下襞，其深面有舌下腺，舌下腺小管开口于舌下襞（图 3-9）。

2. 舌的黏膜

舌黏膜呈淡红色，覆于舌的表面。舌根的黏膜内有许多由淋巴组织集聚而成的突起，称舌扁桃体。在舌体和舌尖的黏膜上有许多大小不等的隆起，称舌乳头。舌乳头有 4 种，即丝状乳头、菌状乳头、叶状乳头和轮廓乳头。轮廓乳头、叶状乳头和菌状乳头的黏膜上皮中含有味觉感受器，称味蕾，有感受味觉刺激的功能。丝状乳头中因无味蕾，故只有一般感觉。

（六）唾液腺

唾液腺分泌唾液，有湿润口腔黏膜、杀菌和助消化等功能，分为大、小两类。小唾液腺位于口腔各部黏膜内，如唇腺、颊腺、腭腺等。大唾液腺有 3 对，即腮腺、下颌下腺和舌下腺（图 3-10）。

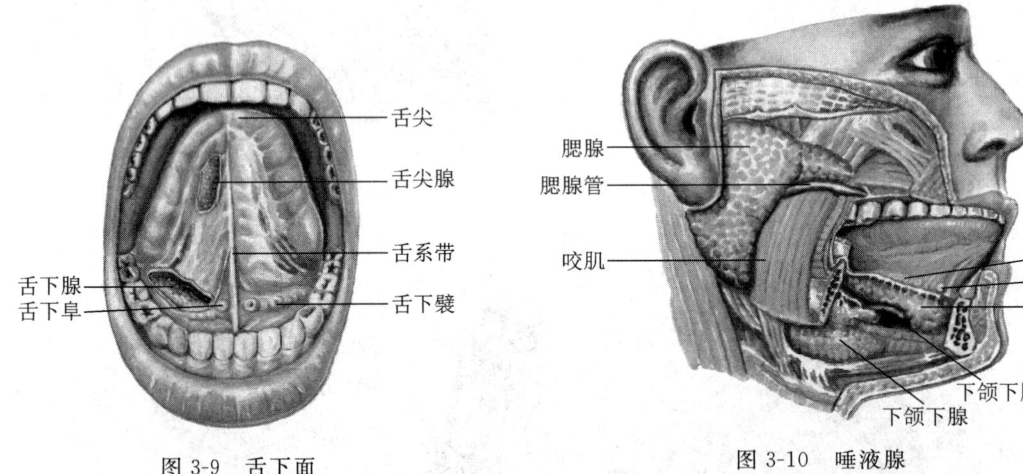

图 3-9　舌下面

图 3-10　唾液腺

1. 腮腺

位于耳廓的前下方，呈不规则的三角形。腮腺管从腮腺前缘发出，在颧弓下一横指处沿咬肌表面前行至咬肌前缘转向内侧，斜穿颊肌，开口于平对上颌第二磨牙的颊黏膜上。

2. 下颌下腺

位于下颌三角内，呈卵圆形，其导管开口于舌下阜。

3. 舌下腺

位于舌下襞的深面，其导管开口于舌下襞和舌下阜。

二、咽

(一) 位置与形态

咽(pharynx)是消化道和呼吸道的共同通道，为上宽下窄、前后略扁的漏斗形肌性管道。位于颈椎前方，上起颅底，向下于第 6 颈椎体下缘平面与食管相续，长约 12 cm。

(二) 咽的分部

咽的后壁和侧壁完整，而前壁不完整，分别与鼻腔、口腔和喉腔相通，因而分为鼻咽、口咽和喉咽 3 部分(图 3-11)。

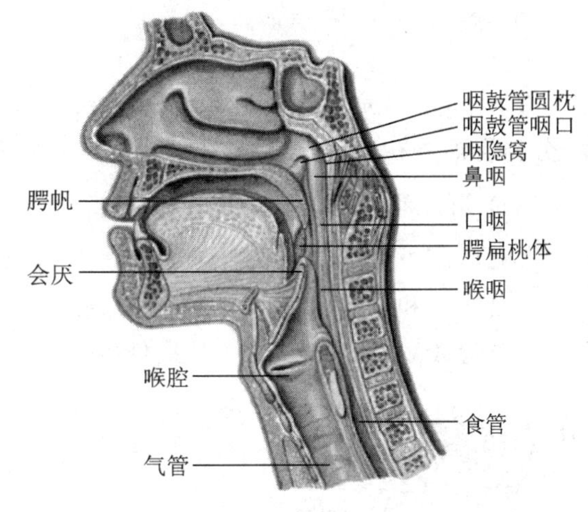

图 3-11　头颈部正中矢状断面

1. 鼻咽

位于鼻腔后方，软腭平面以上，向前经鼻后孔通鼻腔。在鼻咽两侧壁，相当于上鼻甲后方约 1.5 cm 处，有咽鼓管咽口，与中耳鼓室相通，故咽部感染时，细菌可经咽鼓管波及中耳，引起中耳炎。咽鼓管咽口周边的半环形隆起称咽鼓管圆枕，其后方的凹陷称咽隐窝，为鼻咽癌的好发部位。

2. 口咽

位于口腔后方，软腭与会厌上缘平面之间，向前经咽峡通口腔。外侧壁上，腭舌弓与腭咽弓之间的凹陷称扁桃体窝，容纳腭扁桃体。腭扁桃体由淋巴组织构成，参与机体的免疫功能。腭扁桃体感染时常有红肿疼痛，并伴有脓液形成。

咽扁桃体、腭扁桃体和舌扁桃体等共同围成咽淋巴环，是消化道和呼吸道上端的防御结构。

3. 喉咽

是咽的最下部，位于会厌上缘平面以下，至第 6 颈椎体下缘与食管相移行，向前经喉口与喉腔相通。在喉口两侧各有 1 个深窝，称梨状隐窝，是异物易于滞留的部位。

三、食管

(一) 位置与形态

食管(esophagus)为前后扁窄的肌性管道，上端于第 6 颈椎下缘处与咽相续，下行穿膈的食管裂孔，在第 11 胸椎体左侧与胃的贲门连接，全长约 25 cm。按其行程可分为颈部、胸部和腹部：颈部较短，长约 5 cm，自起始端至胸骨颈静脉切迹平面，其前壁与气管相贴，后方与脊柱相邻，两侧有颈部的大血管；胸部较长，为 18～20 cm，自颈静脉切迹至食管裂孔，前方自上而下依次有气管、左主支气管和心包；腹部最短，仅 1～2 cm，在膈的下方与贲门连接。

(二) 狭窄部

食管有 3 处生理性狭窄，第 1 狭窄在食管起始处，距中切牙约 15 cm。第 2 狭窄在食管与左主支气管交叉处，距中切牙约 25 cm。第 3 狭窄在食管穿膈处，距中切牙约 40 cm（图 3-12）。这些狭窄常为异物滞留和食管肿瘤的好发部位。食管内插管时应注意这 3 处狭窄。

四、胃

胃(stomach)是消化管中最膨大的部分，上接食管，下续小肠。胃有容纳食物、调和食糜、分泌胃液和初步消化食物的功能。成人胃容量约 1 500 mL，新生儿胃容量约 30 mL。

(一) 形态和分部

胃的形态可受体位、体型、年龄、性别以及充盈程度的不同而有所变化。胃有前、后 2 壁，入、出 2 口和大、小 2 弯(图 3-13)。入口称贲门，与食管相连；出口称幽门，与十二指肠相续。胃小弯较短，凹向右上方，其最低处形成一切迹，称角切迹；胃大弯较长，凸向左下方。

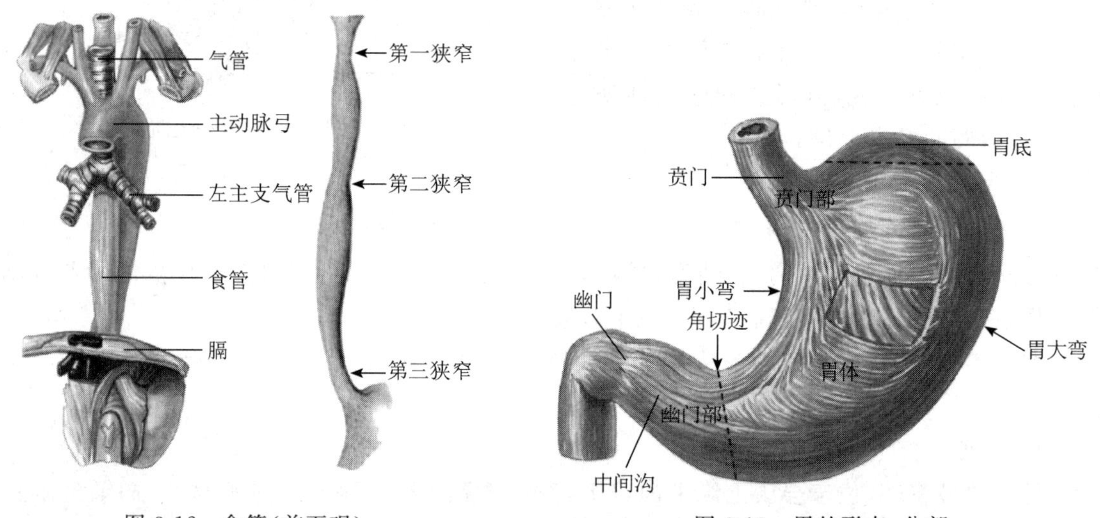

图 3-12 食管(前面观)

图 3-13 胃的形态、分部

胃可分为 4 部：位于贲门附近的部分称贲门部；贲门平面向左上方凸出的部分称胃底，临床上有时称胃穹隆，内含吞咽时进入的空气，约 50 mL，X 线胃片可见此气泡；胃的中间部分称胃体；自角切迹至幽门之间的部分称幽门部，临床上也称胃窦。在幽门部的大弯侧有一不明显的浅沟，称中间沟，将幽门部分为左侧的幽门窦和右侧的幽门管。胃溃疡和胃癌多发生于胃小弯近幽门处。

(二) 位置与毗邻

胃的位置常因体位、体型以及充盈程度的不同而有较大变化。在中等充盈时，胃大部分位于左季肋区，小部分位于腹上区。贲门位于第 11 胸椎体左侧，幽门位于第 1 腰椎体右侧。

胃前壁的右侧与肝左叶相邻，左侧与膈相邻，被肋弓遮掩，在剑突下直接与腹前壁相贴，是胃的触诊部位。胃后壁与左肾、左肾上腺、横结肠和胰相邻，胃底与膈和脾相邻。

(三) 胃壁的构造

胃黏膜柔软，空虚时形成许多黏膜皱襞。在胃小弯处，黏膜皱襞成纵行，有 4～5 条，在幽门处黏膜皱襞呈环形，称幽门瓣。

五、小肠

小肠(small intestine)是消化管中最长的一段，成人小肠长 5～7 m，是消化和吸收的主要场所。上端起幽门，下端连盲肠，分为十二指肠、空肠和回肠 3 部。

(一) 十二指肠

十二指肠(duodenum)是小肠的起始段，长约 25 cm，呈“C”字形从右侧包绕胰头。十二指肠是小肠中长度最短、管径最大、位置最深且最为固定的部分，可分为 4 部分(图 3-14)。

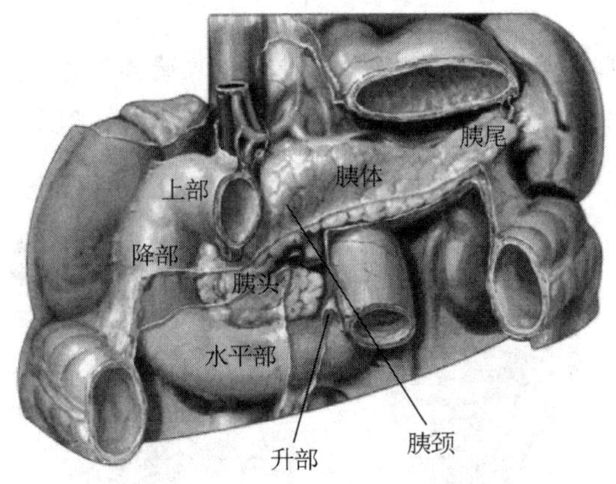

图 3-14　胆道、十二指肠和胰(前面观)

1. 上部

在第 1 腰椎体右侧起于幽门，斜向右上方至肝门下方急转向下移行为降部。上部近侧与幽门相连接的一段肠管，长约 2.5 cm，由于其肠壁较薄，内面光滑无环状襞，称十二指肠球，是十二指肠溃疡的好发部位。

2. 降部

在第 1 腰椎右侧下降至第 3 腰椎体水平转向左接水平部。其后内侧壁上有一纵行黏膜皱襞，称十二指肠纵襞，其下端有一圆形隆起，称十二指肠大乳头，是胆总管和胰管的共同开口，距中切牙约 75 cm。

3. 水平部

在第 3 腰椎平面横向左，跨过下腔静脉，至腹主动脉前方与升部相续，肠系膜上动、静脉紧贴此部前面下行。在某些情况下，肠系膜上动脉可压迫此部引起十二指肠梗阻，临床上称此为肠系膜上动脉压迫综合征。

4. 升部

自第 3 腰椎左侧上升，至第 2 腰椎体左侧急转向前下方，形成十二指肠空肠曲，移行为空肠，此曲被十二指肠悬肌固定于右膈脚上。十二指肠悬肌和包绕其下段的腹膜皱襞共同构成十二指肠悬韧带(图 3-15)，又称 Treitz 韧带，是手术中确认空肠起始部的标志。

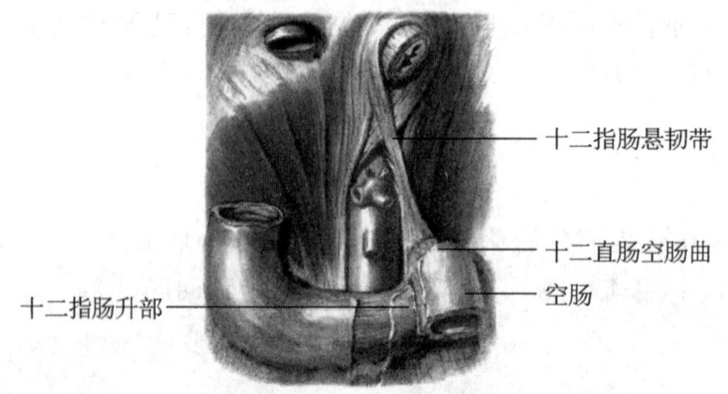

图 3-15　十二指肠悬韧带

(二) 空肠和回肠

空肠(jejunum)和回肠(ileum)上端接十二指肠，下端连盲肠，在腹腔的中、下部迂曲盘旋形成肠袢。空、回肠均由系膜连于腹后壁，有较大的活动度(图 3-16)。

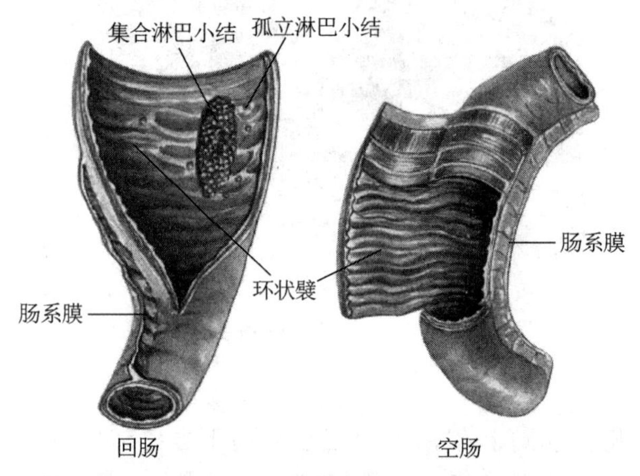

图 3-16　空肠与回肠的比较

空、回肠之间无明显界线，空肠占全长的近侧 2/5，位于腹腔的左上部，管径大、管壁厚、血液供应丰富、颜色红润、黏膜皱襞高而密集，黏膜内有孤立淋巴滤泡；回肠占全长的远侧 3/5，位于腹腔的右下部，管径小、管壁薄、颜色灰暗、黏膜皱襞低平而稀疏，黏膜内除有孤立淋巴滤泡外还有集合淋巴滤泡。集合淋巴滤泡尤其在回肠下部多见，呈长椭圆形，其长轴与肠管的长轴一致。患肠伤寒时，病菌多侵犯集合淋巴滤泡，易形成溃疡，甚至引起肠穿孔。

六、大肠

大肠(large intestine)全长约 1.5 m，分为盲肠、阑尾、结肠、直肠和肛管 5 部分。盲肠和结肠有 3 个特征性结构，即结肠带、结肠袋和肠脂垂。结肠带有 3 条，由肠壁纵行平滑肌增厚而成，沿肠的纵轴排列，会于阑尾根部。结肠袋是肠壁向外呈囊袋状膨出的部分。肠脂垂是沿结肠带两侧分布的脂肪突起(图 3-17)。上述 3 个特征，是腹部手术中区别大肠和小肠的标志。

(一) 盲肠

盲肠(cecum)是大肠的起始段，呈囊袋状，长 6～8 cm，位于右髂窝内。回肠末端开口于盲肠，开口处有上、下两片唇状黏膜皱襞，称回盲瓣，可控制小肠内容物过快进入盲肠，同时又可防止大肠内容物逆流到回肠。在回盲瓣下方约 2 cm 处，有阑尾的开口(图 3-18)。临床上通常将盲肠、阑尾和回肠末端合称为回盲部。

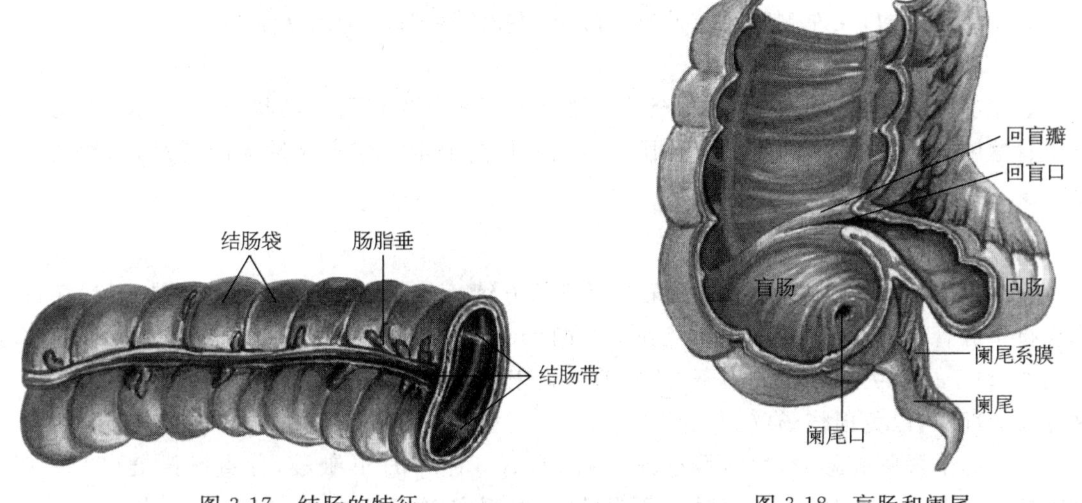

图 3-17　结肠的特征　　　　图 3-18　盲肠和阑尾

(二) 阑尾

阑尾(vermiform appendix)为一蚓状突起，长 6～8 cm，多位于右髂窝内，因其末端游离，故位置变化较大，但根部位置较固定，3 条结肠带会集于此，手术时可沿结肠带向下寻找阑尾。阑尾根部的体表投影在脐与右髂前上棘连线的中、外 1/3 交点处，称麦氏点(McBurney point)。急性阑尾炎时，此处常有明显的压痛。

(三) 结肠

结肠(colon)围绕在空、回肠周围，分为升结肠、横结肠、降结肠和乙状结肠 4 部分(图 3-19)。

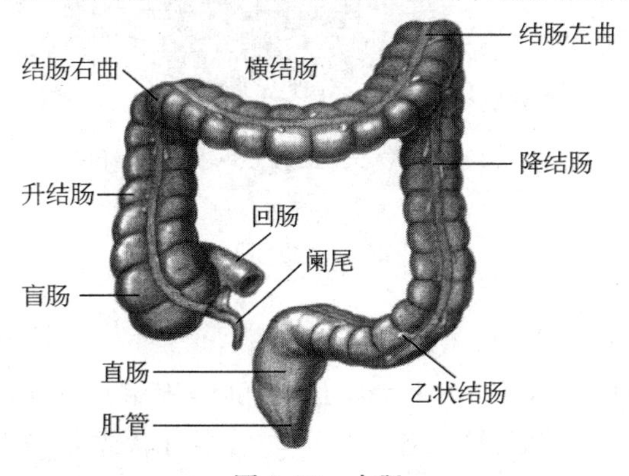

图 3-19　大肠

1. 升结肠

起于盲肠,在右腹外侧区上升至肝右叶下方,转向左移行为横结肠,弯曲部称结肠右曲或肝曲。

2. 横结肠

起于结肠右曲,向左横行至脾的下方转折向下,续降结肠,弯曲部称结肠左曲或脾曲。横结肠借横结肠系膜连于腹后壁,活动度较大,常下垂成弓形。

3. 降结肠

起于结肠左曲,在左侧腹后壁外侧下降,至左髂嵴处移行为乙状结肠。

4. 乙状结肠

在左髂窝内,呈"乙"字形弯曲,至第3骶椎平面移行为直肠。乙状结肠借乙状结肠系膜连于骨盆侧壁,活动度较大。妇科常用乙状结肠代阴道术治疗先天性无阴道症,乙状结肠也是溃疡、肿瘤和憩室的多发部位。

(四) 直肠

直肠(rectum)长10～14 cm,在第3骶椎前方续乙状结肠,沿骶、尾骨前方下行,穿过盆膈移行于肛管。直肠并不直,在矢状面上有两个弯曲:骶曲位于骶骨前方,凸向后;尾曲亦称会阴曲,位于尾骨尖前方转向后下,凸向前。临床上进行直肠镜、乙状结肠镜检查时,应注意这些弯曲部位,以免损伤肠壁。

直肠的下段肠腔膨大,称直肠壶腹,内面常有3个半月形皱襞,称直肠横襞(图3-20)。直肠横襞有3个,中间的直肠横襞大而明显,位置固定,位于直肠右前壁上,距肛门约7 cm,可作为直肠镜检的定位标志。

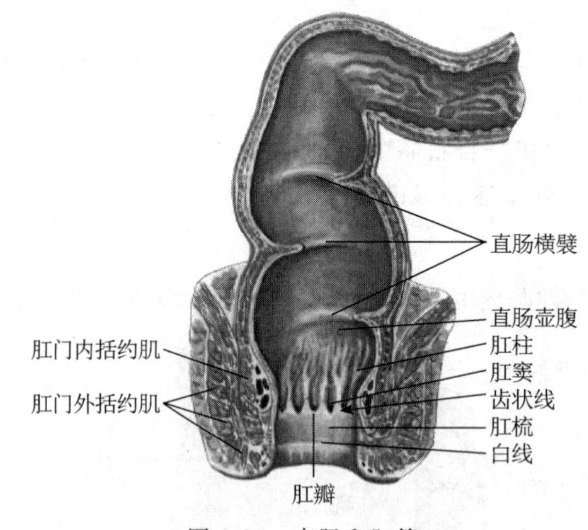

图3-20 直肠和肛管

(五) 肛管

肛管是盆膈以下的消化管,长3～4 cm,上续直肠,末端终于肛门(图3-20)。肛管内面有6～10条纵行的黏膜皱襞,称肛柱。各肛柱下端借半月状黏膜皱襞相连,称肛瓣。肛瓣与肛柱下端共同形成开口向上的小隐窝，称肛窦。窦内常有粪便存留，易诱发感染，严重时可形成肛门周围脓肿或肛瘘。

肛柱下端和肛瓣共同连成锯齿状的环行线，称齿状线（dentate line），又称肛皮线，是皮肤与黏膜的分界线。在齿状线下方有约 1 cm 宽的环状区域，称肛梳或痔环。肛管黏膜下和皮下有丰富的静脉丛，病理情况下可曲张突起形成痔。发生在齿状线以上的称内痔，发生在齿状线以下的称外痔，跨越齿状线上、下的则称混合痔。由于神经分布的不同，内痔一般不痛，而外痔疼痛剧烈。

肛管周围有肛门内、外括约肌环绕，肛门内括约肌为肛管的环行平滑肌增厚而成，有协助排便的作用。肛门外括约肌由围绕在肛门内括约肌周围的骨骼肌构成，有较强的控制排便功能，手术时应防止损伤，以免造成大便失禁。

第三节　消化腺

一、肝

肝（liver）是人体内最大的腺体，也是最大的消化腺。肝不仅能分泌胆汁，参与食物的消化，还具有代谢、解毒、防御、储存和造血等功能。

（一）外形

肝呈红褐色，质软而脆，似楔形，分上、下 2 面和前、后、左、右 4 缘。肝上面隆凸，与膈相贴，称膈面（图 3-21），借矢状位的镰状韧带分为肝左叶和肝右叶。肝下面凹凸不平，与腹腔脏器相邻，称脏面（图 3-22）。脏面有呈“H”形的 3 条沟，其正中的横沟称肝门，是左、右肝管，肝固有动脉、肝门静脉、神经、淋巴管等出入肝的部位。出入肝门的这些结构被结缔组织所包裹，合称肝蒂。右纵沟前部为胆囊窝，容纳胆囊；后部为腔静脉沟，容纳下腔静脉。左纵沟前、后部分别有肝圆韧带和静脉韧带。肝的脏面借“H”沟分为 4 个叶，即肝左叶、肝右叶、方叶和尾状叶。

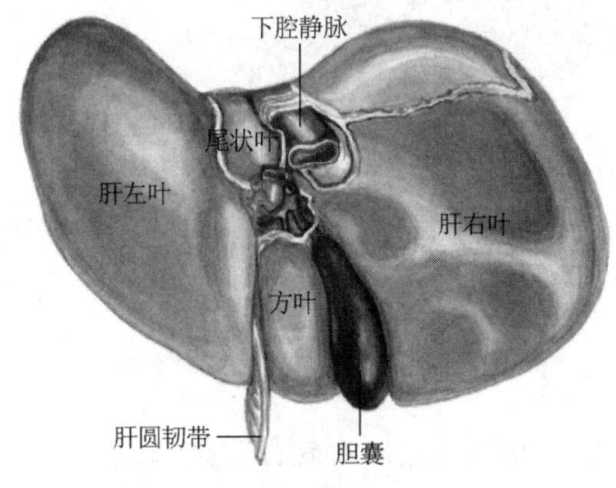

图 3-21　肝的膈面

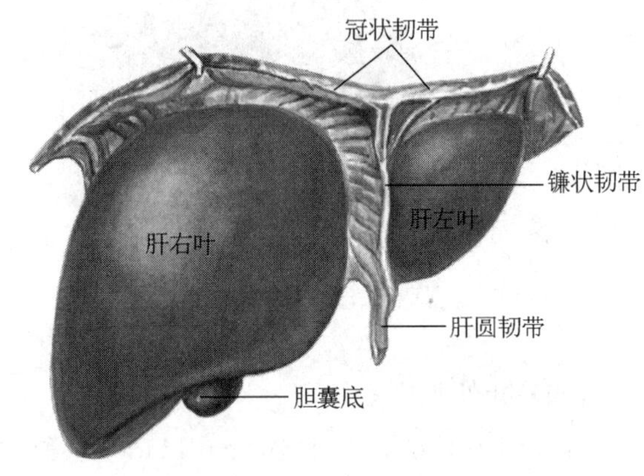

图 3-22　肝的脏面

(二) 位置

肝大部分位于右季肋区及腹上区，小部分位于左季肋区。肝的上界与膈穹隆一致，其最高点在右侧，相当于右锁骨中线与第5肋的交点处；左侧略低，相当于左锁骨中线与第5肋间隙的交点处。肝的下界与肝前缘一致，右侧与肋弓一致，腹上区可达剑突下方3～5 cm，左侧被肋弓掩盖。故在体检时，在右肋弓下不能触到肝，若能触及，则应考虑为病理性肝肿大。但7岁以下的儿童，肝的下界可超出肋弓下缘2 cm，7岁以后接近成人。

肝借镰状韧带和冠状韧带连于膈下面和腹前壁，故肝的位置随膈的运动而上、下移动，在平静呼吸时肝可上、下移动2～3 cm。

(三) 分叶与分段

紧贴肝实质表面有一层结缔组织被膜，在肝门处增厚并缠绕在肝固有动脉、肝门静脉和肝管及其分支周围，形成血管周围纤维囊(Glisson囊)。肝内有4套管道，形成2个系统，即Glisson系统和肝静脉系统(图3-23)。

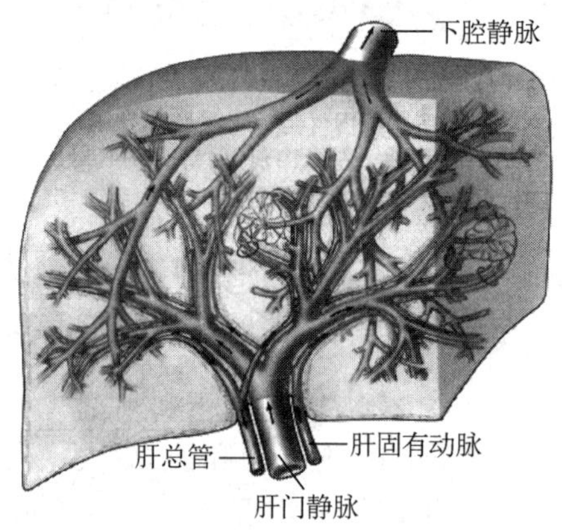

图3-23　肝内管道系统

按照Glisson系统，可将肝分为左、右两半，5个叶和8个段(图3-24)。临床上可根据叶、段的分区进行定位诊断和切除。

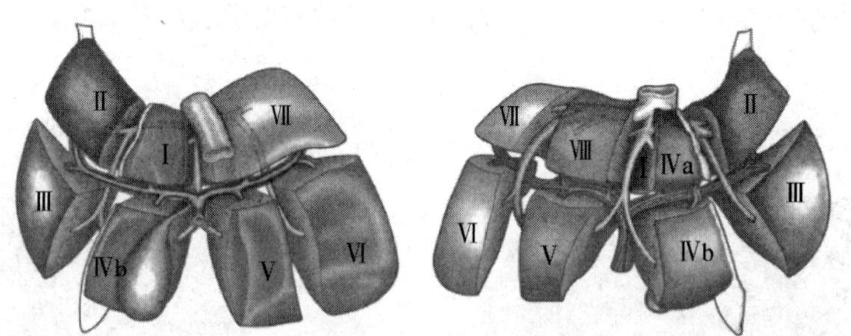

左半肝：Ⅰ—肝尾状叶；Ⅱ—左外叶上段；Ⅲ—左外叶下段；Ⅳa—左内叶上段；
Ⅳb—左内叶上段。右半肝：Ⅴ—右前叶下段；Ⅵ—右后叶下段；Ⅶ—右后叶上段；
Ⅷ—右前叶上段。

图3-24　肝叶和肝段

(四) 肝外胆道系统

肝外胆道系统包括胆囊(gallbladder)和输胆管道(肝左管、肝右管、肝总管和胆总管)(图3-25)。

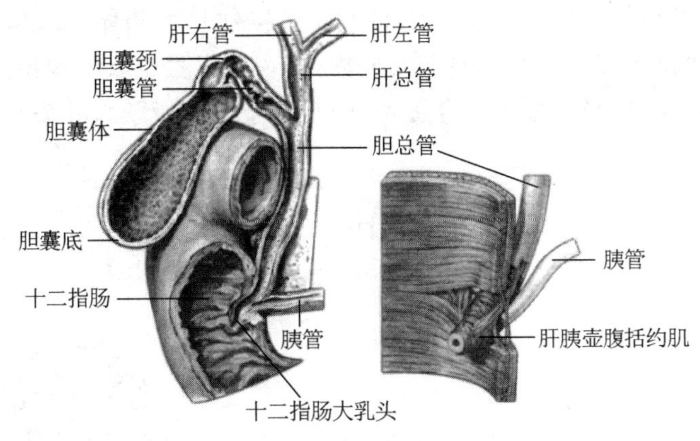

图 3-25　胆囊与输胆管道

1. 胆囊

位于胆囊窝内，容积为 40～60 mL，有储存和浓缩胆汁的作用。胆囊呈梨形，分底、体、颈和管 4 部分。前端钝圆称胆囊底，充盈时常露于肝的前缘，与腹前壁相贴，其体表投影在右锁骨中线与右肋弓交点处的稍下方，胆囊炎时此处常有明显的压痛，称 Murphy 征阳性；中间称胆囊体，是胆囊的主体；后端称胆囊颈，弯向下移行为胆囊管。胆囊内衬黏膜，在胆囊管和胆囊颈处，黏膜呈螺旋状突入管腔，形成螺旋襞，有调节胆汁进出的作用。胆囊结石易嵌顿于此。

胆囊管、肝总管和肝的脏面围成的三角形区域称胆囊三角（Calot 三角），三角内常有胆囊动脉通过，因此，该三角是胆囊手术中寻找胆囊动脉的标志。

2. 肝管与肝总管

由肝左、右管汇合成肝总管，肝总管下行与胆囊管合成胆总管（图 3-25）。

3. 胆总管

长 4～8 cm，直径 0.6～0.8 cm。在肝十二指肠韧带游离缘内下行，经十二指肠上部的后方，斜穿十二指肠降部的后内侧壁，与胰管汇合，形成肝胰壶腹（Vater 壶腹），开口于十二指肠大乳头。在肝胰壶腹周围的环行平滑肌增厚，称肝胰壶腹括约肌（Oddi 括约肌）。肝胰壶腹括约肌平时保持收缩状态，肝细胞分泌的胆汁经肝左、右管、肝总管和胆囊管进入胆囊储存和浓缩。进食后，由于食物和消化液的刺激，反射性地引起胆囊收缩，肝胰壶腹括约肌舒张，胆汁由胆囊经胆囊管、胆总管排入十二指肠，对食物进行消化。

二、胰

胰（pancreas）是人体第二大消化腺，由内分泌部和外分泌部组成。内分泌部（胰岛）主要分泌胰岛素，以调节血糖浓度；外分泌部（腺细胞）分泌胰液，在消化过程中起重要作用。

胰位于胃的后方，在第 1、2 腰椎水平横贴于腹后壁，其前面被有腹膜。由于胰的位置较深，前方有胃、横结肠和大网膜等遮盖，故胰病变时，早期的腹壁体征往往不明显，从而增加了诊断的困难性。

胰质软，色灰红，形态上可分为胰头、胰颈、胰体和胰尾 4 部分，各部之间无明显界限。

其右端膨大被十二指肠所环抱，称胰头；中间大部呈棱柱状为胰体；头、体交界处称胰颈；末端较细，伸向脾门称胰尾（图 3-14）。在胰实质内，有一条纵贯全长的输出管，称胰管，它沿途收集各级小管，输送胰液，与胆总管汇合后，共同开口于十二指肠大乳头。

第四节　腹膜

一、概述

腹膜（peritoneum）是位于腹、盆壁内面和腹、盆腔器官表面的一层薄而光滑的半透明浆膜。其中被覆于腹、盆壁内面的，称壁腹膜（parietal peritoneum）或腹膜壁层；被覆于腹、盆腔器官表面的，称脏腹膜（visceral peritoneum）或腹膜脏层，它构成这些器官的外膜。脏腹膜和壁腹膜相互延续、移行，共同围成不规则潜在的腔隙，称腹膜腔（peritoneal cavity），是人体最大的浆膜腔，腔内仅有少量浆液。男性腹膜腔是封闭的，女性腹膜腔可经输卵管、子宫和阴道与体外间接相通，正常情况下子宫颈管被其上皮分泌的黏液堵塞，空气和细菌不能通过（图 3-26）。

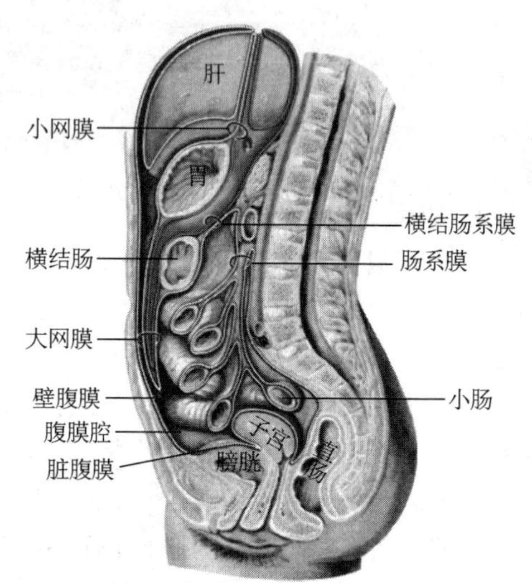

图 3-26　腹膜与腹膜腔（女性）

腹膜有分泌、吸收、保护、固定、支持、修复及防御等多种功能：① 正常腹膜分泌少量浆液，可润滑和保护脏器，减少摩擦。② 腹膜有较强的吸收能力，既可将细菌毒素吸收引起败血症，又能将渗出液、漏出液、血液或气体吸收有助于机体恢复。一般认为上部腹膜吸收能力最强，因此，临床上对腹膜炎或腹部手术后的病人多采取半卧位，使炎性渗出液积于下腹部，以减少和延缓腹膜对毒素的吸收。③ 支持和固定脏器。④ 腹膜有很强的修复和再生能力，腹腔液体中的纤维素可促进伤口愈合和炎症局限。但如果手术粗暴，可造成肠粘连。⑤ 防御功能：腹膜和腹膜腔内有大量的巨噬细胞，可吞噬细菌和有害物质。

二、腹膜与器官的关系

根据腹、盆腔器官被腹膜覆盖的范围大小，可将腹、盆腔脏器分为三类，即腹膜内位器官、腹膜间位器官、腹膜外位器官（图 3-27）。

（一）腹膜内位器官

器官表面几乎均被腹膜包裹，如胃、十二指肠上部、空肠、回肠、盲肠、阑尾、横结肠、乙状结肠、脾、卵巢和输卵管等。这类器官借系膜和韧带连于腹后壁，活动度较大。

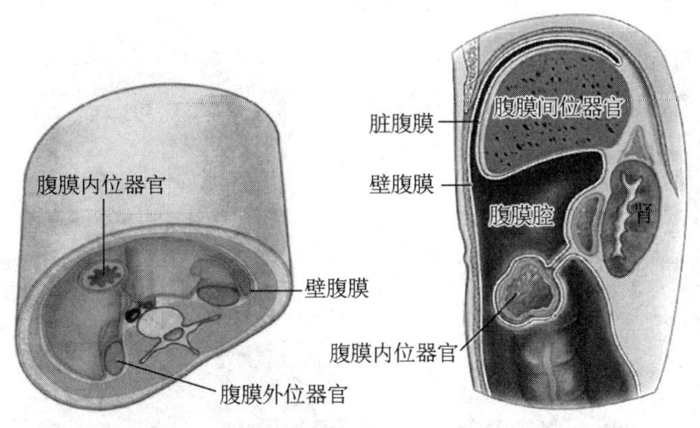

图 3-27 腹膜与脏器的关系示意图

(二) 腹膜间位器官

器官表面大部分被腹膜覆盖。如肝、胆囊、升结肠、降结肠、直肠上段、子宫和充盈的膀胱等。这类器官活动度较小。

(三) 腹膜外位器官

器官仅一面被腹膜覆盖。如肾、肾上腺、输尿管、胰、十二指肠降部和水平部以及直肠下端等。其位置固定于腹膜后方的腹、盆腔后壁上，几乎不能活动。

三、腹膜形成的结构

脏、壁腹膜在脏器之间或在器官之间相互移行的过程中，形成了网膜、系膜、韧带等结构，对器官起连接和固定作用。

(一) 网膜

网膜包括小网膜和大网膜，由双层腹膜构成(图 3-28)。

(1) 小网膜(lesser omentum)是连于肝门至胃小弯和十二指肠上部之间的双层腹膜结构。肝门和胃小弯之间的，称肝胃韧带(hepatogastric ligament)，其间有胃左、右血管、淋巴结和神经等；肝门和十二指肠上部之间的部分，称肝十二指肠韧带(hepatoduodenal ligament)，其间有肝固有动脉、肝门静脉、胆总管、淋巴管、淋巴结和神经通过。小网膜游离缘的后方为网膜孔，经此孔可通向网膜囊。

(2) 大网膜(greater omentum)是连于胃大弯与横结肠之间的四层腹膜结构，呈围裙状悬垂于横结肠和空、回肠前面。构成小网膜的两层腹膜包被胃和十二指肠上部的前后两面，至胃大弯处会合，形成大网膜的前两层，降至脐平面稍下方，返折向上形成大网膜的后两层，并向上包裹横结肠前后壁，移行为横结肠系膜，与腹后壁腹膜相续。连于胃大弯和横结肠的前两层腹膜常称为胃结肠韧带(gastrocolic ligament)。大网膜面积大，血运丰富，吸收力强，有强大的防御功能。大网膜下垂部常可向病变处移动，限制病变扩散。手术时，可根据大网膜的移动情况，探查病变部位。小儿的大网膜较短，当下腹炎症或阑尾炎穿孔时，病灶难以被大网膜包裹，常造成弥漫性腹膜炎。

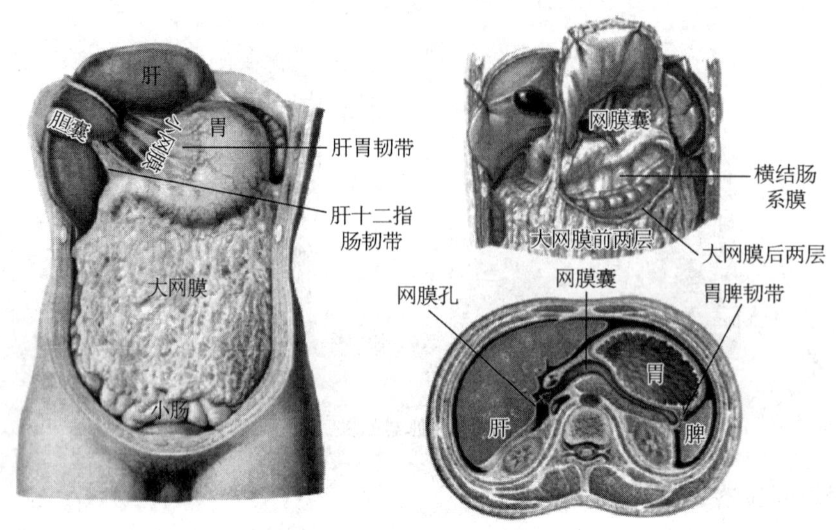

图 3-28　网膜及网膜囊

（3）网膜囊（omental bursa）是位于小网膜和胃后方的扁窄间隙，属于腹膜腔的一部分，又称小腹膜腔（图 3-28）。网膜囊较深，胃后壁穿孔时，胃内容物常聚集于囊内，给早期诊断造成困难。

（二）系膜

系膜是指脏壁腹膜相互移行，将肠管连于腹后壁的双层腹膜结构。两层腹膜间有血管、神经、淋巴管和淋巴结等（图 3-29）。

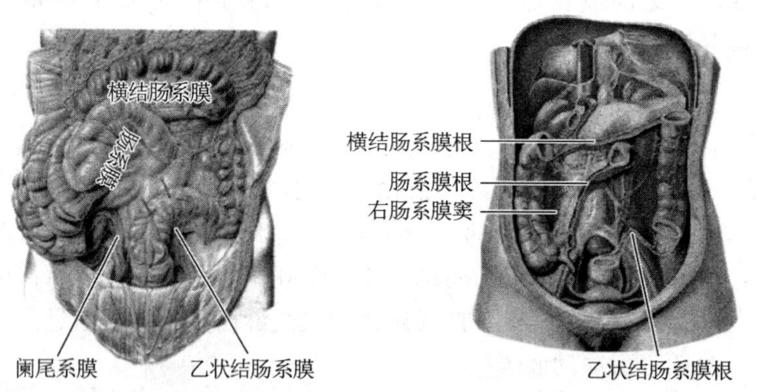

图 3-29　系膜

（1）肠系膜（mesentery）又称小肠系膜，是指把空、回肠固定于腹后壁的双层扇形腹膜结构。其附着处称肠系膜根，长约 15cm，起自第 2 腰椎体左侧，斜向右下方，止于右骶髂关节前方。肠系膜长而宽阔，故空、回肠的活动性大，易发生肠扭转，甚至缺血坏死。

（2）横结肠系膜（transverse mesocolon）是连于横结肠和腹后壁之间的双层腹膜结构。

（3）乙状结肠系膜（sigmoid mesocolon）是将乙状结肠连于左髂窝和骨盆左后壁间的双层腹膜结构。该系膜较长，故乙状结肠活动度较大，易发生肠扭转而引起肠梗阻。

(4) 阑尾系膜(mesoappendix)是阑尾与回肠末端之间的三角形双层腹膜皱襞，其游离缘内有阑尾动、静脉。故阑尾切除术应从系膜游离缘进行血管结扎。

(三) 韧带

韧带是连于腹、盆壁与器官之间，或连于相邻器官之间的腹膜结构，对器官有固定、支持等作用。

1. 肝的韧带

主要有肝胃韧带、肝十二指肠韧带、镰状韧带、冠状韧带和三角韧带。镰状韧带(falciform ligament of liver)呈矢状位，是腹膜自腹前壁上部移行至膈与肝的膈面之间的双层腹膜结构，其下缘内含有肝圆韧带；冠状韧带(coronary ligament)是膈与肝之间，呈冠状位的双层腹膜结构，分前、后两层，两层之间为肝裸区。在冠状韧带左、右两端，前后两层黏合增厚，形成左右三角韧带(left and right triangular ligament)。

2. 脾的韧带

为脾门和周围器官之间的双层腹膜结构，主要有胃脾韧带、脾肾韧带。胃脾韧带(gastrosplenic ligament)连于胃底和脾门之间；脾肾韧带(splenorenal ligament)连于脾门和左肾之间。

四、腹膜皱襞、腹膜隐窝与陷凹

腹膜皱襞是腹、盆壁与脏器间或脏器与脏器间的腹膜形成的隆起，其深部常有血管走行。

腹膜隐窝是皱襞与皱襞间或皱襞与腹盆壁间形成的腹膜凹陷，可形成腹内疝。肝肾隐窝位于肝右叶下方与右肾之间，是仰卧位时腹膜腔最低处，腹膜腔液体易于积聚。

腹膜陷凹主要位于盆腔内，是腹膜在盆腔脏器间移行折返而成，是较大的腹膜隐窝。男性在膀胱与直肠之间有直肠膀胱陷凹(rectovesical pouch)，凹底距肛门约 7.5 cm。女性在膀胱与子宫之间有膀胱子宫陷凹(vesicouterine pouch)；直肠与子宫之间有直肠子宫陷凹(rectouterine pouch)又称 Douglas 腔，较深，与阴道穹后部间仅隔以薄的阴道壁，凹底距肛门约 3.5 cm。站立或半卧位时，男性直肠膀胱陷凹和女性直肠子宫陷凹是腹膜腔的最低部位，故积液多存在于这些陷凹内，临床可经直肠或阴道穹后部穿刺进行诊断和治疗。

思考与练习

一、名词解释

1. 上消化道和下消化道　2. 十二指肠大乳头　3. 咽峡　4. 肝门　5. 腹膜腔

二、填空

1. 临床上通常把从________到________的一段，称为上消化道，________到________的一段称为下消化道。

2. 软腭是由________和________组成，其后缘中央有一向下垂的突起，称为________。

3. 咽腔可分为________、________和________三部分。

4. 十二指肠呈________字形包绕________，可分为上部、降部、________和________四部分。

5. 结肠和盲肠具有三种特征性结构，即________、________和________。

三、单项选择题

1. 胸骨旁线是(　　)

A. 沿胸骨旁的垂线

B. 通过前正中线与锁骨中线之间中的垂线

C. 沿胸骨外侧缘的垂线

D. 通过胸骨线和锁骨中线之间中点的垂线

E. 通过胸骨的正中线与胸骨外侧缘之间中点的垂线

2. 上消化道包括(　　)

A. 口腔和咽　　B. 口腔、咽和食管

C. 口腔、咽食管和胃　　D. 口腔、咽、食管、胃和十二指肠

E. 口腔、咽、食管、胃和小肠

3. 关于口腔的叙述，下列哪项是正确的(　　)

A. 固有口腔直接经口裂与体外相通　　B. 腭的前 1/3 为硬腭，后 2/3 为软腭

C. 软腭的后份又称腭帆　　D. 颊黏膜上有舌下腺的许多小排泄管口

E. 鼻唇沟是上唇和鼻的分界

4. 关于胃的叙述，下列哪项是正确的(　　)

A. 胃大部分位于腹上区　　B. 胃小部分位于右季肋区

C. 胃前壁在右侧与腹前壁直接相贴　　D. 胃后壁与胰、横结肠、右肾、右肾上腺相邻

E. 胃穹隆与膈和脾相邻

5. 幽门窦(　　)

A. 为胃体的右侧份　　B. 为幽门部的右侧份

C. 紧邻胃体　　D. 紧邻幽门

E. 位于幽门管的右侧

6. 关于十二指肠的叙述，下列哪项是错误的(　　)

A. 为小肠的始段

B. 上部起始段黏膜光滑

C. 降部下行至第 2 腰椎水平转向左侧，折转处形成十二指肠下部

D. 降部内侧为胰头

E. 十二指肠末端于第 2 腰椎体左侧转向前下，移行于空肠

7. 肝脏面肝门左纵沟的前部有(　　)

A. 肝圆韧带　　B. 静脉韧带　　C. 胆囊　　D. 下腔静脉

E. 镰状韧带

8. 下列何结构不经肝门出入(　　)

A. 肝固有动脉左、右支　　B. 肝左、右管

C. 肝门静脉左、右支　　D. 肝静脉

E. 肝的神经和淋巴管

9. 关于腹膜的叙述，下列哪项是正确的(　　)

A. 腹膜腔又称腹腔

B. 胃、脾、空肠和回肠都位于腹膜腔内，肾和胰位于腹膜腔外

C. 脏腹膜构成某些器官的外膜

D. 壁腹膜实为腹、盆壁最深面的一层筋膜

E. 腹膜腔为一封闭的浆膜囊，都不与外界相通

10. 属腹膜外位器官的是(　　)

A. 肝　　B. 胆囊　　C. 子宫　　D. 输尿管

E. 直肠上段

四、简答题

1. 大唾液腺包括哪些？其位置、形态及腺管的开口部位如何？

2. 咽的形态和位置如何？咽腔可分几部分？各部有哪些结构和交通？

3. 食管的三个生理性狭窄各位于何处？

4. 胆汁产生及排出途径如何(输胆管道有哪些结构)？

5. 大网膜位于何处？它是如何形成的？有何临床意义？

第四章 呼吸系统

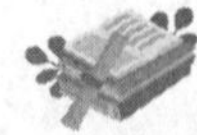

学习目标

① 掌握呼吸系统的组成及上、下呼吸道的概念。
② 掌握鼻旁窦的组成和开口位置。
③ 理解鼻腔黏膜的分部和功能、鼻腔外侧壁的结构。
④ 掌握喉软骨的名称、喉腔的组成和特点，以及左、右主支气管的形态特点。
⑤ 掌握肺的位置、形态和分叶。
⑥ 掌握胸膜的分部和胸膜腔的概念。
⑦ 掌握肋膈隐窝的概念及临床意义。
⑧ 了解胸膜下界与肺下界的体表投影。

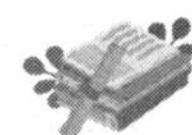

思维导图

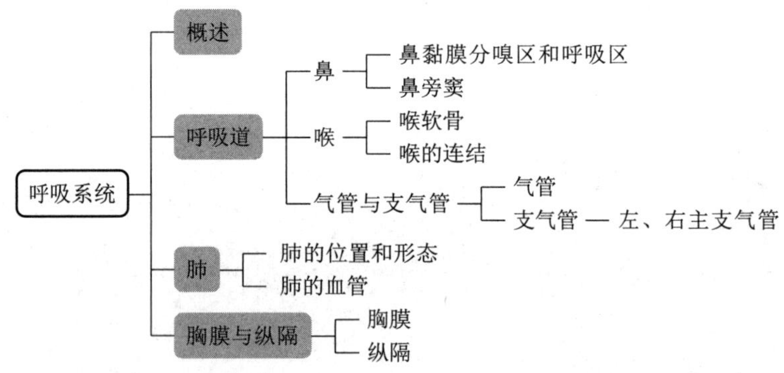

呼吸系统(respiratory system)由输送气体的呼吸道和进行气体交换的肺两部分组成(图 4-1)。前者包括鼻、咽、喉、气管及各级支气管,其壁内均由骨或软骨为支架,以维持呼吸道的通畅。临床上把鼻、咽、喉称上呼吸道,把气管及各级支气管称下呼吸道。肺由肺实质(肺内各级支气管和肺泡)和肺间质(结缔组织、血管、淋巴管、神经等)组成,表面包有脏胸膜。呼吸系统除呼吸功能外,还有嗅觉和发音等功能。

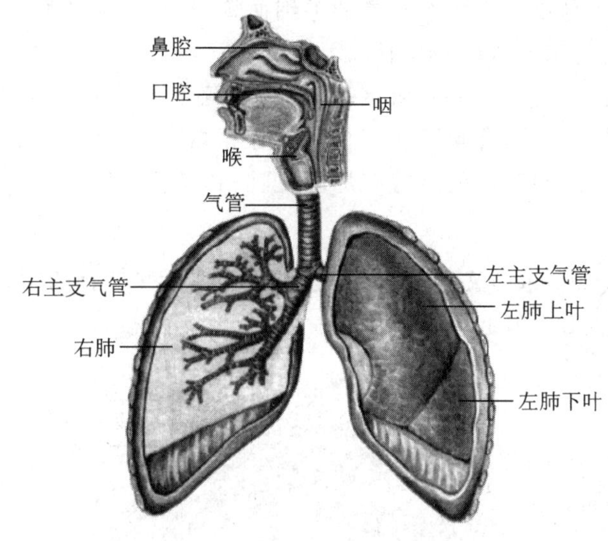

图 4-1 呼吸系统概观

第一节 呼吸道

一、鼻

鼻(nose)是呼吸道的起始部,也是嗅觉器官,包括外鼻、鼻腔和鼻旁窦三部分。

(一) 外鼻

外鼻位于面部中央,以鼻骨和软骨为支架,外覆皮肤和少量皮下组织,内衬黏膜。外鼻上端位于两眼间的部分,称鼻根,向下延成鼻背,下端为鼻尖。鼻尖两侧呈弧状隆起,称鼻翼。呼吸困难时,可见鼻翼扇动。鼻翼外侧向外下至口角的浅沟,称鼻唇沟。鼻根及鼻背部的皮肤薄而松弛,易于活动。鼻翼和鼻尖处皮肤较厚,富含皮脂腺和汗腺,是痤疮及酒渣鼻的好发部位。

(二) 鼻腔

鼻腔以骨和软骨为基础,内面衬以黏膜和皮肤。鼻腔被鼻中隔分为左、右两腔。每侧鼻腔向前经鼻孔与外界相通,向后经鼻后孔通鼻咽。每侧鼻腔借鼻阈分为前部的鼻前庭和后部的固有鼻腔。鼻前庭由鼻翼围成,内衬以皮肤,有鼻毛,借以滤过空气中尘埃。鼻前庭缺少皮下组织，皮肤与软骨膜紧密相连，有炎症或疖肿时，疼痛较为剧烈。固有鼻腔是鼻腔的主要部分，由骨和软骨覆以黏膜而成，临床上所指鼻腔常指该部。鼻腔底壁为腭，顶壁为颅前窝的底。颅前窝骨折时，脑脊液或血液可经鼻腔流出。鼻腔外侧壁形态复杂，自上而下分别有被覆黏膜的上、中、下鼻甲及各鼻甲下方的上、中、下鼻道。下鼻道内有鼻泪管的开口，距鼻孔约 3 cm。鼻中隔由筛骨垂直板、犁骨及鼻中隔软骨覆以黏膜构成，是左、右鼻腔的共同内侧壁。鼻中隔前下部黏膜内含有丰富的毛细血管，是鼻出血的好发部位，外伤或干燥刺激均易引起出血，称为易出血区(Little 区)。

鼻黏膜按生理功能分为嗅区和呼吸区，上鼻甲内侧面及与其相对的鼻中隔表面的鼻黏膜内含有嗅细胞，有嗅觉功能，称嗅区。其余大部分鼻黏膜为呼吸区，表面光滑湿润，内含丰富的血管、黏液腺和纤毛，对吸入的空气有加温、湿润和净化作用。

(三) 鼻旁窦

鼻旁窦(paranasal sinuses)又称副鼻窦，是鼻腔周围含气颅骨的腔，内衬黏膜，对吸入的空气有加温、加湿作用，对发音起共鸣作用(图 4-2)。

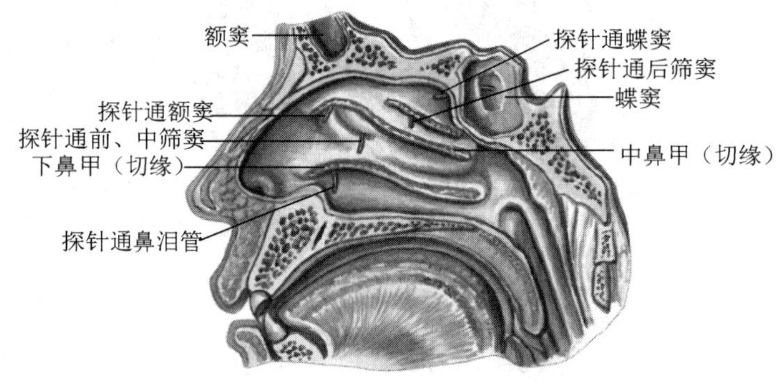

图 4-2　鼻腔外侧壁(鼻甲切除后)

鼻旁窦有额窦、上颌窦、筛窦和蝶窦 4 对，分别位于其同名颅骨内，筛窦又分前、中、后 3 组。

鼻旁窦均开口于鼻腔。额窦、上颌窦和前筛窦、中筛窦开口于中鼻道；后筛窦开口于上鼻道；蝶窦开口于蝶筛隐窝。鼻旁窦黏膜与鼻腔黏膜相延续，黏膜的炎症可蔓延至鼻旁窦引起鼻窦炎。上颌窦因其开口位置高于窦底，发炎化脓时引流不畅，易致积脓。临床上常经下鼻道前份穿刺上颌窦引流及冲洗。

牙根感染常波及上颌窦，引起牙源性上颌窦炎。临床上鼻旁窦的炎症以上颌窦炎多见。

二、喉

喉(larynx)既是呼吸道，又是发音器官。喉位于颈前部中份，上借甲状舌骨膜与舌骨相连，下接气管。成人喉平对 4～6 颈椎体，女性略高于男性，小儿比成人高，老年人的则较低。喉的活动性较大，可随吞咽和发音上下移动。

喉的前面被舌骨下肌群、筋膜和皮肤覆盖，后为咽，两侧为甲状腺侧叶、颈部大血管和神经。喉是中空性器官，由软骨、软骨间的连结、喉肌和黏膜构成。

(一) 喉软骨

喉软骨(laryngeal cartilages)构成喉的支架,包括不成对的甲状软骨、环状软骨、会厌软骨和成对的杓状软骨(图 4-3)。

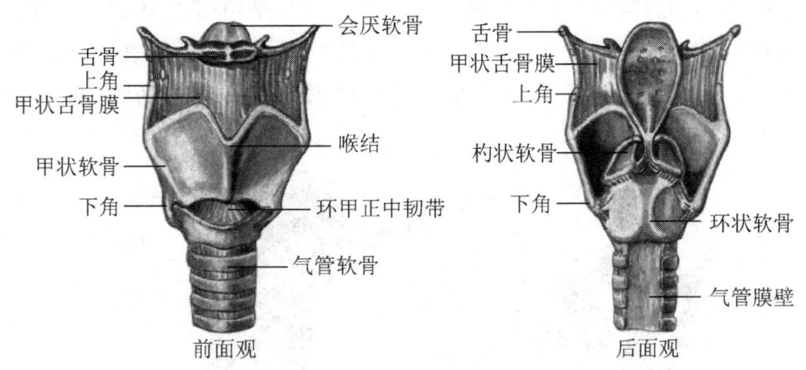

图 4-3　喉的软骨及连结

1. 甲状软骨

甲状软骨(thyroid cartilage)是最大的喉软骨,位于舌骨下方,构成喉的前外侧壁,由左、右对称的两块方形软骨板构成。两板前缘在中线相互融合构成前角,前角上端向前突出,称喉结,成年男性显著,体表明显可见。两板后缘游离,向上、下各伸出一对突起,上方的一对称上角,借韧带与舌骨相连,下方的一对称下角,与环状软骨构成关节。

2. 环状软骨

环状软骨(cricoid cartilage)位于甲状软骨下方,构成喉的底座,形似指环,前部低窄称环状软骨弓,后部高宽称环状软骨板。环状软骨是呼吸道中唯一完整的软骨环,对维持呼吸道通畅有重要作用。

3. 会厌软骨

会厌软骨(epiglottic cartilage)形似树叶,上端宽阔而游离,下端细尖附于甲状软骨前角的后(内)面。会厌软骨表面覆以黏膜,称会厌。当吞咽时,喉上提,会厌盖住喉口,防止食物进入喉腔。

4. 杓状软骨

杓状软骨(arytenoid cartilage)左、右各一,位于环状软骨板上方,形似三棱锥体,尖朝上,底向下与环状软骨板上缘构成关节。底有两个突起,向前的称声带突,有声韧带附着;向外侧的称肌突,有喉肌附着。

(二) 喉的连结

喉的连结包括关节和膜性连结两种。关节有环甲关节和环杓关节;膜性连结主要有弹性圆锥和甲状舌骨膜。

1. 环甲关节

环甲关节(cricothyroid joint)由甲状软骨下角与环状软骨两侧的关节面构成,可使甲状软骨在冠状轴上作前倾和复位运动,使声带紧张或松弛。

2. 环杓关节

环杓关节(cricoarytenoid joint)由杓状软骨底与环状软骨板上缘的关节面构成。杓状软骨可沿该关节垂直轴作旋内、旋外侧,旋内使声带突互相靠近,缩小声门;旋外则开大声门。

3. 弹性圆锥

弹性圆锥(conus elasticus)又称环甲膜,是张于环状软骨弓上缘、甲状软骨前角后面和杓状软骨声带突间的弹性纤维膜,两侧大致合成上窄下宽、外侧面略凹的圆锥状(图 4-4)。其上缘游离增厚,张于甲状软骨前角后面和杓状软骨声带突间,称声韧带,是声带的基础。弹性圆锥前份较厚,位于甲状软骨下缘与环状软骨弓上缘间,称环甲正中韧带。此韧带位置表浅,易于在体表触到,当急性喉阻塞来不及进行气管切开术时,可在此处进行穿刺或切开,建立暂时的呼吸通道。

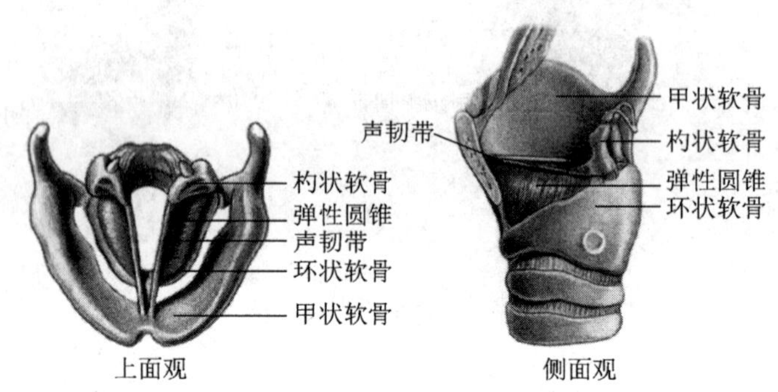

图 4-4 弹性圆锥

4. 甲状舌骨膜

甲状舌骨膜(thyrohyoid membrane)连于甲状软骨上缘与舌骨之间的结缔组织膜。

(三) 喉肌

喉肌为横纹肌,按功能分为两群。一群作用于环甲关节,使声带紧张或松弛;另一群作用于环杓关节,使声门裂、喉口开大或缩小。因此,喉肌运动可控制发音的强弱和调节音调的高低。

1. 环甲肌

环甲肌(cricothyroid muscle)起自环状软骨弓前外侧面,止于甲状软骨下缘,起紧张声带的作用。

2. 环杓后肌

环杓后肌(posterior cricoarytenoid muscle)位于环状软骨板后面,有开大声门、紧张声带的作用。

(四) 喉腔

喉腔(laryngeal cavity)是由喉软骨、韧带、纤维膜、喉肌和喉黏膜共同围成的管腔。向上借喉口通喉咽,向下通气管。喉腔黏膜与咽和气管的黏膜相延续(图 4-5)。喉腔的上口称喉口,由会厌上缘、杓状会厌襞和杓间切迹围成。

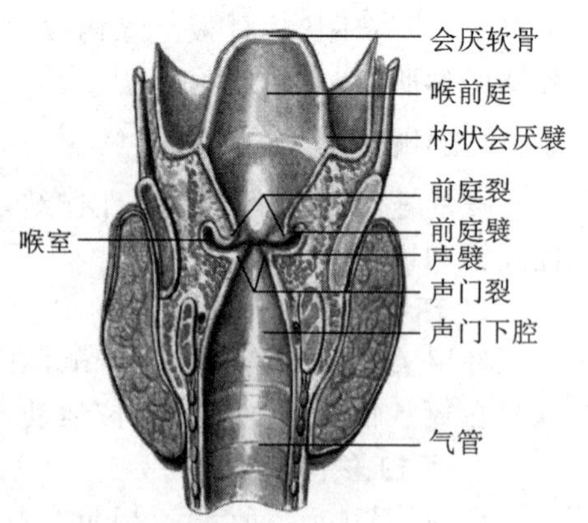

图 4-5 喉腔冠状切面(后面观)

喉腔中部的两侧壁上有上、下两对黏膜皱襞,呈前后走向,上方的一对称前庭襞(vestibular fold),下方的一对称声襞(vocal fold)。声襞活体颜色较白,比前庭襞更为突出。两侧前庭襞间的裂隙称前庭裂;两侧声襞间的裂隙称声门裂，简称声门(glottis)，是喉腔中最狭窄的部位。声带(vocal cord)由声襞及其内声韧带、声带肌构成。气流通过声门，引起声带振动，发出声音。

喉腔借两个裂隙分为上、中、下三部分。从喉口至前庭裂平面之间的部分，称喉前庭；前庭裂和声门裂间的部分，称喉中间腔；喉中间腔向两侧突出的囊状间隙，称喉室；声门裂平面以下部分，称声门下腔，此区黏膜下组织较疏松，当急性炎症时，易发生水肿。婴幼儿喉腔较狭小，水肿时容易引起喉阻塞，导致呼吸困难。

三、气管与支气管

气管和主支气管是连接喉和肺间的通道(图 4-6、图 4-7)。以"C"形的气管软骨为支架，以保持其开张状态；其缺口向后，并由平滑肌和结缔组织构成的膜壁封闭。相邻软骨间借环韧带连接在一起。

(一) 气管

气管(trachea)为一后壁略扁的圆筒状管道。位于食管前方，上端于第 6 颈椎下缘，起于环状软骨下缘，向下达胸骨角平面(相当于 4、5 胸椎体间平面)，分为左、右主支气管，分叉处称气管杈，内面形成向上凸的纵嵴，呈半月状，称气管隆嵴，常偏向左侧，是气管镜检查的定位标志。

根据气管的行程与位置，分为颈、胸两部。颈部短而表浅，沿颈前正中线下行，在颈静脉切迹处可触及。当肺和胸膜疾患时，气管颈部可发生偏位，有诊断价值。临床上遇急性喉阻塞时，常在第 3～5 气管软骨环处作气管切开术。胸部较长，位于胸腔内。

(二) 支气管

支气管(bronchi)是气管分出的各级分支，其中由气管在胸骨角平面分出的一级分支为左、右主支气管(图 4-6)。

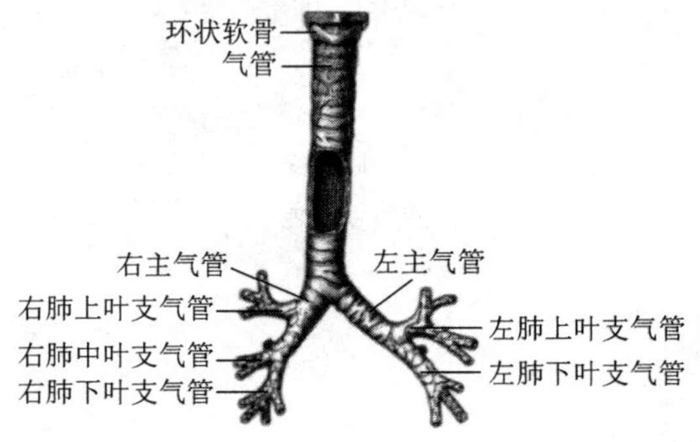

图 4-6　气管与主支气管

1. 右主支气管

右主支气管(right principal bronchus)短粗，长 2～3 cm，走行较陡直，与气管中线延长线成 22°～25°夹角，经右肺门入肺。

2. 左主支气管

左主支气管(left principal bronchus)细长，长 4～5 cm，走行较倾斜，与气管中线延长线成 45°～50°夹角，经左肺门入肺。

第二节 肺

肺(lung)是与外界进行气体交换的器官,也具有内分泌功能。成人肺重量占体重的1/50,健康男性成人两肺的空气容量约为5 000～6 500 mL,女性略小。

一、肺的位置和形态

肺位于胸腔内,左、右两肺分居纵隔的两侧,膈的上方。右肺因膈下有向上隆凸的肝,故右肺宽而短,左肺狭而长。肺质软而轻,呈海绵状,富有弹性。胎儿和未经呼吸过的初生儿,肺内不含空气,质实而重,入水则沉,法医常用此特点判断新生儿是否宫内死亡。

肺表面覆有脏胸膜,光滑润泽,透过脏胸膜可见许多多边形小区,称肺小叶。幼儿新鲜肺呈淡红色,随年龄增长,由于吸入的灰尘沉积,颜色逐渐变为灰暗甚至蓝黑色,并出现许多蓝黑色斑点,吸烟者尤甚。

肺形似半个圆锥形,有一尖一底、两面三缘(图4-7～图4-9)。

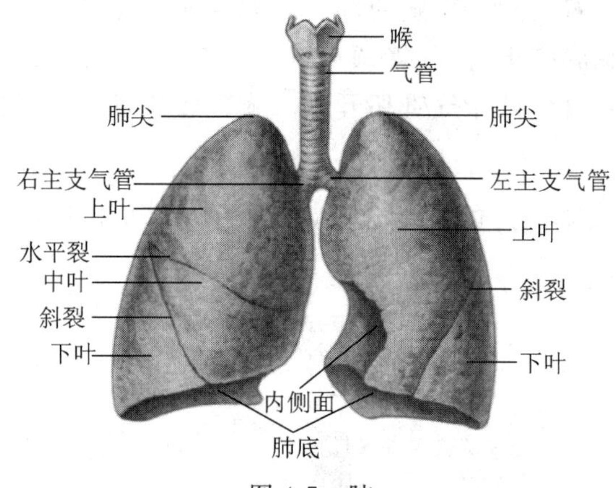

图4-7 肺

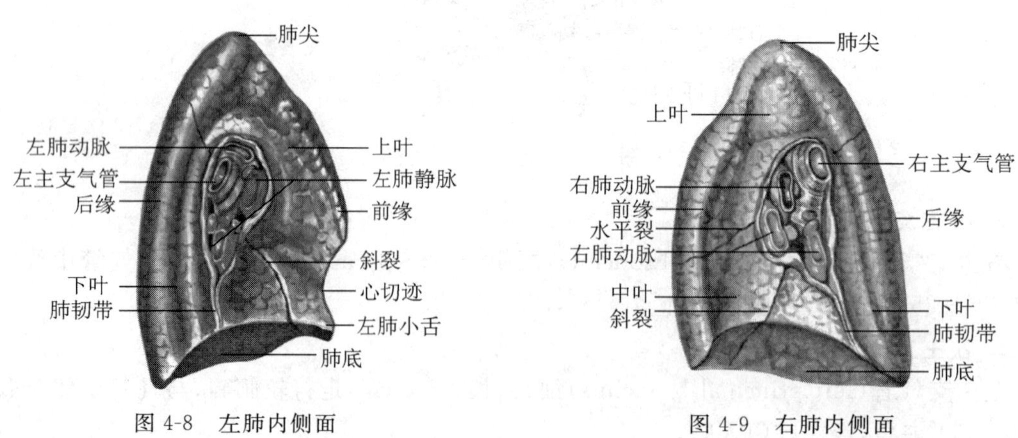

图4-8 左肺内侧面

图4-9 右肺内侧面

肺尖(apex of lung)钝圆,经胸廓上口向上伸入颈根部,高出锁骨内 1/3 上方 2～3 cm。肺底与膈相邻,向上凹陷,又称膈面。肋面隆凸,与胸壁的内面贴近,纵隔面即内侧面,与纵隔相邻,其中央有椭圆形凹陷,称肺门(hilum of lung),是主支气管、肺动静脉、淋巴管和神经出入肺的部位,这些结构被结缔组织包绕在一起,称为肺根(root of lung),把肺连于纵隔。两肺根内的结构排列自前向后依次为肺静脉、肺动脉、主支气管。肺的前缘锐薄,左肺前缘下部有心切迹,切迹下方有一突起称左肺小舌。后缘厚而圆钝,贴于脊柱两侧。下缘较锐薄。

肺借叶间裂分叶。左肺的叶间裂为斜裂,由后上斜向前下,将左肺分为上、下两叶。右肺的叶间裂包括斜裂和水平裂,将右肺分为上、中、下三叶。

二、肺的血管

肺具有两套血管系统,一套是组成小循环的肺动脉和肺静脉,属肺的功能性血管,具有气体交换的作用。肺动脉从右心室发出伴支气管入肺,随支气管反复分支,最后形成毛。

第三节　胸膜与纵隔

一、胸膜

胸膜(pleura)是贴覆于胸壁内面、膈上面、纵隔侧面和肺表面等部位的一层薄而光滑的浆膜,根据贴覆部位不同,分为互相移行的脏胸膜和壁胸膜两部分。脏胸膜贴在肺表面;壁胸膜贴于胸壁内面、膈上面和纵隔两侧(图 4-10)。

(一) 胸膜腔

胸膜腔(pleural cavity)是由脏胸膜与壁胸膜在肺根处互相移行返折,在两肺周围分别形成两个密闭、呈负压的潜在性腔隙(图 4-10、图 4-11)。左、右各一,互不相通,腔内含有少量浆液,呼吸运动时,可减少两层胸膜间的摩擦。在肺根下方移行的胸膜前后两层重叠,形成的胸膜皱襞,称肺韧带(pulmonary ligament),对肺有固定作用。

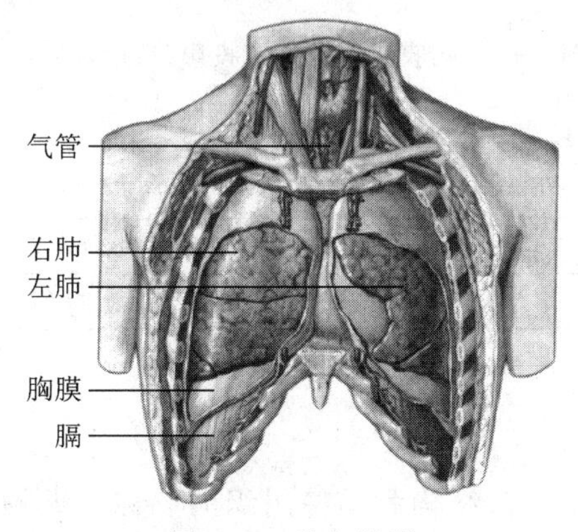

图 4-10　肺与胸膜

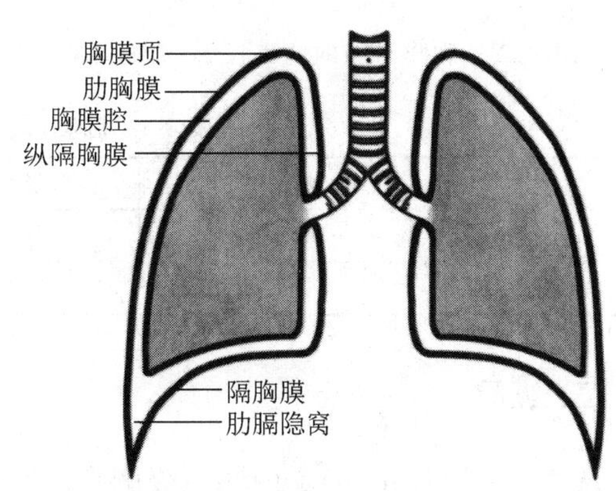

图 4-11　胸膜腔

（二）壁胸膜的分部

壁胸膜依其所在部位不同可分为四部分（图 4-11）。① 胸膜顶：覆盖在肺尖的上方，突出于颈根部，高出锁骨内侧 1/3 的上方 2～3 cm。针刺或臂丛神经阻滞麻醉时，要注意胸膜顶的位置，以免伤及肺尖，造成气胸。② 肋胸膜：贴于胸壁的内面，其前缘位于胸骨的后方，后缘达脊柱两侧。③ 纵隔胸膜：贴衬在纵隔的两侧。④ 膈胸膜：覆盖于膈的上面。

（三）胸膜隐窝

胸膜隐窝（pleural recess）是各部壁胸膜相互移行处形成的间隙，当深吸气时，肺缘也不能深入其内。其中最大、最重要的胸膜隐窝是肋膈隐窝（costodiaphragmatic recess），也称肋膈窦，位于肋胸膜和膈胸膜相互移行处（图 4-11），为半环形间隙，是胸膜腔最低的部位。当胸膜发生炎症时，渗出液首先积聚于此处，该部位为临床胸膜腔穿刺抽液的部位，也是易发生胸膜粘连的部位。

（四）胸膜与肺的体表投影

两则胸膜顶和胸膜前界的体表投影，分别与肺尖和肺前缘的体表投影基本一致（图 4-12、图 4-13）。两则胸膜前界的下段在胸骨体下部与左侧第 4、5 肋软骨后方形成一个无胸膜区，即心包区，其间显露心包和心。临床上常在胸骨左缘第 4 或第 5 肋间隙进行心包穿刺或心内注射，可避免损伤肺和胸膜。

两侧胸膜下界的体表投影左、右一致，约比两肺下缘的投影位置低两个肋（图 4-12、图 4-13）。右侧起自第 6 胸肋关节处，左侧起自第 6 肋软骨后方，两侧均斜向外下方，在锁骨中线处与第 8 肋相交，在腋中线处与第 10 肋相交，在肩胛线处与第 11 肋相交，在接近脊柱时，平第 12 胸椎棘突高度（表 4-1）。

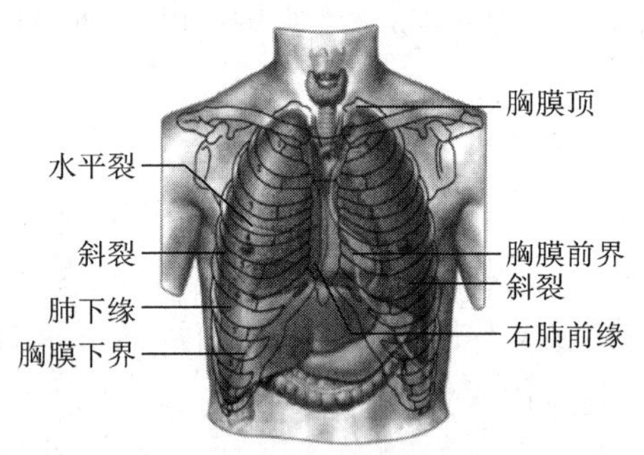

图 4-12　胸膜与肺的体表投影（前面观）

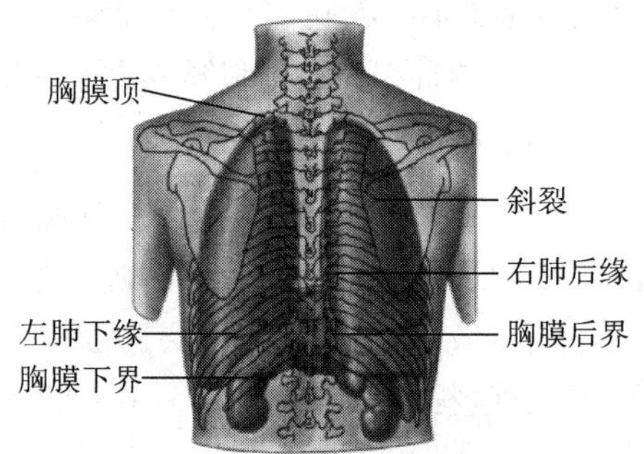

图 4-13　胸膜与肺的体表投影（后面观）

表 4-1　肺和胸膜下界的体表投影

	锁骨中线	腋中线	肩胛线	后正中线
肺下界	第 6 肋	第 8 肋	第 10 肋	第 10 胸椎棘突
胸膜下界	第 8 肋	第 10 肋	第 11 肋	第 12 胸椎棘突

二、纵隔

纵隔（mediastinum）是两侧纵隔胸膜之间的所有器官、结构和结缔组织的总称。纵隔的上界是胸廓上口，下界为膈，前界为胸骨，后界为脊柱胸段，两侧界为纵隔胸膜。

思考与练习

一、名词解释

1. 上呼吸道和下呼吸道　2. 鼻旁窦　3. 肺根　4. 胸膜腔　5. 纵隔

二、填空

1. 呼吸系统由________和________两大部分组成。

2. 呼吸道包括鼻、________、________、________和________。

3. 临床应用中常把________和________称下呼吸道，而上呼吸道是指________及其以上的呼吸道器官。

4. 喉腔可被________和________分为上、中、下三部分。分别称为________、________、和________，其中容积最小的是________。

5. 肺的外形从宽窄长短来看：右肺较________，左肺较________。

6. 肺的形态，可分为________、________、三面（________、________和隔面）以及前、后、下三缘。

7. 纵隔通常以________平面为界，分为上纵隔和下纵隔，后者又以________为界分为前纵隔、中纵隔和后纵隔三部分。

三、单项选择题

1. 关于呼吸系统的叙述，下列哪项是正确的(　　)

A. 呼吸系统的功能仅是进行气体交换

B. 主支气管及其在肺内的分支称为下呼吸道

C. 呼吸道的壁内均以骨作为支架

D. 肺由肺泡组成

E. 肺不属于呼吸道

2. 关于鼻的叙述，下列哪项是错误的(　　)

A. 鼻由外鼻和鼻腔两部分组成　　B. 外鼻以骨和软骨为基础

C. 鼻翼位于鼻尖两侧　　D. 鼻翼参与围成鼻前庭

E. 鼻唇沟从鼻翼向外下方连至口角

3. 关于肺的叙述，下列哪项是正确的(　　)

A. 肺位于胸膜腔内、纵隔的两侧

B. 肺尖位置可高达胸廓上口

C. 深吸气时，肺的下缘可充满肋膈隐窝

D. 肺的内侧面的上部有呈椭圆形凹陷的肺门

E. 肺表面有脏胸膜被覆，并深入肺的叶间裂

4. 关于左肺形态的叙述，下列哪项是错误的(　　)

A. 只有两叶　　B. 比右肺短

C. 比右肺窄　　D. 前缘有切迹

E. 下缘较锐

5. 下列何结构位居出入肺门各结构的最前面(　　)

A. 肺动脉　B. 肺静脉　C. 气管　D. 支气管

E. 支气管动脉

6. 下列哪个不属于壁胸膜(　　)

A. 肋胸膜　B. 膈胸膜　C. 纵隔胸膜　D. 胸膜顶

E. 肺韧带

四、简答题

1. 四对鼻旁窦各开口于鼻腔何处？上颌窦的结构特点是什么？

2. 喉位于何处？喉的软骨有哪些？各位于何处？

3. 试述胸膜顶和胸膜下界的体表投影。

4. 胸膜隐窝是如何形成的？其中肋膈隐窝位于何处？有何临床意义？

5. 试述纵隔的边界和分区。

第五章 泌尿系统

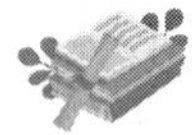

学习目标

① 掌握泌尿系统的组成。
② 掌握肾的形态和位置。
③ 理解肾的剖面结构。
④ 了解肾的被膜。
⑤ 掌握输尿管的三个狭窄及其临床意义。
⑥ 掌握膀胱的位置和形态特点。
⑦ 掌握膀胱三角的概念及临床意义。
⑧ 理解女性尿道的特点及临床意义。

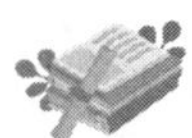

思维导图

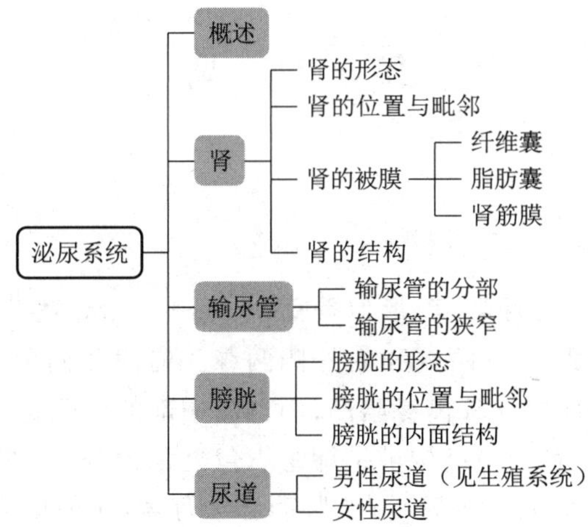

泌尿系统(urinary system)由肾、输尿管、膀胱和尿道组成(图 5-1),主要功能是排出机体在新陈代谢过程中产生的废物和多余的水分,以保持内环境的平衡和稳定。肾产生的尿液,经输尿管输送至膀胱内储存,再经尿道排出体外。肾还有产生促红细胞生成素、肾素(对血压有重要影响)等内分泌功能。

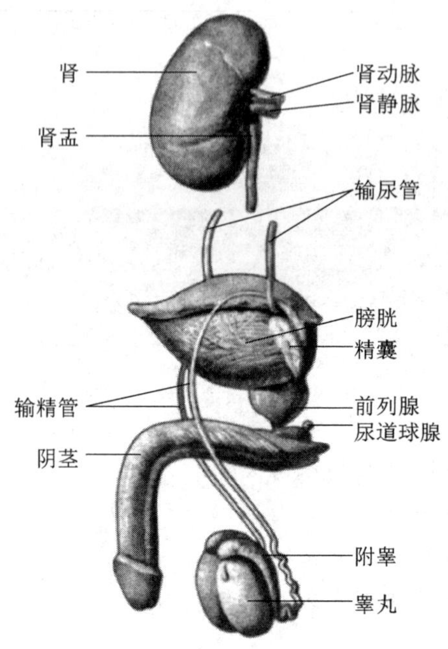

图 5-1　泌尿生殖系统概观(男性)

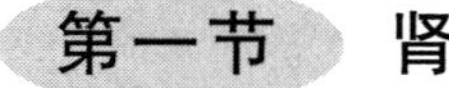

第一节　肾

一、肾的形态

肾(kidney)是成对的实质性器官,形似蚕豆,长 8～14 cm,宽 5～7 cm,厚 3～4 cm,重 130～150 g。肾分前后两面、上下两端和内外侧两缘。前面凸向前外侧,后面较平,紧贴腹后壁。上端宽而薄,下端窄而厚。外侧缘隆凸,内侧缘中部的凹陷称肾门,为肾的血管、神经、淋巴管及肾盂出入的门户。肾门诸结构被结缔组织包裹称肾蒂,右肾蒂较左肾蒂略短。肾蒂内主要结构的排列关系,自上而下为肾动脉、肾静脉和肾盂,从前向后是肾静脉、肾动脉和肾盂。由肾门伸入肾实质的凹陷称肾窦,为肾血管、肾小盏、肾大盏、肾盂和脂肪等所占据。

二、肾的位置与毗邻

1. 肾的位置

肾位于脊柱两侧、腹膜后间隙内,属腹膜外位器官(图 5-2)。因受肝的影响,右肾较左肾低 1～2 cm。左肾在第 11 胸椎体下缘至第 2、3 腰椎间盘之间；右肾则在第 12 胸椎体上缘至第 3 腰椎体上缘之间。两肾上端相距较近，距正中线平均 3.8 cm；下端相距较远，距正中线平均 7.2 cm。左右两侧的第 12 肋分别斜过左肾后面的中部和右肾后面的上部。肾门约在第 1 腰椎体平面，其体表投影在竖脊肌外侧缘与第 12 肋的夹角处，称肾区。肾病患者触压或叩击该处可引起疼痛。

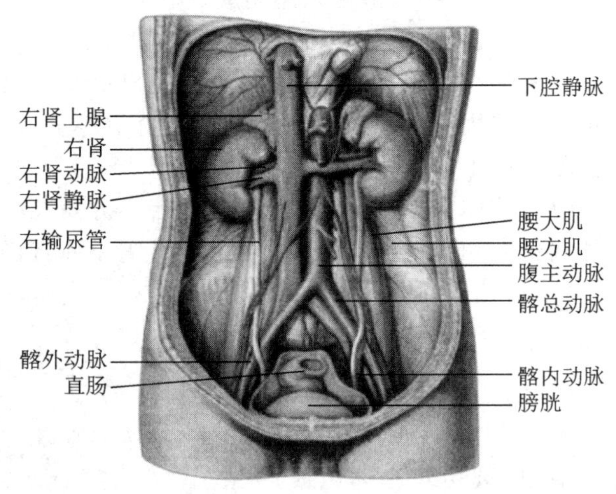

图 5-2　肾和输尿管的位置

2. 肾的毗邻

两肾上端邻肾上腺。肾后面：上 1/3 与膈相邻，下 2/3 由内侧向外侧依次与腰大肌、腰方肌和腹横肌相邻。肾前面：左肾前上部与胃底后面相邻，中部与胰尾和脾血管接触，下部邻接空肠和结肠左曲；右肾前上部与肝相邻，下部与结肠右曲相接触，内侧缘邻接十二指肠降部。

三、肾的被膜

肾实质表面被覆有 3 层被膜，由内向外依次为纤维囊、脂肪囊和肾筋膜(图 5-3)。

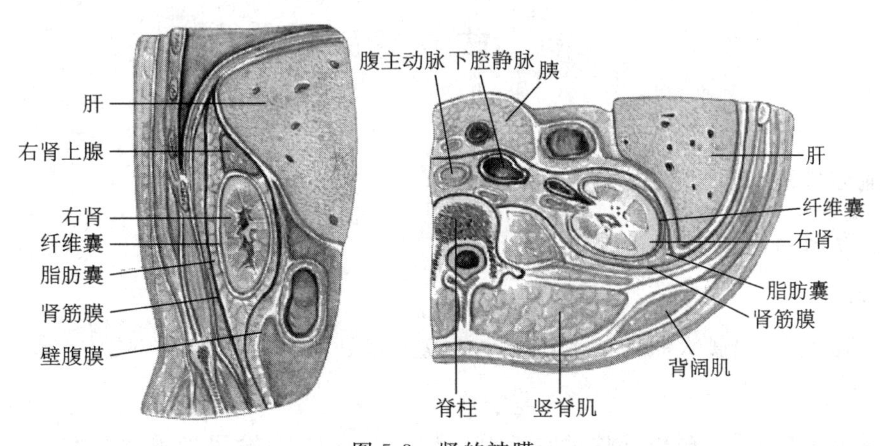

图 5-3　肾的被膜

1. 纤维囊

包裹于肾实质表面，为坚韧而致密的薄层结缔组织膜。正常情况下与肾实质疏松连接，易于剥离；剥离困难即为病理现象。

2. 脂肪囊

临床上又称肾床，是位于纤维囊外周、包裹肾的脂肪层。脂肪经肾门进入肾窦，填充于各结构间。临床上作肾囊封闭就是将药液注入脂肪囊内。

3. 肾筋膜

位于脂肪囊的外面，包裹于肾上腺和肾的表面，该层发出一些结缔组织小梁，穿过脂肪囊与纤维囊相连，有固定肾的作用。分前、后两层，两层在肾上腺上方和肾的外侧缘均互相融合。在肾的内侧，前层覆于肾血管前面并与对侧前层相移行；后层经肾血管和输尿管后方与腰大肌筋膜汇合，向内附于椎体前面。在肾的下方前、后层分离，其间有输尿管通过。当腹壁肌力较弱、肾周脂肪减少、肾的固定结构薄弱时，可产生肾下垂或游走肾。

四、肾的结构

在肾的冠状切面上，肾实质可分为浅层的肾皮质和深层的肾髓质。肾皮质厚 1～1.5 cm，新鲜标本呈红褐色，富含血管，主要由肾小体组成，是肾的泌尿部。肾皮质伸入肾髓质的部分称肾柱。肾髓质约占肾实质厚度的 2/3，色淡红，由 15～20 个圆锥形的肾锥体构成。肾锥体的底朝向肾皮质，尖钝圆朝向肾窦，称肾乳头。肾锥体内颜色较深的放射状条纹由肾直小管和血管平行排列而成，是肾的排泄部。包绕肾乳头的漏斗形膜性短管称肾小盏，每肾有7～8 个。2～3 个肾小盏合成 1 个肾大盏，2～3 个肾大盏再合并成肾盂。肾盂呈扁平的漏斗状，出肾门并向下逐渐变细移行为输尿管(图 5-4)。

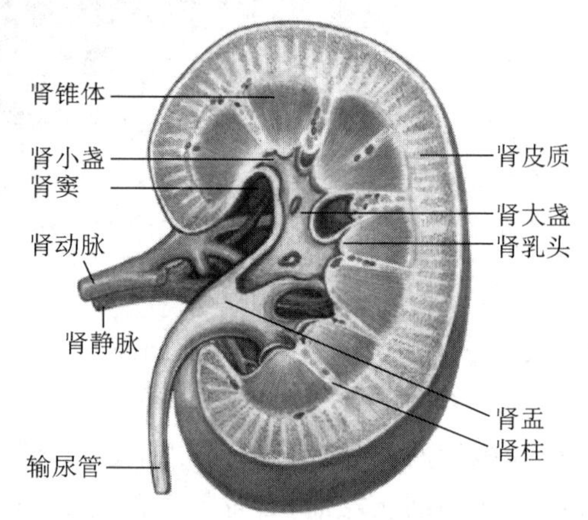

图 5-4　肾的冠状切面

第二节　输尿管

一、输尿管的分部

输尿管依行程分为腹部、盆部和壁内部。

(一) 腹部

起自肾盂下端，沿腰大肌前面下行至小骨盆上口处移行为盆部。

(二) 盆部

自小骨盆上口处，左输尿管越过左髂总动脉末端前方，右输尿管越过右髂外动脉起始部前方而进入盆腔，贴盆腔侧壁下行至坐骨棘水平。男性于此处向前内下方至膀胱底，在输精管后外方斜穿膀胱壁盆；女性于子宫颈外侧约 2.0 cm 处经子宫动脉后下方至膀胱底。

(三) 壁内部

壁内部是输尿管斜穿膀胱壁的部分，长约 1.5 cm。当膀胱充盈时，膀胱内压升高，壁内部管腔闭合，可阻止尿液向输尿管反流。

二、输尿管的狭窄

输尿管全程有 3 处狭窄。

(一) 上狭窄

位于肾盂和输尿管移行处(起始处)。

(二) 中狭窄

位于小骨盆上口，跨过髂血管处(入盆处)。

(三) 下狭窄

即壁内部。输尿管结石易嵌顿于这些狭窄处。

第三节　膀胱

膀胱(urinary bladder)是储存尿液的肌性囊状器官，其形状、大小、位置和壁的厚度可因年龄、性别及尿液充盈程度而异。正常成人的膀胱容量一般为 350～500 mL，最大容量为 800 mL，女性小于男性，新生儿约为成人的 1/10，老年人因膀胱肌张力降低而容量增大。

一、膀胱的形态

空虚的膀胱呈三棱锥体形，分为尖、体、底和颈 4 部(图 5-5)。膀胱尖朝向前上方，与脐正中襞相连。膀胱底朝向后下方，呈三角形。膀胱尖与底之间为膀胱体。膀胱的最下部称膀胱颈，在男性与前列腺底、女性与盆膈相接。膀胱各部之间没有明显界限，充盈时呈卵圆形。

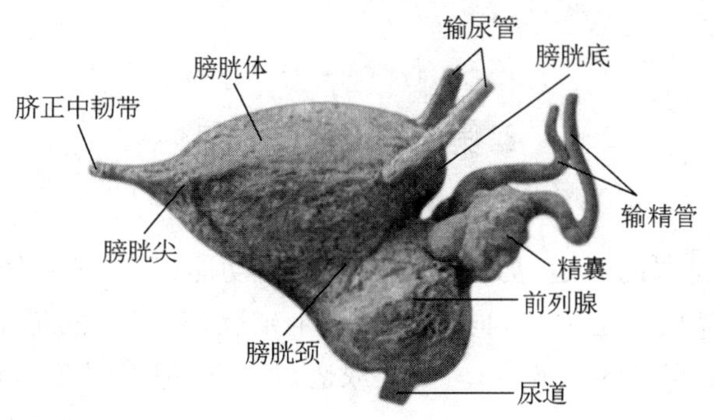

图 5-5　膀胱与前列腺的侧面观

二、膀胱的位置与毗邻

成人膀胱空虚时位于小骨盆腔内、耻骨联合后方，膀胱尖不超过耻骨联合上缘。新生儿膀胱的位置高于成人，大部分在腹腔内。老年人膀胱位置较低。膀胱充盈时，其腹膜返折线可上移至耻骨联合上方，此时在耻骨联合上方行膀胱穿刺术，不会伤及腹膜和污染腹膜腔。

男性膀胱后面与精囊、输精管壶腹和直肠相邻，女性膀胱后面邻子宫和阴道（见生殖系统）。

三、膀胱的内面结构

膀胱内面被覆黏膜，空虚时黏膜聚集成很多皱襞，充盈时皱襞消失。在膀胱底内面，两输尿管口和尿道内口间的三角区称膀胱三角，此处黏膜与肌层紧密连接，无论膀胱充盈或空虚，始终平滑无皱襞。两输尿管口间的横行皱襞称输尿管间襞，膀胱镜下为一苍白带，是寻找输尿管口的标志（图 5-6）。膀胱三角是肿瘤、结核与炎症的好发部位，膀胱镜检查时应特别注意。

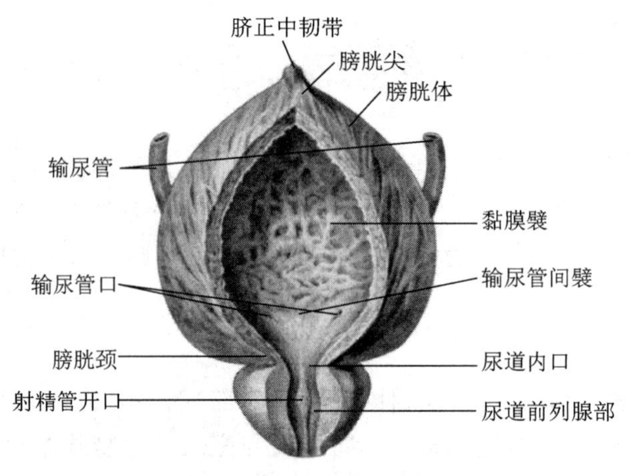

图 5-6　膀胱壁的内面结构

第四节　尿道

尿道（urethra）是排尿的通道，男性尿道兼具排精功能（见生殖系统）。

女性尿道起于膀胱的尿道内口，向前下穿尿生殖膈，开口于阴道前庭的尿道外口（见生殖系统）。长 3～5 cm，直径约 0.6 cm。女性尿道短而直，邻近阴道口和肛门，故尿路逆行性感染以女性多见。

思考与练习

一、名词解释

1. 肾门　2. 肾区　3. 肾锥体　4. 肾小盏　5. 肾盂　6. 膀胱三角

二、填空

1. 泌尿系统由________、________、________和________四部分组成，它的主要功能是排出机体新陈代谢中产生的废物和多余的水。

2. 肾位于________的两侧，形如蚕豆，可分为________两端，________两面和________两缘。

3. 肾蒂主要结构的位置排列关系，由上而下依次为________、________和________。

4. 肾的实质可分为________和________两部分。肾血管等出入的部位称为________，后者位于肾的________缘。

5. 位于肾窦内的主要结构有________、________、________和________。

6. 左肾的位置略________于右肾。左肾的上端平________，下端平________，第 12 肋斜越过左肾后面的________部。

三、单项选择题

1. 下列叙述，哪项是错误的(　　)

A. 泌尿系统各器官的功能只是生成尿并输送和排出尿

B. 左侧肾蒂较右侧者长

C. 两肾上端比下端较靠近脊柱

D. 肾的上端较下端宽而薄

E. 肾的上端附有肾上腺

2. 肾门约平(　　)

A. 第 11 胸椎体平面

B. 第 12 胸椎体平面

C. 第 1 腰椎体平面

D. 第 2 腰椎体平面

E. 第 3 腰椎体平面

3. 肾蒂内主要结构的位置排列关系，由前向后依次为(　　)

A. 肾动脉、肾静脉、肾盂

B. 肾盂、肾静脉、肾动脉

C. 肾盂、肾动脉、肾静脉

D. 肾静脉、肾动脉、肾盂

E. 肾静脉、肾盂、肾动脉

4. 肾(　　)

A. 为肾门向肾内延续的腔

B. 由肾皮质围成

C. 内有肾动脉和肾静脉的本干

D. 肾乳头属肾窦内结构之一

E. 内有肾筋膜

5. 关于输尿管狭窄的叙述，下列哪项是错误的(　　)

A. 共有 3 个狭窄部

B. 肾盂与输尿管移行处为一狭窄部

C. 与髂血管交叉处为一狭窄部

D. 末端开口于膀胱内面的输尿管口为一狭窄部

E. 输尿管结石常潴留于输尿管的狭窄部

6. 关于膀胱的叙述，下列哪项是正确的(　　)

A. 膀胱空虚时，膀胱尖可超过耻骨联合上缘

B. 膀胱底朝向下方

C. 膀胱底内面的膀胱三角区内，有许多黏膜

D. 膀胱三角的两个侧角间有横行的黏膜皱襞

E. 膀胱三角的上角为尿道内口皱襞

四、简答题

1. 泌尿系统由哪些器官组成？主要功能是什么？

2. 肾的形态、位置如何？肾表面包有哪些被膜？

4. 肾产生的尿经哪些管道排出体外？

5. 输尿管结石易嵌顿在何处？

第六章 生殖系统

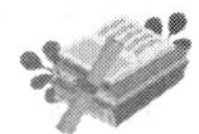

学习目标

1. 男性生殖系统

① 掌握男性生殖系统的组成。

② 理解睾丸的位置和功能。

③ 掌握输精管的分部。

④ 理解男性附属腺体组成及精索的概念。

⑤ 了解男性外生殖器。

⑥ 掌握男性尿道的分部、狭窄、弯曲及其临床意义。

2. 女性生殖系统

① 掌握女性生殖系统的组成。

② 理解卵巢位置和功能。

③ 掌握输卵管位置、分部及其临床意义。

④ 掌握子宫形态、分部、位置。

⑤ 理解子宫的固定装置。

⑥ 了解阴道的位置、形态和女性的外生殖器。

⑦ 了解会阴的概念和分部;理解产科会阴及其临床意义。

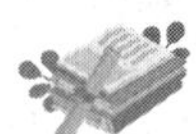

思维导图

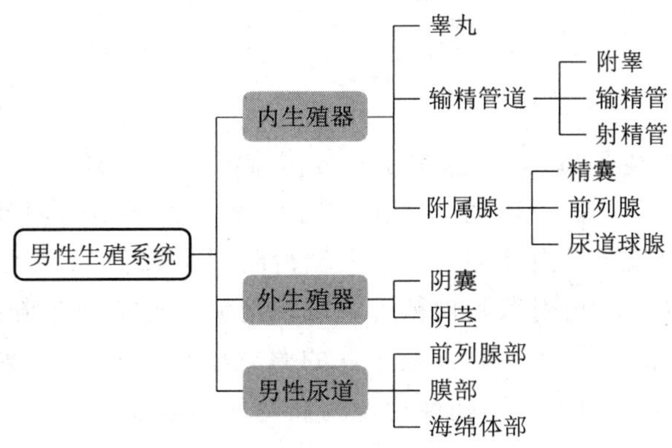

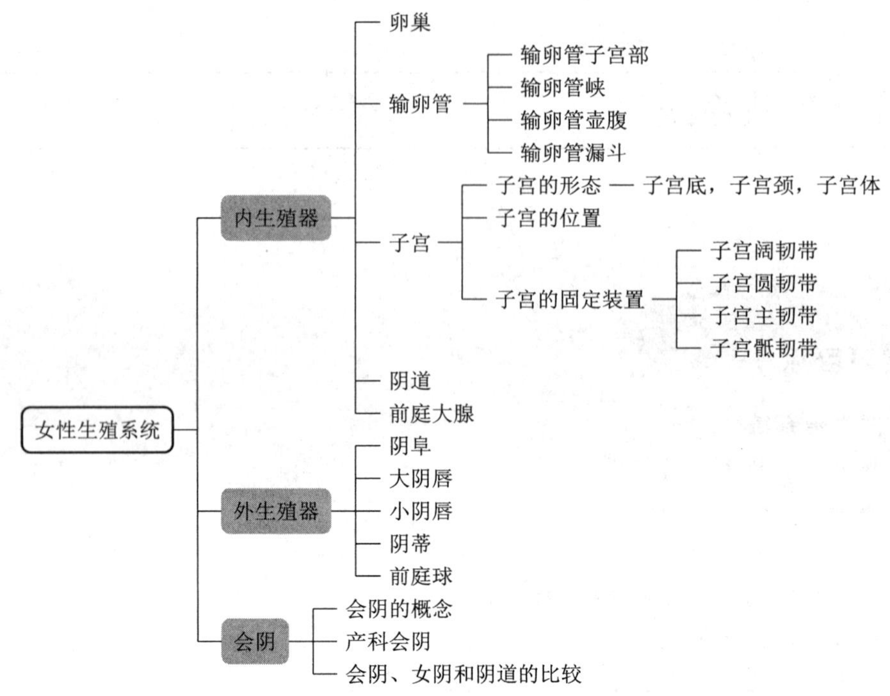

第一节 男性生殖系统

男性生殖系统(male genital system)包括内生殖器和外生殖器。内生殖器由生殖腺(睾丸)、输精管道(附睾、输精管、射精管和男性尿道)及附属腺(精囊、前列腺和尿道球腺)组成。睾丸产生精子和分泌雄激素,精子先储存于附睾内,射精时经输精管、射精管和尿道排出体外。男性附属腺的分泌物连同精子构成精液,并有营养和增强精子活动的作用。外生殖器为阴茎和阴囊,阴茎是男性的交媾器官,阴囊容纳睾丸和附睾。

一、内生殖器

(一) 睾丸

睾丸(testis)是男性生殖腺,是产生精子和分泌雄激素的器官。

睾丸位于阴囊内,左、右各一,一般左侧略低于右侧。为微扁的卵圆形实质性器官,表面光滑,分上下两端、前后两缘与内外侧两面。上端被附睾头遮盖,下端游离。前缘游离,后缘有血管、神经和淋巴管出入,与附睾和输精管下段相接触。外侧面较隆凸,与阴囊壁相贴;内侧面较平坦,与阴囊中隔相邻(图 6-1)。新生儿的睾丸相对较大,性成熟期以前发育较慢,随着性成熟迅速生长,老年人的睾丸则随性功能的衰退而逐渐萎缩变小。

（二）输精管道

1. 附睾(epididymis)

附睾呈新月形，上宽下窄，紧贴睾丸的上端和后缘并略偏外侧。上部膨大为附睾头，逐渐向下移行为附睾体和附睾尾。睾丸输出小管经睾丸后缘上部出睾丸进入附睾后，弯曲盘绕形成膨大的附睾头，末端汇合成一条附睾管，附睾管迂曲盘绕形成附睾体和附睾尾，附睾尾向内后上弯曲移行为输精管（图 6-2）。

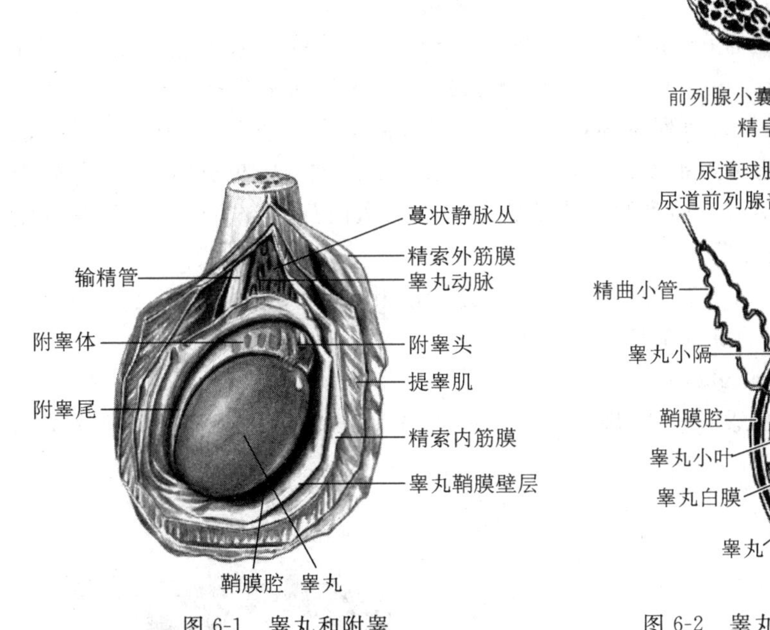

图 6-1　睾丸和附睾

图 6-2　睾丸和附睾的结构及排精路径

附睾暂时储存精子，其分泌物为精子提供营养，促进精子进一步发育成熟。附睾是结核病的好发部位。

2. 输精管(ductus deferens)

输精管是附睾管的直接延续，管壁较厚，管腔细小，活体触摸时呈坚实的圆索状。输精管全长 40～50 cm，管径约 3 mm，按行程可分 4 部（图 6-2）：① 睾丸部：始于附睾尾，沿睾丸后缘、附睾内侧上行至睾丸上端，走行较迂曲；② 精索部：介于睾丸上端与腹股沟管浅环之间，此段位于皮下，活体易触及，为输精管结扎术的常选部位；③ 腹股沟管部：穿经腹股沟管的部分，精索内其他成分的后内方；④ 盆部：为输精管穿腹股沟管深环至输精管末端的部分，该段沿盆侧壁弯向后内下，经输尿管前内侧转至膀胱底的后面，在此两侧输精管逐渐接近，并膨大为输精管壶腹，壶腹向下逐渐变细并与精囊的排泄管汇合。

精索(spermatic cord)为一对柔软的圆索状结构，由腹股沟管深环穿经腹股沟管，出浅环后延至睾丸上端。精索内主要有输精管精索部和腹股沟管部、睾丸动脉、蔓状静脉丛、神经以及淋巴管等。精索表面有三层被膜，从内向外为精索内筋膜、提睾肌和精索外筋膜（图 6-1）。

3. 射精管(ejaculatory duct)

射精管由输精管末端与精囊的排泄管汇合而成,长约 2 cm,向前下斜穿前列腺实质,开口于尿道前列腺部(图 6-3)。

(三) 附属腺

1. 精囊(seminal vesicle)

精囊又称精囊腺,呈长椭圆形的囊状器官,表面凹凸不平,左、右各一,位于膀胱底后方,输精管壶腹的下外侧,由迂曲的管道组成(图 6-3)。精囊的分泌物参与精液的组成,并提供精子运动的能量。

2. 前列腺(prostate)

前列腺是不成对的实质性器官,呈前后稍扁的栗子形,位于膀胱与尿生殖膈之间,前面为耻骨联合,后面为直肠壶腹。由上向下分为底、体、尖三部,底朝向上邻接膀胱颈,尖向下邻尿生殖膈,底与尖之间的部分为前列腺体(图 6-3)。前列腺体后面平坦,正中有一纵行浅沟,称前列腺沟,活体经直肠指诊可扪及此沟(图 6-3)。尿道从前列腺中央纵行穿过,前列腺增生时可压迫尿道导致排尿困难。前列腺的排泄管开口于尿道前列腺部后壁。前列腺分泌前列腺液,是精液的主要组成部分。

前列腺由腺组织、平滑肌组织和结缔组织组成,分为前叶、中叶、后叶和左、右两侧叶 5 叶(图 6-4)。后叶是前列腺癌的好发部位。

3. 尿道球腺(bulbourethral gland)

尿道球腺是一对豌豆大的球形腺体,埋于会阴深横肌内(图 6-3)。排泄管开口于尿道球部。分泌物参与精液的构成。

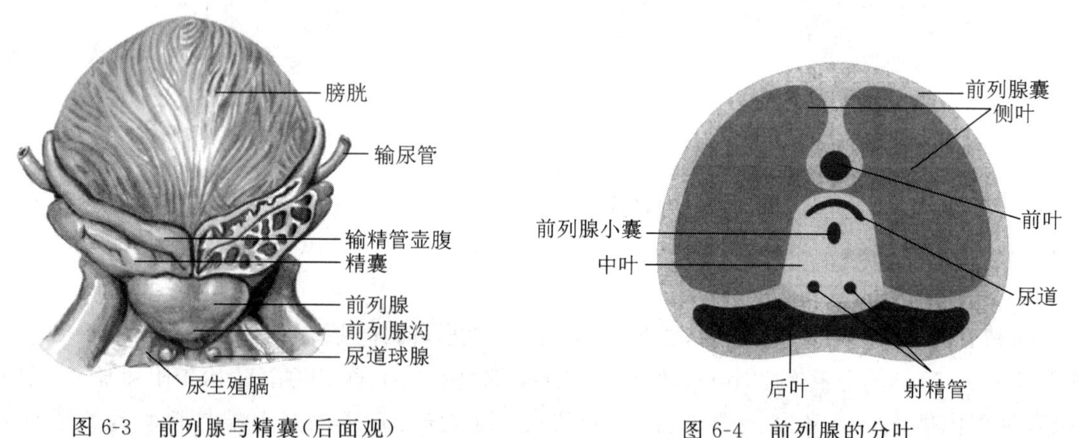

图 6-3 前列腺与精囊(后面观)

图 6-4 前列腺的分叶

精液由输精管道及附属腺的分泌物和精子混合而成,呈乳白色,弱碱性。正常成年男性一次射精 2～5 mL 精液,含有精子 3 亿～5 亿个。

二、外生殖器

(一) 阴囊

阴囊(scrotum)是位于阴茎后下方的皮肤囊袋状结构,由皮肤和肉膜组成阴囊壁。皮肤薄而柔软，青春期后色素沉着明显，长有少量阴毛。肉膜为阴囊壁的浅筋膜，内含平滑肌纤维，平滑肌可随外界温度变化反射性地舒缩，调节阴囊内部温度。肉膜在正中线处向深部发出阴囊中隔，将阴囊分为左、右两部，分别容纳左、右睾丸和附睾。

阴囊壁深面有包被睾丸、附睾和精索的被膜(图 6-1)，由外向内为精索外筋膜、提睾肌、精索内筋膜和睾丸鞘膜。睾丸鞘膜分脏、壁两层，脏层包于睾丸及附睾表面，壁层贴于精索内筋膜内面，两层在睾丸后缘返折移行，围成睾丸鞘膜腔，内有少量浆液，起润滑作用。若腹膜鞘突上部闭锁不全或鞘膜炎症时，可形成鞘膜腔积液。

(二) 阴茎

阴茎(penis)由前向后分阴茎头、阴茎体和阴茎根三部。阴茎头与阴茎体移行处有一环状沟称阴茎颈，为阴茎的可动部；阴茎根藏于阴囊和会阴部皮肤深部，固定于耻骨下支和坐骨支，为阴茎的固定部。

阴茎内部主要由 2 条阴茎海绵体和 1 条尿道海绵体组成，外包被筋膜和皮肤。阴茎海绵体位于阴茎的背侧，左、右各一，后端左、右分离形成阴茎脚，附于两侧耻骨下支和坐骨支。尿道海绵体位于阴茎的腹侧，尿道贯穿其全长，尿道海绵体前端膨大为阴茎头，头的尖端有矢状位的尿道外口，后端膨大为尿道球，位于左右阴茎脚之间、固定在尿生殖膈下面。阴茎的皮肤薄而富有伸展性，它在阴茎颈的前方形成双层游离的环形皱襞，称阴茎包皮。包皮内面与阴茎头之间的间隙称包皮腔。阴茎包皮与尿道外口在腹侧中线处连有一条矢状位的皮肤皱襞，称包皮系带。

幼儿的包皮较长，包裹整个阴茎头，随着年龄增长，包皮逐渐向后退缩而显露阴茎头。成年后若包皮仍包被阴茎头，称包皮过长；若包皮口过小不能暴露阴茎头，称包茎。这两种情况均应行包皮环切术。环切时需保留包皮系带，以免影响阴茎正常勃起。

三、男性尿道

男性尿道(male urethra)兼有排尿和排精功能。起自膀胱的尿道内口，止于阴茎头的尿道外口，成人全长 16～22 cm，管径 0.5～0.7 cm。按行程分为前列腺部、膜部和海绵体部(图 6-5)三部。临床上将前列腺部和膜部合称后尿道，海绵体部称前尿道。

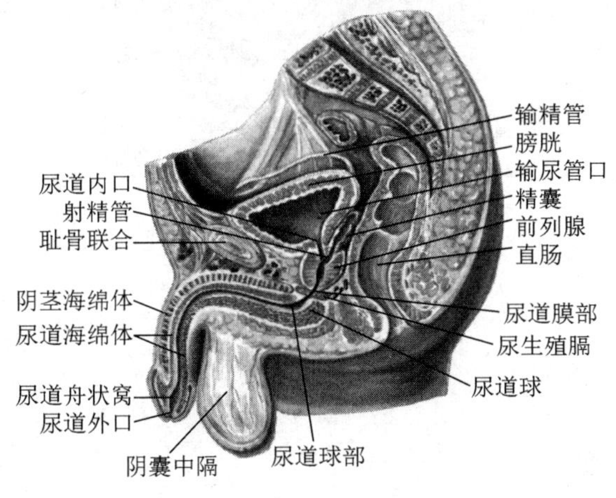

图 6-5　男性盆腔正中矢状切面(示男性尿道)

(一) 前列腺部

为尿道穿经前列腺的部分,长约 2.5 cm,有射精管和前列腺排泄管的开口。

(二) 膜部

为尿道穿过尿生殖膈的部分,长约 1.5 cm,周围有尿道膜部括约肌环绕,该肌为骨骼肌,有控制排尿的作用。膜部位置较固定,骨盆骨折时易损伤此部。

(三) 海绵体部

为尿道穿经尿道海绵体的部分,长 12～17 cm。此部的起始段位于尿道球内,称尿道球部,尿道球腺开口于此。阴茎头内的尿道扩大,称尿道舟状窝(图 6-5)。

男性尿道全程粗细不一,有三处狭窄、三处膨大和两个弯曲。三处狭窄分别是尿道内口、膜部和尿道外口,以尿道外口最窄;三处膨大分别是前列腺部、尿道球部和尿道舟状窝,以前列腺部最宽;两个弯曲是耻骨下弯和耻骨前弯。耻骨下弯位于耻骨联合后下方,凹向前上方,由尿道前列腺部、膜部和海绵体部的起始段围成,此弯曲固定不变;耻骨前弯位于耻骨联合前下方,凹向后下方,由于阴茎的自然下垂而成,将阴茎向上提起时,此弯曲即变直而消失。

第二节 女性生殖系统

女性生殖系统由内生殖器和外生殖器组成(图 6-6)。女性内生殖器包括卵巢、生殖管道和附属腺体。卵巢是产生卵子和分泌女性激素的生殖腺;生殖管道包括输卵管、子宫和阴道。附属腺体为前庭大腺。女性外生殖器即女阴(female pudendum),包括阴阜、大阴唇、小阴唇、阴道前庭、阴蒂、前庭球等。

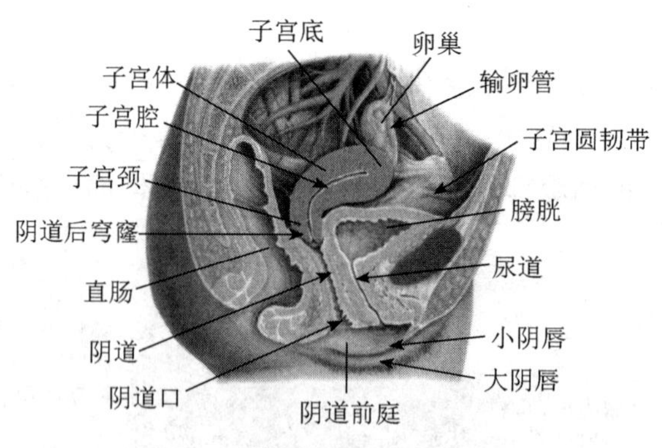

图 6-6　女性盆腔正中矢状切面

一、内生殖器

(一) 卵巢

1. 卵巢的位置和形态

卵巢(ovary)左、右各一,位于小骨盆侧壁相当于髂内、外动脉夹角处的卵巢窝内。

卵巢呈扁卵圆形，灰红色(图 6-7)。分上、下两端，前、后两缘和内侧、外侧两面。卵巢上端借卵巢悬韧带与输卵管伞接触；卵巢悬韧带为腹膜包裹卵巢血管、淋巴管、神经丛、平滑肌纤维等形成的皱襞，起自小骨盆侧缘，向内下至卵巢的上端，是临床寻找卵巢血管的标志；下端借卵巢固有韧带连于子宫底，该韧带由结缔组织和平滑肌纤维构成，表面盖以腹膜，自卵巢下端连至输卵管与子宫结合处的后下方。前缘称卵巢系膜缘，借卵巢系膜与子宫阔韧带相连，前缘的中部为卵巢门，有血管、神经等出入；后缘游离。内侧面朝向盆腔，与小肠相邻；外侧面贴于卵巢窝。

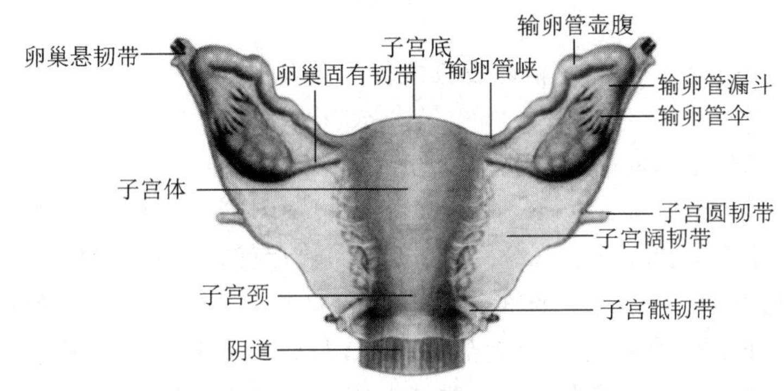

图 6-7　女性内生殖器

2. 年龄变化

卵巢的大小和形态因年龄而异，幼女的卵巢较小，表面光滑；性成熟期卵巢体积最大，此后由于多次排卵，卵巢表面形成许多瘢痕，显得凹凸不平；35～40 岁卵巢开始缩小；50 岁左右卵巢逐渐萎缩，月经随之停止。

(二) 输卵管

输卵管(uterine tube)是一对输送卵子的肌性管道，长 10～12 cm。

1. 输卵管的位置

输卵管连于子宫底的两侧，包裹在子宫阔韧带的上缘内(图 6-8)。输卵管内侧端以输卵管子宫口与子宫腔相通；外侧端以输卵管腹腔口开口于腹膜腔。故女性腹膜腔经输卵管子宫口、子宫、阴道与外界相通。

2. 输卵管的形态和分部

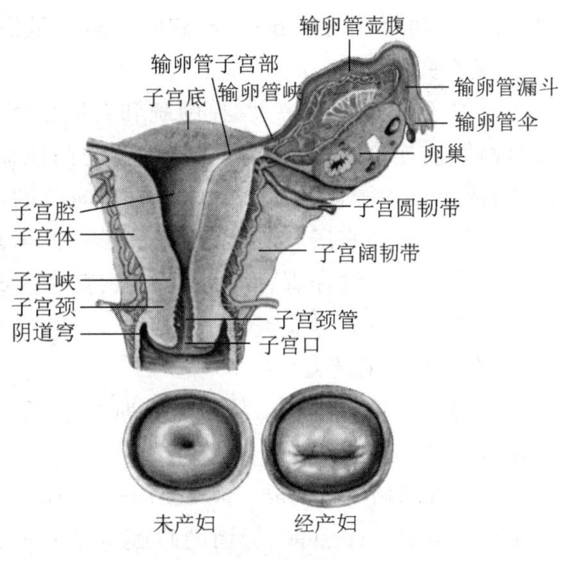

图 6-8　子宫的分部

输卵管长而弯曲，由内侧向外侧分为四部分。

(1) 输卵管子宫部：为输卵管穿子宫壁的部分，管径最细，以输卵管子宫口通子宫腔。

(2) 输卵管峡：紧接输卵管子宫部，细短而直，壁较厚，血管较少，水平向外移行为输卵管壶腹，是临床输卵管结扎术的常选部位。

(3) 输卵管壶腹：约占输卵管全长的2/3，粗而弯曲，卵子常在此与精子结合成受精卵，经输卵管子宫口入子宫，植入子宫内膜中发育成胎儿。若受精卵未能迁移入子宫而在输卵管或腹膜腔内发育，即宫外孕。

(4) 输卵管漏斗：为输卵管外侧端的膨大部分，呈漏斗状。漏斗末端的中央有输卵管腹腔口，开口于腹膜腔；漏斗末端的周缘有许多细长突起，称输卵管伞，盖于卵巢表面。临床手术时，常以输卵管伞作为识别输卵管的标志。

(三) 子宫

子宫(uterus)是产生月经和受精卵发育成长为胎儿的场所。

1. 子宫的形态

成年未孕的子宫，呈前后略扁、倒置的梨形。

子宫可分为三部分(图6-8)。① 子宫底：是两侧输卵管子宫口上方的圆凸部分。② 子宫颈：是子宫下部缩细呈圆柱状的部分。子宫颈可分为两部分：子宫颈伸入阴道内的部分称子宫颈阴道部；子宫颈在阴道以上的部分称子宫颈阴道上部。子宫颈是癌肿的好发部位。③ 子宫体：是子宫底与子宫颈之间的大部分，子宫与输卵管相连接处称子宫角。子宫颈与子宫体相接的部位稍狭细，称子宫峡。在非妊娠期，子宫峡不明显；在妊娠期，子宫峡逐渐伸展延长，形成子宫下段，妊娠末期可达7～11 cm。产科常在子宫下段进行剖宫取胎术，可避免进入腹膜腔，降低感染的风险。

子宫的内腔较狭窄，可分为上、下两部。上部由子宫底、子宫体围成，称子宫腔。子宫腔呈前后略扁的三角形，底向上，两侧角通输卵管；尖向下，通子宫颈管。子宫内腔的下部在子宫颈内，称子宫颈管。子宫颈管呈梭形，上口通子宫腔；下口通阴道，称子宫口。未产妇的子宫口为圆形，边缘光滑整齐；经产妇的子宫口呈横裂状(图6-8)。

2. 子宫的位置

子宫位于骨盆腔的中央，在膀胱和直肠之间，下端伸入阴道(图6-6)。成年女性正常的子宫呈前倾前屈位。前倾是指子宫整体向前倾斜，子宫的长轴与阴道的长轴形成向前开放的钝角；前屈是指子宫颈与子宫体构成凹向前的弯曲，也呈钝角。

子宫的后方邻直肠，临床上可经直肠检查子宫的位置和大小。

子宫的两侧有输卵管、卵巢和子宫阔韧带。临床上将输卵管和卵巢统称为子宫附件，附件炎即指输卵管炎和卵巢炎。

3. 子宫的固定装置

子宫的正常位置主要依赖于盆底肌的承托和子宫韧带的牵拉与固定(图6-9)。维持子宫正常位置的韧带有：

(1) 子宫阔韧带(broad ligament of uterus)：位于子宫两侧，略呈冠状位，是双层腹膜皱襞。子宫阔韧带由子宫前、后面的腹膜自子宫两侧缘延伸至骨盆侧壁而成，其上缘游离，包裹输卵管。子宫阔韧带可限制子宫向两侧移动。

(2) 子宫圆韧带(round ligament of uterus)：是由结缔组织和平滑肌构成的圆索。子宫圆韧带起于子宫外侧缘、输卵管子宫口的前下方，在子宫阔韧带两层之间行向前外方，达骨

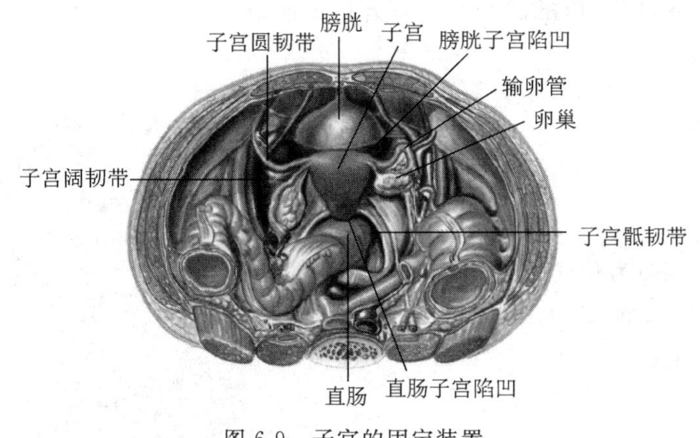

图 6-9 子宫的固定装置

盆腔侧壁，继而通过腹股沟管，止于阴阜和大阴唇皮下。子宫圆韧带是维持子宫前倾位的主要结构。

(3) 子宫主韧带(cardinal ligament of uterus)：由结缔组织和平滑肌构成。子宫主韧带位于子宫阔韧带的下方，自子宫颈阴道上部两侧缘连于骨盆侧壁。子宫主韧带的主要作用是固定子宫颈，防止子宫向下脱垂。

(4) 子宫骶韧带(uterosacral ligament)：由结缔组织和平滑肌构成。子宫骶韧带起于子宫颈阴道上部的后面，向后绕过直肠的两侧，附着于骶骨前面。子宫骶韧带牵引子宫颈向后上，有维持子宫前屈位的作用。

如果子宫的固定装置薄弱或损伤，可导致子宫位置异常。如子宫口低于坐骨棘平面，甚至脱出阴道，形成不同程度的子宫脱垂。

(四) 阴道

阴道(vagina)是连接子宫和外生殖器的肌性管道，是排出月经和娩出胎儿的通道(图 6-6)。

1. 阴道的位置

阴道位于盆腔的中央，前壁邻膀胱和尿道，后壁邻直肠。如邻接部位损伤，可发生尿道阴道瘘或直肠阴道瘘，致使尿液或粪便进入阴道。

2. 阴道的形态

阴道为前后略扁的肌性管道，富于伸展性。阴道前壁较短，后壁较长，前、后壁经常处于相贴状态。

阴道上部环抱子宫颈阴道部，两者之间形成环状间隙，称阴道穹。阴道穹分前部、后部和两侧部。阴道穹后部较深，与直肠子宫陷凹紧邻，两者之间仅隔以阴道壁和腹膜。当直肠子宫陷凹内有积液时，可经阴道穹后部穿刺，以帮助诊断和治疗。

阴道的下端以阴道口开口于阴道前庭。未婚女子的阴道口周围有处女膜。处女膜破裂后，阴道口周围留有处女膜痕。

(五) 前庭大腺

前庭大腺(greater vestibular gland)又称巴氏腺，相当于男性尿道球腺，形如豌豆，位于前庭球两侧部的后方，阴道口的两侧。导管开口于阴道口与小阴唇之间的沟内，其分泌物有润滑阴道口的作用。

二、外生殖器

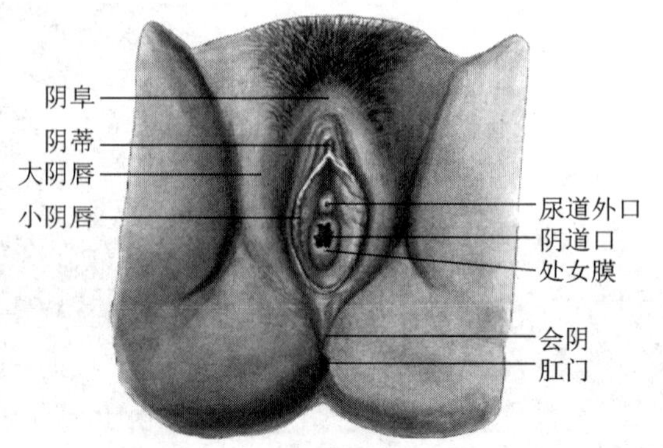

图 6-10　女性外生殖器

(一) 阴阜

阴阜(mons pubis)为位于耻骨联合前面的皮肤隆起区，深面有较多的脂肪组织。青春期后皮肤生有阴毛(图 6-10)。

(二) 大阴唇

大阴唇(greater lips of pudendum)位于阴阜的后下方，是一对纵行的皮肤皱襞。

(三) 小阴唇

小阴唇(lesser lips of pudendum)是位于大阴唇内侧的一对较薄的皮肤皱襞。

(四) 阴道前庭

阴道前庭(vaginal vestibule)是位于两侧小阴唇之间的裂隙，其前部有尿道外口，后部有阴道口。

(五) 阴蒂

阴蒂(clitoris)位于尿道外口的前方，由两条阴蒂海绵体构成，相当于男性的阴茎海绵体。阴蒂露于表面的部分为阴蒂头，富有感觉神经末梢，感觉灵敏。

(六) 前庭球

前庭球(bulb of vestibule)相当于男性的尿道海绵体，呈蹄铁形，位于阴蒂体与尿道外口之间的皮下和大阴唇的深面。

三、会阴

(一) 会阴的概念

会阴有广义会阴和狭义会阴之分。广义会阴(男、女都有的结构)：广义会阴是指封闭小骨盆下口的全部软组织。广义会阴呈菱形，以两侧坐骨结节前缘之间的连线为界，可将其分为前后两个三角区：前部为尿三角区(尿生殖区)，男性有尿道通过，女性有尿道和阴道通过；后部为肛门三角区(肛区)，内有肛管通过。狭义会阴(男、女都有的结构)：是指外生殖器与肛门之间的狭小区域的软组织。

(二) 产科会阴(只女性有的结构)

临床上把女性外生殖器与肛门之间的狭小区域的软组织称为产科会阴，分娩时此区承受的压力较大，易发生撕裂，助产时应注意保护此区。

(三) 会阴、女阴和阴道的比较

会阴、女阴和阴道的比较见表 6-1。

表 6-1　会阴、女阴和阴道的比较

项目	所在性别	范围
广义会阴	男、女	指封闭小骨盆下口的全部软组织
狭义会阴	男、女	指外生殖器与肛门之间的狭小区域的软组织
产科会阴	女	指女性的狭义会阴
女阴(又称外阴)	女	指女性生殖器官的外露部分
阴道	女	指连接子宫与外生殖器的器官，属于内生殖器

思考与练习

一、名词解释

1. 精曲小管　2. 附睾　3. 精索　4. 子宫峡　5. 盆膈　6. 会阴

二、填空

1. 男性内生殖器由________、________和________组成。

2. 男性生殖器的附属腺体包括有________、________和________。

3. 男性外生殖器包括________和________。

4. 睾丸位于________。睾丸的表面是一层坚厚的纤维膜，称________，后者外面有________覆盖。

5. 在男性尿道中，有三处管径较宽或扩大，它们分别位于________、________和________。

6. 男性尿道有两个弯曲分别称________和________。

7. 卵巢位于盆腔内，其外侧面贴靠盆侧壁的________，后者相当于________的夹角处。

8. 卵巢上端借________固定于盆壁；下端借________连于子宫。

9. 输卵管全长由外侧向内侧可分为________、________、________和________四部。

10. 输卵管有两口：内侧端有________，与________相通；外侧端有________，与________相通。

11. 子宫可分为________、________和________三部分。

12. 子宫颈可分为上、下两部，分别称为________和________。子宫颈下部被________环包。

三、单项选择题

1. 关于睾丸的叙述，下列哪项是正确的(　　)

A. 位于阴囊内，属外生殖器　　B. 外形呈前后稍扁的椭圆形

C. 睾丸内有 2～4 条盘曲的精曲小管　　D. 精曲小管能产生精子和分泌男性激素

E. 前缘游离，后缘有血管、神经和淋巴管出入

2. 睾丸的白膜(　　)

A. 是一层浆膜

B. 是一层疏松结缔组织膜

C. 是一层纤维膜

D. 沿睾丸后缘深入睾丸内立即形成许多结缔组织小隔,将睾丸分成许多小叶

E. 有分泌男性激素的作用

3. 附睾紧贴于睾丸的(　　)

A. 上端　B. 后缘　C. 后缘和上端　D. 后缘和下端

E. 下端

4. 关于附睾的叙述,下列哪项是正确的(　　)

A. 是男性生殖腺　B. 是实质性器官

C. 末端膨大,紧贴膀胱底,恰在精囊的内侧　D. 表面覆有睾丸鞘膜脏层

E. 附睾管迂曲盘绕而成附睾头

5. 关于输精管的叙述,下列哪项是错误的(　　)

A. 为一肌性管道　B. 是构成精索的重要成分

C. 末端膨大,紧贴膀胱底,恰在精囊的内侧　D. 管腔较细,管壁较薄

E. 起于附睾尾

6. 卵巢窝位于(　　)

A. 髂总动脉末端的前方　B. 髂外动脉与输尿管之间

C. 髂内、外动脉起始处所形成的夹角内　D. 髂窝内,髂外动脉起始段的外侧

E. 髂窝内,髂内动脉起始处的内侧

7. 关于卵巢的叙述,下列哪项是错误的(　　)

A. 是女性生殖腺,又是一内分泌腺　B. 卵巢固有韧带内含有卵巢动、静脉

C. 被包于子宫阔韧带后层内　D. 呈内、外侧扁的卵圆形

E. 后缘游离

8. 输卵管结扎术常在其何部进行(　　)

A. 输卵管漏斗　B. 输卵管子宫部　C. 输卵管壶腹　D. 输卵管峡

E. 输卵管伞

9. 关于输卵管的叙述,下列哪项是正确的(　　)

A. 位于子宫系膜内　B. 其内侧端有其子宫口,外侧端有其卵巢口

C. 输卵管狭位于其壶腹部的外侧　D. 输卵管壶腹边缘有输卵管伞

E. 卵巢伞是输卵管伞中一个较大的突起

10. 产科常经子宫的何部做剖腹取胎术(　　)

A. 子宫体　B. 子宫颈阴道上部

C. 子宫峡　D. 子宫底

E. 子宫底与子宫体交界处

11. 关于子宫的叙述，下列哪项是错误的(　　)

A. 三角形的子宫腔的基底两侧通输卵管；尖向下直接通阴道

B. 正常子宫底高度在小骨盆入口平面以下

C. 子宫前倾位是指子宫的长轴与阴道的长轴形成一个向前开放的钝角

D. 妇女分娩后子宫口呈横裂状

E. 子宫口的后唇比前唇长，位置也较高

12. 能防止子宫向下脱垂的是(　　)

A. 子宫阔韧带　　B. 子宫圆韧带

C. 子宫主韧带　　D. 子宫骶韧带

四、简答题

1. 输精管的行程如何？输精管结扎术常在何处进行？为什么？

2. 前列腺位于何处？形态如何？

3. 输卵管位于何处？分几部，各部的形态结构如何？

4. 子宫的形态如何？子宫内腔分几部？

5. 子宫的位置如何？固定子宫的韧带有哪些？有何作用？

第七章 脉管系统

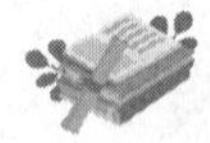

学习目标

1. 概述

① 掌握心血管系统的组成。

② 掌握体循环、肺循环的途径和特点。

2. 心血管系统

① 掌握心的位置、外形及心腔的结构。

② 掌握卵圆窝的概念。

③ 理解心的动脉。

④ 了解心包及心包腔的概念。

⑤ 掌握动脉韧带的概念及临床意义。

⑥ 理解颈动脉窦和颈动脉小球的概念及临床意义。

⑦ 掌握主动脉的分部及主要分支。

⑧ 理解全身各部动脉主干的名称及分支、分布。

⑨ 掌握全身主要的动脉压迫止血点和止血范围。

⑩ 了解上、下腔静脉的合成、收集范围和汇入部位。

⑪ 理解静脉角的概念。

⑫ 掌握颈部、上肢、下肢浅静脉的名称、行程和注入部位。

⑬ 掌握肝门静脉的组成、收集范围、主要属支及它与上、下腔静脉之间的吻合。

3. 淋巴系统

① 掌握淋巴系统的组成。

② 了解淋巴干的名称。

③ 掌握胸导管和右淋巴导管的行程及收集范围。

④ 理解脾的位置和形态。

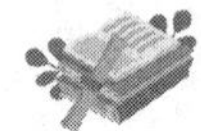

思维导图

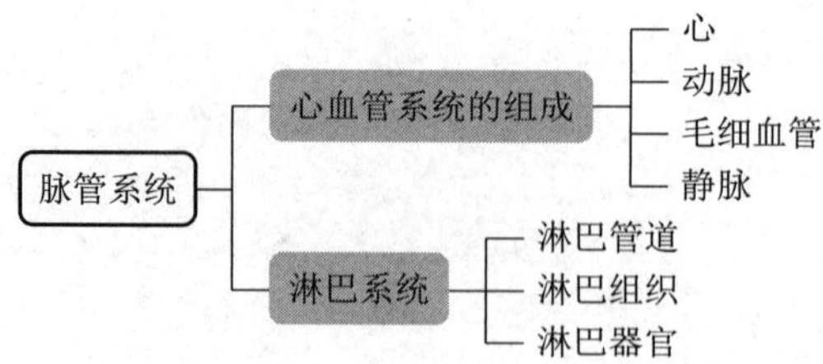

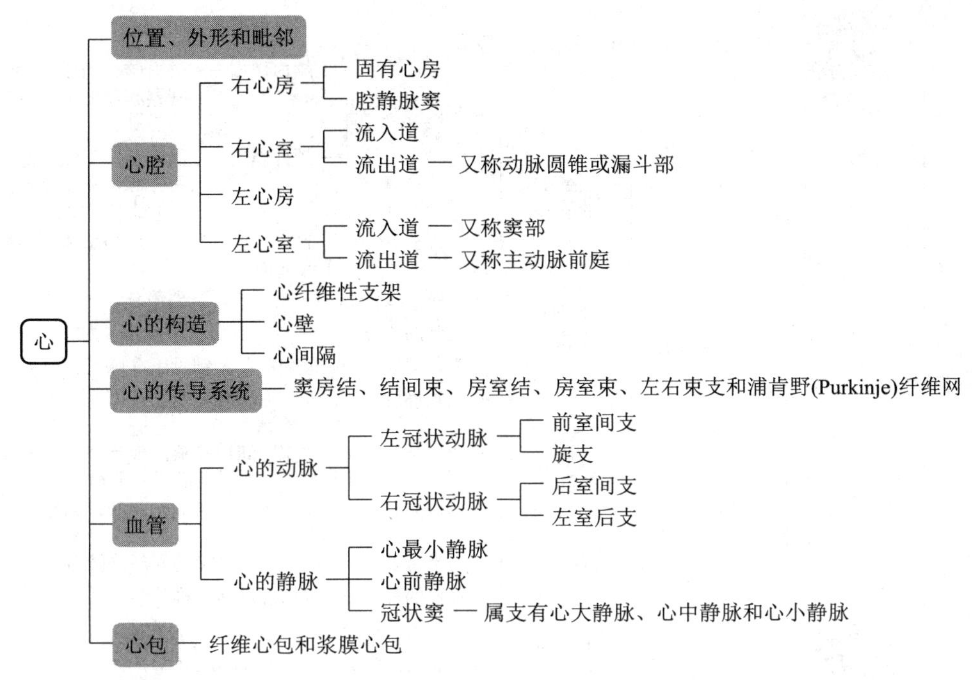
心
位置、外形和毗邻
心腔
右心房
固有心房
腔静脉窦
右心室
流入道
流出道 — 又称动脉圆锥或漏斗部
左心房
左心室
流入道 — 又称窦部
流出道 — 又称主动脉前庭
心的构造
心纤维性支架
心壁
心间隔
心的传导系统 — 窦房结、结间束、房室结、房室束、左右束支和浦肯野(Purkinje)纤维网
血管
心的动脉
左冠状动脉
前室间支
旋支
右冠状动脉
后室间支
左室后支
心的静脉
心最小静脉
心前静脉
冠状窦 — 属支有心大静脉、心中静脉和心小静脉
心包 — 纤维心包和浆膜心包

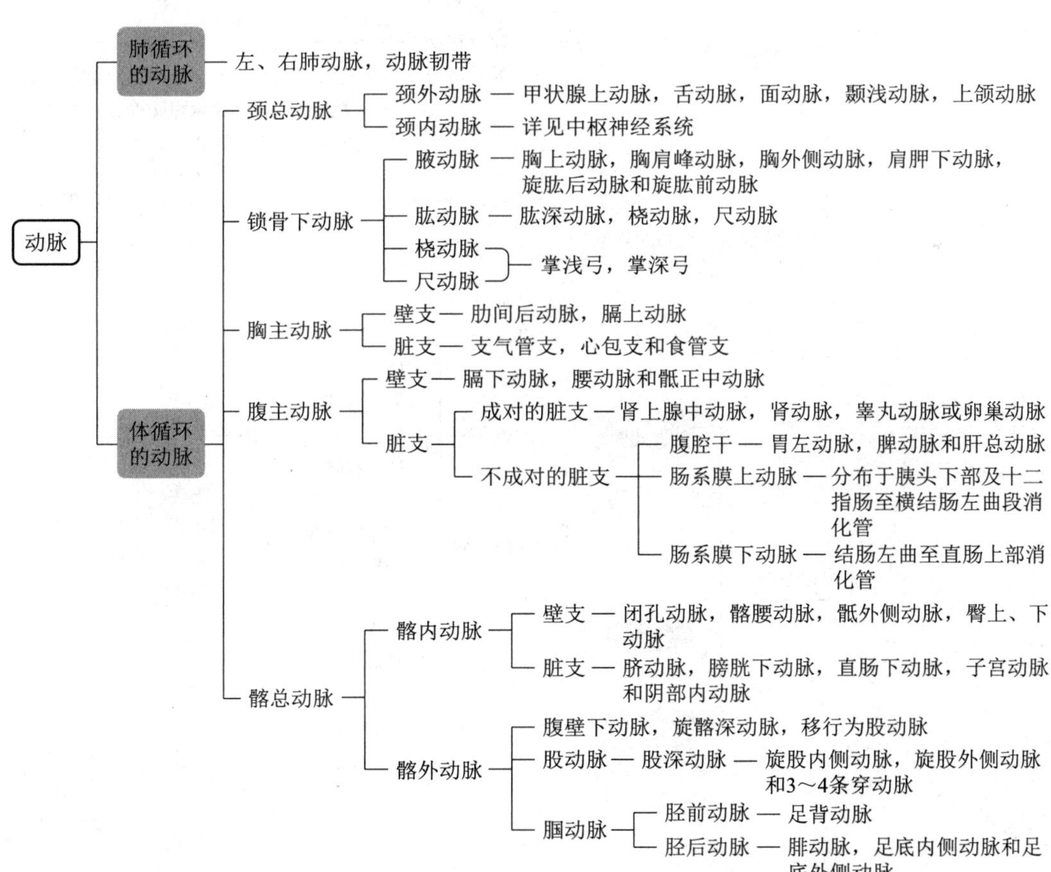
动脉
肺循环的动脉 — 左、右肺动脉，动脉韧带
体循环的动脉
颈总动脉
颈外动脉 — 甲状腺上动脉，舌动脉，面动脉，颞浅动脉，上颌动脉
颈内动脉 — 详见中枢神经系统
锁骨下动脉
腋动脉 — 胸上动脉，胸肩峰动脉，胸外侧动脉，肩胛下动脉，旋肱后动脉和旋肱前动脉
肱动脉 — 肱深动脉，桡动脉，尺动脉
桡动脉
尺动脉
掌浅弓，掌深弓
胸主动脉
壁支 — 肋间后动脉，膈上动脉
脏支 — 支气管支，心包支和食管支
腹主动脉
壁支 — 膈下动脉，腰动脉和骶正中动脉
脏支
成对的脏支 — 肾上腺中动脉，肾动脉，睾丸动脉或卵巢动脉
不成对的脏支
腹腔干 — 胃左动脉，脾动脉和肝总动脉
肠系膜上动脉 — 分布于胰头下部及十二指肠至横结肠左曲段消化管
肠系膜下动脉 — 结肠左曲至直肠上部消化管
髂总动脉
髂内动脉
壁支 — 闭孔动脉，髂腰动脉，骶外侧动脉，臀上、下动脉
脏支 — 脐动脉，膀胱下动脉，直肠下动脉，子宫动脉和阴部内动脉
髂外动脉
腹壁下动脉，旋髂深动脉，移行为股动脉
股动脉 — 股深动脉 — 旋股内侧动脉，旋股外侧动脉和3～4条穿动脉
腘动脉
胫前动脉 — 足背动脉
胫后动脉 — 腓动脉，足底内侧动脉和足底外侧动脉

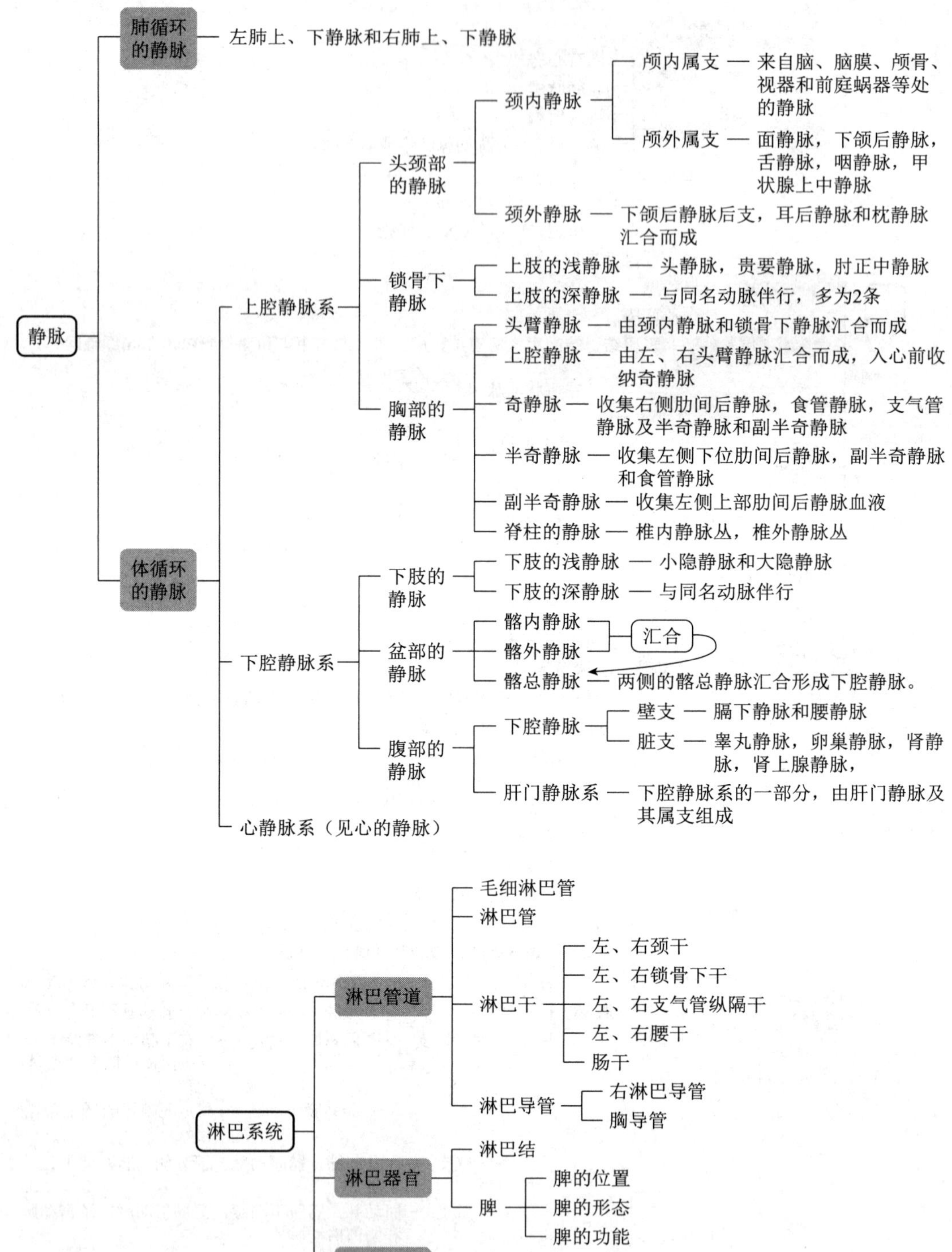
静脉
肺循环的静脉
左肺上、下静脉和右肺上、下静脉
体循环的静脉
上腔静脉系
头颈部的静脉
颈内静脉
颅内属支 — 来自脑、脑膜、颅骨、视器和前庭蜗器等处的静脉
颅外属支 — 面静脉，下颌后静脉，舌静脉，咽静脉，甲状腺上中静脉
颈外静脉 — 下颌后静脉后支，耳后静脉和枕静脉汇合而成
锁骨下静脉
上肢的浅静脉 — 头静脉，贵要静脉，肘正中静脉
上肢的深静脉 — 与同名动脉伴行，多为2条
胸部的静脉
头臂静脉 — 由颈内静脉和锁骨下静脉汇合而成
上腔静脉 — 由左、右头臂静脉汇合而成，入心前收纳奇静脉
奇静脉 — 收集右侧肋间后静脉，食管静脉，支气管静脉及半奇静脉和副半奇静脉
半奇静脉 — 收集左侧下位肋间后静脉，副半奇静脉和食管静脉
副半奇静脉 — 收集左侧上部肋间后静脉血液
脊柱的静脉 — 椎内静脉丛，椎外静脉丛
下腔静脉系
下肢的静脉
下肢的浅静脉 — 小隐静脉和大隐静脉
下肢的深静脉 — 与同名动脉伴行
盆部的静脉
髂内静脉
髂外静脉
汇合
髂总静脉 — 两侧的髂总静脉汇合形成下腔静脉。
腹部的静脉
下腔静脉
壁支 — 膈下静脉和腰静脉
脏支 — 睾丸静脉，卵巢静脉，肾静脉，肾上腺静脉，
肝门静脉系 — 下腔静脉系的一部分，由肝门静脉及其属支组成
心静脉系（见心的静脉）
淋巴系统
淋巴管道
毛细淋巴管
淋巴管
淋巴干
左、右颈干
左、右锁骨下干
左、右支气管纵隔干
左、右腰干
肠干
淋巴导管
右淋巴导管
胸导管
淋巴器官
淋巴结
脾
脾的位置
脾的形态
脾的功能
淋巴组织
含有大量淋巴细胞的网状组织

第一节　概述

一、心血管系统的组成

心血管系统由心、动脉、毛细血管和静脉组成。

(1) 心(heart)主要由心肌构成，是连接动、静脉的枢纽和心血管系统的“动力泵”。心的内部被心间隔分为互不相通的左、右两半，每半又分为心房和心室，故心有4个腔:左心房、左心室、右心房和右心室。同侧心房和心室借房室口相通，房室口处有瓣膜附着，防止血液逆流。静脉连于心房，动脉连于心室。

(2) 动脉(artery)是将血液由心室运送至全身各部位的管道，自左、右心室发出，走行中不断分支，最后移行为毛细血管网。

(3) 毛细血管(capillary)是连接动、静脉末梢间的管道，彼此吻合成网，分布在人体除软骨、角膜、晶状体、毛发、釉质和被覆上皮以外的全身各部位。毛细血管数量多、管壁薄、通透性大，管内血流缓慢，是血液与组织液进行物质交换的场所。

(4) 静脉(vein)是引导血液返回心的血管。由组织内毛细血管汇合成小静脉，在向心回流过程中不断接受属支，最后注入心房。

二、血液循环的途径

血液由心射出，经动脉、毛细血管和静脉，再返回心，周而复始，形成血液循环。根据血液在心血管系统循环的具体途径，可将血液循环分为体循环(systemic circulation)和肺循环(pulmonary circulation)两部分(图7-1)。两个循环同时进行，彼此相通。

(一) 体循环(大循环)

当左心室收缩时，由左心室射出的富含氧和营养物质的动脉血入主动脉，经主动脉的各级动脉分支到达全身各部的毛细血管，血液在此与周围的组织细胞进行物质交换，把氧和营养物质输送给组织细胞，同时又把组织细胞在代谢过程中产生的二氧化碳和其他废物回收进入血液，这样鲜红的动脉血转化为暗红的静脉血。静脉血经过小静脉、中静脉，最后经过上、下腔静脉流回右心房，这个循环途径称体循环。体循环的特点是行程长，流经范围广，主要功能是实现物质交换。

(二) 肺循环(小循环)

当右心室收缩时，由右心室射出的静脉血入肺动脉，经肺动脉的各级分支到达肺泡周围的毛细血管，血液在此与肺泡内的气体进行气体交换，排出二氧化碳，吸收氧气，这样使静脉血转化为动脉血。动脉血经肺静脉的各级属支，再经肺静脉流回左心房，这个循环途径称肺循环。肺循环的特点是行程短，只流经肺，主要功能是实现气体交换。

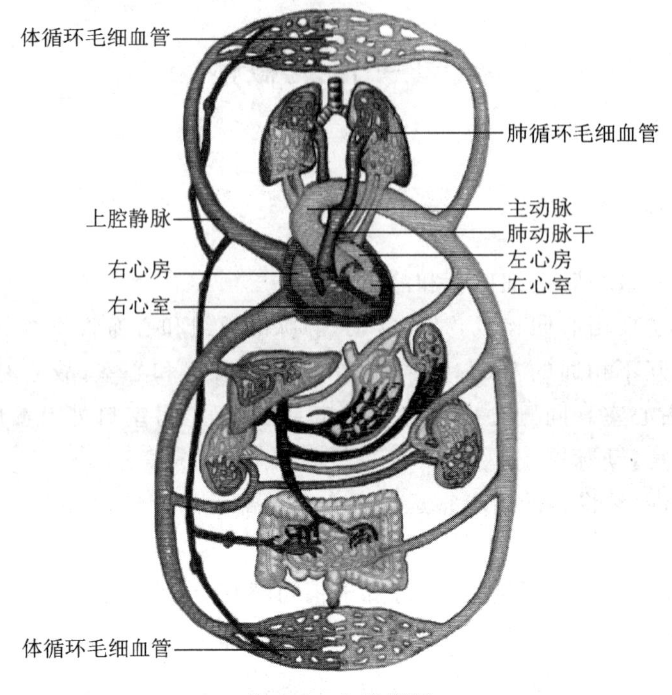

图 7-1　血液循环

第二节　心

一、位置、外形和毗邻

心位于胸腔的中纵隔内，形似倒置的、前后稍扁的圆锥体，外裹心包。约 2/3 位于人体正中线的左侧，1/3 位于正中线的右侧（图 7-2）。前方紧贴胸骨体和第 2～6 肋软骨；后方平对第 5～8 胸椎；两侧与纵隔胸膜和肺相邻。上方连于出、入心的大血管；下方邻膈。心底部被出、入心的大血管根部及心包返折缘所固定，心室靠心尖的部分活动度较大。

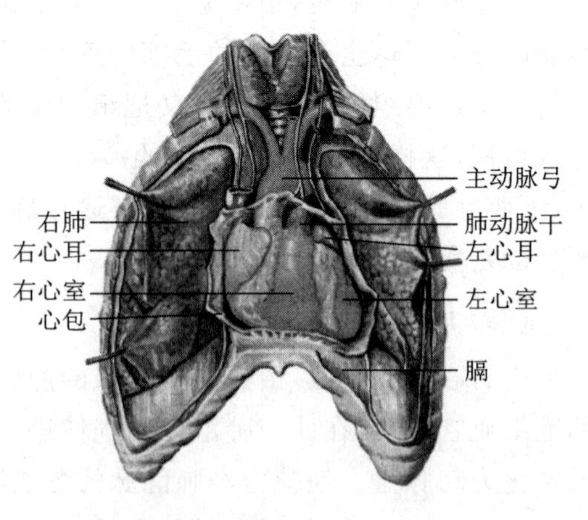

图 7-2　心的位置和外形

心分为一尖、一底、两面和三缘、四沟（图 7-3、图 7-4）。

心尖（cardiac apex）由左心室构成，朝向左前下方，贴近左胸前壁。在左侧第 5 肋间隙锁骨中线内侧 1～2 cm 处，可扪及心尖搏动。

心底（cardiac base）朝向右后上方，由左心房和右心房构成。上、下腔静脉分别从上、下方注入右心房，左、右肺静脉分别从两侧注入左心房。心底后面隔心包后壁与食管、迷走神经和胸主动脉等相邻。

胸肋面（前面）朝向前上方，大部分由右心房和右心室构成，小部分由左心耳和左心室构成。该面大部分被胸膜和肺遮盖；小部分隔心包与胸骨体下部和左侧第 4～6 肋软骨相邻。膈面大部分由左心室，小部分由右心室构成。

下缘由右心室和心尖构成。左缘由左心室和左心耳构成（图 7-4）。右缘由右心房构成，向上延续为上腔静脉右缘。

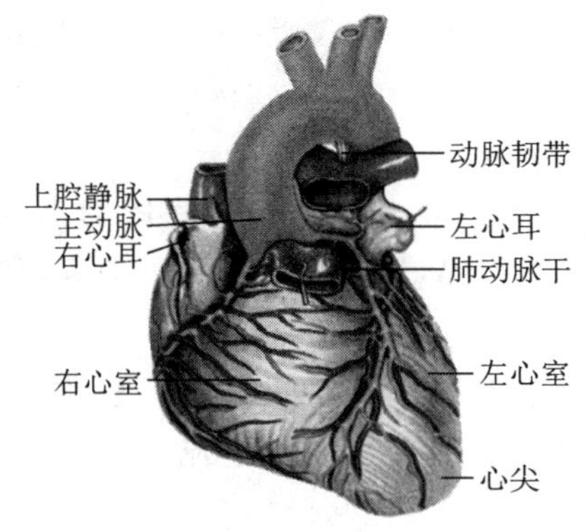

图 7-3　心的外形和血管（前面）

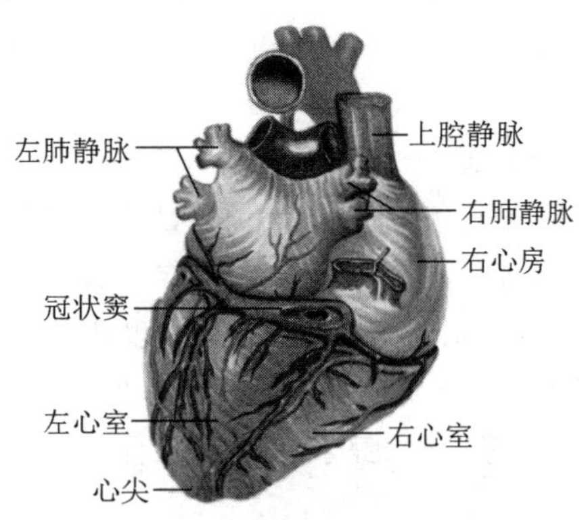

图 7-4　心的外形和血管（后下面）

心表面有四条沟，是四个心腔的表面分界标志。冠状沟又称房室沟，是心房与心室在心表面的分界标志，位于心底部。前室间沟和后室间沟是左、右心室在心表面的分界标志。在心底部，右心房与右肺上、下肺静脉交界处的浅沟，称房间沟，是左、右心房在心底的分界标志。在心的膈面，房间沟、后室间沟与冠状沟的交会处，称房室交点，是左、右心房和左、右心室在心后面的邻接处。

二、心腔

心腔包括心房与心室。心房以房间隔分隔为右心房与左心房；心室以室间隔分隔为右心室与左心室。

（一）右心房

右心房（right atrium）位于心的右上部，壁薄，腔大（图 7-5），分为前、后两部。前部由原始心房衍变而来，称固有心房；后部称腔静脉窦。两部之间以纵行于右心房表面的界沟为界。与界沟相对应的心内面有一纵行的肌隆起，称界嵴。

1. 固有心房

构成右心房的前部，其向前上方呈锥体形突出的盲囊，称右心耳。固有心房内面有许多大致平行排列的肌束，称梳状肌。

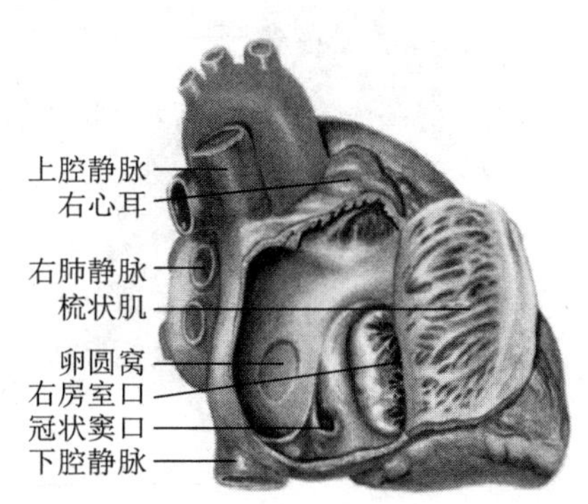

图 7-5　右心房

2. 腔静脉窦

位于右心房的后部，内壁光滑，无肌性隆起。上、下方分别有上腔静脉口和下腔静脉口。下腔静脉口的前方有冠状窦口。

右心房的前下部为右房室口，右心房的血液由此流入右心室。房间隔右侧面中部有一卵圆形的凹陷，名卵圆窝，为胚胎时期卵圆孔闭合后的遗迹，是房间隔缺损的好发部位(图 7-5)。

(二) 右心室

右心室(right ventricle)直接位于胸骨左缘第 4、5 肋软骨的后方、右心房的前下方，壁厚 3～4 mm，室上嵴(supraventricular crest)可将右心室分为流入道(窦部)和流出道(漏斗部)两部分(图 7-6)。

1. 流入道

室壁有多条纵横交错的肌性隆起，称肉柱(trabeculae carneae)。突入室腔的锥状肌隆起，称乳头肌，分前、后、隔侧 3 群。右心室内有一起自室间隔，连至右室前壁的肌束，称隔缘肉柱，又称节制索，可防止心室过度扩张。

流入道的入口为右房室口，呈卵圆形，口的周缘有 3 个呈三角形的帆状瓣膜，称三尖瓣。三尖瓣环、三尖瓣、腱索和乳头肌合称三尖瓣复合体，其作用是防止血液逆流。

2. 流出道

又称动脉圆锥或漏斗部，位于右心室前上部，室壁光滑，呈锥体状，上端为肺动脉口，口周缘有 3 个彼此相连的肺动脉瓣。当心室收缩时，血液冲开肺动脉瓣，流入肺动脉干；心室舒张时，肺动脉窦被反流的血液充盈，3 个瓣膜彼此相互靠拢，使肺动脉口封闭，阻止血液逆流回右心室。

(三) 左心房

左心房(left atrium)位于右心房的左后方，构成心底的大部，是靠近心腔最后的部分(图 7-7)。前方有升主动脉和肺动脉干，后方直接与食管相贴邻。临床上通过食管 X 线钡餐造影，可间接判断左心房是否有病理性扩大。左心房分为前部的左心耳和后部的左心房窦。左心耳腔面结构与右心耳相似。左心房窦又称固有心房，后壁两侧各有 1 对肺静脉开口，前下部借左房室口通左心室。

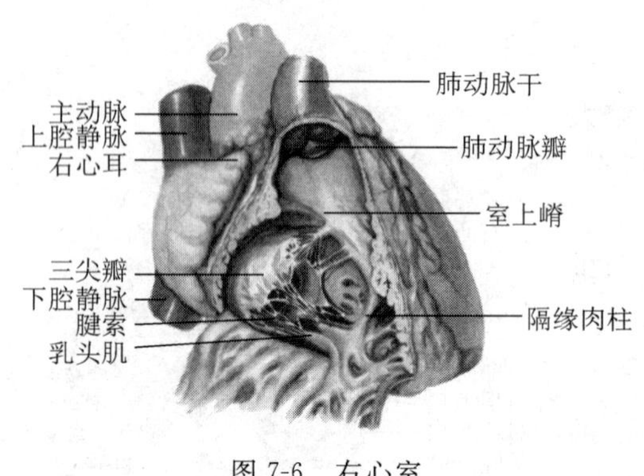

图 7-6　右心室

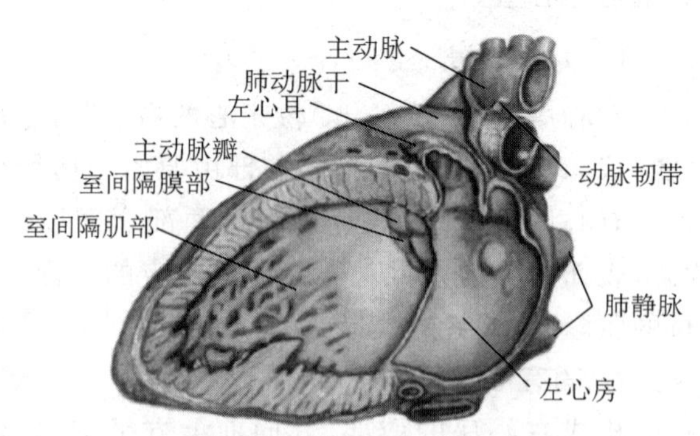

图 7-7　左心房和左心室

(四) 左心室

左心室(left ventricle)位于右心室的左后方,呈圆锥形,锥底被左房室口和主动脉口占据。左室壁为右室壁厚度的3倍。左心室以二尖瓣前尖为界,分为左后方的流入道和右前方的流出道两部分。

1. 流入道

又称窦部,位于二尖瓣前尖左后方,入口为左房室口。口周缘有纤维环,其上附有2个呈三角形的帆状瓣膜,称二尖瓣。二尖瓣环、二尖瓣、腱索和乳头肌合称二尖瓣复合体,防止血液逆流。

2. 流出道

又称主动脉前庭,位于左心室的前内侧部,室壁光滑,流出道的上界为主动脉口,位于左房室口的右前方。口周围有3个半环形的主动脉瓣,分别排列在主动脉口的左、右及后方。与每个瓣膜相对应的主动脉壁向外膨出,形成主动脉窦(分为左、右及后3个,其中主动脉左、右窦分别有左、右冠状动脉的开口)(图7-8)。

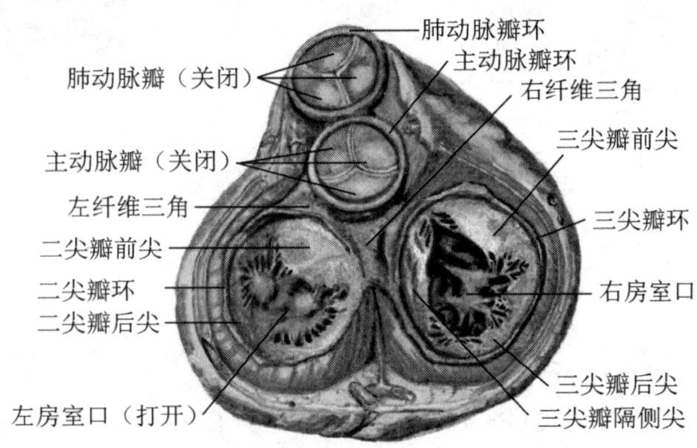

图7-8 心瓣膜和纤维环(心室舒张期)

三、心的构造

(一) 心纤维性支架

在心房肌与心室肌之间,房室口、肺动脉口和主动脉口的周围,由致密结缔组织构成坚实的纤维性支架,称心纤维性支架(图7-8、图7-9),包括两个纤维三角,四个瓣环(肺动脉瓣环、主动脉瓣环、二尖瓣环和三尖瓣环)及圆锥韧带、室间隔膜部和瓣膜间隔等。心纤维性支架质地坚韧而富有弹性,起支撑作用,是心肌纤维和心瓣膜的附着处。心纤维性支架随着年龄的增长可发生不同程度的钙化,甚至骨化。

(二) 心壁

心壁主要由心内膜、心肌层和心外膜构成。心肌层构成心壁的主体,包括心房肌和心室肌2部分。心房肌和心室肌彼此间不直接相连,各自分别附着于心纤维性支架,故心房和心室可分别收缩。

(三) 心间隔

心间隔把心分隔为容纳动脉血的左半心和容纳静脉血的右半心。

四、心的传导系统

心传导系由特殊心肌纤维构成，有自律性和传导性，能产生和传导冲动，控制心的节律性活动，包括窦房结、结间束、房室结、房室束、左右束支和浦肯野纤维网(图 7-10)。窦房结是心的正常起搏点，由它发出的冲动经结间束、房室结、房室束、左右束支和浦肯野纤维网到达心室肌，完成一个心动周期。

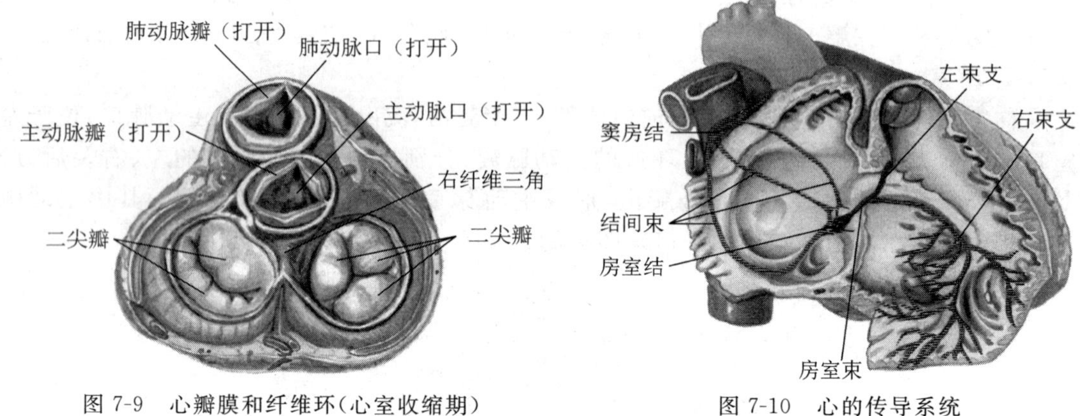

图 7-9 心瓣膜和纤维环(心室收缩期)

图 7-10 心的传导系统

五、血管

(一) 心的动脉

1. 左冠状动脉(left coronary artery)

左冠状动脉起于主动脉左窦(图 7-11)，主干粗短，在肺动脉干和左心耳之间左行，随即分为 2 支。

(1) 前室间支：也称前降支，可视为左冠状动脉主干的延续，沿前室间沟走行，绕过心尖切迹，与后室间支吻合。前室间支向左侧、右侧和深部发出 3 组分支，分布于左心室前壁、右心室前壁的一部分和室间隔前上 2/3 部。

(2) 旋支：自左冠状动脉主干发出后，走行于左侧冠状沟内，绕心左缘至左心室膈面，多数在心左缘与后室间沟之间的中点附近分支而终止。旋支主要分布于左心房、左心室的侧壁和后壁(图 7-11、图 7-12)。

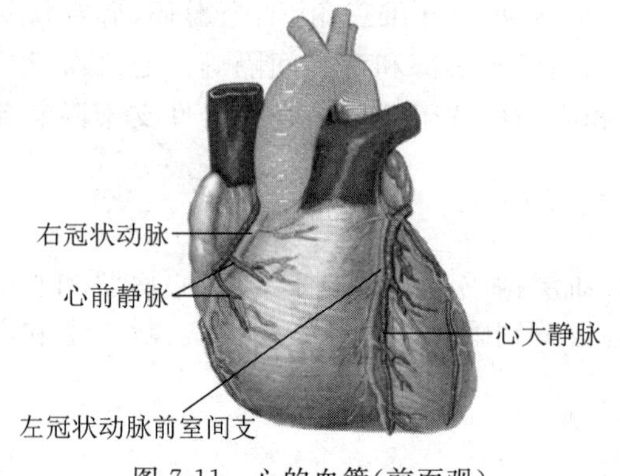

图 7-11 心的血管(前面观)

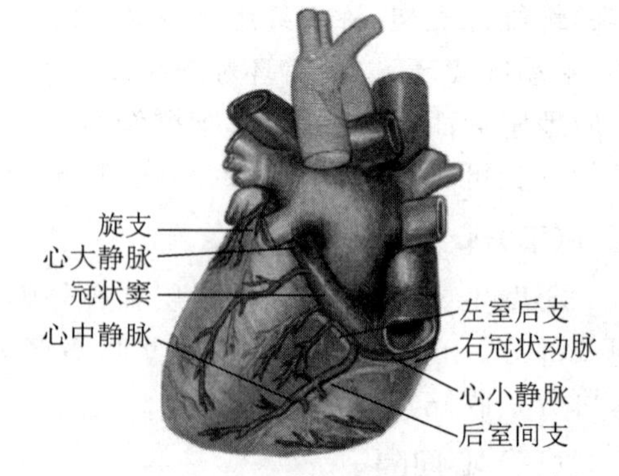

图 7-12 心的血管(后下面观)

2. 右冠状动脉(right coronary artery)

右冠状动脉起于主动脉右窦，于右心耳与肺动脉干之间沿冠状沟右行，绕心右缘进入膈面的冠状沟内(图 7-11、图 7-12)，至房室交点附近，分为 2 支。

(1) 后室间支：较粗，为主干的延续，亦向左、右侧和深面发出分支，分布于后室间沟两侧的心室壁和室间隔的后下 1/3。

(2) 左室后支：向左行，分支分布于左心室后壁(膈面)。

(二) 心的静脉

心的静脉血可经 3 条途径回流。

1. 心最小静脉

是位于心壁内的小静脉，自心壁肌层的毛细血管网开始，直接开口于心房或心室腔。

2. 心前静脉

1～4 支，起于右心室前壁，向上越过冠状沟直接注入右心房。

3. 冠状窦

冠状窦位于心膈面，左心房与左心室之间的冠状沟内(图 7-12)，其右端以冠状窦口开口于右心房，开口处常有 1 个半月形瓣膜。冠状窦的主要属支有心大静脉、心中静脉和心小静脉。

六、心包

心包(pericardium)为包裹在心和大血管根部的纤维浆膜囊，分外层的纤维心包和内层的浆膜心包，起固定、屏障和润滑作用(图 7-13)。浆膜心包紧贴于心和大血管根部表面的，称脏层(心表面的浆膜即心外膜)；贴附于纤维心包内表面的，称壁层。脏、壁两层于大血管根部相互转折移行，两层之间形成的腔隙，称心包腔(pericardial cavity)，内含少量心包液，起润滑作用。

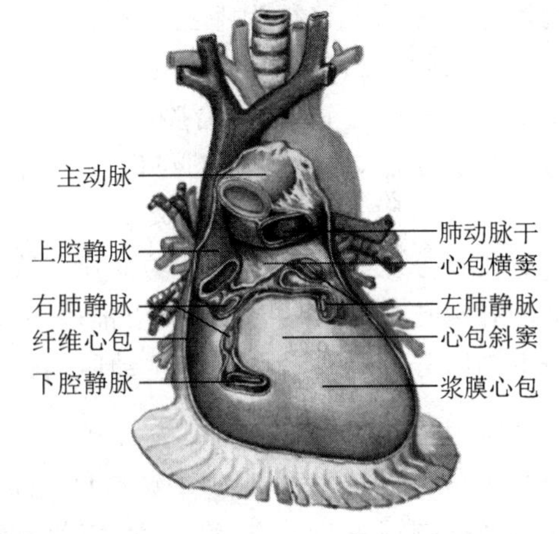

图 7-13　心包

浆膜心包脏、壁两层返折处的间隙，称心包窦，包括心包横窦、心包斜窦和心包前下窦。心包横窦位于升主动脉和肺动脉干的后方、上腔静脉和左心房的前方；心包斜窦位于左心房后壁与心包后壁之间(图 7-13)；心包前下窦位于心包腔前下部，即心包胸肋部与膈部转折处。人体直立时，心包前下窦位置最低。临床上，经左剑肋角行心包穿刺，可较安全地进入此窦。

第三节　动脉

动脉(artery)是输送血液离心的血管。由左心室发出的主动脉及其各级分支运送动脉血，由右心室发出的肺动脉干及其分支则输送静脉血。动脉分支离开主干进入器官前称器官外动脉，进入器官内的分支称器官内动脉。动脉的命名多与它们营养的器官（如肾动脉）、所在的位置（如肋间后动脉）、方位（如冠状动脉）和所伴行骨的名称（如肱动脉）一致。

器官外动脉分布的基本规律：① 动脉的配布有左、右对称性；② 形成人体各个部位的动脉干；③ 躯干部的动脉有脏支和壁支之分；④ 常有静脉和神经伴行；⑤ 多走行于身体的屈侧、深部和安全部位；⑥ 常以最短的距离到达所分布的器官；⑦ 动脉分布形式与器官的形态有关；⑧动脉的管径与所分布器官的功能相关。

一、肺循环的动脉

肺动脉干位于心包内，系一粗短的动脉干，于升主动脉根部的前方起于右心室，走向左后上方，至主动脉弓下方，分为左、右肺动脉。左肺动脉较短，走行于左主支气管前面，呈弓形从上方跨过左主支气管入左肺。右肺动脉较长，经升主动脉和上腔静脉的后方向右横行，经右肺门入右肺。在肺动脉干分叉处的稍左侧，有一结缔组织索连于主动脉弓下缘，称动脉韧带，是胚胎时期动脉导管闭锁后的遗迹（图 7-3）。

二、体循环的动脉

主动脉是体循环的动脉主干，由左心室发出，依次分为升主动脉、主动脉弓和降主动脉 3 部分。升主动脉自左心室起始，向右前上方斜行，至右侧第 2 胸肋关节高度移行为主动脉弓。升主动脉发出左、右冠状动脉。主动脉弓位于胸骨柄后方，呈弓形弯向左后方，至第 4 胸椎体下缘向下移行为降主动脉。

主动脉弓凸侧自右向左依次发出头臂干、左颈总动脉和左锁骨下动脉。头臂干短而粗，发出后向右上方斜行，至右胸锁关节后方分为右颈总动脉和右锁骨下动脉。主动脉弓壁内有压力感受器，可感受血压变化，反射性地调节血压。在主动脉弓下方靠近动脉韧带处有 2～3 个粟粒状小体，称主动脉小球（aortic glomera），为化学感受器，可感受动脉中氧分压、二氧化碳分压和氢离子浓度的变化。降主动脉沿脊柱左前方下行，在第 12 胸椎水平穿膈的主动脉裂孔进入腹腔，至第 4 腰椎体下缘处分为左、右髂总动脉。以膈的主动脉裂孔为界，降主动脉分为胸主动脉和腹主动脉两部分。

（一）颈总动脉

颈总动脉是头颈部的动脉主干，右侧起自头臂干，左侧直接起自主动脉弓。两侧颈总动脉均经过胸锁关节后方，沿食管、气管和喉的外侧上行，至甲状软骨上缘水平，分为颈内动脉和颈外动脉。颈总动脉上段位置表浅，在活体上可触及其搏动。当头面部大出血时，可在胸锁乳突肌的前缘，平环状软骨高度，向后内将该动脉压向第 6 颈椎横突上进行急救止血。

颈动脉窦（carotid sinus）为颈总动脉末端和颈内动脉起始处的膨大部分，为压力感受器。血压增高时，窦壁扩张，刺激压力感受器，反射性引起心跳减慢、外周血管扩张使血压下降。

颈动脉小球（carotid glomus）为一扁椭圆形小体，借结缔组织连于颈内、外动脉分叉处的后方，为化学感受器。

1. 颈外动脉

自颈总动脉分出，位于颈内动脉的前内侧，后经其前方转向外侧，上行穿腮腺至下颌颈处分为颞浅动脉和上颌动脉两条终支(图 7-14)。

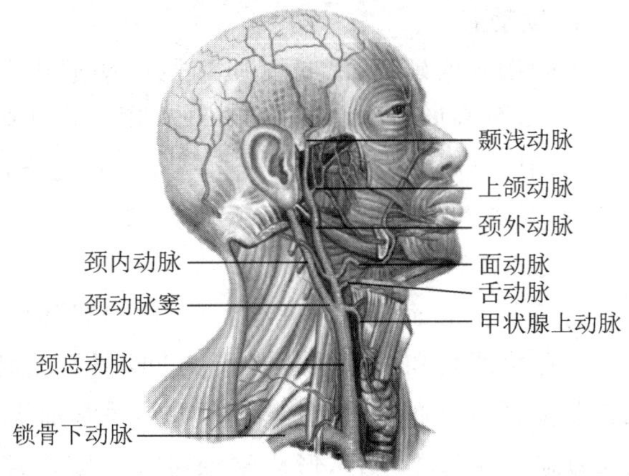

图 7-14　颈外动脉及其分支

(1) 甲状腺上动脉：向前下方行于颈总动脉与喉之间，到达甲状腺侧叶上端，分支分布于甲状腺上部和喉。

(2) 舌动脉：舌骨大角高度起自颈外动脉，行向前内入舌。

(3) 面动脉：于下颌角高度起始于颈外动脉，经下颌下腺深面，在咬肌止点前缘绕下颌体至面部，该处位置表浅，为临床上压迫止血的部位。该动脉经口角、鼻翼外侧行至睑裂内侧，更名为内眦动脉。面动脉分支分布于面部、腭扁桃体和下颌下腺等处。

(4) 颞浅动脉：在耳屏前方约 1 cm 处上行，越颧弓根部至颞部皮下，分支分布于腮腺及额、顶、颞部软组织。在活体上，于耳屏前上方、颧弓根部可摸到颞浅动脉搏动，当头前外侧部出血时，可在此压迫止血。

(5) 上颌动脉：在下颌颈的深部走向前内，入翼腭窝，分支分布于硬脑膜、牙、鼻腔、腭、咀嚼肌、外耳道和鼓室等处。其中分布到硬脑膜的一支，称脑膜中动脉。该动脉紧贴颅骨内面走行，分为前、后 2 支，分布于颅骨和硬脑膜。前支行于翼点内面，此处骨折易伤及此动脉，引起硬膜外血肿。

2. 颈内动脉

自颈总动脉发出后上行经颈动脉管入颅，分支分布于脑和视器(详见中枢神经系统)。

(二) 锁骨下动脉

锁骨下动脉右侧起自头臂干，左侧直接起自主动脉弓，两侧均从胸锁关节的后方斜向外上，于第 1 肋外侧缘移行为腋动脉(图 7-15)。锁骨下动脉的主要分支有椎动脉、胸廓内动脉和甲状颈干。

1. 腋动脉

为锁骨下动脉的直接延续，主要分支有胸上动脉、胸肩峰动脉、胸外侧动脉、肩胛下动脉、旋肱后动脉和旋肱前动脉(图 7-16)。

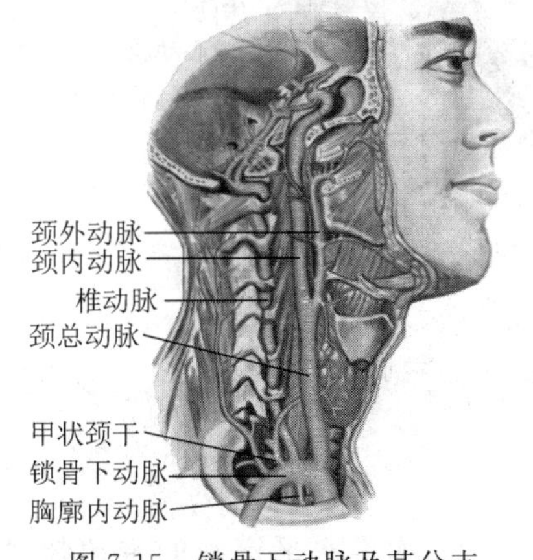

图 7-15　锁骨下动脉及其分支

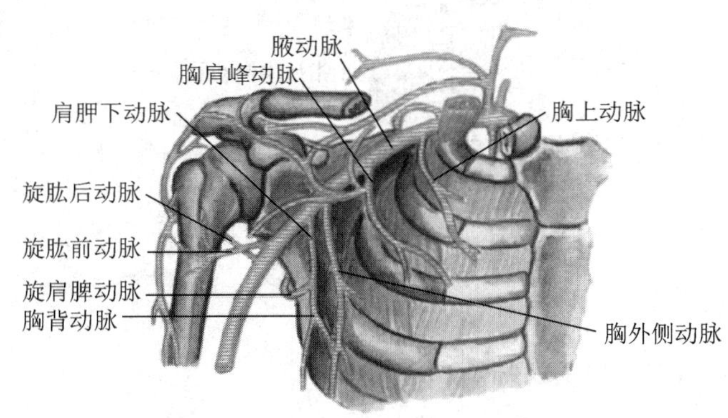

图 7-16　腋动脉及其分支

2. 肱动脉

为腋动脉的延续，沿喙肱肌和肱二头肌内侧沟下行至肘窝，平桡骨颈高度分为桡动脉和尺动脉。肱动脉的主要分支为肱深动脉，伴桡神经下行于桡神经沟，分支分布于肱三头肌和肱骨，并参与肘关节动脉网的组成(图 7-17)。

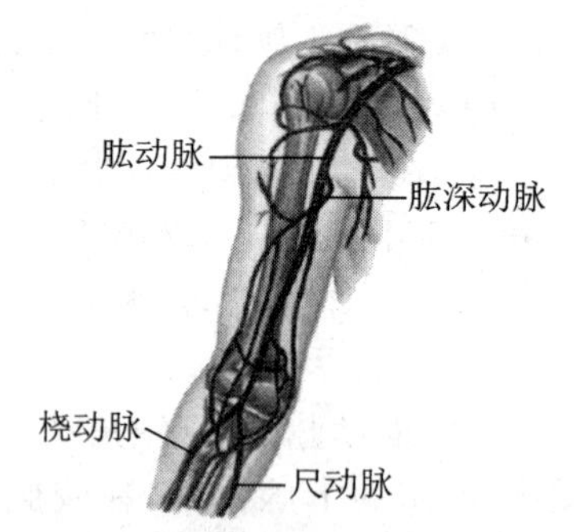

图 7-17　肱动脉及其分图

3. 桡动脉

行于前臂前面外侧，上段走行于肱桡肌和旋前圆肌之间，下段于肱桡肌腱和桡侧腕屈肌腱之间下行，于腕关节前方绕桡骨茎突至手背面，穿第 1 掌骨间隙达手掌前面的深部，末端与尺动脉的掌深支吻合，形成掌深弓。前臂远端、桡侧腕屈肌腱外侧的一段位置表浅，是临床上触摸脉搏的部位。主要分支是掌浅支和拇主要动脉。

4. 尺动脉

自肱动脉分出后，斜向下内侧，在指浅屈肌和尺侧腕屈肌之间下降，经屈肌支持带的浅面、豌豆骨的桡侧入手掌，分出掌深支后，其末端与桡动脉的掌浅支吻合成掌浅弓。尺动脉的主要分支有骨间总动脉和掌深支。

5. 掌浅弓和掌深弓

(1) 掌浅弓：由尺动脉末端和桡动脉的掌浅支吻合而成，位于掌腱膜和指浅屈肌腱及其腱鞘之间(图 7-18)。弓的远端平对掌骨的中部。掌浅弓的分支主要有小指尺掌侧动脉和 3 条指掌侧总动脉，后者至掌指关节附近又各自分为 2 条指掌侧固有动脉，分别沿第 2～5 指的相对缘走行，小指尺掌侧动脉走行于小指掌面的尺侧缘。

(2) 掌深弓：由桡动脉末端和尺动脉的掌深支吻合而成，位于指屈肌腱及其腱鞘的深面(图 7-19)。掌深弓的远端位于掌浅弓的近侧，约平腕掌关节处。掌深弓发出 3 条掌心动脉，沿骨间掌侧肌的表面前行，至第 2～4 掌指关节处与指掌侧总动脉吻合。

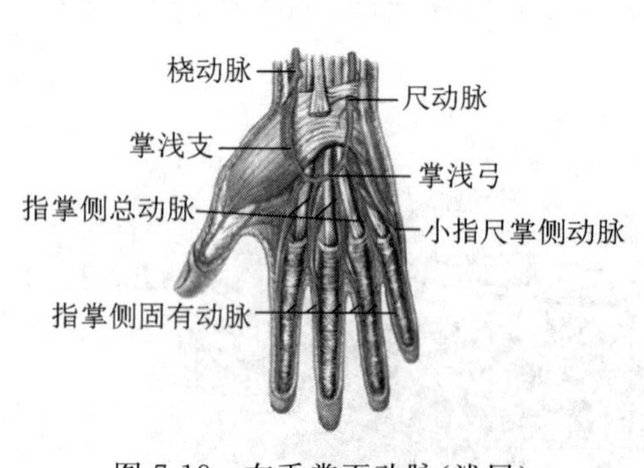

图 7-18　右手掌面动脉(浅层)

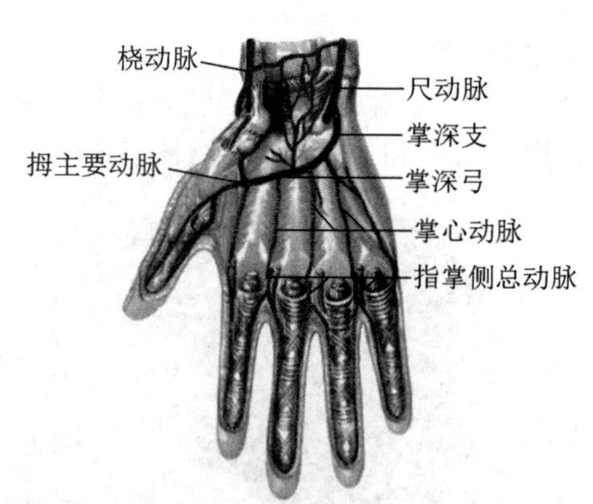

图 7-19　右手掌面动脉(深层)

(三) 胸主动脉

胸主动脉于第 4 胸椎体下缘高度延续自主动脉弓，至第 12 胸椎水平穿膈的主动脉裂孔，入腹腔移行为腹主动脉（图 7-20）。胸主动脉分支有壁支和脏支 2 种，营养胸壁和胸腔部分器官。

1. 壁支

主要有肋间后动脉和膈上动脉等。

（1）肋间后动脉：共 9 对，走行于第 3～11 肋间隙内，沿肋沟走行，分支分布于胸壁、腹壁上部、背部和脊髓等处。位于 12 肋下方的动脉为肋下动脉。

（2）膈上动脉：1 对，分布于膈上面的后部。

2. 脏支

细小，主要有支气管支、心包支和食管支，分布于气管、支气管、心包和食管等。

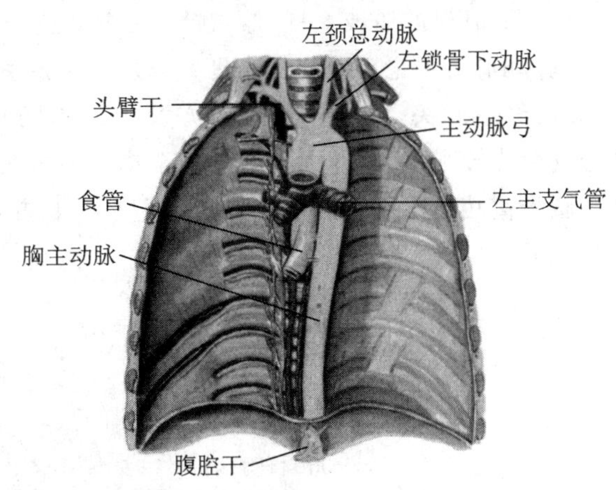

图 7-20　胸主动脉及其分支

（四）腹主动脉

腹主动脉于主动脉裂孔处移行自胸主动脉，沿腰椎左前方下降，至第 4 腰椎体下缘高度分为左、右髂总动脉（图 7-21）。腹主动脉分支也有壁支和脏支之分。

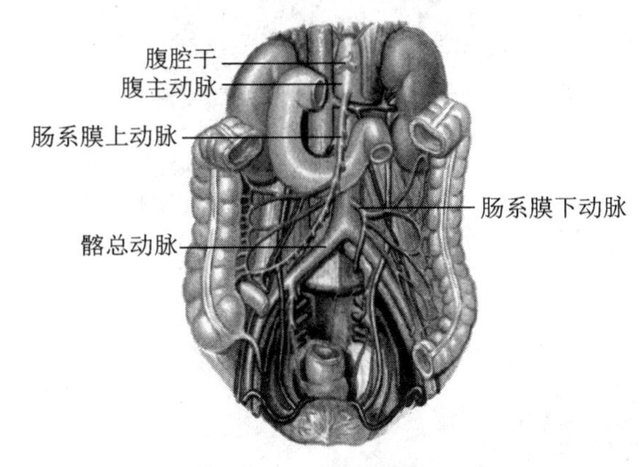

图 7-21　腹主动脉及其分支

1. 壁支

主要有膈下动脉、腰动脉和骶正中动脉，分布于腹后壁、膈下面、脊髓、肾上腺和盆腔后壁等处。

2. 脏支

分为成对的脏支和不成对的脏支 2 种。

（1）成对的脏支。① 肾上腺中动脉：分布于肾上腺。② 肾动脉：平第 1、2 腰椎间盘高度起自腹主动脉侧壁，横行向外达肾门，分 2～3 支入肾。③ 睾丸动脉：参与精索的构成。在女性为卵巢动脉，进入子宫阔韧带两层间，分支分布于卵巢和输卵管的远侧部，并与子宫动脉的分支吻合。

（2）不成对的脏支。① 腹腔干：在主动脉裂孔稍下方发自腹主动脉前壁，随即分为胃左动脉、脾动脉和肝总动脉3支（图7-22）。② 肠系膜上动脉：平第1腰椎高度起自腹主动脉前壁，先后经过胰头、体交界处的后方及十二指肠水平部的前方入肠系膜根，走向右髂窝。沿途分支分布于胰头下部及十二指肠至横结肠左曲段消化管（图7-23）。③ 肠系膜下动脉：平第3腰椎高度起自腹主动脉前壁，行向左下方，分支分布于结肠左曲至直肠上部消化管（图7-24）。

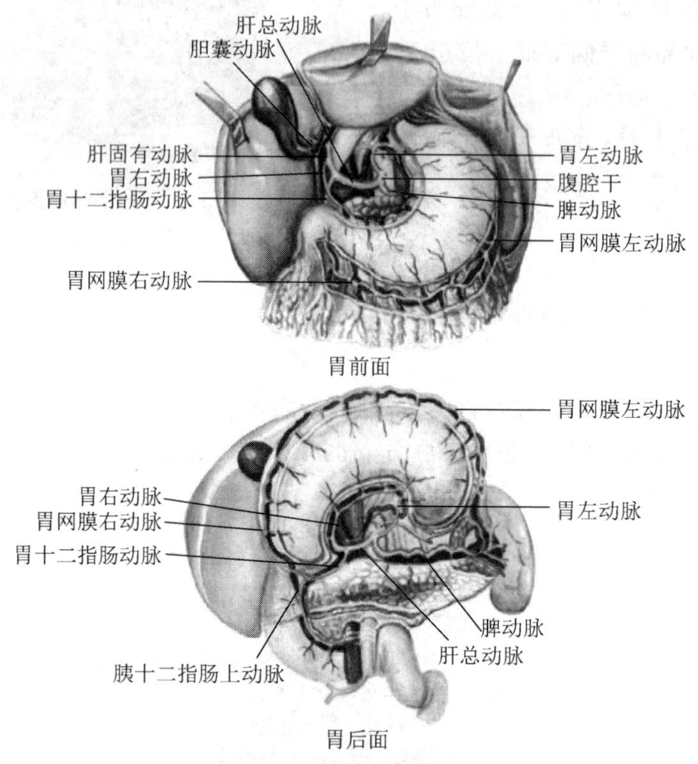

图7-22 腹腔干及其分支

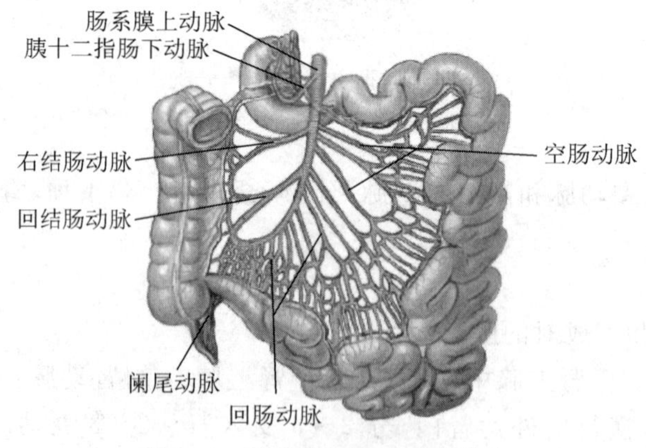

图7-23 肠系膜上动脉及其分支

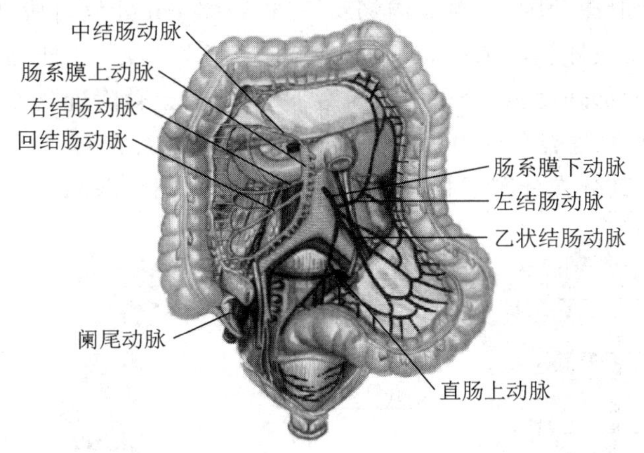

图 7-24　肠系膜上、下动脉及其分支

(五) 髂总动脉

腹主动脉末端于第 4 腰椎体高度分出左右髂总动脉，沿腰大肌内侧下行，至骶髂关节前方分为髂内动脉和髂外动脉。

1. 髂内动脉

盆部动脉的主干，沿盆腔侧壁下行，分壁支和脏支(图 7-25)。

(1) 壁支：主要分支有闭孔动脉、髂腰动脉、骶外侧动脉、臀上动脉、臀下动脉，分布于髋关节、臀肌、大腿肌内侧群等处。

(2) 脏支：主要分支有脐动脉、膀胱下动脉、直肠下动脉、子宫动脉和阴部内动脉，分布于膀胱、直肠、子宫、阴道及会阴部等处。

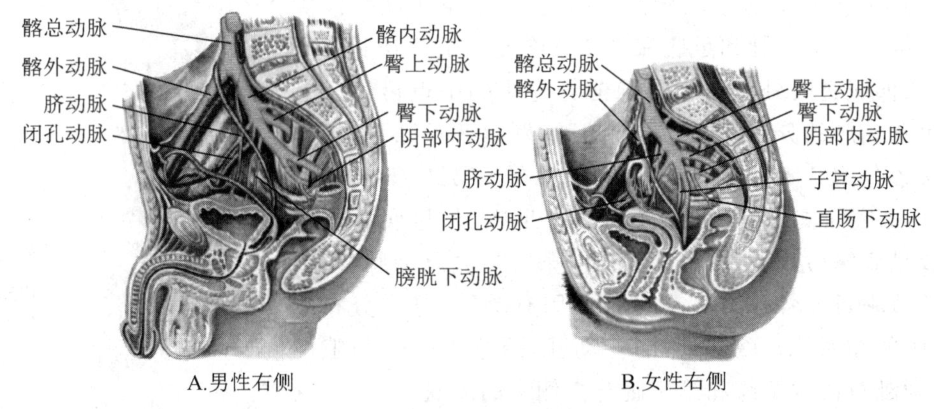

图 7-25　盆腔的动脉(正中矢状面)

2. 髂外动脉

沿腰大肌内侧缘下降，经腹股沟韧带的深面，移行为股动脉。其分支主要有腹壁下动脉和旋髂深动脉。

(1) 股动脉：下肢动脉的主干，是髂外动脉的直接延续，经股三角入收肌管，出收肌腱裂孔至腘窝，移行为腘动脉。在腹股沟韧带中点的稍下方，股动脉位置表浅，可触及其搏动。

股动脉的主要分支为股深动脉，在腹股沟韧带下方 3～4 cm 处发自股动脉，行向后内下方，发出旋股内侧动脉、旋股外侧动脉和 3～4 条穿动脉(图 7-26)。此外，股动脉还发出腹壁浅动脉、旋髂浅动脉和阴部外动脉，分布于腹前壁下部、髂前上棘附近及外阴的浅筋膜和皮肤。

(2) 腘动脉：自收肌腱裂孔处由股动脉移行而来，经腘窝深部下行至腘肌下缘，分为胫前动脉和胫后动脉。其分支分布于膝关节及其附近诸肌(图 7-27)。

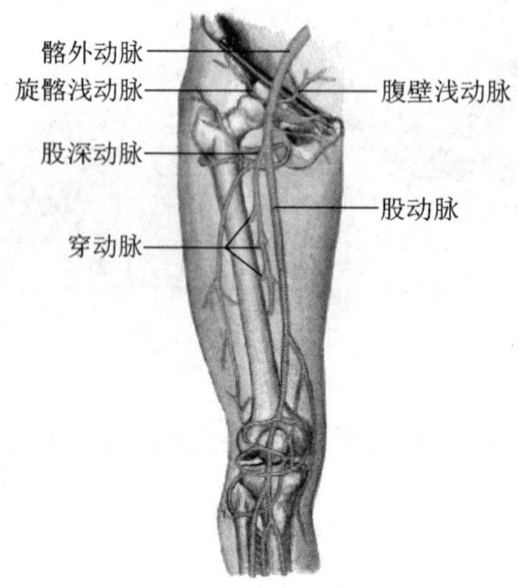

图 7-26　股动脉及其分支

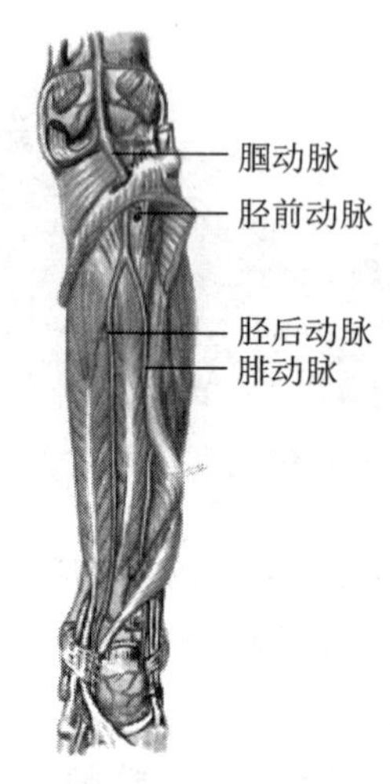

图 7-27　小腿的动脉(后面观)

(3) 胫前动脉：自腘动脉分出后，穿经小腿骨间膜，并于小腿前群肌之间下行，至踝关节前方移行为足背动脉(图 7-28)。

(4) 足背动脉：为胫前动脉的直接延续，于第 1 跖骨间隙近侧分为第 1 跖背动脉和足底深支 2 条终支。足背动脉位置浅表，在长伸肌腱的外侧，内、外踝前方连线的中点可触及其搏动。足背动脉的分支有：① 弓状动脉，发出 3 条跖背动脉，向前行又各分为 2 支细小的趾背动脉，分布于第 2～5 趾的相对缘。② 足底深支，穿第 1 跖骨间隙至足底，与足底外侧动脉吻合成足底深弓，由弓的凸侧发出 4 条趾足底总动脉，向前至跖趾关节附近又各分为 2 支趾足底固有动脉，分支分布于第 1～5 趾的相对缘。③ 第 1 跖背动脉，沿第 1 跖骨间隙前行，分支到趾背面两侧缘和第 2 趾背内侧缘的皮肤。

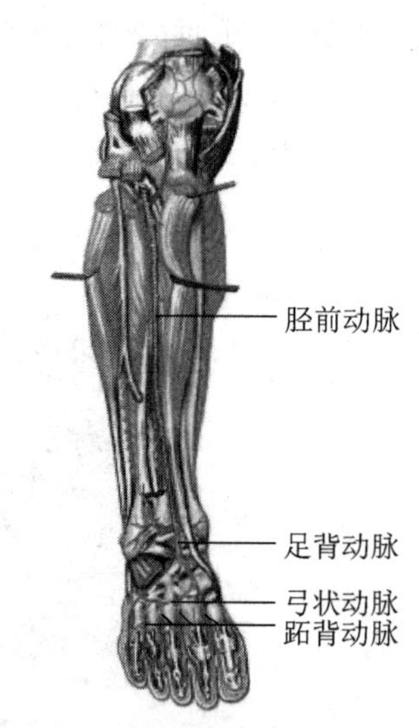

图 7-28　小腿的动脉(前面观)

(5) 胫后动脉：腘动脉的终末分支之一，在小腿后面浅、深层肌之间下行(图 7-27)，经内踝后方至足底，分为足底内侧动脉和足底外侧动脉 2 条终支。胫后动脉的分支如下：① 腓动脉，起自胫后动脉的上方，沿腓骨内侧下行，沿途分布于胫、腓骨及其附近诸肌，外踝和跟骨外侧面，并参与外踝网的构成。② 足底内侧动脉，沿足底内侧前行，分布于足底内侧皮肤。③ 足底外侧动脉，在足底斜行至第 5 跖骨底处，转向内侧至第 1 跖骨间隙，与足背动脉的足底深支吻合成足底深弓。

第四节　静脉

静脉(vein)是输送血液回心的管道，始于毛细血管，止于心房。与动脉相比，静脉数量多，管腔大，管径粗，管壁薄而弹性小。在血管结构和配布方面特点如下：① 静脉瓣由内膜折叠而成，成对排列，呈半月状小袋，袋口朝向心，保证血液向心流动，防止逆流(图 7-29)。静脉瓣主要存在于人体受重力影响较大的部位(如四肢，尤其是下肢)，其他部位则较少或发育不全。② 体循环的静脉一般都分为浅、深 2 组。浅静脉位于皮下浅筋膜之中，又称皮下静脉，位置表浅，便于临床静脉注射、输液或采血。浅静脉最终汇入深静脉。深静脉位于深筋膜深面或体腔内，多与同名动脉伴行，收纳范围与其伴行动脉的分布区基本一致。③ 静脉吻合丰富。浅静脉之间、深静脉之间和浅、深静脉之间均有广泛的吻合。手、足等部位的浅静脉常吻合成静脉网，器官周围的深静脉常形成静脉丛。④ 某些部位形成特殊的静脉，如板障静脉位于颅骨板障内，与颅内、外静脉相交通，数目较多，壁薄无瓣膜。硬脑膜窦行于两层硬脑膜之间，窦壁无平滑肌，无瓣膜，窦腔常处于开放状态，利于颅内血液回流，但外伤时出血难止。

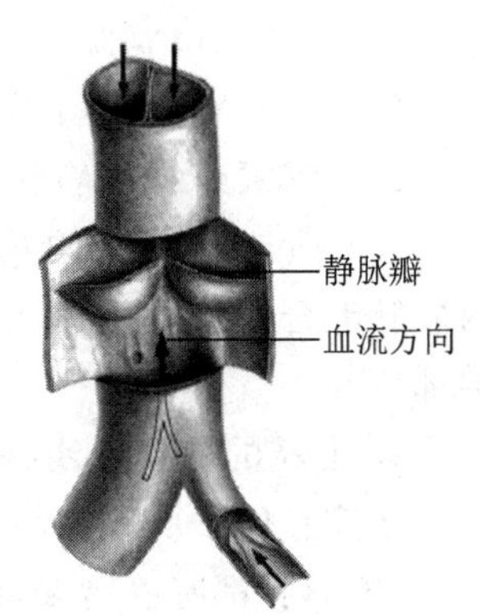

图 7-29　静脉瓣

按照血液的循环途径，全身的静脉可以分为肺循环的静脉和体循环的静脉。

一、肺循环的静脉

肺静脉(pulmonary vein)每侧 2 条，分别为左肺上、下静脉和右肺上、下静脉，由肺内各级静脉在肺门处汇合而成。肺静脉收集肺内血液，向内穿过心包，注入左心房。

二、体循环的静脉

体循环的静脉可分为上腔静脉系、下腔静脉系和心静脉系(见本章第二节“心的静脉”)。下腔静脉系中腹腔内不成对器官(肝除外)的静脉血管汇合形成肝门静脉，构成肝门静脉系。

(一) 上腔静脉系

上腔静脉系由上腔静脉及其属支构成，收集头、颈、上肢和胸部(肺、心除外)等上半身的静脉血。

1. 头颈部的静脉

(1) 颈内静脉：自颅底颈静脉孔处续于乙状窦，在颈动脉鞘内下行，在胸锁关节后方与锁骨下静脉汇合成头臂静脉。收集颅骨、脑、面浅部和颈部大部分区域的静脉血(图 7-30)。颈内静脉属支较多，可分为颅内属支和颅外属支。

颅内属支：包括来自脑、脑膜、颅骨、视器和前庭蜗器等处的静脉，最后经乙状窦注入颈内静脉。

颅外属支：① 面静脉。起自内眦静脉，在面动脉后方与其伴行，汇入颈内静脉。面静脉通过眼上、下静脉与颅脑的海绵窦相交通，无静脉瓣；面部感染时，处理不当可引起颅内感染。② 下颌后静脉。由颞浅静脉和上颌静脉在腮腺内汇合而成，至腮腺下端处分为前、后 2 支，前支汇入面静脉，后支与耳后静脉及枕静脉汇合形成颈外静脉。③ 其他属支。包括舌静脉、咽静脉和甲状腺上、中静脉等。

(2) 颈外静脉：由下颌后静脉后支、耳后静脉和枕静脉汇合而成。主要收纳头皮、面部以及部分深层组织的静脉血。颈外静脉位置表浅，临床儿科可在此做静脉穿刺。

(3) 锁骨下静脉：自第 1 肋外侧缘续于腋静脉，经前斜角肌前方，至胸锁关节后方与颈内静脉汇合成头臂静脉，汇合处形成的夹角，称静脉角(venous angle)，是淋巴导管注入静脉的部位。

2. 上肢的静脉分浅、深 2 组

浅静脉位于皮下浅筋膜内，深静脉位于肌之间并与动脉伴行。两组静脉间有广泛的交通，两组静脉都有静脉瓣，深静脉内更多。

(1) 上肢的浅静脉：包括头静脉、贵要静脉、肘正中静脉和其他小的浅静脉及其属支(图 7-31)。① 头静脉：起自手背静脉网桡侧，转行至前臂前面，收纳来自手、前臂桡侧的浅静脉血。② 贵要静脉：起自手背静脉网尺侧，在前臂后内侧面上行，至肘部远侧转向前面，并通过肘正中静脉与头静脉相连，收纳来自手和前臂尺侧的浅静脉血。③ 肘正中静脉：斜行于肘前部皮下，连接头静脉和贵要静脉，并借交通支与深静脉相连，是临床输血、采血和药物注射的常用部位。

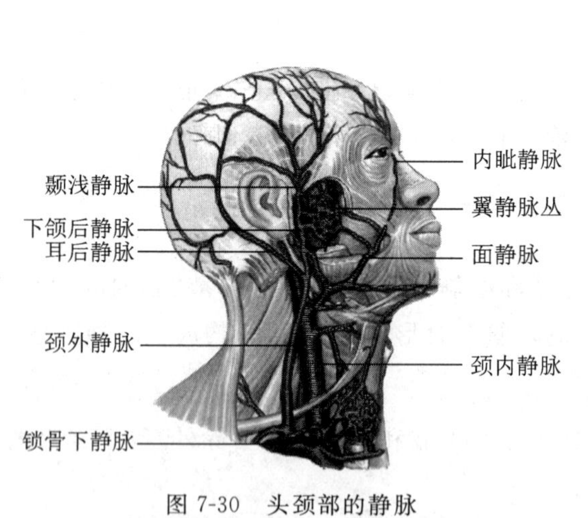

图 7-30 头颈部的静脉

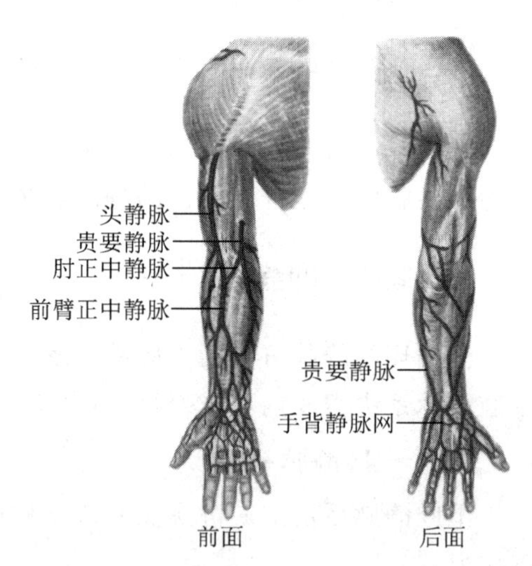

图 7-31 上肢浅静脉

(2) 上肢的深静脉：与同名动脉伴行，多为 2 条。腋静脉由两条肱静脉在大圆肌下缘汇合而成，收纳上肢所有浅、深静脉血。

3. 胸部的静脉

主要有头臂静脉、上腔静脉、奇静脉及它们的属支。

(1) 头臂静脉：由颈内静脉和锁骨下静脉在胸锁关节后方汇合而成。头臂静脉还接纳椎静脉、胸廓内静脉、甲状腺下静脉及肋间最上静脉等。

(2) 上腔静脉：在右侧第 1 胸肋结合处后方由左、右头臂静脉汇合而成，垂直下降至右侧第 3 胸肋关节下缘注入右心房，入心前尚接纳奇静脉(图 7-32)。

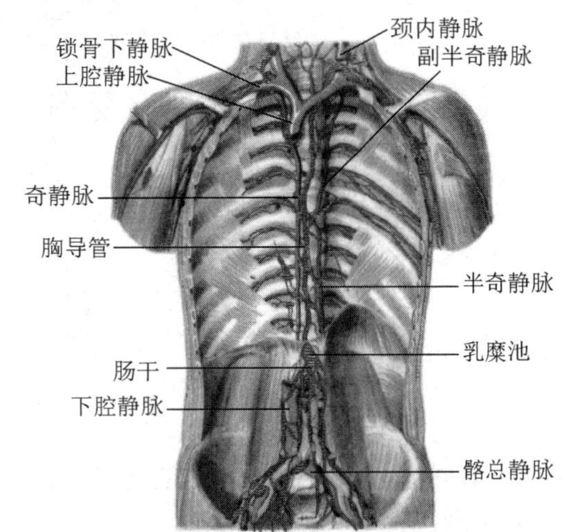

图 7-32　体腔后壁的静脉和淋巴回流

(3) 奇静脉：起自右腰升静脉，在食管后方和胸主动脉右侧上行至第 4 胸椎高度，弓形向前跨过右肺根的上方，注入上腔静脉。收集右侧肋间后静脉、食管静脉、支气管静脉及半奇静脉和副半奇静脉的静脉血液。因此，奇静脉是沟通上、下腔静脉的重要通道之一。

(4) 半奇静脉：起自左腰升静脉，沿脊柱左前方上行至第 8 胸椎水平，经胸主动脉、食管和胸导管的后方横跨脊柱前方注入奇静脉，收集左侧下位肋间后静脉、副半奇静脉和食管静脉的血液。

(5) 副半奇静脉：位于胸椎体左侧半上部，下行注入半奇静脉，或向右横过脊柱前方直接注入奇静脉。收集左侧上部肋间后静脉血液。

(6) 脊柱的静脉：在脊柱周围和椎管内形成椎内静脉丛和椎外静脉丛。该组静脉缺乏瓣膜，吻合广泛。① 椎内静脉丛：位于硬脊膜和椎骨骨膜之间的硬膜外隙内，接受由椎骨、脊膜和脊髓回流的静脉血液。② 椎外静脉丛：位于脊柱的周围，彼此吻合广泛，在颈段此静脉丛更为发达，收纳椎体和脊柱附近肌的静脉血。椎静脉丛也是沟通上、下腔静脉的重要通道之一，在静脉回流中起重要调节作用。当盆部、腹部、胸部发生感染、肿瘤或寄生虫时，偶尔可不经肺循环而直接经椎静脉丛入颅或其他远位器官。

(二) 下腔静脉系

下腔静脉系由下腔静脉及其属支组成，主要收纳腹、盆部及下肢的静脉血液。

1. 下肢的静脉与上肢静脉相似，也可分为浅、深 2 组

(1) 下肢的浅静脉：主要有小隐静脉和大隐静脉。① 小隐静脉：起自足背静脉弓外侧，经外踝后方，沿小腿后面中线上行，穿深筋膜注入腘静脉。主要收纳足外侧面和小腿后面浅层的静脉血。② 大隐静脉：是人体最长的静脉，起自足背静脉弓内侧，经内踝前方，沿小腿内侧上行，经过膝关节后内侧，在大腿内侧面继续上行，于耻骨结节外下方 3～4 cm 处穿隐静脉裂孔注入股静脉(图 7-33)。沿途收纳小腿和大腿内侧浅层的静脉血；在穿过隐静脉裂孔前，还收纳股外侧浅静脉、股内侧浅静脉、阴部外静脉、腹壁浅静脉和旋髂浅静脉等 5 条属支。大隐静脉经内踝前方处位置表浅且恒定，是静脉切开和输液的常用部位。

(2) 下肢的深静脉：小腿和足的深静脉均为 2 条且与同名动脉伴行，上行至腘窝处汇合成腘静脉，穿收肌腱裂孔移行为股静脉；股静脉与股动脉并行至腹股沟韧带后方续为髂外静脉。接受下肢所有浅、深静脉血。

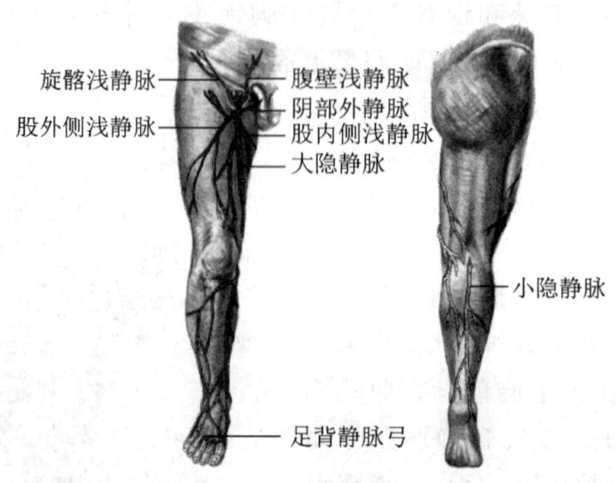

图 7-33　大、小隐静脉及其属支

2. 盆部的静脉由髂总静脉及其在盆部的属支组成

（1）髂内静脉：盆腔器官的静脉在器官壁内或表面形成丰富的静脉丛，如直肠静脉丛、膀胱静脉丛，此外，女性还有阴道静脉丛和子宫静脉丛。静脉丛保证了盆腔器官在扩张或者受压时的血液回流。盆腔的静脉与同名动脉伴行，于坐骨大孔前方汇集形成髂内静脉，收纳同名动脉分布区的静脉血。

（2）髂外静脉：是股静脉的直接延续，起自腹股沟韧带后方，沿骨盆上口上行至骶髂关节前下方，与髂内静脉汇合，形成髂总静脉。其主干和属支均与同名动脉伴行。主要属支有腹壁下静脉、旋髂深静脉等。

（3）髂总静脉：由髂内、外静脉于骶髂关节前方汇合而成，两侧的髂总静脉斜行向上，在第 5 腰椎的右侧以锐角汇合形成下腔静脉。

3. 腹部的静脉主要由下腔静脉及其属支和肝门静脉系组成

（1）下腔静脉：是人体最粗大的静脉（图 7-32），于第 5 腰椎体的右前方，由左、右髂总静脉汇合而成，沿脊柱前方和腹主动脉的右侧上升，经肝的腔静脉沟，穿过膈的腔静脉裂孔上行，开口于右心房。其属支可分为壁支和脏支 2 组。

壁支：主要有膈下静脉和腰静脉等。腰静脉共 4 对，直接注入下腔静脉。各腰静脉间纵行相连成腰升静脉，左、右腰升静脉向上分别注入半奇静脉和奇静脉，向下注入髂总静脉。

脏支：① 睾丸静脉。起自睾丸和附睾，形成蔓状静脉丛，缠绕睾丸动脉，右侧者以锐角注入下腔静脉，左侧者以直角注入左肾静脉，故临床精索静脉曲张多发生于左侧。在女性该静脉称卵巢静脉，起自卵巢，其回流与男性相同。② 肾静脉。位于肾动脉前方，几成直角开口于下腔静脉，由于下腔静脉偏向脊柱右侧，故左肾静脉长度几乎是右肾静脉的 3 倍。左肾静脉收纳左睾丸（卵巢）静脉和左肾上腺静脉。③ 肾上腺静脉。左侧注入左肾静脉，右侧注入下腔静脉。④ 肝静脉。肝血窦内的血液汇入肝小叶的中央静脉，各个肝小叶的中央静脉汇合成小叶下静脉，小叶下静脉再汇合成肝左静脉、肝中静脉及肝右静脉，3 条肝静脉于腔静脉沟上部汇入下腔静脉。

（2）肝门静脉系：是下腔静脉系的一部分，由肝门静脉及其属支组成。主要收纳除肝以外的所有不成对的腹腔器官的静脉血。

肝门静脉起自肠壁等处的毛细血管，终于肝血窦，无静脉瓣。肝门静脉长约 6～8 cm，通常由肠系膜上静脉和脾静脉在下腔静脉前方、胰颈后方汇合而成。

肝门静脉的主要属支（图 7-34）：① 肠系膜上静脉。与同名动脉伴行，位于其右侧，收纳同名动脉以及胃十二指肠动脉分布区回流的静脉血。② 脾静脉。较粗大，由来自脾的 5～6 个属支组成，经胰后方右行，与肠系膜上静脉以直角汇合成肝门静脉。脾静脉接受同名动脉分布区回流的静脉血，还收纳胃后静脉和肠系膜下静脉等。③ 肠系膜下静脉。起于来自直肠静脉丛的直肠上静脉，在同名动脉左侧上行，注入脾静脉，引流直肠、乙状结肠和降结肠的静脉血。直肠上静脉通过直肠静脉丛与直肠下静脉和肛静脉吻合。④ 胃左静脉。与胃左动脉伴行，引流胃前、后壁的血液。⑤ 胃右静脉。与胃右动脉伴行，在胃小弯近幽门处向右注入肝门静脉。胃右静脉与胃左静脉吻合，还收纳幽门前静脉，后者是胃与十二指肠的分界标志。⑥ 胆囊静脉。收纳胆囊壁的静脉血，注入肝门静脉或其右支。⑦ 附脐静脉。起自腹前壁的脐周静脉网，沿肝圆韧带走行，注入肝门静脉。

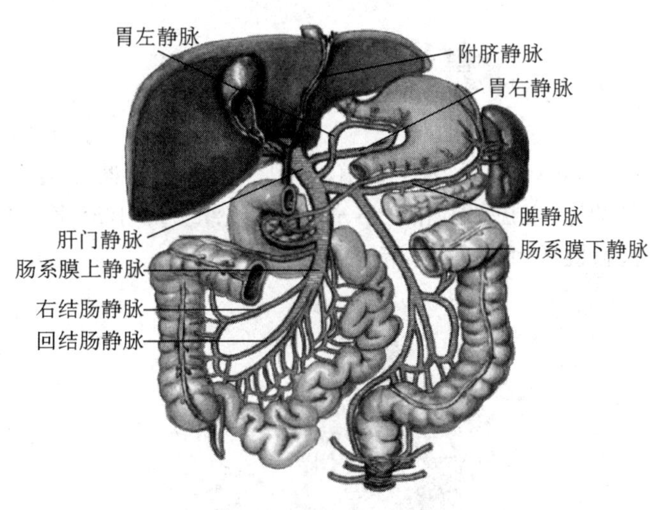

图 7-34　肝门静脉及其属支

肝门静脉与上、下腔静脉间的吻合（图 7-35）：肝门静脉的属支与上、下腔静脉间存在丰富的吻合。正常情况下这些吻合支均细小，血流量少，均按正常方向分别回流至各自所属的静脉系。当肝门静脉循环发生障碍时（如肝硬化致门静脉高压），其血液可通过吻合支，经上、下腔静脉回流入心。因此，肝门静脉与上、下腔静脉间丰富的吻合有重要的临床意义。主要吻合途径有：① 肝门静脉→胃左静脉→食管静脉丛→食管静脉→奇静脉→上腔静脉。② 肝门静脉→肠系膜下静脉→直肠上静脉→直肠静脉丛→直肠下静脉（至髂内静脉）和肛静脉（至阴部内静脉）→髂总静脉→下腔静脉。③ 肝门静脉→附脐静脉→脐周静脉网，向上→胸腹壁静脉→胸外侧静脉→腋静脉或锁骨下静脉→上腔静脉；也可经深层的腹壁上静脉→胸廓内静脉→头臂静脉→上腔静脉。向下→腹壁浅静脉→大隐静脉→股静脉→髂外静脉→髂总静脉→下腔静脉；也可经深层的腹壁下静脉→髂外静脉→髂总静脉→下腔静脉。

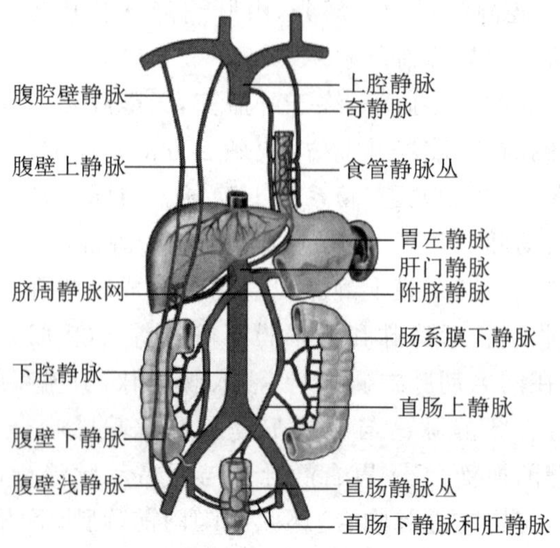

图 7-35　肝门静脉和上、下腔静脉间的吻合

第五节　淋巴系统

淋巴系统(lymphatic system)由淋巴管道、淋巴组织和淋巴器官组成(图 7-36)。淋巴管道包括毛细淋巴管、淋巴管、淋巴干和淋巴导管,淋巴组织分布于消化管和呼吸道的黏膜内,淋巴器官包括淋巴结、扁桃体、脾和胸腺等。

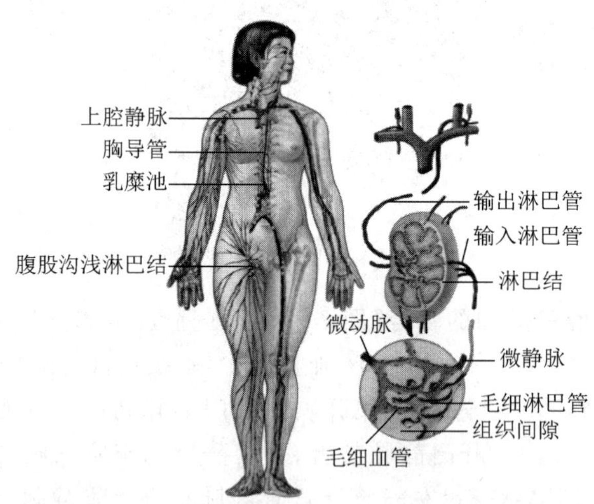

图 7-36　全身浅、深淋巴管和淋巴结

淋巴管道和淋巴结内流动着无色透明的淋巴液,简称淋巴(lymph)。当血液流经毛细血管动脉端时,其中一部分体液经毛细血管壁渗入组织间隙,形成组织液。组织液与细胞进行物质交换后,大部分在毛细血管静脉端被吸收入血,小部分进入毛细淋巴管形成淋巴。淋巴经淋巴管道和淋巴结向心流动,最后注入静脉,故淋巴系统可协助静脉引流组织液,是心血

管系统的辅助系统。此外，淋巴组织和淋巴器官还具有产生淋巴细胞、过滤淋巴和参与免疫应答等功能。

一、淋巴管道

(1) 毛细淋巴管(lymphatic capillary)：以膨大的盲端起始，相互交织形成毛细淋巴管网。除上皮、角膜、晶状体、玻璃体、釉质、软骨、骨髓和内耳等处，几乎遍布全身。

(2) 淋巴管(lymphatic vessel)：由毛细淋巴管汇合而成，管壁结构与静脉相似，管内有着丰富的瓣膜，可防止淋巴逆流。淋巴管呈串珠状或藕节状，这是相邻两对瓣膜间的淋巴管扩张明显所致。全身淋巴管分浅、深两组，分别位于浅筋膜内和深筋膜深面，其间有着丰富的吻合。

(3) 淋巴干(lymphatic trunk)：全身各部的淋巴管经过相应的淋巴结群后，最终在颈根部和膈下汇合成 9 条淋巴干，包括收集头颈部淋巴的左、右颈干，收集上肢和部分胸壁淋巴的左、右锁骨下干，收集胸腔器官和部分胸腹壁淋巴的左、右支气管纵隔干，收集下肢、盆部和腹腔内成对器官及部分腹壁淋巴的左、右腰干，以及收集腹腔内不成对器官淋巴的肠干(图 7-37)。

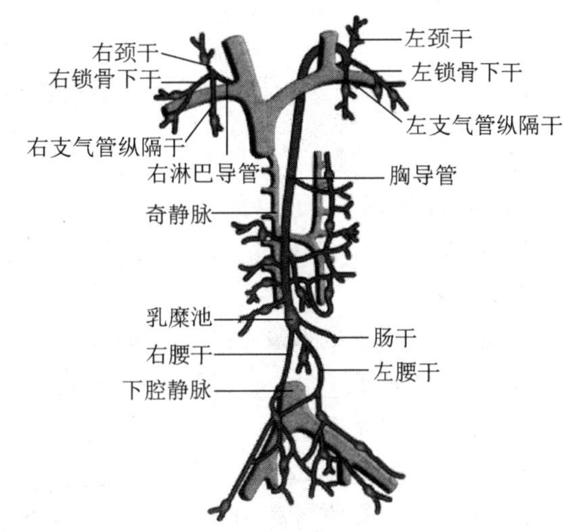

图 7-37 淋巴干和淋巴导管

(4) 淋巴导管：9 条淋巴干汇合成 2 条淋巴导管，即右淋巴导管和胸导管。

① 右淋巴导管(right lymphatic duct)：长 1～1.5 cm，由右颈干、右锁骨下干和右支气管纵隔干汇合而成，收纳右头颈部、右胸部和右上肢的淋巴，注入右静脉角。

② 胸导管(thoracic duct)：是全身最粗大的淋巴管道，长 30～40 cm。起始部膨大，称乳糜池(cisterna chili)，位于第 1 腰椎体前方，由左、右腰干和肠干汇合而成。胸导管经膈的主动脉裂孔进入胸腔，在食管后方沿脊柱右前方上行，至第 5 胸椎高度转至脊柱左前方上行，经胸廓上口至颈根部，注入左静脉角，注入前还接受左颈干、左锁骨下干和左支气管纵隔干。胸导管收纳下肢、盆部、腹部、左胸部、左上肢和左头颈部的淋巴。

二、淋巴组织和淋巴器官

(一) 淋巴结与淋巴组织

1. 淋巴结

淋巴结为灰红色圆形或椭圆形小体，质软，色灰红。淋巴结的一侧隆凸，另一侧向内凹陷为淋巴结门。输入淋巴管从凸侧进入，输出淋巴管从淋巴结门穿出。

2. 淋巴组织

淋巴组织是含有大量淋巴细胞的网状组织，主要分布于消化管和呼吸道的黏膜下，具有防御功能。

(二) 脾

1. 脾的位置

脾位于左季肋区,第 9～10 肋深面,其长轴与第 10 肋相对,正常在肋弓下触不到。

2. 脾的形态

脾为椭圆形,分膈、脏两面,上、下两缘和前、后两端。膈面隆凸,与膈相贴,脏面凹陷,近中央处有脾门,是血管、神经出入的部位;上缘较薄,有 2～3 个脾切迹,是临床上触诊判断脾大的重要标志。

3. 脾的功能

过滤血液、储存血液、参与机体的免疫过程。

思考与练习

一、名词解释

1. 冠状窦　2. 掌浅弓　3. 掌深弓　4. 静脉角　5. 危险三角　6. 胸导管　7. 乳糜池

二、填空

1. 动脉是指输送血液________的血管,反复分支后,最后移行于________血管。

2. 静脉起始于________,由小到大,最后输送血液________。

3. 毛细血管连通于________与________之间,其管壁________,具有________性。

4. 心的传导系统包括________、________、________和________等。

5. 心脏各口处的瓣膜均由________折叠而成,且与血管的________相连续。

6. 窦房结位于________与________之间的________深面。

7. 肱动脉是________动脉的延续,在臂部沿________沟与________神经伴行,向下在肘窝分为________动脉和________动脉。

8. 腹腔干的三个分支是________、________和________。

9. 下腔静脉系主要收集________、________和________的静脉血。

10. 下腔静脉由________和________汇合而成。

11. 大隐静脉起自________,经________的前方上行,最后注入________。

12. 小隐静脉起自________,经________的后方上行,最后注入________。

13. 胸导管下端起于梭形膨大的________,此膨大由________、________和________干汇合而成,向上经过膈肌上的________孔,出胸廓上口到颈根部注入________。

14. 右淋巴导管由________、________、________汇合而成,注入________。

三、单项选择题

1. 脉管系统的组成为(　　)

A. 心、动脉、静脉和毛细血管　　B. 心、动脉和静脉 心血管和淋巴管

C. 心、动脉和静脉　　D. 心血管系统和淋巴系统

E. 心血管系统和淋巴器官

2. 动脉是(　　)

A. 运送动脉血的血管
B. 是具有搏动的血管
C. 运送血离开心脏的所有血管
D. 与左半心相连的血管
E. 与右半心相连的血管

3. 体循环终于(　　)

A. 全身各部毛细血管
B. 左心房
C. 左心室
D. 右心房
E. 右心室

4. 心尖朝向(　　)

A. 左前方
B. 左方
C. 左下方
D. 左前下方
E. 右方

5. 心有(　　)

A. 2 个面、3 个缘、4 条沟
B. 2 个面、2 个缘、3 条沟
C. 2 个面、3 个缘、2 条沟
D. 3 个面、3 个缘、2 条沟
E. 3 个面、2 个缘、3 条沟

6. 右冠状动脉后室间支(　　)

A. 沿后室间沟下行至心尖
B. 常发出房室结动脉
C. 分布于右房
D. 分布于左心室侧壁和后壁
E. 分布于室间隔后 1/3

7. 关于冠状窦，下列说法正确的是(　　)

A. 收集全心的静脉血
B. 位于冠状沟全长
C. 心大静脉注入冠状窦左端
D. 心前静脉注入冠状窦右端
E. 借冠状窦口开口于左房

8. 属于升主动脉的分支的是(　　)

A. 头臂干
B. 食管(动脉)支
C. 支气管(动脉)支
D. 肋间后动脉
E. 冠状动脉

9. 主动脉弓靠右侧发出的第一个分支是(　　)

A. 右颈总动脉
B. 右锁骨下动脉
C. 头臂干
D. 左颈总动脉
E. 左锁骨下动脉

10. 右颈总动脉(　　)

A. 起于主动脉弓
B. 平环状软骨上缘分为颈内、外动脉
C. 分叉处稍膨大形成颈动脉小球
D. 与迷走神经及颈内静脉伴行
E. 下段位置表浅，在活体上可摸到其搏动

11. 颈外动脉约平下颌角处发出的动脉是(　　)

A. 面动脉
B. 颞浅动脉

C. 舌动脉
D. 甲状腺上动脉
E. 上颌动脉

12. 上腔静脉（　　）
A. 由头静脉与颈内静脉合成
B. 由锁骨下静脉与颈内静脉合成
C. 由头静脉与奇静脉合成
D. 由左、右头臂静脉合成
E. 由左、右锁骨下静脉汇合而成

13. 奇静脉（　　）
A. 起自左腰升静脉
B. 只收集肋间后静脉
C. 只收纳食管静脉
D. 注入上腔静脉
E. 注入下腔静脉

14. 颈内静脉（　　）
A. 在颈动脉鞘内位于颈内动脉与迷走神经的后方
B. 主要属支中有甲状腺下静脉与面静脉
C. 与头臂静脉汇合成上腔静脉
D. 与乙状窦相延续
E. 仅收集颅内的静脉血

15. 面静脉（　　）
A. 通常无静脉瓣
B. 注入颈外静脉
C. 直接与海绵窦相通
D. 在下颌角下方经颈内、外动脉的深方
E. 主干走行在危险三角区内

16. 颈外静脉（　　）
A. 由颞浅静脉与上颌静脉合成
B. 与颈外动脉伴行
C. 收纳颈外动脉供应区的静脉血
D. 沿胸锁乳突肌浅面下行
E. 注入颈总静脉

17. 头静脉（　　）
A. 起自手背静脉网尺侧
B. 沿前臂和臂内侧上行
C. 在臂中点稍下方穿深筋膜注入肱静脉
D. 最后注入肘正中静脉
E. 末段走行于胸大肌三角肌沟内

18. 关于贵要静脉的说法哪个是错误的（　　）
A. 起自手背静脉网尺侧
B. 在肘窝处位于深筋膜深面
C. 沿肱二头肌内侧沟上行
D. 注入肱静脉
E. 在肘窝处通过肘正中静脉与头静脉交通

19. 肝静脉（　　）
A. 在肝门出肝
B. 在肝门入肝
C. 在腔静脉沟处出肝
D. 在腔静脉沟处入肝
E. 注入上腔静脉

20. 肝门静脉(　　)

A. 收集全部腹腔脏器的静脉血
B. 注入下腔静脉
C. 注入肝静脉
D. 与肝总动脉伴行
E. 无静脉瓣

21. 关于肝门静脉的说法哪一个是正确的(　　)

A. 收集腹腔内全部不成对脏器的静脉血
B. 收集腹腔内成对脏器的静脉血
C. 多由肠系膜上、下静脉合成
D. 多由肠系膜下静脉和脾静脉合成
E. 多由肠系膜上静脉和脾静脉合成

22. 下列静脉中属于肝门静脉系的是(　　)

A. 肝静脉
B. 肾静脉
C. 肠系膜下静脉
D. 卵巢静脉
E. 子宫静脉

23. 肝门静脉(　　)

A. 走行于小肠系膜内
B. 走行于大网膜内
C. 走行于网膜囊内
D. 走行于肝十二指肠韧带内
E. 走行于肝胃韧带内

24. 大隐静脉走行经过(　　)

A. 内踝前方
B. 内踝后方
C. 外踝前方
D. 外踝后方
E. 内、外踝连线的中点

25. 大隐静脉(　　)

A. 起于足背静脉弓外侧
B. 经踝关节正前方上行
C. 经膝关节内后方上行
D. 在耻骨结节内下方注入股静脉
E. 伴腓肠神经走行

26. 下列不属于大隐静脉属支的是(　　)

A. 腹壁浅静脉
B. 腹壁下静脉
C. 阴部外静脉
D. 股外侧浅静脉
E. 股内侧浅静脉

27. 小隐静脉(　　)

A. 为下肢深静脉
B. 起自足背静脉弓内侧
C. 经外踝前方
D. 沿小腿后面上行
E. 收集整个小腿的浅静脉

28. 小隐静脉注入(　　)

A. 股静脉
B. 股深静脉
C. 腘静脉
D. 大隐静脉
E. 胫后静脉

29. 毛细淋巴管起自(　　)

A. 小动脉
B. 小静脉
C. 毛细血管
D. 组织间隙
E. 淋巴结

30. 关于淋巴管的说法错误的是(　　)

A. 由毛细淋巴管汇集而成

B. 管腔有瓣膜

C. 可分为浅淋巴管和深淋巴管两种

D. 浅、深淋巴管之间存在广泛的交通吻合支

E. 在向心行程中,只有部分淋巴管经过淋巴结

31. 乳糜池位于(　　)

A. 第 1 腰椎的前方

B. 第 2 腰椎的前方

C. 第 3 腰椎的前方

D. 第 4 腰椎的前方

E. 第 12 胸椎的前方

32. 关于胸导管,错误的是(　　)

A. 收集下半身和左上半身的淋巴

B. 穿膈的食管裂孔上行

C. 起于梭形膨大的乳糜池

D. 是全身最大的淋巴管道

E. 注入左静脉角

33. 右淋巴导管(　　)

A. 长约 40 厘米

B. 注入右颈内静脉

C. 由右颈干和右锁骨下干合成

D. 汇集右上半身的淋巴

E. 注入左静脉角

四、简答题

1. 大、小循环的途径是什么?

2. 心脏的位置和毗邻如何?

3. 心脏内各瓣膜的位置、形态结构及功能如何?

4. 简述 4 个心腔的形态结构。

5. 主动脉在腹部的主要分支分布范围如何?

6. 门静脉有哪些属支? 如何合成?

7. 试述面静脉的回流特点及与海绵窦的关系。

8. 门静脉循环受阻时,主要的三条侧支循环途径是什么? 由此可出现什么症状或体征?

9. 胸导管的起始、行程及收纳淋巴的范围如何?

第八章 感觉器

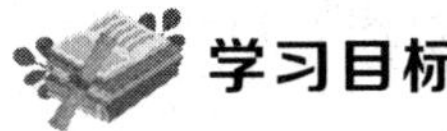

学习目标

① 掌握视器的组成、眼球壁各层结构和功能、眼球内容物的组成和功能、眼屈光系统的组成。

② 掌握前庭蜗器的组成。

③ 理解房水的产生、排出途径及临床意义。

④ 理解外耳的组成、外耳道的形态特点、鼓膜的位置和形态，以及中耳的组成、咽鼓管的形态特点和功能。

⑤ 了解眼球外肌的名称和泪器的组成。

⑥ 了解听觉和位觉感受器的位置。

思维导图

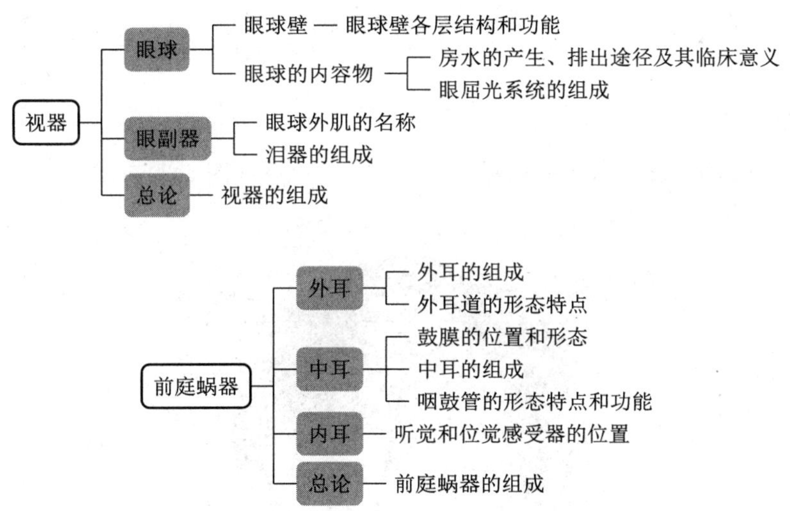

感觉器是感受器及其附属结构的总称。主要有视器、前庭蜗器、味器、嗅器等。感受器是指分布在体表、体腔或组织内的一些专门感受机体内、外环境变化的结构或装置，如与痛觉有关的游离神经末梢、视网膜上的视锥细胞和视杆细胞等。感受器在人体分布广泛，根据感受器所在的部位可分为内感受器和外感受器，根据感受器特化的程度可分为一般感受器和特殊感受器，根据所接受刺激的性质可分为光感受器、温度感受器和化学感受器等。

第一节　视器

视器即眼，是感受可见光刺激的视觉器官，由眼球及眼副器两部分组成（图 8-1）。

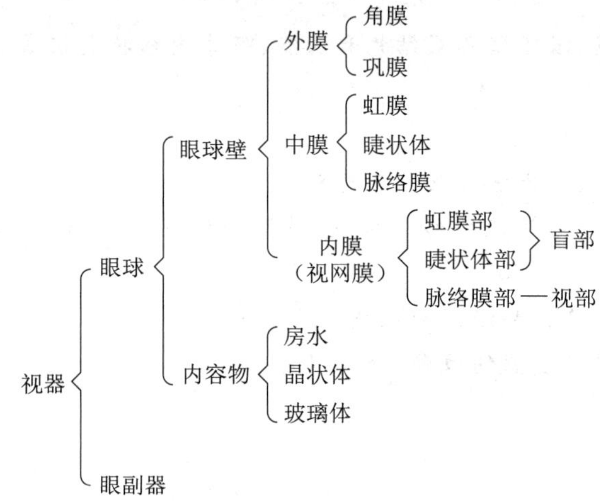

图 8-1　视器的组成

一、眼球

眼球位于眶内，形似球状，由眼球壁和眼球内容物组成（图 8-2）。

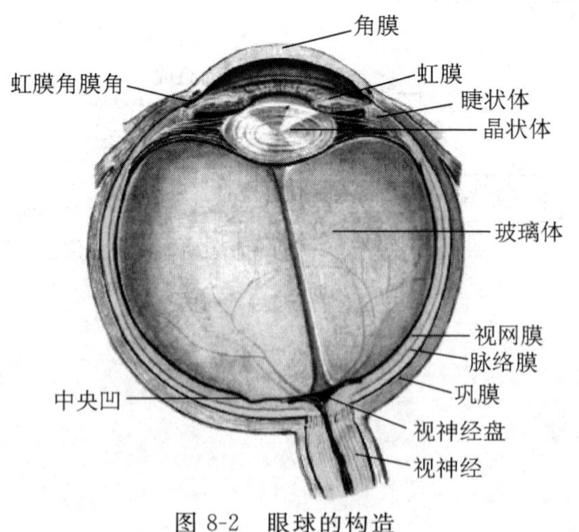

图 8-2　眼球的构造

(一) 眼球壁

眼球壁由外向内依次分为眼球纤维膜、眼球血管膜和视网膜三层。

1. 眼球纤维膜

为眼球壁的外层，由致密结缔组织构成，厚而坚韧，具有保护眼球内容物和维持眼球形态的作用。可分为角膜和巩膜两部分。

(1) 角膜：占前 1/6，无色透明，略向前凸，具有屈光作用。角膜内无血管，但有丰富的神经末梢，故感觉敏锐。

(2) 巩膜：占后 5/6，呈乳白色，坚韧而不透明。在巩膜与角膜交界处的深部有一环形的巩膜静脉窦，是房水回流的通道。

2. 眼球血管膜

为眼球壁的中层，在眼球纤维膜内面，含有丰富的血管和色素细胞，呈棕黑色。血管膜从前向后分为虹膜、睫状体和脉络膜三部分(图 8-2、图 8-3)。

(1) 虹膜：是血管膜的前部，位于角膜后方。虹膜呈圆盘形，中央有一圆孔，称瞳孔，是光线射入眼内的孔道。在虹膜与角膜交界处，构成虹膜角膜角(前房角)。

虹膜内有两种排列方向不同的平滑肌：以瞳孔为中心向四周呈放射状排列的称瞳孔开大肌，收缩时可使瞳孔开大；在瞳孔周围呈环形排列的称瞳孔括约肌，收缩时可使瞳孔缩小。在弱光下或视远物时，瞳孔开大；在强光下或视近物时，瞳孔缩小。

(2) 睫状体：位于虹膜外后方，为眼球血管膜的环形增厚部分。睫状体前部有许多呈放射状排列的皱襞与晶状体相连，称睫状突。睫状体内有平滑肌，称睫状肌。舒缩时可调节晶状体的曲度。睫状体还有产生房水的功能。

(3) 脉络膜：位于巩膜内面，占血管膜的后 2/3，具有营养眼球壁和吸收眼内分散光线避免扰乱视觉的功能。

3. 视网膜

为眼球壁的内层，贴附于眼球血管膜的内面，其中贴在脉络膜内面的有感光作用的部分称视网膜视部；贴在虹膜和睫状体内面的无感光作用的部分称视网膜盲部。在视网膜后部中央稍偏鼻侧处，有一白色圆盘形隆起，称视神经盘(视神经乳头)。视神经盘处无感光作用，故称生理性盲点。在视神经盘的颞侧约 3.5 mm 处，有一黄色区域，称黄斑，黄斑中央凹陷，称中央凹，是感光最敏锐的部位(图 8-4)。

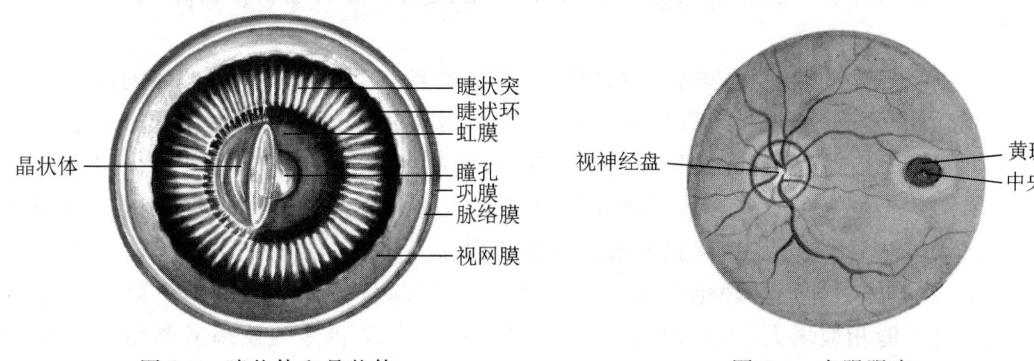

图 8-3　睫状体和晶状体

图 8-4　右眼眼底

视网膜视部的组织结构分内、外两层(图 8-5)。外层为色素上皮层,由单层色素上皮细胞构成。色素上皮细胞有吸收光线和保护视细胞的作用。内层为神经细胞层,由三层神经细胞构成,由外向内依次为视细胞、双极细胞和节细胞。视细胞是感光细胞,有视锥细胞和视杆细胞两种。视锥细胞有感受强光和辨色的能力;视杆细胞仅能感受弱光,不能辨色。双极细胞是连接视细胞和节细胞的联络神经元。节细胞轴突向视神经盘集中,穿过脉络膜和巩膜后构成视神经。中央凹处全部由密集排列的视锥细胞构成。视神经盘处无视细胞,只有密集排列的神经纤维。

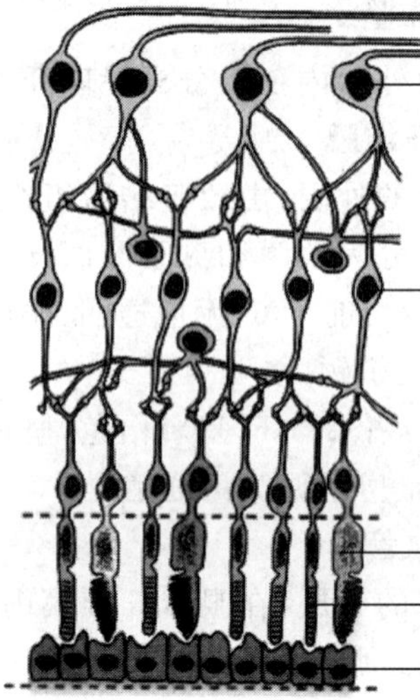

图 8-5　视网膜的结构

视网膜的色素上皮层和神经细胞层两层连接疏松,容易发生分离,临床上称“视网膜剥离症”。

(二) 眼球内容物

眼球内容物包括房水、晶状体和玻璃体。

1. 房水

充满于眼房内,为无色透明的液体。

眼房是角膜与晶状体之间的腔隙,被虹膜分隔为眼球前房和眼球后房,前房与后房借瞳孔相通。

房水由睫状体产生,从眼球后房经瞳孔流到眼球前房,再经虹膜角膜角渗入巩膜静脉窦,最后汇入眼静脉。

房水具有屈光、营养角膜和晶状体以及维持眼内压的作用。

若因虹膜与晶状体粘连或前房角狭窄等,造成房水循环发生障碍,则引起眼内压增高,临床上称为青光眼。

2. 晶状体

位于虹膜和玻璃体之间(图 8-3)。晶状体呈双凸透镜状,无色透明,具有弹性,无血管和神经。晶状体表面包有一层透明而有弹性的薄膜,称晶状体囊。晶状体借睫状小带连于睫状体。

晶状体具有屈光功能,是眼球屈光系统的主要组成部分。晶状体屈光功能的调节,主要借睫状体和睫状小带完成。当视近物时,睫状肌收缩,睫状体向前内移位,睫状小带松弛,晶状体依其本身弹性变凸,屈光力增强。视远物时,睫状肌舒张,睫状体向后外移位,睫状小带拉紧,晶状体变扁,屈光力减弱。通过睫状肌对晶状体的调节,使从不同距离的物体反射出来的光线进入眼球后,总能在视网膜上形成清晰的物像。

随年龄增长,晶状体逐渐硬化而失去弹性,睫状肌对晶状体的调节能力下降,看近物时晶状体屈光度不能相应增大,导致视物不清,称老花眼。若晶状体因疾病或创伤而混浊,影响视力,临床上称白内障。

3. 玻璃体

位于晶状体与视网膜之间，为无色透明的胶状物质。玻璃体具有屈光和支撑视网膜的作用。若玻璃体混浊，可影响视力。

角膜、房水、晶状体和玻璃体都具有屈光作用，它们共同组成眼的屈光系统。外界物体发射或反射出来的光线，经角膜、房水、晶状体和玻璃体一系列屈光物质投射到视网膜上，引起视细胞兴奋，产生冲动，冲动依次经双极细胞、节细胞和视神经等传入脑，产生视觉。

外界物体的光线，经过眼的屈光系统后，在视网膜上形成清晰的物像，这种视力称为正视。如果眼球的前后径过长或眼的屈光系统的屈光率过大，看远物时物像落在视网膜之前，所以看不清远处的物体，称为近视。反之，如果眼球的前后径过短或眼的屈光系统的屈光率过小，看近物时物像落在视网膜之后，则称为远视。如果角膜不是正圆的球面，屈光率不一，平行光线不能聚成单一的焦点，故视物不清，物像变形，临床上称为散光。

二、眼副器

眼副器包括眼睑、结膜、泪器和眼球外肌等。具有保护、运动和支持眼球的作用。

(一) 眼睑

眼睑俗称眼皮，位于眼球的前方，具有保护眼球的功能。眼睑分上睑和下睑，上、下睑之间的裂隙称为睑裂。睑裂的内、外侧角分别称内眦和外眦。眼睑的游离缘称睑缘，生有睫毛(图 8-6)。睫毛的根部有皮脂腺，称睑缘腺，开口于睫毛毛囊。睑缘腺的急性炎症临床上称为睑腺炎，亦称麦粒肿。

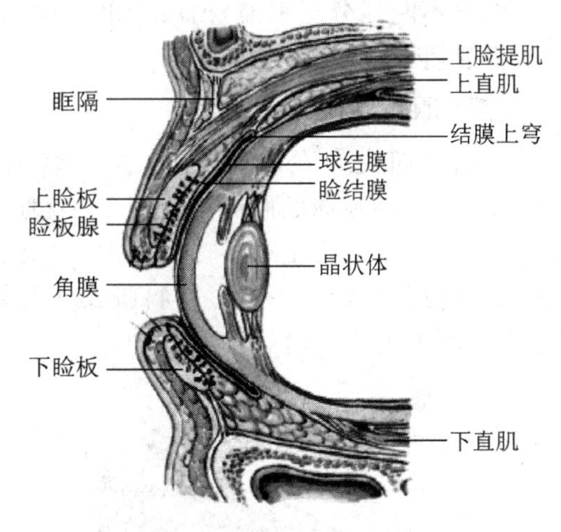

图 8-6　眼眶(矢状切面)

眼睑自外向内由皮肤、皮下组织、肌层、睑板和睑结膜构成(图 8-6)。眼睑的皮肤细薄。皮下组织疏松，易发生水肿。肌层主要为眼轮匝肌和上睑提肌。睑板略呈半月形，由致密结缔组织构成，睑板内含有睑板腺，开口于睑缘，其分泌物有润滑睑缘和防止泪液外溢等作用。当睑板腺的导管阻塞时，分泌物在腺内潴留，可形成睑板腺囊肿，亦称霰粒肿。睑结膜贴附在睑板内面，为一层很薄的薄膜。

(二) 结膜

结膜是一层薄而透明的黏膜，富有血管(图 8-6)。结膜按所在部位，可分为三部分：其中贴附于上、下眼睑内面的部分称睑结膜；覆盖于巩膜前部表面的部分称球结膜；介于球结膜与睑结膜之间的移行部分称结膜穹隆，分别形成结膜上穹和结膜下穹。当闭眼时睑结膜和球结膜围成结膜囊。

(三) 泪器

泪器包括泪腺和泪道(图 8-7)。

1. 泪腺

位于眼眶内眼球的外上方，有 10～20 条排泄管，开口于结膜上穹的外侧部。泪腺分泌泪液。泪液具有湿润角膜、冲洗异物和杀菌等作用。

2. 泪道

包括泪点、泪小管、泪囊和鼻泪管。

上、下睑缘的内侧端各有一个乳头状隆起，中央有一小孔，叫泪点，是泪小管的入口。

泪小管为连接泪点与泪囊的小管，分为上泪小管和下泪小管，共同开口于泪囊。

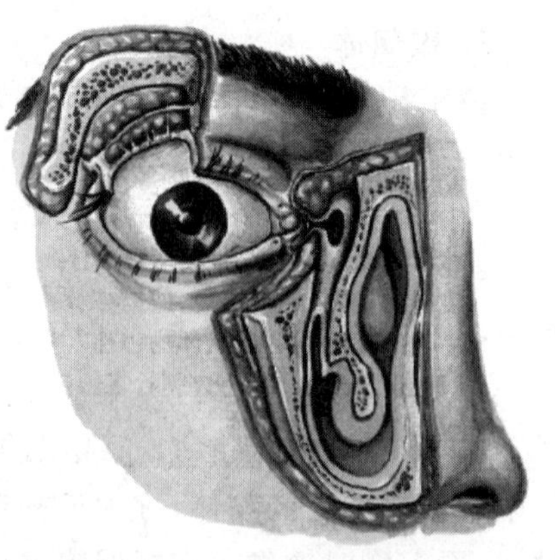

图 8-7　泪器

泪囊为一膜性囊，位于泪囊窝内，上端为盲端，下端移行为鼻泪管。

鼻泪管为连接泪囊下端的膜性管道，位于骨性鼻泪管内，下端开口于下鼻道。鼻泪管开口处的黏膜内有丰富的静脉丛，患感冒时，黏膜易充血和肿胀，致使鼻泪管的开口闭塞，使泪液向鼻腔内引流不畅，故患感冒时常有流泪的症状。

泪腺不断地分泌泪液，泪液借助眨眼活动涂抹于眼球表面，多余的泪液经泪点、泪小管进入泪囊，再经鼻泪管到鼻腔。

(四) 眼球外肌

眼球外肌配布在眼球周围，为骨骼肌，包括 6 块运动眼球的肌和 1 块运动眼睑的肌(图 8-8)。运动眼球的肌有上直肌、下直肌、内直肌、外直肌、上斜肌和下斜肌。上直肌使眼球转向上内；下直肌使眼球转向下内；内直肌和外直肌可分别使眼球转向内侧和外侧。上斜肌收缩时使眼球转向下外。下斜肌收缩时使眼球转向上外。运动上眼睑的一块肌叫上睑提肌，收缩时可上提上睑(图 8-8)。

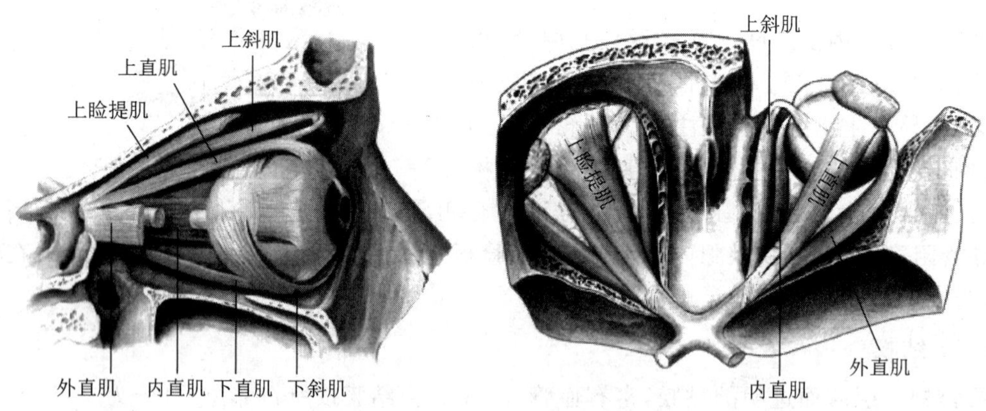

图 8-8　眼球外肌

三、眼的血管

(一) 眼的动脉

分布到眼的动脉是眼动脉。眼动脉是颈内动脉在颅内的一个分支，与视神经共同经视神经管入眶，在眶内分支分布于眼球、眼球外肌和泪器等处。其重要分支为视网膜中央动脉。它在眼球后方穿入视神经，向前行至视神经盘处分为四支，即视网膜颞侧上小动脉、视网膜颞侧下小动脉和视网膜鼻侧上小动脉、视网膜鼻侧下小动脉，分布于视网膜。

(二) 眼的静脉

眼的静脉主要有眼上静脉和眼下静脉，收集眼球和眼副器的静脉血，向后经眶上裂进颅腔，注入海绵窦。眼静脉向前经内眦静脉与面静脉相交通，如面部感染有可能蔓延入颅内。

临床上，视网膜中央动脉的分支和视网膜中央静脉的属支以及视神经盘、黄斑等结构都可利用检眼镜观察到，借此可协助诊断某些疾病。

第二节　前庭蜗器

前庭蜗器由前庭器(位觉器)和蜗器(听觉器)两部分组成，包括外耳、中耳和内耳三部分(图 8-9)。外耳和中耳是收集和传导声波的结构，内耳有听觉和位觉感受器(图 8-10)。

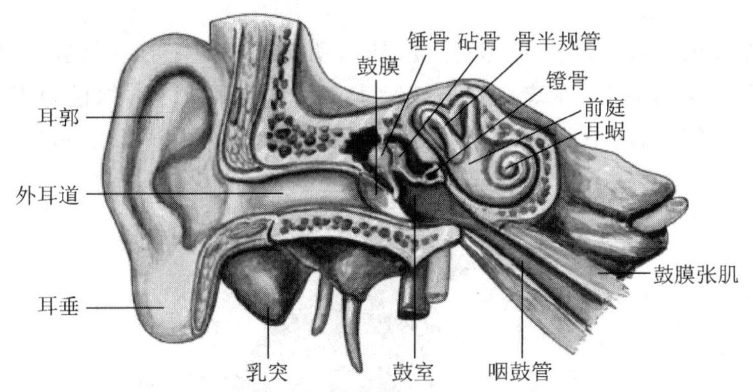

图 8-9　前庭蜗器全貌

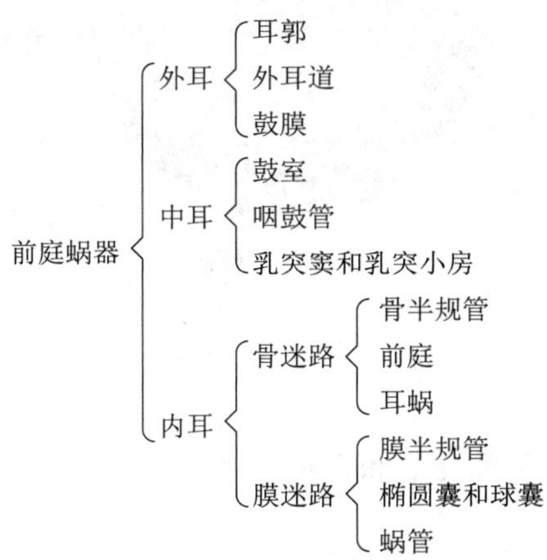

图 8-10　前庭蜗器

一、外耳

外耳包括耳郭、外耳道和鼓膜三部分。

(一) 耳郭

耳郭主要由弹性软骨作支架，外覆皮肤而成，皮下组织很少，但血管、神经丰富。耳郭下部小部分无软骨，含有结缔组织和脂肪，称耳垂，是临床常用的采血部位。

(二) 外耳道

外耳道是外耳门至鼓膜之间的弯曲管道，长约 2.5 厘米。其外侧 1/3 部为软骨部，内侧 2/3 部为骨部，两部交界处较狭窄。外耳道是一弯曲管道，从外向内，其方向是先斜向后上，后斜向前下。检查外耳道和鼓膜时，需将耳郭向后上方牵拉，但婴儿的外耳道较短而平直，检查婴儿的鼓膜时，应将耳郭向后下方牵拉。

外耳道的皮肤较薄，含有毛囊、皮脂腺及耵聍腺。外耳道的皮下组织极少，皮肤与软骨膜或骨膜紧密结合，故外耳道发生疖肿时，疼痛剧烈。

(三) 鼓膜

鼓膜位于外耳道与鼓室之间，呈倾斜位，外面朝向外、前、下方。鼓膜为椭圆形半透明的薄膜。鼓膜的中心向内凹陷，称鼓膜脐。鼓膜上 1/4 部薄而松弛，称松弛部，下 3/4 部坚实紧张，称紧张部。紧张部前下部有三角形的反光区，称光锥(图 8-11)。慢性化脓性中耳炎常可引起鼓膜穿孔。

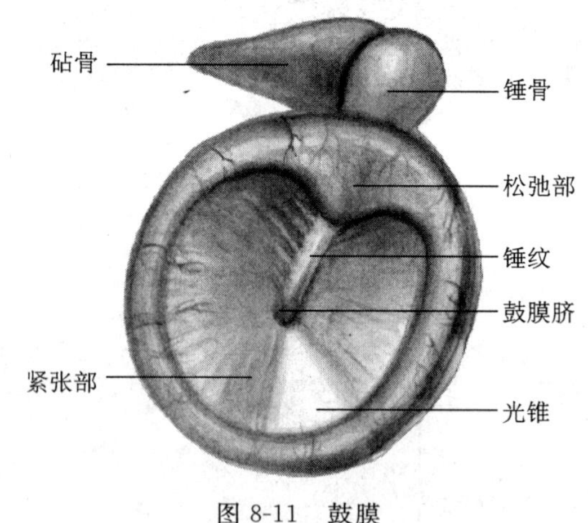

图 8-11　鼓膜

二、中耳

中耳包括鼓室、咽鼓管以及乳突窦和乳突小房等。

(一) 鼓室

鼓室位于鼓膜与内耳之间，是颞骨岩部内的一个不规则的含气小腔。鼓室有六个壁，室内有三块听小骨(图 8-12)。

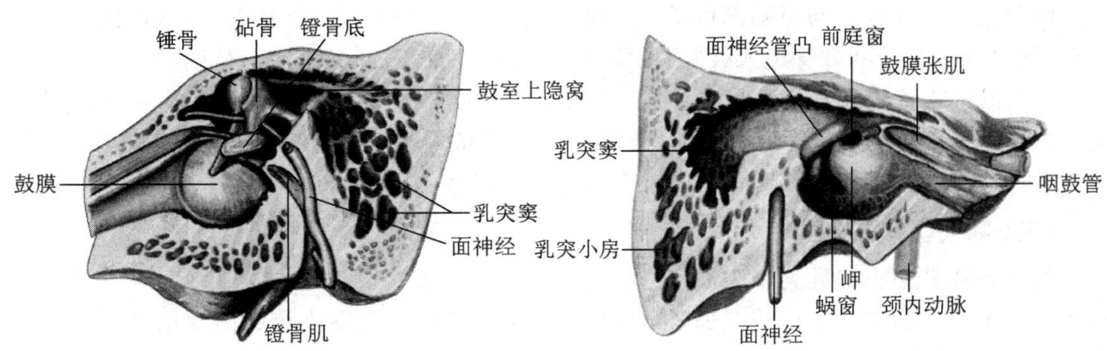

图 8-12　鼓室

1. 鼓室壁

鼓室有六个壁：

(1) 上壁：称鼓室盖，为一薄层骨板，与颅中窝相邻。

(2) 下壁：称颈静脉壁，亦为一薄层骨板，将鼓室与颈内静脉起始部隔开。

(3) 前壁：称颈动脉壁，即颈动脉管后壁，与颈内动脉邻近。其上部有咽鼓管的开口。

(4) 后壁：称乳突壁，此壁上部有乳突窦的开口，乳突窦为一小腔，向后通乳突小房。

(5) 外侧壁：称鼓膜壁，主要由鼓膜构成。

(6) 内侧壁：称迷路壁，即内耳的外侧壁，此壁的后上部有一卵圆形孔，称前庭窗，被镫骨底封闭；后下部有一圆孔，称蜗窗，被第二鼓膜封闭。前庭窗的后上方有一弓形隆凸，称面神经管凸，其深部有面神经管，管内有面神经走行。中耳的炎症或手术易伤及面神经。

2. 听小骨

听小骨由外向内为锤骨、砧骨、镫骨，三块听小骨互以关节相连，构成听小骨链。其中，锤骨柄附着于鼓膜内面，砧骨分别与锤骨和镫骨相连，镫骨底封闭前庭窗。当声波振动鼓膜时，振动通过听小骨链的传导，将声波的振动传入内耳(图 8-13)。中耳炎可引起听小骨粘连、韧带硬化等，使听小骨链的活动受到限制，致听力减弱。

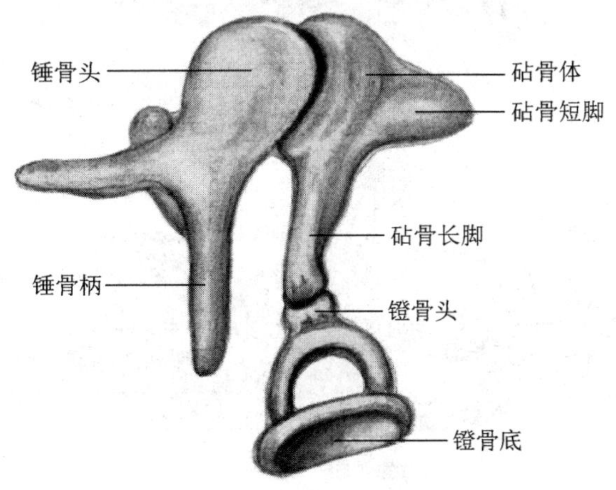

图 8-13　听小骨

（二）咽鼓管

咽鼓管为连通鼓室与鼻咽部的管道。咽鼓管咽口平时处于闭合状态，当吞咽或张口时开放，此时空气可经咽鼓管进入鼓室，以维持鼓膜内、外气压的平衡，利于鼓膜的正常振动。

幼儿的咽鼓管较成人短而平直，腔径相对较大，故咽部感染易沿此管侵入鼓室，引起中耳炎。当咽部有炎症时，咽鼓管因黏膜肿胀而阻塞，空气不能经咽鼓管进入鼓室，而鼓室内原有的空气被吸收，使鼓室内的气压形成负压，导致鼓膜内陷，病人常有耳内堵塞感及耳聋、耳鸣等症状。

（三）乳突窦和乳突小房

乳突窦和乳突小房乳突窦为鼓室与乳突小房之间的腔。乳突小房为颞骨乳突内许多相通的含气小腔。相邻的小房相互通连，小房的壁衬有黏膜。乳突小房的前部借乳突窦通鼓室，故中耳炎时可向后蔓延，并发乳突炎。

三、内耳

内耳位于颞骨岩部内，在鼓室与内耳道底之间。内耳由构造复杂的管道组成，故称迷路，包括骨迷路和膜迷路两部分。骨迷路为颞骨岩部内的骨性隧道，膜迷路是套在骨迷路内的膜性小囊和小管。膜迷路内含有内淋巴，膜迷路与骨迷路之间的间隙内充满外淋巴。内、外淋巴互不相通。

（一）骨迷路

骨迷路分为骨半规管、前庭和耳蜗三部分（图 8-14），它们互相通连。

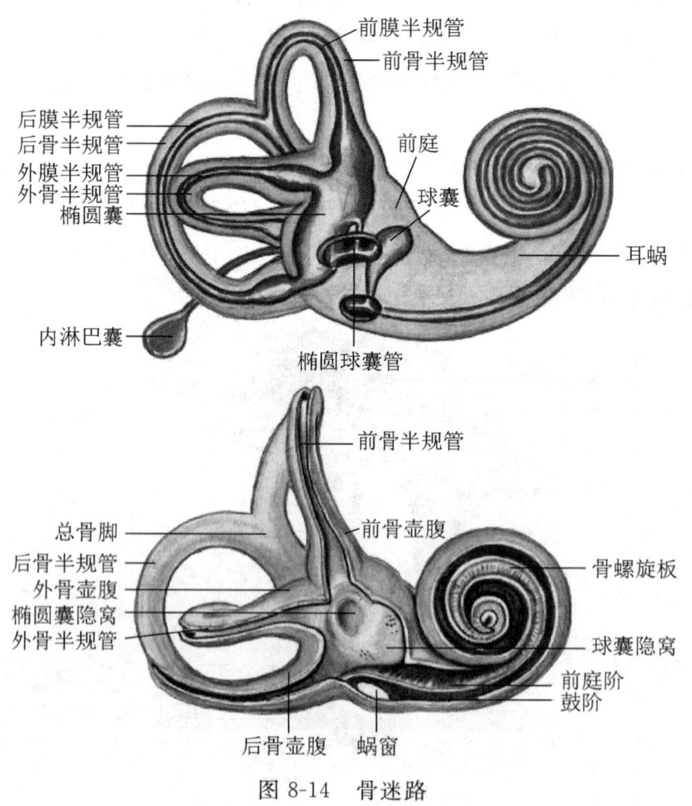

图 8-14 骨迷路

1. 骨半规管

为骨迷路的后部，是三个相互垂直排列的半环形小管。按其位置分别为前骨半规管、外骨半规管和后骨半规管。每个半规管有两个脚，其中有一脚膨大，称骨壶腹。但前、后骨半规管的另一脚合并成一个总脚，因此 3 个骨半规管有 5 个脚开口于前庭。

2. 前庭

为骨迷路的中部，是不规则的椭圆形空腔。前庭的外侧壁即鼓室的内侧壁，有前庭窗和蜗窗。前庭向前通耳蜗，向后通三个骨半规管。

3. 耳蜗

为骨迷路的前部，形似蜗牛壳。耳蜗是由一骨性蜗螺旋管环绕蜗轴旋转两圈半构成。蜗轴是耳蜗的骨质中轴，它伸出骨螺旋板突入蜗螺旋管内，此板约达蜗螺旋管腔的一半，其缺损处由膜迷路(蜗管)填补封闭，因此将蜗螺旋管分为上部的前庭阶和下部的鼓阶(图 8-15)。前庭阶和鼓阶在蜗顶相通，前庭阶通前庭窗，鼓阶通向蜗窗。

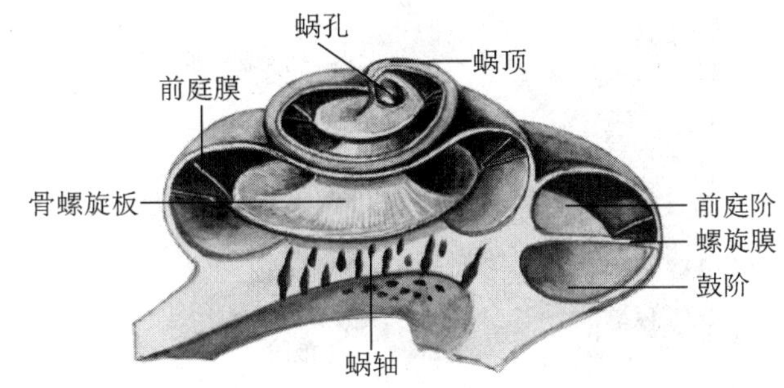

图 8-15　耳蜗切面

(二) 膜迷路

膜迷路包括膜半规管、椭圆囊和球囊、蜗管三部分(图 8-16)。

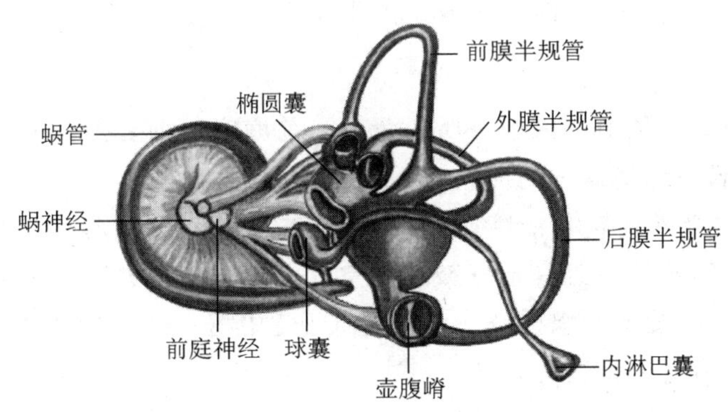

图 8-16　膜迷路和骨迷路

1. 膜半规管

在骨半规管内，膜壶腹形状和骨半规管相似，其中有一脚也膨大。膜壶腹壁内面有一嵴状隆起，称壶腹嵴，是位觉感受器，能感受头部旋转变速运动的刺激。

2. 椭圆囊和球囊

椭圆囊和球囊位于前庭内，两囊内分别有椭圆囊斑和球囊斑，也是位觉感受器，能感受直线变速运动的刺激。

椭圆囊斑、球囊斑和三个壶腹嵴合称为前庭器。前庭器是位觉感受器，有维持人体平衡的功能。

3. 蜗管

为套在蜗螺旋管内的膜性管道。蜗管的横切面呈三角形，有上壁、外侧壁和下壁三个壁。上壁称前庭膜，外侧壁为蜗螺旋管内表面骨膜的增厚部分，下壁称螺旋膜(基底膜)。螺旋膜上有螺旋器，又称 Corti 器。螺旋器由支持细胞、毛细胞和盖膜构成，是听觉感受器，能感受声波刺激(图 8-17)。当蜗管内的内淋巴振动引起盖膜振动时，可以引起毛细胞兴奋并产生神经冲动，神经冲动经蜗神经传入大脑皮质的听觉中枢，形成听觉。

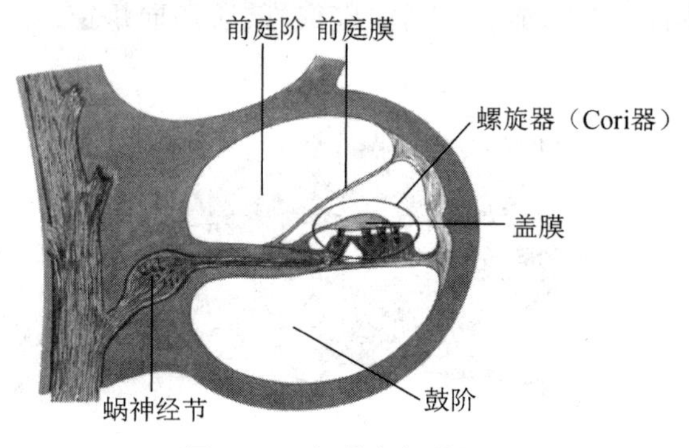

图 8-17　蜗管与螺旋器

四、声波的传导途径

声波传入耳蜗有两种途径，即空气传导和骨传导。

(一) 空气传导

传导途径：声波→外耳道→鼓膜→听小骨链→前庭窗→前庭阶的外淋巴→前庭膜→蜗管的内淋巴→螺旋膜→螺旋器→蜗神经→大脑皮质听觉中枢。

对于鼓膜穿孔或听小骨链功能障碍的病人，声波可以经鼓室内空气引起第二鼓膜振动进行传导。传导途径：声波→外耳道→鼓室内空气→蜗窗第二鼓膜→鼓阶的外淋巴→蜗管的内淋巴→螺旋膜→螺旋器→蜗神经→大脑皮质听觉中枢。这一途径的传导引起听力显著下降，但不会导致听力完全丧失。

(二) 骨传导

声波经颅骨传入内耳而引起听觉。传导途径：声波→颅骨→骨迷路→前庭阶和鼓阶的外淋巴→蜗管的内淋巴→螺旋膜→螺旋器→蜗神经→大脑皮质听觉中枢。

在正常情况下以空气传导为主，但在听力检查中可用到骨传导，对于鉴别传导性耳聋与神经性耳聋极为重要。

鼓膜、听小骨链损伤或功能障碍引起的听力下降，称传导性耳聋；内耳螺旋器、蜗神经和中枢神经病变引起的听力下降，称神经性耳聋。传导性耳聋经骨传导可以听到声音，神经性耳聋声波无论从何途径传入，病人都不能听到声音。

思考与练习

一、名词解释

1. 巩膜静脉窦　2. 黄斑　3. 视神经盘(视神经乳头)

二、单项选择题

1. 没有屈光作用的装置是(　　)。

A. 虹膜　B. 晶状体　C. 角膜　D. 房水

E. 玻璃体

2. 角膜内含有(　　)。

A. 毛细血管　B. 感觉神经末梢　C. 色素细胞　D. 毛细淋巴管

E. 视细胞

3. 视网膜感光最敏锐的地方是(　　)。

A. 视神经盘　B. 黄斑　C. 中央凹　D. 视网膜视部

E. 视网膜盲部

4. 属于位觉感受器的是(　　)。

A. 鼓膜　B. 前庭膜　C. 螺旋器　D. 第二鼓膜

E. 壶腹嵴

5. 产生房水的结构是(　　)。

A. 睫状体　B. 晶状体　C. 泪腺　D. 眼房

E. 玻璃体

6. 沟通眼球前、后房的结构是(　　)。

A. 虹膜角膜角　B. 巩膜静脉窦　C. 泪点　D. 瞳孔

E. 眼静脉

7. 能调节晶状体曲度的是(　　)。

A. 睫状肌　B. 提上睑肌　C. 瞳孔开大肌　D. 瞳孔括约肌

E. 眼轮匝肌

8. 内耳(　　)。

A. 位于内耳门与内耳道底之间　B. 包括骨迷路和膜迷路

C. 内、外淋巴可相互流通　D. 球囊斑为听觉感受器

E. 蜗管是位觉感受器

9. 听觉感受器位于(　　)。

A. 前庭膜　B. 基底膜　C. 壶腹嵴　D. 膜半规管

E. 球囊斑

10. 咽鼓管开口于鼓室的(　　)。

A. 内侧壁　　B. 后壁　　C. 前壁　　D 下壁

E. 外侧壁

11. 中耳(　　)。

A. 由鼓膜和鼓室组成　　B. 鼓室内有听小骨

C. 鼓室为密闭的小腔　　D. 成人咽鼓管平直短粗

E. 鼓室与乳突小房不通

12. 接受直线变速运动刺激的感受器是(　　)。

A. 壶腹嵴　　B. 螺旋器

C. 椭圆囊斑和球囊斑　　D. 蜗管

E. 膜半规管

13. 蜗管位于何结构之内(　　)。

A. 耳蜗　　B. 蜗轴　　C. 前庭阶　　D. 鼓阶

E. 椭圆囊

14. 关于鼓室,错误的是(　　)。

A. 上壁称盖壁　　B. 下壁为颈静脉壁

C. 后壁称乳突壁　　D. 前壁为颈动脉壁

E. 内侧壁由鼓膜构成

三、简答题

1. 简述眼球的结构。

2. 房水的产生和循环途径如何?

3. 简述声波的主要传导途径。

第九章 神经系统

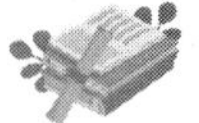

学习目标

① 掌握神经系统的组成、神经系统的常用术语，脊髓的位置，脑、脑干的分部，大脑的分叶和大脑皮质的功能定位，内囊的概念、分部及临床意义，脑和脊髓被膜的层次和主要间隙的构成，脑脊液的产生部位、循环途径及临床意义，12 对脑神经的名称、性质和顺序。

② 理解脊髓外形、内部结构特点和功能，周围神经系统的组成，脊神经各丛的主要分支名称和胸神经节段性分布特点。

③ 了解房脑血供，12 对脑神经连脑的位置，面神经、舌咽神经、迷走神经、舌下神经的分布，内脏神经的组成和分类、交感和副交感神经低级中枢的位置，脑和脊髓传导通路的分类和主要的感觉传导通路和运动传导通路的功能。

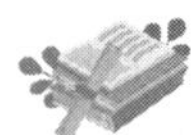

思维导图

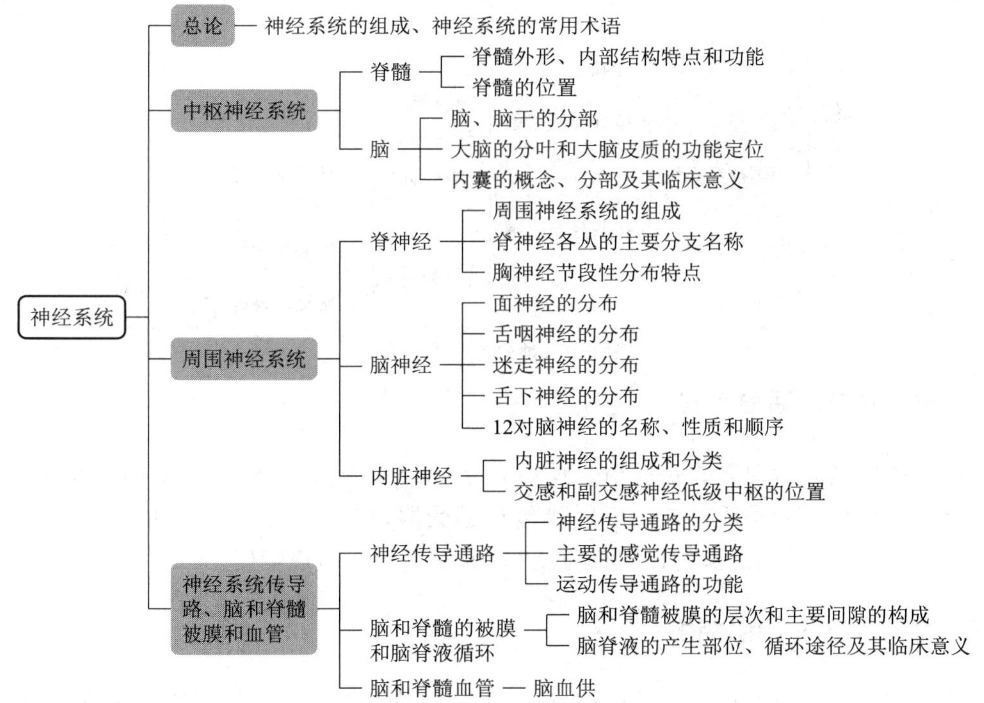

第一节　概述

一、神经系统的区分

神经系统在形态和功能上是一个不可分割的整体。为叙述和学习方便，可将神经系统分为中枢神经系统和周围神经系统（图 9-1）。

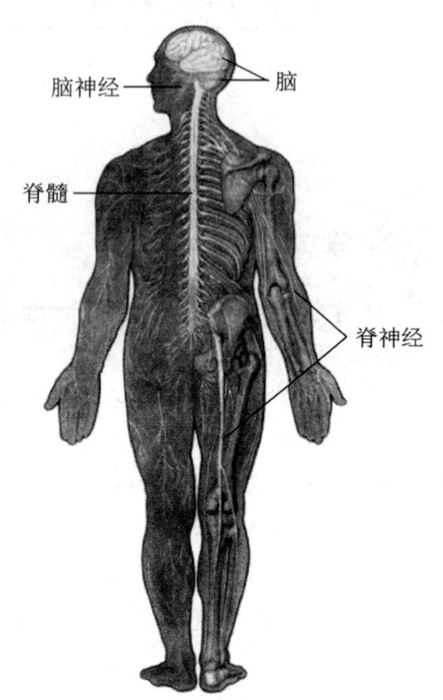

图 9-1　神经系统概观

中枢神经系统包括脑和脊髓，分别位于颅腔和椎管内。周围神经系统可分为与脑相连的 12 对脑神经和与脊髓相连的 31 对脊神经。按其分布的范围不同，周围神经系统又分为躯体神经和内脏神经。躯体神经主要分布于皮肤、骨、关节和骨骼肌；内脏神经主要分布于内脏、心血管和腺体。躯体神经和内脏神经均含有感觉纤维和运动纤维。其中内脏运动神经支配不受人的主观意志所控制的心肌、平滑肌和腺体的活动，故又称自主神经系统或植物神经系统。内脏运动神经依据其功能的不同，分为交感神经和副交感神经两部分（图 9-2）。

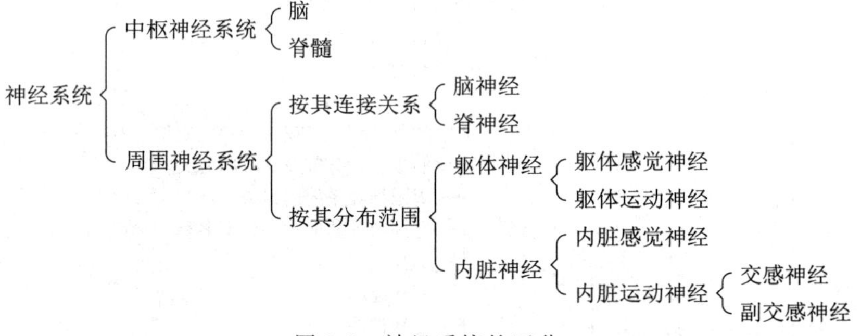

图 9-2　神经系统的区分

二、神经系统的活动方式

神经系统的基本活动方式是反射。反射是指神经系统对内、外界环境的刺激所作出的反应。反射的结构基础是反射弧。反射弧包括感受器、传入神经、神经中枢、传出神经和效应器五部分（图 9-3）。反射弧的任何部位受损，反射活动即出现障碍。

三、神经系统的常用术语

神经系统不同部位的神经元的胞体和突起在不同的部位常有不同的集聚方式，因而形

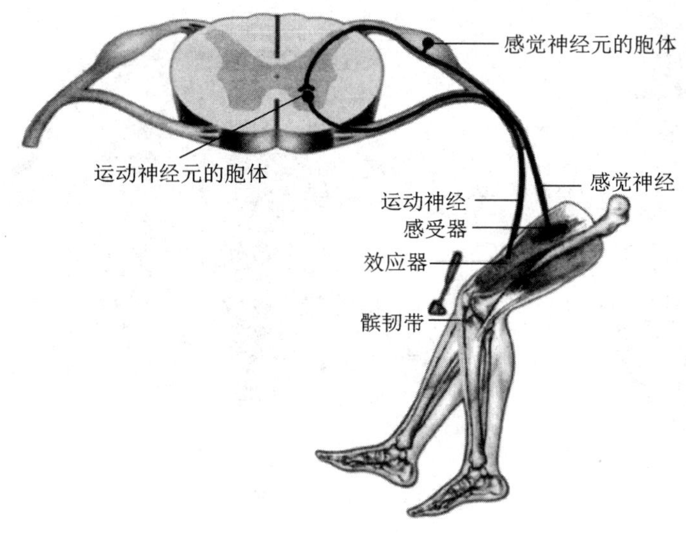

图 9-3　反射弧

成不同的术语名称。

1. 灰质和白质

在中枢神经系统内，神经元细胞体连同其树突集中的部位，色泽灰暗，称为灰质；神经纤维集中的部位，色泽白亮，称为白质。位于大脑和小脑表层的灰质，特称为皮质；位于大脑和小脑深部的白质，特称为髓质。

2. 神经核和神经节

中枢神经系统内，形态和功能相似的神经元的胞体集聚而成的团块，称神经核；周围神经系统内，形态和功能相似的神经元的胞体集聚而成的团块，称神经节。

3. 纤维束和神经

中枢神经系统内，起止、行程与功能基本相同的神经纤维聚集成束，称纤维束；周围神经系统中，神经纤维聚集成粗细不等的神经纤维束，称神经。

4. 网状结构

中枢神经系统内，神经纤维交织成网，灰质团块散在其中的区域，称网状结构。

第二节　中枢神经系统

一、脊髓

(一) 脊髓的位置与外形

脊髓位于椎管内，上端在枕骨大孔处与延髓相连，下端在成人平第 1 腰椎体的下缘，新生儿平第 3 腰椎。

外形呈圆柱状，前后稍扁，全长有两个膨大、六条纵沟(图 9-4)。

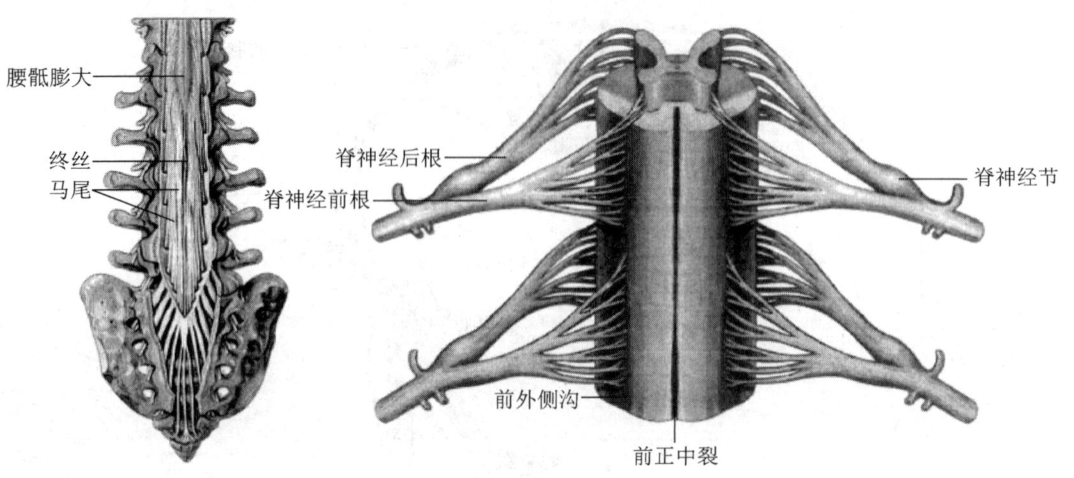

图 9-4　脊髓的外形

1. 两个膨大

即颈膨大和腰骶膨大。颈膨大连有到上肢的神经，腰骶膨大连有到下肢的神经。

2. 六条纵沟

即前正中裂、后正中沟、前外侧沟（一对）、后外侧沟（一对）。前外侧沟连有脊神经前根，后外侧沟连有脊神经后根，脊神经后根上有膨大的脊神经节。

3. 脊髓圆锥

脊髓末端变细呈圆锥形，称脊髓圆锥。

4. 马尾

在脊髓圆锥以下，腰、骶和尾神经根斜行向下围绕终丝形成马尾。

5. 终丝

自脊髓圆锥向下延伸的一条细丝，终止于尾骨背面。属于非神经组织结构。

（二）脊髓节段及其与椎骨的对应关系

脊髓两侧连有 31 对脊神经。每对脊神经前、后根相连的一段脊髓，称为一个脊髓节段。因此，脊髓可相应分为 31 个节段，即颈髓（C）8 节、胸髓（T）12 节、腰髓（L）5 节，骶髓（S）5 节、尾髓（Co）1 节。

在成年人中，脊髓节段与椎骨的对应关系大致是：颈髓上部（$C_{1\sim4}$）和同序数椎骨相对应；颈髓下部（$C_{5\sim8}$）和胸髓上部（$T_{1\sim4}$）比同序数椎骨高一个椎体；胸髓中部（$T_{5\sim8}$）比同序数椎骨高两个椎体；胸髓下部（$T_{9\sim12}$）比同序数椎骨高三个椎体；全部腰髓（$L_{1\sim5}$）平对第 10～12 胸椎体；骶髓（$S_{1\sim5}$）和尾髓（Co_1）平对第 1 腰椎体（表 9-1）。

表 9-1　脊髓节段与椎骨的对应关系

脊髓节段	相应的椎骨	推算举例
$C_{1\sim4}$	与相同序数的椎骨同高	第 3 颈节与第 3 颈椎相对
$C_5\sim T_4$	比同序数椎骨高 1 个椎骨	第 5 颈节与第 4 颈椎相对

续表

脊髓节段	相应的椎骨	推算举例
$T_{5\sim8}$	比同序数椎骨高 2 个椎骨	第 6 胸节与第 4 胸椎相对
$T_{9\sim12}$	比同序数椎骨高 3 个椎骨	第 10 胸节与第 7 胸椎相对
$L_{1\sim5}$	平对第 10～12 胸椎	
$S_{1\sim5}$和 Co_1	平对第 1 腰椎	

（三）脊髓的内部结构

脊髓由灰质和白质构成。脊髓中央的纵行小管，称中央管（图 9-5）。中央管的周围是灰质，灰质的周围是白质。

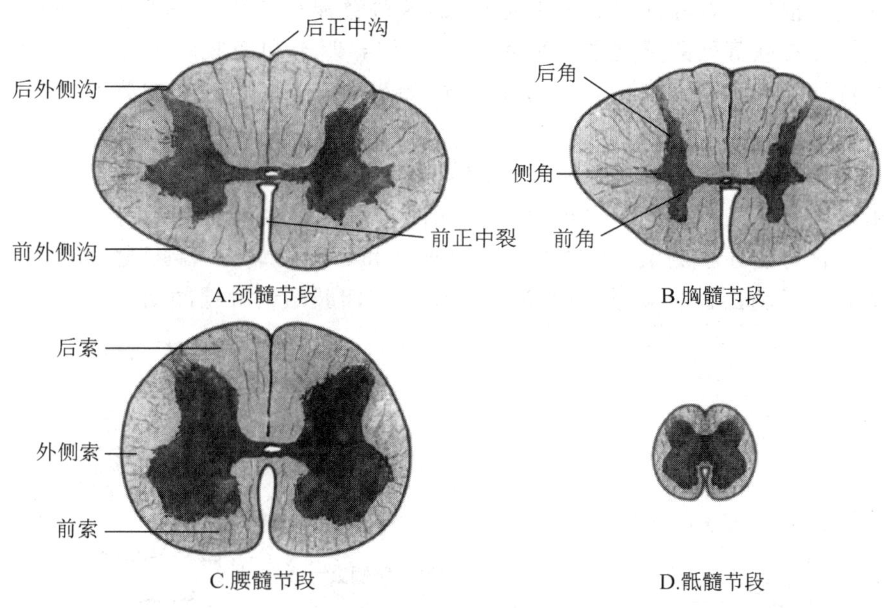

图 9-5　脊髓的内部结构

1. 灰质

在横切面上呈"H"形，每侧灰质向前扩大的部分，称前角（柱）；后部狭细称后角（柱）；T_1～L_3 脊髓节段的前、后角之间有向外侧突出的侧角（柱）。

（1）前角：内含躯体运动神经元的胞体。其轴突出脊髓，构成脊神经前根中的躯体运动成分，支配躯干和四肢的骨骼肌运动。脊髓前角运动神经元受损（如脊髓灰质炎）时，表现为其所支配的骨骼肌的随意运动障碍，张力低下，反射消失，肌萎缩等，临床上称弛缓性瘫痪（软瘫）。

（2）后角：内含联络神经元的胞体。它们接受脊神经后根感觉纤维传来的神经冲动，其轴突有的进入白质形成上行纤维束，将后根传入的神经冲动传导到脑；有的在脊髓的不同节段起联络作用。

（3）侧角：内含交感神经元的胞体。侧角仅见于 T_1～L_3 脊髓节段。它们的轴突出脊髓，构成脊神经前根中的交感神经纤维。$S_{2\sim4}$ 节段，相当于侧角的部位，有副交感神经元胞体组成的核团，称骶副交感核，其轴突也随脊神经前根走出。

2. 白质

位于脊髓灰质周围，每侧白质借脊髓的沟、裂分为3个索：前正中裂与前外侧沟之间的称前索；前、后外侧沟之间的称外侧索；后正中沟与后外侧沟之间的称后索。

白质主要由许多纤维束构成。在白质中向上传递神经冲动的纤维束称为上行（感觉）纤维束，向下传递神经冲动的纤维束称为下行（运动）纤维束。另外，脊髓白质中有短的脊髓固有束。脊髓固有束位于白质最内侧紧靠灰质边缘处，固有束起止均在脊髓，在白质内上升或下降，完成脊髓节段内或节段间的反射活动。

（1）上行（感觉）纤维束：

① 薄束和楔束：位于后索。薄束位于后正中沟两侧，由第5胸节以下的纤维组成；楔束在薄束外侧，由第4胸节以上的纤维组成。薄束和楔束都由脊神经节内假单极神经元的中枢突经脊神经后根进入脊髓同侧后索上延而成，这些脊神经节细胞的周围突，随脊神经分布到肌、腱、关节和皮肤等处的感受器。薄束和楔束传导躯干和四肢的本体觉（来自肌、腱、关节等处的位置觉、运动觉和振动觉）和精细触觉（如辨别两点的距离和物体的纹理粗细等）的冲动（图9-6）。

② 脊髓丘脑束：位于外侧索的前部和前索中。脊髓丘脑束主要起自脊髓后角细胞，这些细胞发出的轴突交叉到对侧脊髓的外侧索和前索上行，经脑干终于背侧丘脑。在外侧索上行的纤维束称脊髓丘脑侧束，其功能是传导躯干和四肢的痛觉、温度觉的冲动；在前索中上行的纤维束称脊髓丘脑前束，其功能是传导躯干和四肢的粗触觉冲动（图9-6）。

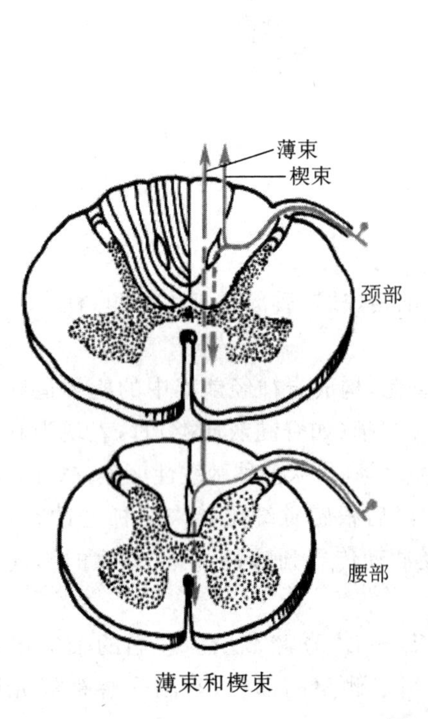

薄束和楔束

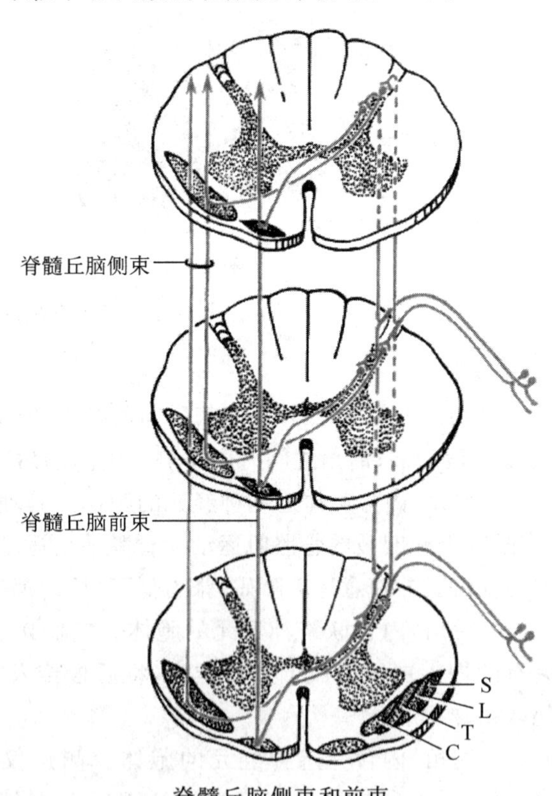

脊髓丘脑侧束和前束

图9-6　上行（感觉）纤维束

(2) 下行(运动)纤维束：主要有皮质脊髓束。

皮质脊髓束位于前索和外侧索内。皮质脊髓束起自大脑皮质躯体运动中枢的运动神经元，纤维下行经内囊和脑干，在延髓的锥体交叉处，大部分纤维交叉到对侧后，继续下行于脊髓外侧索后部，称皮质脊髓侧束，其纤维止于同侧脊髓前角细胞。皮质脊髓束的小部分纤维不交叉，称皮质脊髓前束，其纤维止于双侧脊髓前角细胞。皮质脊髓束将来自大脑皮质的神经冲动，传至脊髓前角运动神经元，管理躯干和四肢骨骼肌的随意运动(图 9-7)。

支配上肢、下肢肌的前角运动神经元只接受对侧大脑半球来的纤维，而支配躯干肌的前角运动神经元接受双侧皮质脊髓束的支配。因此，脊髓一侧的皮质脊髓束损伤后，只出现上肢、下肢肌的瘫痪，而躯干肌不瘫痪。

(四) 脊髓的功能

1. 传导功能

脊髓通过上行纤维束能将躯干和四肢的感觉冲动上传入脑，通过下行纤维束能将脑发放的运动冲动传至效应器。

2. 反射功能

脊髓灰质内有许多反射活动的低级中枢。脊髓可完成一些反射活动，如腱反射(如膝跳反射)、排尿和排便反射等。

二、脑

脑位于颅腔内，可分为脑干、小脑、间脑和端脑四部分(图 9-8)。

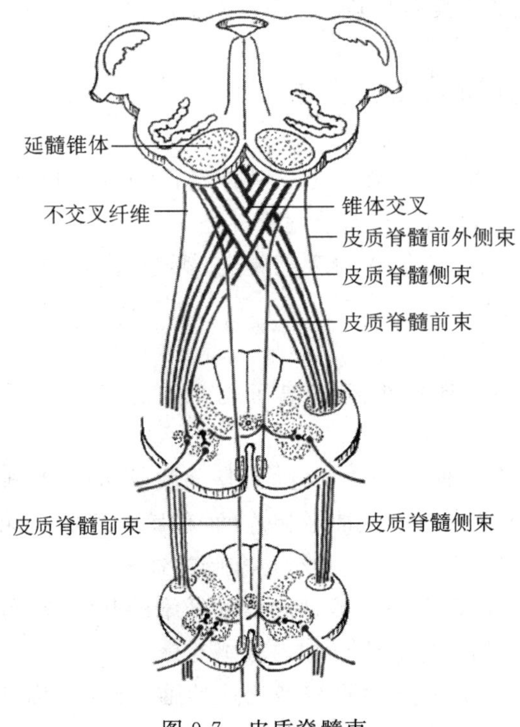

图 9-7　皮质脊髓束

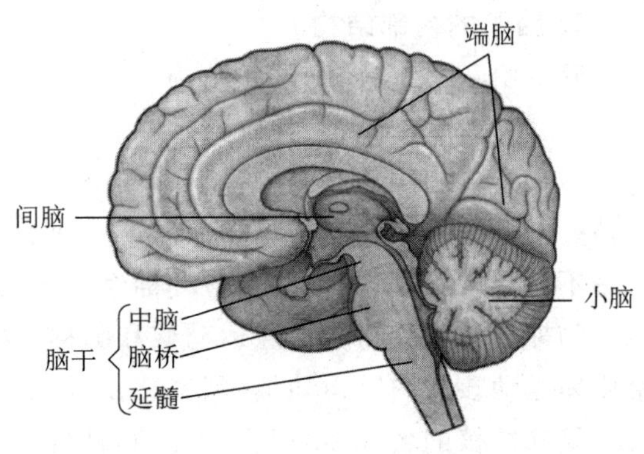

图 9-8　脑的正中矢状切面

(一) 脑干

脑干贴于颅后窝枕骨大孔前方的骨面。

脑干自下而上由延髓、脑桥和中脑组成。延髓在枕骨大孔处下续脊髓，中脑向上接间脑，延髓和脑桥的背侧与小脑相连。

1. 脑干的外形

(1) 腹侧面：延髓位于脑干的最下部。在延髓上部前正中裂的两侧各有一纵形隆起，称锥体，其内有皮质脊髓束通过。锥体下方，皮质脊髓束的大部分纤维左、右交叉，构成锥体交叉。锥体的外侧是前外侧沟。

脑桥位于脑干的中部。脑桥下缘借延髓脑桥沟与延髓分界，上缘与中脑相连。脑桥的腹侧面膨隆，称脑桥基底部，其中线上的纵行浅沟，称基底沟，容纳基底动脉。基底部向两侧逐渐细窄，与背侧的小脑相连。

中脑位于脑干上部。中脑腹侧面有一对柱状结构，称大脑脚。两脚之间的凹窝，称脚间窝。

(2) 背侧面：延髓背侧面下部后正中沟的两侧，各有两个隆起，内侧的称薄束结节，外侧的称楔束结节，两者深面分别有薄束核和楔束核。楔束结节外侧缘的浅沟是后外侧沟。延髓上部形成菱形窝(第 4 脑室底)的下半部。

脑桥背侧面形成菱形窝的上半部。

中脑背侧面有两对隆起，上方的一对称上丘，是视觉反射中枢；下方的一对称下丘，是听觉反射中枢。

脑神经共有 12 对，除嗅神经和视神经分别连于端脑和间脑外，其余 10 对脑神经均与脑干相连。

与中脑相连的脑神经：第Ⅲ对动眼神经自中脑脚间窝穿出；第Ⅳ对滑车神经由中脑背侧下丘的下方穿出。

与脑桥相连的脑神经：在脑桥腹侧面开始变窄处连有第Ⅴ对三叉神经；在延髓脑桥沟内，由内侧向外侧依次为第Ⅵ对展神经、第Ⅶ对面神经和第Ⅷ对前庭蜗神经。

与延髓相连的脑神经：在延髓后外侧沟，自上而下是第Ⅸ对舌咽神经、第Ⅹ对迷走神经和第Ⅺ对副神经；第Ⅻ对舌下神经则经前外侧沟穿出。

2. 脑干的内部结构

脑干由灰质、白质和网状结构构成。脊髓中央管到延髓、脑桥背面与小脑之间扩展，形成第 4 脑室，在中脑内则为中脑水管。

(1) 灰质：脑干的灰质配布与脊髓不同，它不形成连续的灰质柱，而是分散成团块，称神经核。脑干的神经核主要分为两种。一种是与第Ⅲ～Ⅻ对脑神经相连的，称脑神经核。第二种不与脑神经相连，但参与各种神经传导通路或反射通路的组成，称非脑神经核。

脑神经核可分为脑神经运动核和脑神经感觉核，运动核是脑神经运动纤维的起始核，包括躯体运动核和内脏运动核(副交感核)，感觉核包括躯体感觉核和内脏感觉核。

脑神经核的名称多与其相连的脑神经名称一致。如与动眼神经相连的脑神经核，称动眼神经核和动眼神经副核。

脑神经核按其功能性质分为躯体运动核、内脏运动核、躯体感觉核和内脏感觉核4类：躯体运动核包括动眼神经核、滑车神经核、三叉神经运动核、展神经核、面神经核、疑核、副神经核、舌下神经核；内脏运动核包括动眼神经副核、上泌涎核、下泌涎核、迷走神经背核；躯体感觉核包括三叉神经感觉核群、前庭神经核、蜗神经核；内脏感觉核是孤束核。

非脑神经核主要有：① 薄束核与楔束核，分别位于延髓薄束结节和楔束结节的深面，它们分别是薄束和楔束的终止核，是本体觉和精细触觉冲动传导通路的中继性核团。② 红核和黑质，位于中脑。红核富有血管，在新鲜脑干切面上呈红色；黑质的细胞内含黑色素，故呈黑色。红核和黑质对调节骨骼肌的张力有重要作用。临床上黑质病变，多巴胺减少，可导致肌张力过高，运动减少，是引起震颤麻痹（帕金森病）的主要原因。

（2）白质：主要由纤维束组成。脑干的纤维束主要有：

① 上行（感觉）纤维束：

A. 内侧丘系：脊髓后索中的薄束和楔束上行至延髓，分别止于薄束核和楔束核。薄束核和楔束核发出的纤维在中央管前方左右交叉，称内侧丘系交叉。交叉后的纤维在中线的两侧折向上行，组成内侧丘系，上行终于背侧丘脑。

B. 脊髓丘脑束：也称脊髓丘系。由脊髓向上行，至延髓走在内侧丘系背外侧，经过脑干各部，上行终于背侧丘脑。

C. 三叉丘系：脑桥三叉神经感觉核群发出的纤维交叉至对侧，组成三叉丘系，行于内侧丘系的背外侧，上行终于背侧丘脑。三叉丘系传导头面部皮肤、黏膜的痛、温、触觉的冲动。

② 下行（运动）纤维束：主要有锥体束。

锥体束是大脑皮质躯体运动中枢发出的支配骨骼肌随意运动的纤维束。锥体束下行途经内囊、中脑大脑脚、脑桥基底部，到延髓形成锥体。锥体束包括两部分纤维：一部分在脑干下行中陆续止于脑神经躯体运动核，称皮质核束；另一部分通过脑干下降到脊髓，止于脊髓前角运动神经元，称皮质脊髓束。皮质脊髓束在延髓上部形成锥体，在锥体下端，大部分纤维交叉（锥体交叉）后到脊髓外侧索内下行，称皮质脊髓侧束，小部分纤维不交叉进入脊髓前索内下行，称皮质脊髓前束。

（3）网状结构：脑干内除上述神经核和纤维束外，在脑干的中央区域，神经纤维交织成网，其间散在着大小不等的神经细胞核团，它们共同构成网状结构。

3. 脑干的功能

（1）传导功能：大脑皮质、间脑与脊髓、小脑相互联系的上行纤维束和下行纤维束都经过脑干。因此脑干成为大脑、间脑与小脑、脊髓和周围神经联系的重要通道。

（2）反射功能：脑干内具有多个反射活动的低级中枢。如中脑内有瞳孔对光反射中枢；脑桥内有角膜反射中枢；延髓内有呼吸中枢、心血管运动中枢等"生命中枢"。如果"生命中枢"受损，可致呼吸、心跳血压等的严重障碍，危及生命。

（3）网状结构的功能：脑干内的网状结构有保持大脑皮质觉醒、调节骨骼肌张力、维持生命活动等功能。

(二) 小脑

1. 小脑的位置和外形

小脑位于颅后窝内,在脑桥和延髓的后方,与脑干相连。

小脑中间部缩细,称小脑蚓,两侧部膨大,称小脑半球。小脑上面平坦。小脑半球下面靠近小脑蚓的椭圆形隆起,称小脑扁桃体(图 9-9)。小脑扁桃体紧靠枕骨大孔,其腹侧邻近延髓。当颅内压增高时,小脑扁桃体可被挤入枕骨大孔内,从而压迫延髓,危及生命,临床上称为枕骨大孔疝或小脑扁桃体疝。

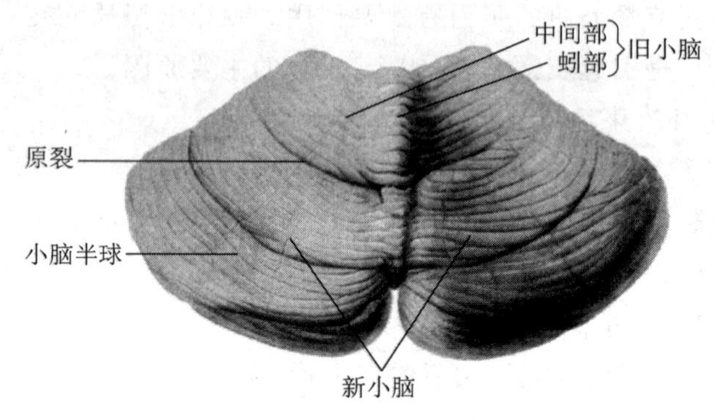

图 9-9 小脑的外形

2. 小脑的内部结构

小脑的表层为灰质,称小脑皮质;内部为白质,称小脑髓质。髓质内埋有几对灰质块,称小脑核,其中最大的小脑核是齿状核。

3. 小脑的功能

小脑是一个重要的运动调节中枢。小脑的主要功能是维持身体的平衡、调节肌张力和协调骨骼肌的随意运动。

小脑损伤时,平衡失调,站立不稳,步态蹒跚;影响到肌张力时,常表现为肌张力降低;运动不协调,走路时抬腿过高,取物时过度伸开手指等,令病人作指鼻试验时,动作不准确,临床上称为"共济失调"。

(三) 间脑

间脑位于中脑和端脑之间,大部分被大脑半球掩盖。间脑内的腔隙称第三脑室。间脑主要包括背侧丘脑、下丘脑和后丘脑等部分。

1. 背侧丘脑又称丘脑,是一对卵圆形的灰质块,位于间脑的背侧份。

背侧丘脑被一"Y"形的白质板分隔为三个核群,即前核群、内侧核群和外侧核群。外侧核群后部的腹侧份称腹后核(图 9-10)。

背侧丘脑是感觉传导通路的中继站。全身躯体浅感觉(痛、温、触、压觉)和深感觉(本体觉)的纤维在上行传导过程中,均在背侧丘脑腹后核中继后,发出纤维参与组成丘脑中央辐射,上传到大脑皮质的躯体感觉中枢。背侧丘脑也是一个复杂的分析器,为皮质下感觉中枢,一般认为痛觉在背侧丘脑即开始产生。

一侧背侧丘脑损伤,常见的症状是对侧半身感觉丧失、过敏或伴有激烈的自发疼痛。

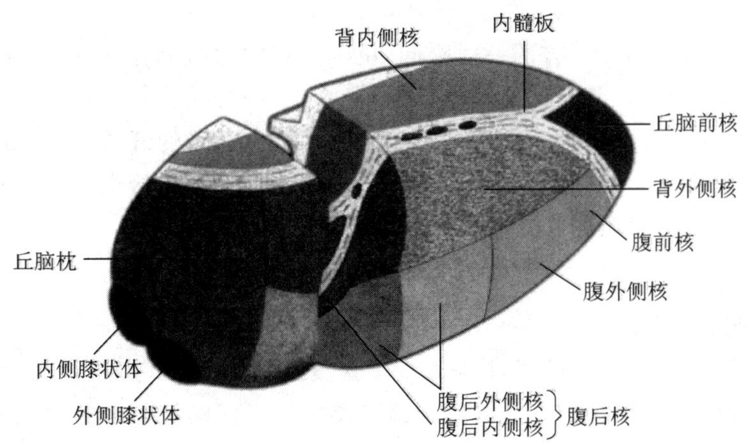

图 9-10　背侧丘脑核团

2. 下丘脑

位于背侧丘脑的前下方，构成第三脑室的下壁和侧壁的下部。

在脑底面，下丘脑从前向后可见视交叉灰结节、乳头体。灰结节向下方延续为漏斗，漏斗下端连垂体(图 9-11)。视交叉前连视神经，向后延为视束。

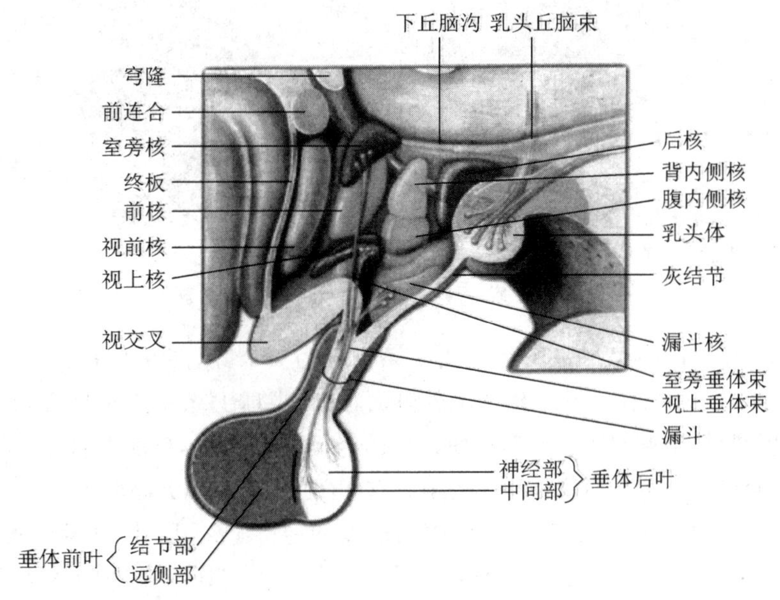

图 9-11　下丘脑的主要核团

下丘脑中含有多个核群，重要的有视上核和室旁核。视上核位于视交叉上方，分泌加压素；室旁核位于第三脑室侧壁内，分泌催产素。视上核和室旁核分泌的激素，经各自神经元的轴突，穿过漏斗直接输送到垂体，由垂体释放于血液。

下丘脑的功能比较复杂。下丘脑是调节内脏活动和内分泌活动的皮质下中枢，对体温、摄食、生殖、水盐代谢等起着重要的调节作用，同时也参与睡眠和情绪反应活动。

3. 后丘脑

是位于背侧丘脑后端外下方的一对隆起，位于内侧的称内侧膝状体，位于外侧的称外侧膝状体(图 9-10)。

内侧膝状体是听觉传导通路的中继站，接受听觉传导通路的纤维，发出纤维组成听辐射至大脑皮质的听觉中枢。外侧膝状体是视觉传导通路的中继站，接受视束的传入纤维，发出纤维组成视辐射至大脑皮质的视觉中枢。

(四) 端脑

1. 端脑的外形和分叶

端脑又称大脑，由左、右大脑半球构成。端脑覆盖于间脑、中脑和小脑的上面。两侧大脑半球之间的裂隙，称大脑纵裂。裂底为连接两侧大脑半球的横行纤维，称胼胝体。两侧大脑半球后部与小脑之间的横行裂隙，称大脑横裂:大脑半球表面凹凸不平，有许多深浅不同的沟，称大脑沟。沟与沟之间的隆起称大脑回。每侧大脑半球可分为上外侧面、内侧面和下面(底面)(图 9-12)。

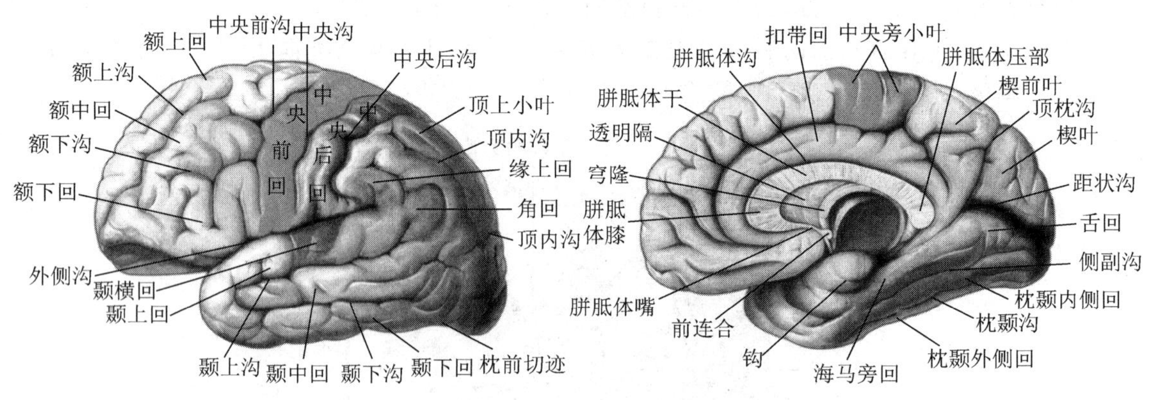

图 9-12　大脑半球的外形(上外侧面、内面观)

(1) 大脑半球的分叶:每侧大脑半球借 3 条沟分为 5 个叶(图 9-12)。

三条沟是:① 中央沟，在大脑半球的上外侧面，起自半球上缘中点稍后方，斜向前下方，几乎达外侧沟。② 外侧沟，起自大脑半球下面，至大脑半球上外侧面，自前下向后上斜行。③ 顶枕沟，位于半球内侧面的后部，自胼胝体后端的稍后方，由前下向后上，并略转至半球上外侧面。

五个叶是:① 额叶，在外侧沟上方、中央沟前方的部分。② 顶叶，在外侧沟上方、中央沟与顶枕沟之间的部分。③ 枕叶，在顶枕沟以后的部分。④ 颞叶，在外侧沟下方的部分。⑤ 岛叶，在外侧沟的深处。

(2) 大脑半球各面的主要沟和回:

① 大脑半球的上外侧面:

A. 额叶:在中央沟的前方，有与之相平行的中央前沟。两沟之间的大脑回，称中央前回。自中央前沟的中部，向前发出上、下两条大致与半球上缘平行的沟，分别称额上沟和额下沟。两沟将额叶中央前沟之前的部分，分为额上回、额中回和额下回。

B. 顶叶:在中央沟后方，有一条与之平行的中央后沟。两沟之间的大脑回，称中央后回。在顶叶下部，围绕外侧沟末端的大脑回称缘上回；围绕颞上沟末端的大脑回称角回。

C. 颞叶：上部有一条与外侧沟大致平行的颞上沟，两沟之间的大脑回称颞上回。在颞上回的后部，外侧沟的下壁上，有两条横行的大脑回，称颞横回。

② 大脑半球的内侧面：在间脑上方有联络两侧大脑半球的胼胝体。胼胝体上方的大脑回称扣带回。扣带回中部的背侧，有中央前回和中央后回自半球上外侧面延续到半球内侧面的部分，称中央旁小叶。

从胼胝体的后方，有一条向后走向枕叶后端的深沟，称距状沟。距状沟的前下方，有一自枕叶向前伸向颞叶的沟，称侧副沟。侧副沟前部上方的大脑回，称海马旁回。海马旁回的前端向后弯曲的部分，称为钩。

扣带回、海马旁回和钩，几乎呈环形围于大脑半球与间脑交界处的边缘，故合称边缘叶。

③ 大脑半球的下面：额叶的下面有一呈前后走行的纤维束，称嗅束，嗅束前端膨大，称嗅球。嗅球和嗅束与嗅觉冲动的传导有关。

2. 大脑半球的内部结构

大脑半球表面的一层灰质，称大脑皮质。皮质深层为白质，称大脑髓质。在大脑半球的基底部，髓质内埋有灰质团块，称基底核。大脑半球内的腔隙，称侧脑室。

(1) 大脑皮质及其功能定位：大脑皮质是神经系统的高级中枢。人体各部的感觉冲动传至大脑皮质，经大脑皮质的整合，或产生特定的意识性感觉，或产生运动冲动。随着大脑皮质的发育和分化，不同的皮质区具有不同的功能。这些具有一定功能的皮质区称大脑皮质的功能定位，又称中枢(图 9-13)。重要的中枢有：

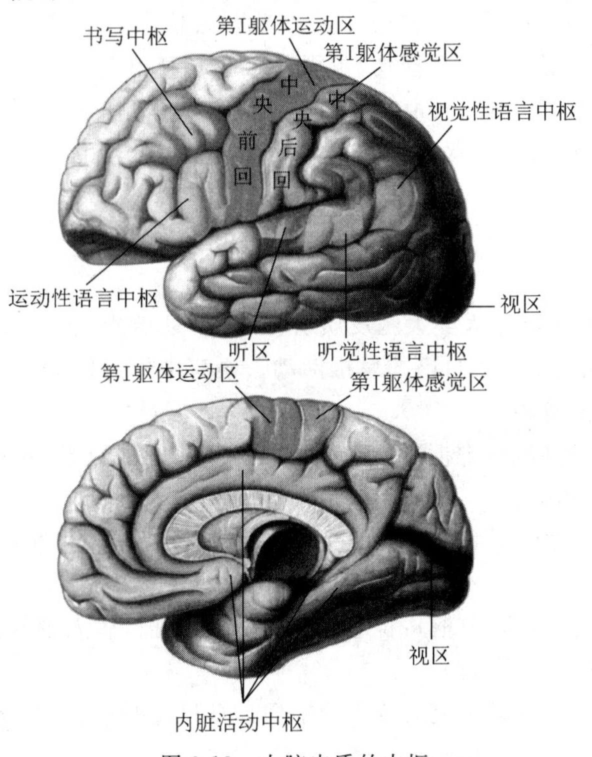

图 9-13　大脑皮质的中枢

① 躯体运动中枢：主要位于中央前回和中央旁小叶前部。一侧的躯体运动中枢管理对侧半身的骨骼肌运动。身体各部在此中枢的局部定位关系宛如一个倒置人形（头面部不倒）。即中央旁小叶前部和中央前回上部支配下肢肌的运动；中央前回中部支配上肢、躯干肌的运动；中央前回下部支配头面部肌的运动（图 9-14）。一侧躯体运动中枢某一局部损伤，可引起对侧半身相应部位的骨骼肌运动障碍。

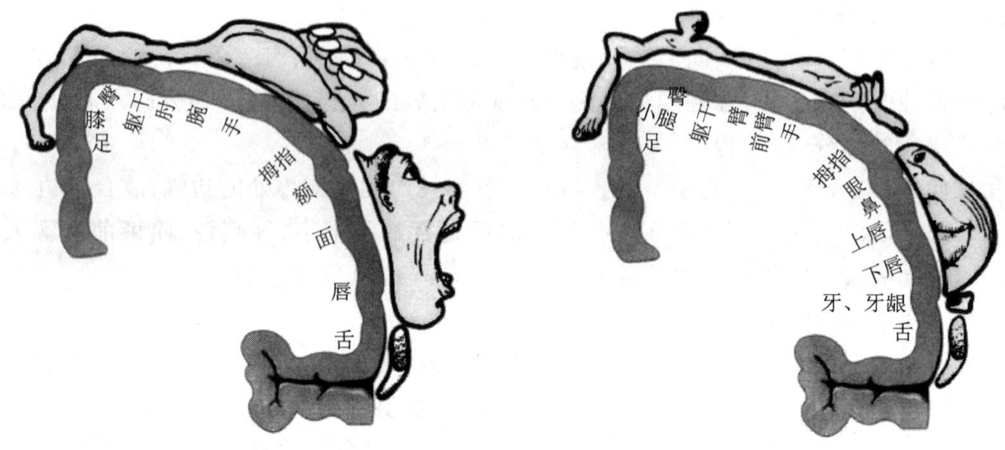

图 9-14　人体各部在躯体运动中枢的定位

② 躯体感觉中枢：主要位于中央后回及中央旁小叶后部。一侧的躯体感觉中枢接受对侧半身浅感觉和深感觉的冲动。和躯体运动中枢相似，身体各部在感觉中枢也形成一个倒置的人体投影（头面部不倒）。自中央旁小叶后部开始依次是下肢、躯干、上肢、头面部的投射区。一侧躯体感觉中枢某一局部损伤，可引起对侧半身相应部位的感觉障碍。

③ 视觉中枢：位于枕叶内侧面距状沟两侧的皮质。一侧的视觉中枢接受同侧视网膜颞侧半和对侧视网膜鼻侧半的视觉冲动。一侧视觉中枢损伤，可引起双眼视野对侧同向性偏盲。

④ 听觉中枢：位于颞横回。每侧听觉中枢都接受来自两耳的听觉冲动。一侧听觉中枢损伤，不会引起全聋。

⑤ 语言中枢：语言功能是人类大脑皮质所特有的，是指能理解他人说的话和写、印出来的文字，并能用口语或文字表达自己的思维活动。语言中枢损伤引起的语言功能障碍，均称失语症。语言中枢主要有四个：

A. 运动性语言中枢（说话中枢）：位于额下回后部。此区受损，喉肌等虽不瘫痪，但丧失说话能力，称运动性失语症。

B. 书写中枢：位于额中回后部。此区受损，手的运动正常，但却丧失了书写文字符号的能力，称失写症。

C. 视觉性语言中枢（阅读中枢）：位于角回。此区受损，病人视觉无障碍，但不能阅读，亦不能理解文意，称失读症（字盲）。

D. 听觉性语言中枢（听话中枢）：位于缘上回。此区受损，听觉虽无障碍，即能听到别人的讲话，但不能理解其意义，称感觉性失语症（字聋）。

⑥ 嗅觉中枢：位于海马旁回的钩附近。

⑦ 内脏运动中枢：一般认为在边缘叶。

(2) 基底核：是埋藏在大脑底部髓质内的灰质核团，包括尾状核、豆状核和杏仁体等。尾状核与豆状核合称纹状体(图 9-15)。

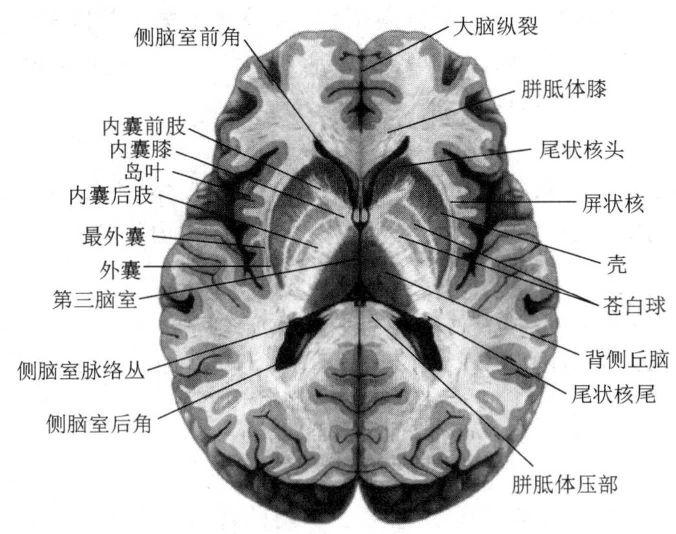

图 9-15　纹状体和背侧丘脑示意图

① 尾状核：围绕在豆状核和背侧丘脑的上方，分头、体、尾三部，尾端与杏仁体相连。

② 豆状核：位于背侧丘脑的外侧，岛叶的深部。豆状核在水平切面上呈三角形，被穿行于其中的纤维分成三部分，外侧部最大，称壳；内侧两部分称苍白球。在种系发生上，苍白球较古老，称旧纹状体；豆状核的壳与尾状核发生较晚，称新纹状体。

③ 杏仁体：连于尾状核的尾端，属于边缘系统。

纹状体是锥体外系的重要组成部分，其主要功能是维持骨骼肌的张力，协调骨骼肌的运动。

(3) 大脑髓质：位于大脑皮质的深面，由大量神经纤维组成。这些纤维可分为三种：

① 联络纤维：是同侧大脑半球皮质各叶或各回之间联系的纤维。

② 连合纤维：是连接左、右大脑半球皮质的纤维，其最主要者为胼胝体。

③ 投射纤维：是联系大脑皮质与皮质下结构之间的上、下行纤维，这些纤维大都经过内囊。

内囊：位于背侧丘脑、尾状核与豆状核之间，由上行的感觉纤维束和下行的运动纤维束构成(图 9-15、图 9-16)。在大脑两半球的水平切面上，双侧内囊

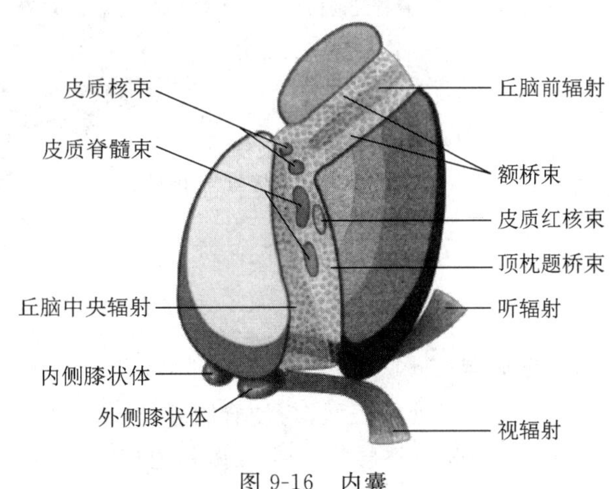

图 9-16　内囊

略呈“〉〈”形。内囊可分为三部分：位于尾状核与豆状核之间的部分为内囊前肢；位于背侧丘脑与豆状核之间的部分为内囊后肢；前、后肢相交处，为内囊膝。内囊膝有皮质核束通过；内囊后肢主要有皮质脊髓束、丘脑中央辐射、视辐射和听辐射通过。

内囊是上行感觉纤维和下行运动纤维密集组合而成的白质区，当内囊发生病变时，即使病灶不大，也可导致严重的后果。一侧内囊损伤，可导致对侧半身随意运动障碍（皮质核束和皮质脊髓束受损）、对侧半身浅感觉和深感觉障碍（丘脑中央辐射受损）、双眼对侧半视野偏盲（视辐射受损），即临床所谓的“三偏”综合征。

3. 边缘系统

由边缘叶及与之密切联系的皮质和皮质下结构（如杏仁体、下丘脑、背侧丘脑前核群等）所组成。其功能与内脏活动、情绪和记忆等有关，所以又称“内脏脑”。

三、脑和脊髓的被膜

脑和脊髓的外面包有三层膜，由外向内依次为硬膜、蛛网膜和软膜。它们有保护、支持脑和脊髓的作用。

（一）硬膜

硬膜是一层坚韧的结缔组织膜。其包被于脊髓的部分称硬脊膜；包被于脑的部分称硬脑膜。

1. 硬脊膜

硬脊膜呈管状包被脊髓。其上端附着于枕骨大孔周缘，并与硬脑膜相续。下端自第2骶椎平面以下包裹终丝，末端附于尾骨的背面。硬脊膜与椎管内面的骨膜之间有一腔隙，称硬膜外隙（图9-17）。隙内为负压，含淋巴管、静脉丛、脂肪和脊神经根等。硬膜外隙不与颅内相通。临床上把麻醉药注入硬膜外隙内，以阻滞脊神经根的神经传导，称硬膜外麻醉。

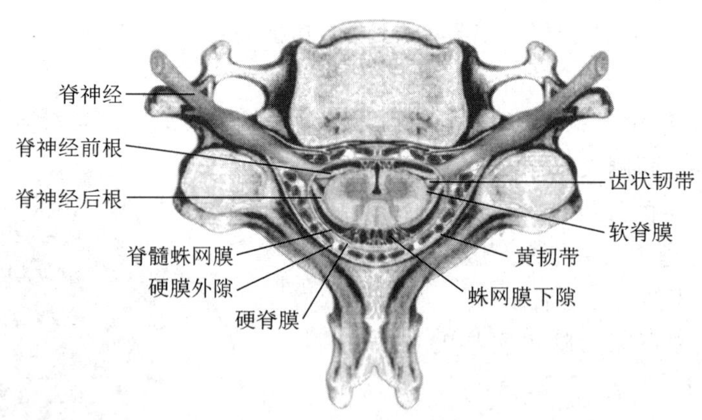

图9-17 脊髓的被膜

2. 硬脑膜

硬脑膜包于脑的表面，与硬脊膜相比，硬脑膜有如下特点：

（1）硬脑膜由外层的颅骨内膜和内层的硬膜合成。硬脑膜的血管神经行于两层之间。

硬脑膜与颅底骨连结紧密，当颅底骨折时，易将硬脑膜及蛛网膜同时撕裂，导致脑脊液外漏；硬脑膜与颅盖骨连结较疏松，故颅盖外伤，硬脑膜血管破裂时，易形成硬膜外血肿。

(2) 硬脑膜内层在某些部位折叠形成板状结构(图 9-18)，伸入大脑的某些裂隙内，对脑有固定和承托作用，其中重要的有：

① 大脑镰：形似镰刀，伸入大脑纵裂内。

② 小脑幕：伸入大脑横裂内。小脑幕的前缘游离，呈一弧形切迹，称小脑幕切迹。小脑幕切迹前邻中脑；海马旁回及钩恰在小脑幕切迹上方的两侧。当颅内压升高时，海马旁回及钩可被挤入小脑幕切迹内，压迫中脑的大脑脚和动眼神经，称小脑幕切迹疝。

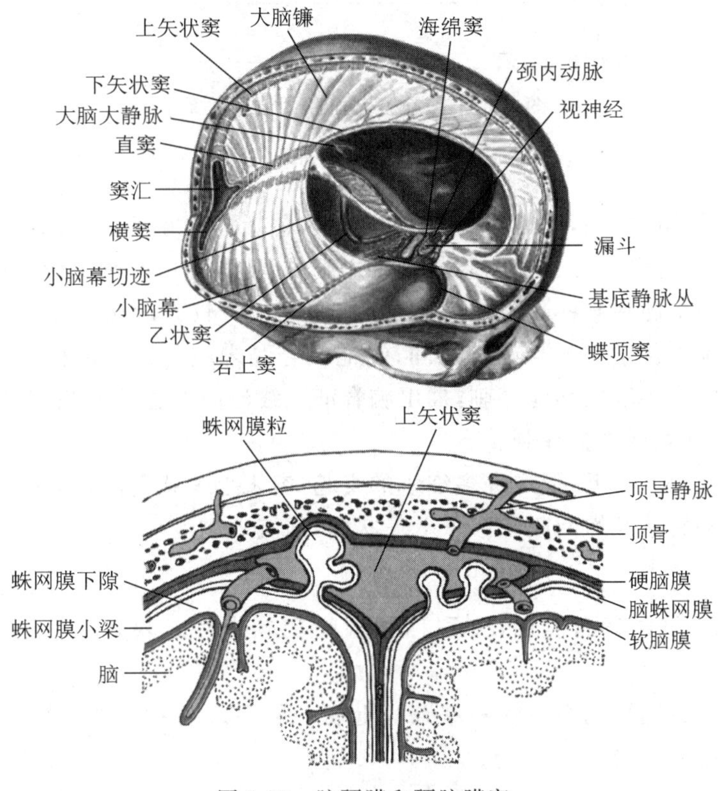

图 9-18　脑硬膜和硬脑膜窦

(3) 硬脑膜在某些部位两层分开，形成含静脉血的腔隙，称硬脑膜窦(图 9-18)。较大的窦有：

① 上矢状窦：位于大脑镰的上缘。

② 下矢状窦：位于大脑镰的下缘。

③ 横窦和乙状窦：横窦位于小脑幕的后缘(位于横窦沟内)，其外侧端向前续乙状窦(位于乙状窦沟内)，乙状窦向前下经颈静脉孔续颈内静脉。

④ 直窦：位于大脑镰和小脑幕结合处。

⑤ 窦汇：位于横窦、上矢状窦和直窦汇合处。

⑥ 海绵窦：位于蝶骨体的两侧，为硬脑膜两层间的不规则腔隙。海面窦内有颈内动脉、

动眼神经、滑车神经、展神经及三叉神经的眼神经通过。海绵窦向前经眼静脉与面静脉相交通。因此，面部感染，可经上述途径蔓延到颅内海绵窦，波及窦内结构，产生相应症状。硬脑膜窦血液的流注关系如图 9-19。

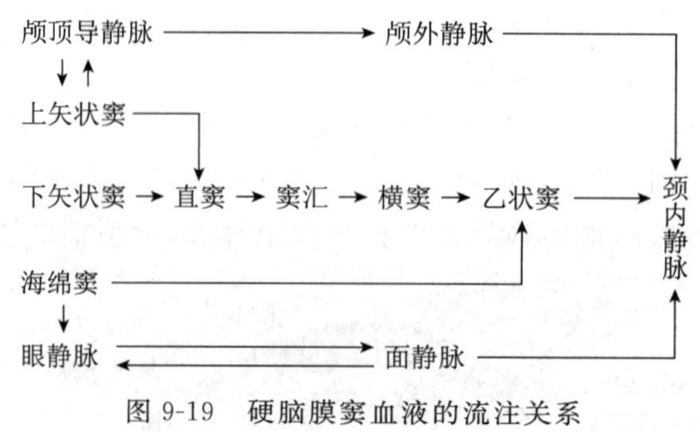

图 9-19　硬脑膜窦血液的流注关系

(二) 蛛网膜

蛛网膜位于硬膜的深面，跨越脊髓和脑的沟裂，包括脊髓蛛网膜和脑蛛网膜两部分。蛛网膜薄而透明，无血管和神经。蛛网膜与软膜之间的间隙，称蛛网膜下隙。蛛网膜下隙内含有脑脊液。蛛网膜下隙在某些部位扩大，称蛛网膜下池。较大的蛛网膜下池有小脑延髓池和终池。小脑延髓池位于小脑与延髓之间；终池在脊髓末端与第二骶椎水平之间。临床上可经枕骨大孔进针作小脑延髓池穿刺，抽出脑脊液。终池内无脊髓而只有马尾、终丝和脑脊液，故临床上常在此处做腰椎穿刺。

脑蛛网膜在上矢窦附近，形成许多细小的突起，突入上矢状窦内，称蛛网膜粒(图 9-18)。蛛网膜下隙内的脑脊液经蛛网膜粒渗入上矢状窦，回流入血液。

(三) 软膜

软膜紧贴在脑和脊髓的表面，分别称软脑膜和软脊膜。软膜薄而透明，含有丰富的血管。

在脑室附近，软脑膜、毛细血管和室管膜上皮一起突入脑室腔内，形成脉络丛。脉络丛是产生脑脊液的主要结构。

四、脑和脊髓的血管

(一) 脑的血管

1. 脑的动脉来源于颈内动脉和椎动脉

(1) 颈内动脉：起自颈总动脉，向上经颈动脉管入颅腔，向前穿过海绵窦，至视交叉外侧分为大脑前动脉和大脑中动脉。

颈内动脉的主要分支有眼动脉、大脑前动脉和大脑中动脉等。大脑前动脉位于大脑纵裂内，在胼胝体的背侧向后走行，分支布于大脑半球枕叶以前的内侧面及上外侧面的上部。大脑中动脉沿外侧沟向上走行，分支布于大脑半球上外侧面的大部(图 9-20)。

(2) 椎动脉：起自锁骨下动脉，经枕骨大孔入颅腔后，在脑桥下缘左、右椎动脉合成一条

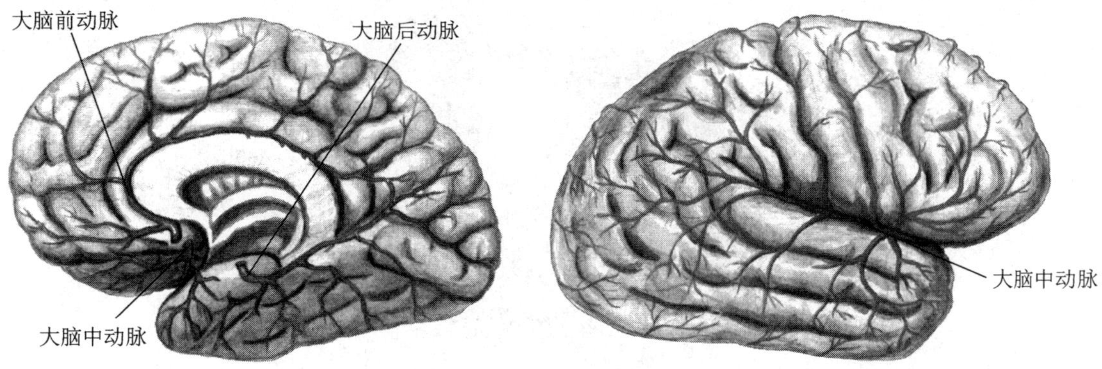

图 9-20　大脑半球内侧面的动脉

基底动脉。该动脉在脑桥基底沟上行，至脑桥上缘分出左、右大脑后动脉。

椎动脉和基底动脉沿途发出分支布于延髓、脑桥和小脑。

大脑后动脉绕大脑脚向后，行向颞叶下面和枕叶的内侧面。其分支布于大脑半球颞叶的内侧面、下面和枕叶（图 9-21）。

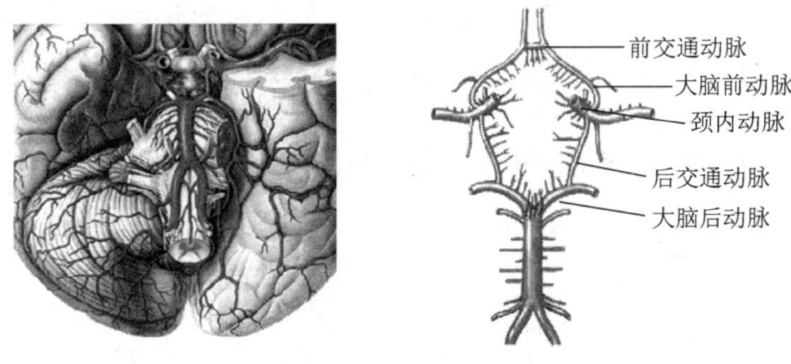

图 9-21　脑底面的动脉与大脑动脉环

（3）大脑动脉环：在大脑底面，视交叉、灰结节和乳头体的周围，前交通动脉、两侧大脑前动脉、两侧颈内动脉、两侧后交通动脉和两侧大脑后动脉互相吻合，形成大脑动脉环，又称 Willis 环（图 9-21）。大脑动脉环将颈内动脉系和椎－基底动脉系联系起来，也将左、右大脑半球的动脉联系起来，对保证大脑的血液供应起重要作用。当某一动脉血流减少或阻塞时，通过大脑动脉环的调节，血液重新分配，补偿缺血部分，维持脑的正常血液供应。

大脑动脉环和大脑前、中、后动脉的分支，大致分两类：皮质动脉（皮质支），布于大脑皮质和大脑髓质的浅部；中央动脉（中央支），供应大脑髓质的深部、间脑、基底核和内囊等。大脑中动脉的中央动脉细长，并以直角起自大脑中动脉的起始部，供应尾状核、豆状核及内囊等处（图 9-22）。当高血压动脉硬化时，布于内囊的中央动脉容易破裂出血，导致严重的脑出血。

2. 脑的静脉

脑的静脉不与动脉伴行，可分浅、深静脉。浅静脉位于脑的表面，收集大脑皮质和大脑髓质浅部的静脉血；深静脉收集大脑髓质深部的静脉血。两组静脉均注入附近的硬脑膜窦。

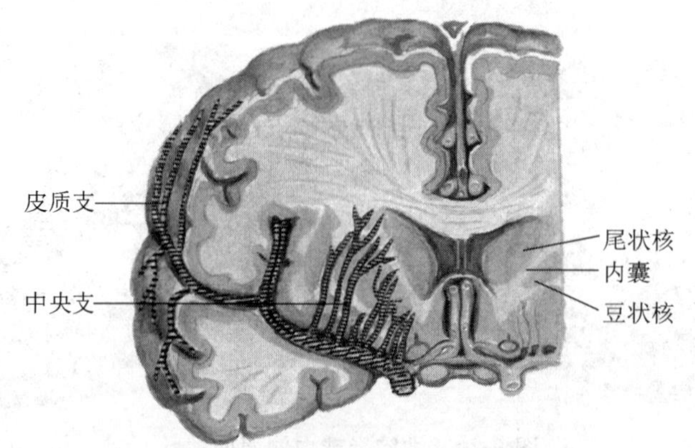

图 9-22　大脑中动脉的皮质支和中央支

（二）脊髓的血管

1. 脊髓的动脉

脊髓的动脉主要来自椎动脉、肋间后动脉和腰动脉的分支。椎动脉入颅后发出脊髓前动脉和脊髓后动脉，沿脊髓表面下降，并先后与来自肋间后动脉和腰动脉的分支吻合，在脊髓的表面形成血管网。由血管网发出分支营养脊髓。

2. 脊髓的静脉

脊髓的静脉与动脉伴行，大部分注入硬膜外隙内的椎静脉丛。

五、脑室和脑脊液循环

（一）脑室

脑室是脑内的腔隙，包括侧脑室、第三脑室和第四脑室。各脑室内都有脉络丛并充满脑脊液。

1. 侧脑室

侧脑室是位于两侧大脑半球内的腔隙。侧脑室经左、右室间孔通第三脑室。

2. 第三脑室

第三脑室是位于两侧背侧丘脑及下丘脑之间的矢状裂隙。前方经左、右室间孔与两侧大脑半球内的侧脑室相通，向后下经中脑水管与第四脑室相通。

3. 第四脑室

第四脑室是位于延髓、脑桥与小脑之间的室腔。室底即菱形窝。第四脑室向上与中脑水管相通，向下通脊髓中央管，向背侧和两侧分别借一个第四脑室正中孔和两个第四脑室外侧孔与蛛网膜下隙相通。

（二）脑脊液及其循环

脑脊液是无色透明的液体，充满于脑室和蛛网膜下隙。成年人脑脊液的总量约150 mL。脑脊液由各脑室的脉络丛产生。

脑脊液处于不断产生、循环和回流的相对平衡状态，其循环途径是：侧脑室脉络丛产生的脑脊液，经室间孔流入第三脑室，会同第三脑室脉络丛产生的脑脊液，经中脑水管流入第四脑室，会同第四脑室脉络丛产生的脑脊液，经第四脑室正中孔和两个第四脑室外侧孔流入蛛网膜下隙，最后经蛛网膜粒渗入上矢状窦，归入静脉（图 9-23、图 9-24）。如脑脊液循环受阻，可引起脑积水和颅内压升高，使脑组织受压移位，甚至形成脑疝而危及生命。

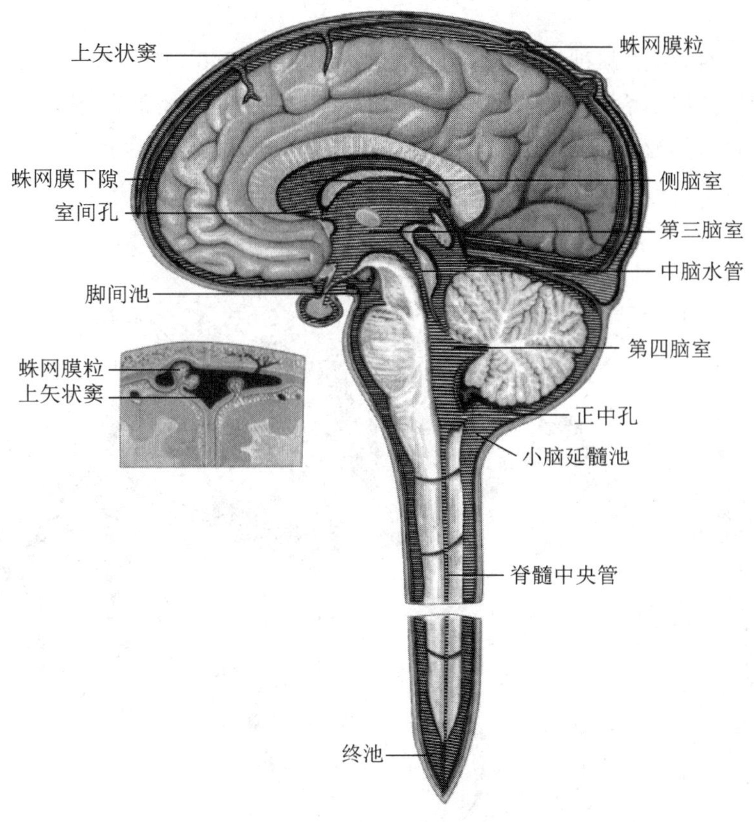

图 9-23　脑脊液循环

侧脑室 —室间孔→ 第三脑室 —中脑水管→ 第四脑室 —正中孔和外侧孔→ 蛛网膜下隙 →

蛛网膜粒 → 上矢状窦 → 窦汇 → 横窦 → 乙状窦 → 颈内静脉

图 9-24　脑脊液循环途径

脑脊液可缓冲震动，对脑和脊髓有保护作用；脑脊液对中枢神经系统有营养作用；由于脑脊液的不断循环，可带走脑与脊髓的代谢产物；脑脊液有维持正常颅内压的作用。

正常脑脊液有恒定的细胞数量和化学成分，中枢神经系统的某些疾病可引起脑脊液成分的改变，因此，临床上检验脑脊液，有助于诊断某些疾病。

第三节　周围神经系统

一、脊神经

脊神经共31对，包括颈神经8对，胸神经12对，腰神经5对，骶神经5对和尾神经1对。

脊神经是混合神经，含有感觉纤维和运动纤维。每对脊神经借前根和后根与脊髓相连，前根属运动性，后根属感觉性，前、后根在椎间孔处合成一条脊神经干。

脊神经干，出椎间孔后即分为前支、后支、脊膜支和交通支(图 9-25)。

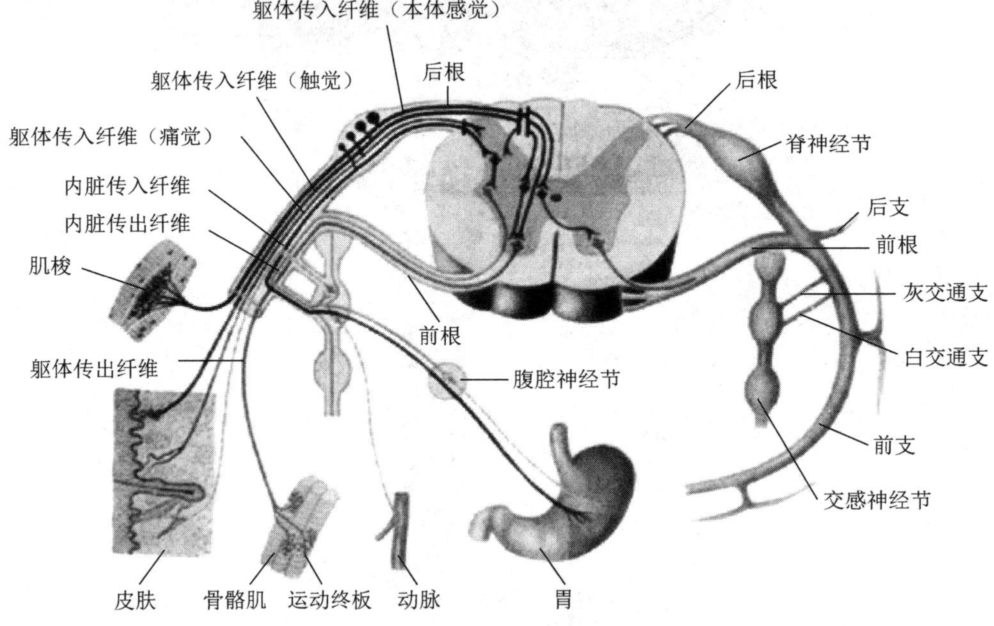

图 9-25　脊神经的纤维成分及其分布

脊神经前支较粗大，后支细小。除胸神经前支保持着明显的节段性分布外，其余脊神经的前支交织成丛，计有颈丛、臂丛、腰丛和骶丛。

(一) 颈丛

1. 颈丛的组成和位置

颈丛由第1～4颈神经的前支组成。位于颈侧部胸锁乳突肌上部的深面。

2. 颈丛主要分支有皮支和膈神经

(1) 皮支：自胸锁乳突肌后缘的中点附近浅出，其分支有枕小神经、耳大神经、颈横神经和锁骨上神经(图 9-26)。呈放射状分布于枕部、耳部、颈前侧区、胸壁上部和肩部的皮肤。

颈丛皮支在胸锁乳突肌后缘的中点附近浅出，比较集中，临床上做颈部表浅手术时，常在此做局部阻滞麻醉。

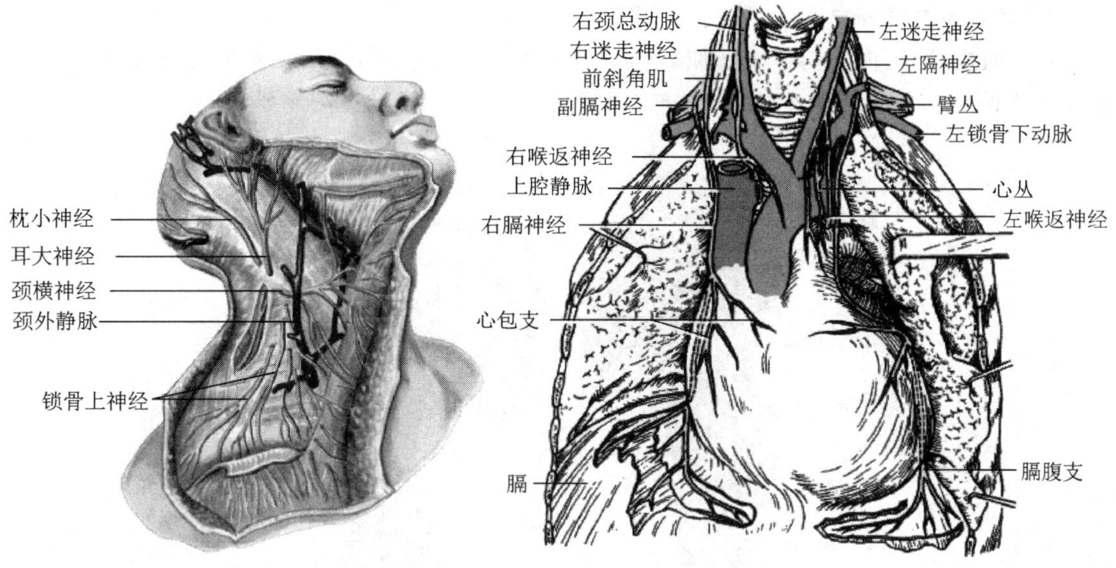

图 9-26　颈丛及其分支

(2) 膈神经:膈神经是混合性神经。膈神经自颈丛发出后下行,经锁骨下动、静脉之间入胸腔,沿心包的外侧面下降入膈,其运动纤维支配膈肌,感觉纤维分布于胸膜、心包及膈下面中央部的腹膜(图 9-26)。一般认为右膈神经的感觉纤维还分布到肝和胆囊表面的腹膜。

膈神经受刺激时,可致膈肌痉挛性收缩,产生呃逆。膈神经损伤可致同侧半膈肌瘫痪,引起呼吸困难。

(二) 臂丛

1. 臂丛的组成和位置

臂丛由第 5～8 颈神经前支和第 1 胸神经前支的大部分组成。臂丛自斜角肌间隙穿出,向外行于锁骨下动脉的后上方,经锁骨后方进入腋窝,围绕腋动脉排列。

臂丛在锁骨中点后方比较集中,位置较浅,临床上常在此处做臂丛阻滞麻醉(图 9-27)。

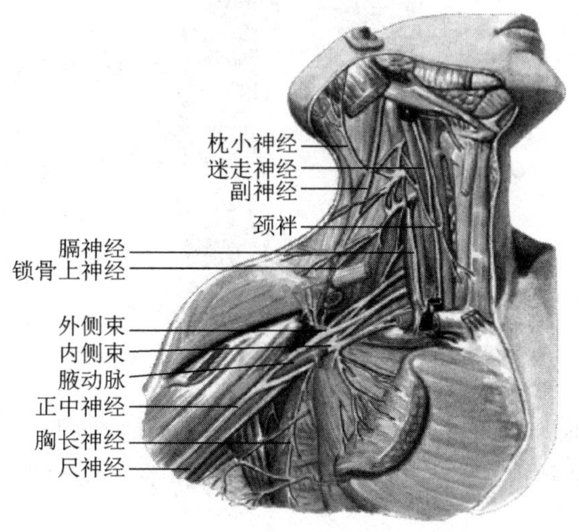

图 9-27　臂丛及其分支

2. 臂丛的主要分支

(1) 肌皮神经:向下斜穿喙肱肌,经肱二头肌和肱肌之间下行,并发出分支支配上述三肌。终支改称为前臂外侧皮神经,分布于前臂外侧皮肤(图 9-27、图 9-28)。

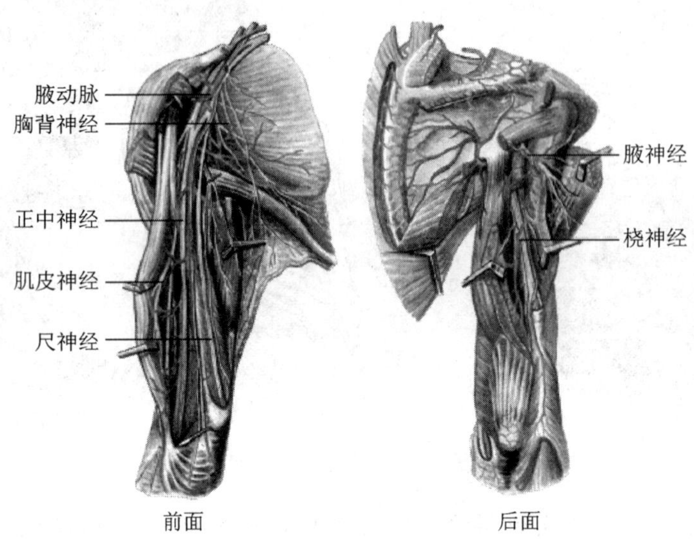

图 9-28　肩部和臂部的神经

(2) 尺神经:沿肱二头肌内侧缘伴肱动脉下行至臂中部,离开肱动脉向后下,经肱骨内上髁后方的尺神经沟至前臂伴尺动脉下行,经腕前部入手掌(图 9-27～图 9-30)。

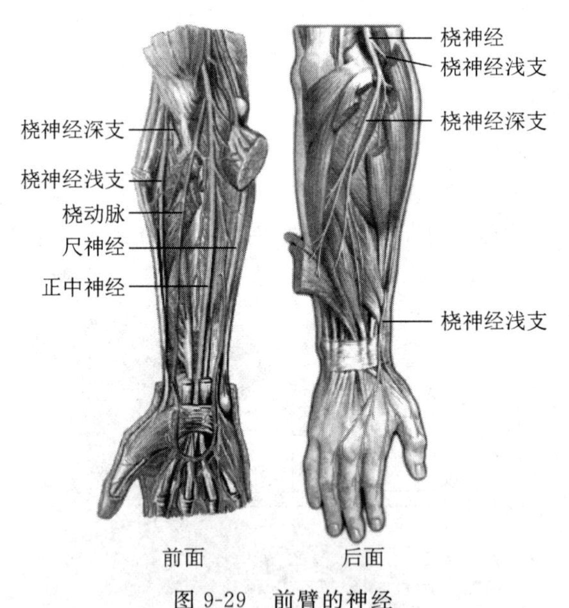

图 9-29　前臂的神经

肌支:支配尺侧腕屈肌、指深屈肌尺侧半、小鱼际肌群、拇收肌、骨间肌及第 3、4 蚓状肌。

皮支:分布于手掌尺侧 1/3 及尺侧一个半指掌面和手背尺侧半及尺侧两个半指背面的皮肤。

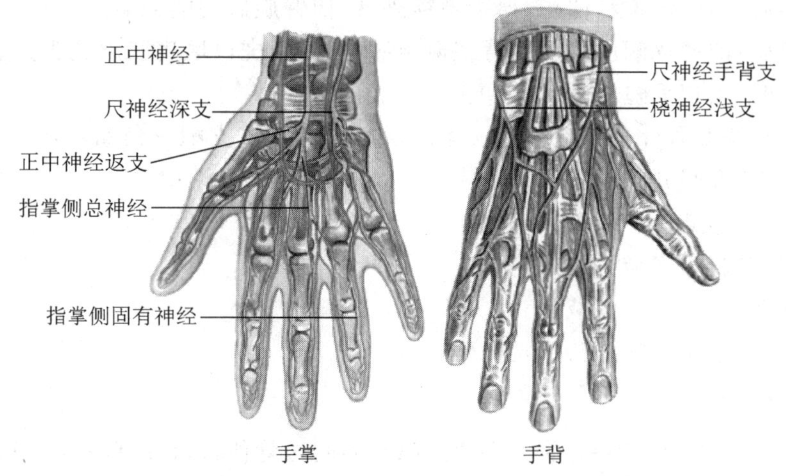

图 9-30　手的神经

尺神经在肱骨内上髁后方的尺神经沟紧贴骨面，位置表浅，易受损伤。尺神经损伤后，屈腕力弱，小鱼际肌萎缩，拇指不能内收，其他各指不能内收和外展，各掌指关节过伸，第 4、5 指的指间关节屈曲，表现为“爪形手”，感觉障碍以手内侧缘和小指为最明显(图 9-31)。

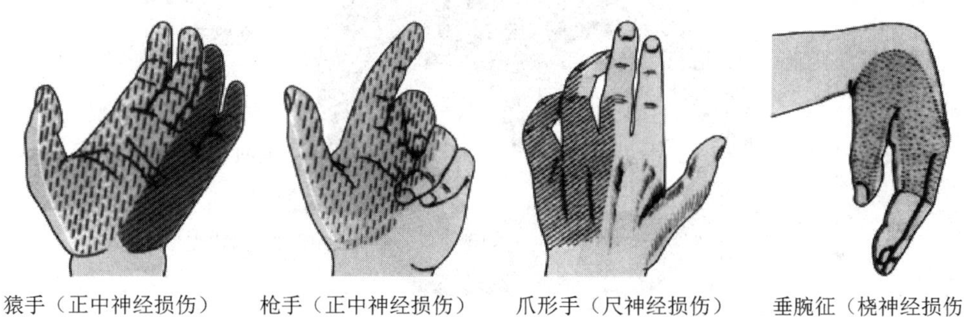

图 9-31　正中神经、尺神经、桡神经损伤时的手形

(3) 正中神经：伴肱动脉下行至肘窝，向下经前臂前群肌浅、深两层之间，经腕管进入手掌。正中神经在前臂发出肌支，支配除肱桡肌、尺侧腕屈肌和指深屈肌尺侧半以外的所有前臂前群肌。在手掌支配鱼际肌(拇收肌除外)和第 1、2 蚓状肌。皮支分布于手掌桡侧 2/3 的皮肤、桡侧三个半指的掌面皮肤及中、远节指背的皮肤。

① 运动障碍：前臂不能旋前，屈腕力减弱，拇指、示指及中指不能屈曲，拇指不能作对掌动作。

② 感觉障碍：上述皮支分布区感觉障碍，尤以拇指、示指、中指远节最为明显。

③ 肌肉萎缩：鱼际肌萎缩，手掌变平坦，称为“猿手”(图 9-31)。

(4) 桡神经：出腋窝后紧贴肱骨背面桡神经沟行向外下，达肱骨外上髁前上方分支至前臂背侧和手背。桡神经支配整个上肢背侧伸肌和皮肤。在手背分布于手背桡侧半及桡侧两个半指背面的皮肤。

桡神经损伤的表现为：

① 运动障碍：不能伸腕和伸指，拇指不能外展，前臂旋后功能减弱。

② 感觉障碍：前臂背侧皮肤及手背桡侧半感觉迟钝，虎口区皮肤感觉丧失。

③ 抬前臂时，出现垂腕征（图 9-31）。

（5）腋神经：绕肱骨外科颈后方至三角肌深面。其肌支支配三角肌和小圆肌，皮支分布于肩部和臂外侧上部的皮肤（图 9-28）。

腋神经损伤的表现为：

① 三角肌萎缩，呈现为"方形肩"。

② 运动障碍：臂外展幅度减小。

③ 感觉障碍：三角肌区皮肤感觉障碍。

（三）胸神经前支

胸神经前支共 12 对。$T_{1\sim11}$ 前支沿肋间隙与肋间血管伴行，称肋间神经，T_{12} 前支行于第 12 肋的下方，称肋下神经。

肋间神经肌支支配肋间肌和腹肌的前外侧群，皮支布于胸、腹壁的皮肤及壁胸膜和壁腹膜（图 9-32）。

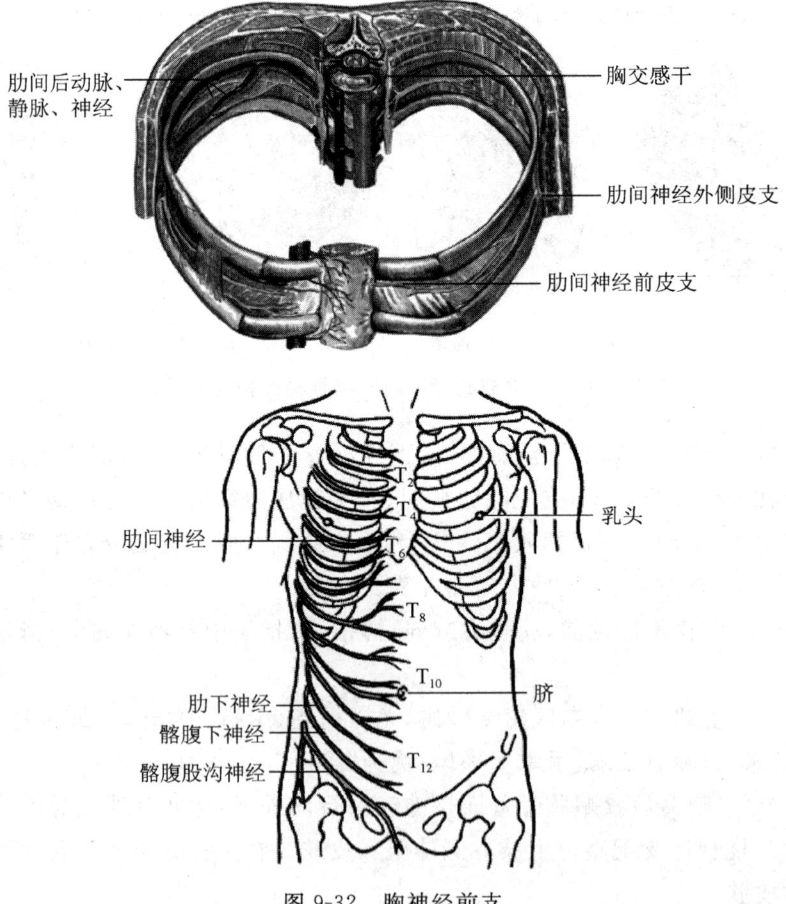

图 9-32　胸神经前支

胸神经前支的皮支在胸、腹壁皮肤的分布有明显的节段性(表 9-2)。

表 9-2　胸神经前支的节段性分布

标志	胸神经分布
胸骨角平面	T_2
乳头平面	T_4
剑突平面	T_6
肋弓最低点平面	T_8
脐平面	T_{10}
耻骨联合与脐连线中点平面	T_{12}

(四) 腰丛

1. 腰丛的组成和位置

腰丛由第 12 胸神经前支的一部分,第 1～3 腰神经前支和第 4 腰神经前支的一部分共同组成。腰丛位于腰大肌的深面(图 9-33)。

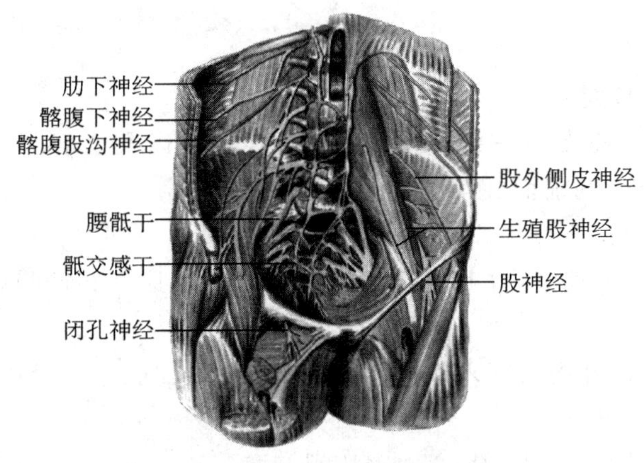

图 9-33　腰、骶丛的组成

2. 腰丛的主要分支

(1) 髂腹下神经和髂腹股沟神经:此二神经分布于腹股沟区的肌和皮肤。

(2) 股神经:从腰大肌外侧缘走出,经腹股沟韧带深面,于股动脉的外侧分为若干肌支和皮支。其肌支主要支配股前群肌,皮支分布于大腿前面和小腿内侧面皮肤,其中最长的皮支为隐神经,向下分布于小腿内侧及足内侧缘皮肤(图 9-34)。

股神经损伤主要表现为:

① 运动障碍:股前肌群瘫痪,行走时抬腿困难,不能伸小腿。

② 感觉障碍:股前面及小腿内侧面皮肤感觉障碍。

③ 肌肉萎缩:股四头肌萎缩,髌骨突出。膝反射消失。

(3) 闭孔神经:自腰大肌内侧缘穿出,沿小骨盆侧壁前行,穿经闭孔到股内侧部。

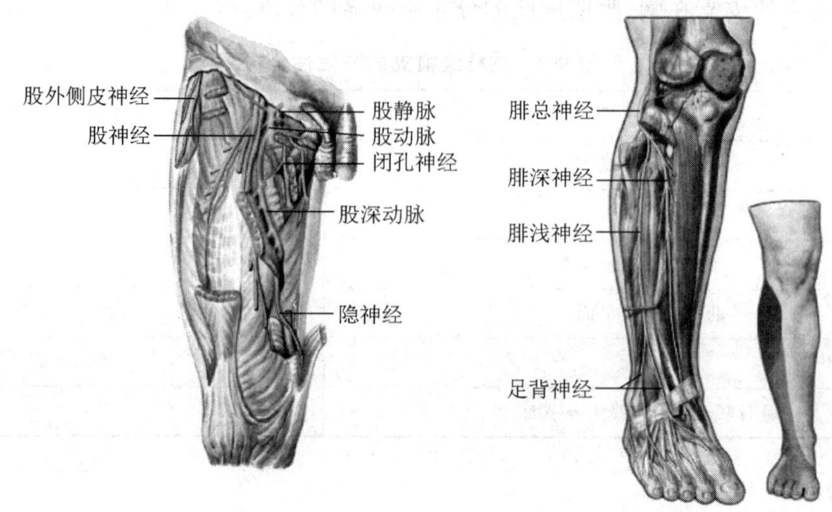

图 9-34　下肢前面的神经

闭孔神经支配大腿肌内侧群及分布于大腿内侧面的皮肤。闭孔神经损伤时，大腿不能内收。

(五) 骶丛

1. 骶丛的组成和位置

骶丛由第 4 腰神经前支的一部分和第 5 腰神经前支以及全部骶、尾神经的前支组成。骶丛位于盆腔内，梨状肌的前面(图 9-33)。

2. 骶丛的主要分支

(1) 臀上神经和臀下神经：臀上神经支配臀中肌、臀小肌和阔筋膜张肌。臀下神经支配臀大肌。

(2) 阴部神经：伴阴部内血管入坐骨直肠窝。肌支支配肛门外括约肌和会阴肌，皮支分布于肛门及外生殖器的皮肤。

肛门及会阴区手术时，常需做阴部神经阻滞麻醉。

(3) 坐骨神经：是全身最粗大的神经，经梨状肌下孔出骨盆，于臀大肌深面下行至腘窝上方分支为胫神经和腓总神经(图 9-35)。

自坐骨结节和股骨大转子之间的中点到股骨内、外侧髁之间中点的连线的上 2/3 段即坐骨神经的体表投影。坐骨神经痛时，在该投影线上有明显压痛。

坐骨神经在股后部发出肌支支配大腿肌后群。

① 胫神经：沿腘窝中线下降，在小腿三头肌深面与胫后动脉伴行，至内踝后方分为足底内侧神经和足底外侧神经，进入足底。胫神经分支分于小腿肌后群及小腿后面的皮肤。足底内侧神经和足底外侧神经分布于足底肌和皮肤(图 9-35)。

胫神经损伤表现为：

A. 运动障碍：足不能跖屈，不能屈趾。

B. 感觉障碍：小腿后面及足底感觉障碍。

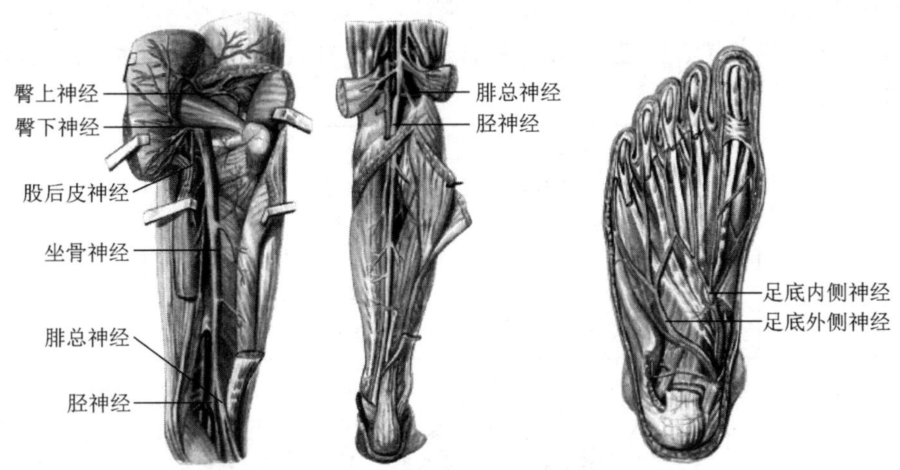

图 9-35 下肢后面和足底的神经

C. 足畸形：足呈背屈外翻状态，为“钩状足”或“仰趾足”畸形(图 9-36)。

② 腓总神经：沿腘窝外侧缘下降，绕腓骨头下外方至小腿前面，分为腓浅神经和腓深神经。

A. 腓浅神经：在小腿肌外侧群内下行至足背。肌支支配小腿肌外侧群，皮支布于小腿前外侧面、足背和趾背的皮肤(第 1、2 趾相对缘除外)。

B. 腓深神经：在小腿肌前群之间与胫前动脉伴行。肌支支配小腿肌前群；皮支布于第 1、2 趾相对缘背侧面的皮肤。

腓总神经在腓骨头外下方位置表浅，容易受损伤。腓总神经损伤后，主要表现为足不能背屈，足下垂并内翻，形成“马蹄内翻足”畸形(图 9-36)。行走时呈“跨阈步态”。小腿前外侧面和足背皮肤感觉障碍。

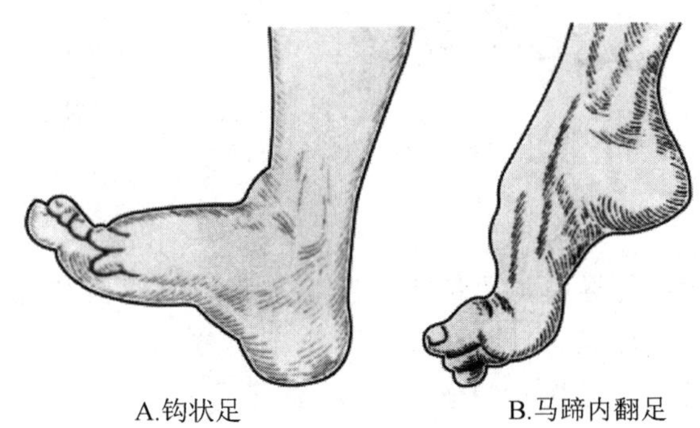

图 9-36 胫神经、腓总神经损伤后足的畸形

二、脑神经

脑神经共 12 对。其顺序和名称见图 9-37。

脑神经的纤维成分共有 4 种：① 躯体感觉纤维；② 内脏感觉纤维；③ 躯体运动纤维；

④ 内脏运动纤维。

感觉性神经包括第Ⅰ、Ⅱ、Ⅷ对，运动性神经包括第Ⅲ、Ⅳ、Ⅵ、Ⅺ、Ⅻ对，混合性脑神经包括第Ⅴ、Ⅶ、Ⅸ、Ⅹ对。

Ⅰ 嗅神经
Ⅱ 视神经
Ⅲ 动眼神经
Ⅳ 滑车神经
Ⅴ 三叉神经
Ⅵ 展神经
Ⅶ 面神经
Ⅷ 前庭蜗神经
Ⅸ 舌咽神经
Ⅹ 迷走神经
Ⅺ 副神经
Ⅻ 舌下神经

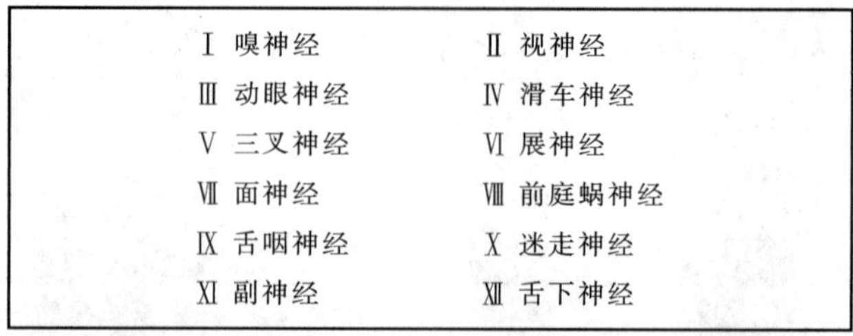

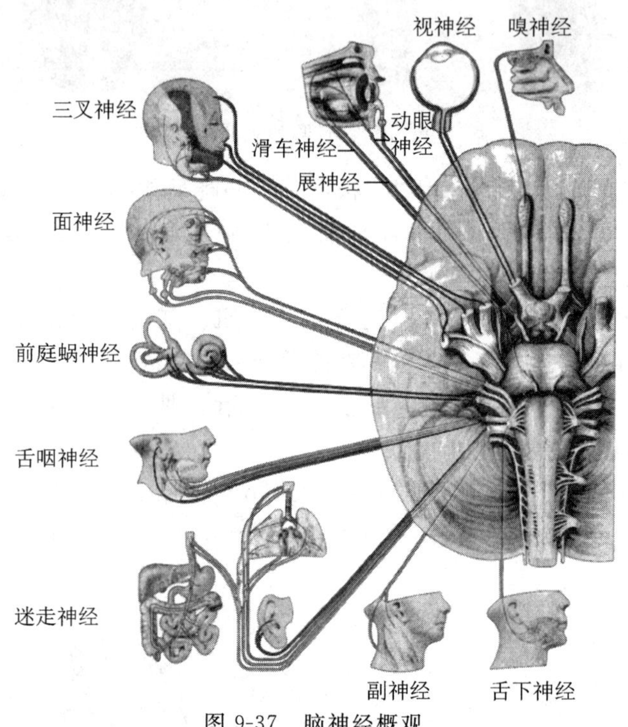

图 9-37 脑神经概观

（一）嗅神经

嗅神经为感觉性神经，传导嗅觉。始于鼻腔嗅黏膜中的双极神经元，其周围突分布于嗅黏膜上皮，中枢突聚集成嗅神经，穿筛孔入颅后，止于嗅球。

颅前窝骨折累及筛孔时，可伤及嗅丝，导致嗅觉障碍。

（二）视神经

视神经为感觉性神经，始自视网膜节细胞，其轴突汇聚成视神经，经视神经管入颅，续为视交叉、视束，终止于外侧膝状体。视神经传导视觉冲动。

（三）动眼神经

动眼神经为运动性神经，含躯体运动和内脏运动两种纤维。经眶上裂入眶，躯体运动纤维支配除外直肌和上斜肌以外的全部眼球外肌。副交感纤维进入睫状神经节（副交感神经节),交换神经元后,其节后纤维支配瞳孔括约肌和睫状肌(图 9-38)。

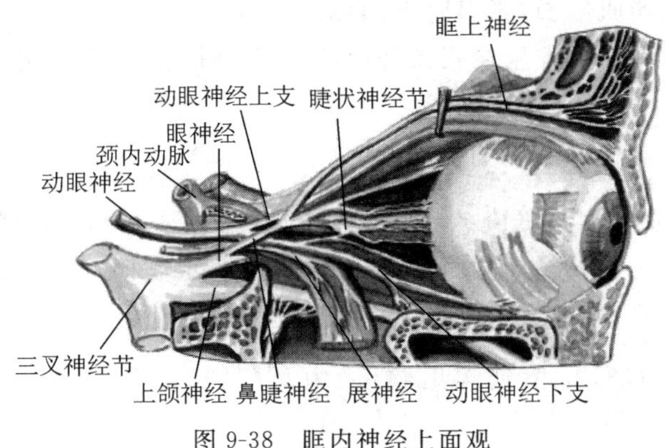

图 9-38　眶内神经上面观

动眼神经损伤的主要表现:① 上睑下垂;② 眼外斜视,眼球不能向内、向上和向下方运动;③ 瞳孔散大,患侧对光反射消失。

(四) 滑车神经

滑车神经为运动性神经,起自中脑背侧,经眶上裂出颅入眶,支配上斜肌。

(五) 三叉神经

三叉神经为混合性神经,含躯体感觉和躯体运动两种纤维成分:躯体感觉纤维的胞体位于三叉神经节(半月节)内。其周围突形成三叉神经的三大分支(图 9-39)。

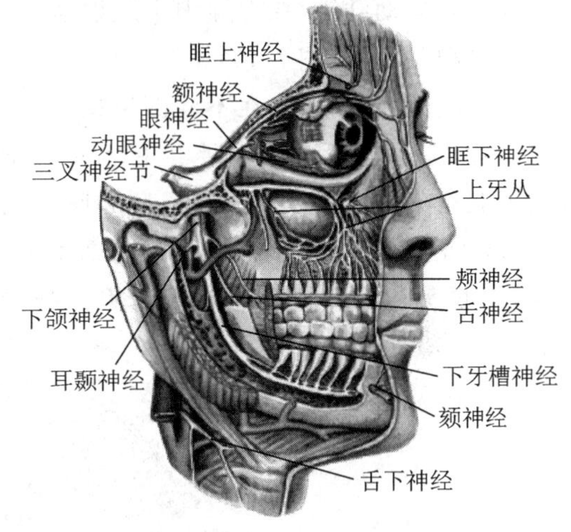

图 9-39　三叉神经

1. 眼神经

为感觉性神经。它向前穿过海绵窦,经眶上裂入眶,分支布于泪腺、球结膜以及上睑和鼻背的皮肤,其中一支经眶上切迹出眶,称眶上神经,布于额部的皮肤。

2. 上颌神经

为感觉性神经。它由圆孔出颅腔,经眶下裂入眶,延续为眶下神经,继沿眶下壁前行,出眶下孔至面部。上颌神经的分支分布于上颌窦、鼻腔和口腔顶的黏膜、上颌诸牙和牙龈以及睑裂与口裂之间的皮肤。

3. 下颌神经

为混合性神经。它经卵圆孔出颅后分成数支。躯体感觉纤维布于颞部、耳前,口裂以下的皮肤,口腔底和舌前 2/3 的黏膜,下颌诸牙及牙龈等。躯体运动纤维发自三叉神经运动核,支配咀嚼肌。

下颌神经的主要分支为下牙槽神经,经下颌孔入下颌管,沿途分支布于下颌诸牙及牙龈,下牙槽神经出颏孔后称颏神经,布于口裂以下的皮肤。

一侧三叉神经损伤，主要表现为患侧头面部皮肤和鼻腔、口腔、舌黏膜的一般感觉丧失；角膜反射消失；患侧咀嚼肌瘫痪，张口时下颌偏向患侧。

三叉神经痛是常见病，可发生在三叉神经的任何一个分支，疼痛范围与该分支在面部的分布区一致。

（六）展神经

展神经为运动性神经，起自脑桥，向前穿过海绵窦，经眶上裂入眶，支配外直肌（图 9-36）。

一侧展神经损伤，患侧眼球外直肌瘫痪，患侧眼球不能转向外侧，出现内斜视。

（七）面神经

面神经为混合性神经，自桥延沟出脑，入内耳门，经内耳道入面神经管，后经茎乳孔出颅。

1. 面神经管内分支

（1）鼓索。含两种纤维：① 内脏感觉纤维，分布于舌前 2/3 味蕾，司味觉；② 内脏运动纤维，司下颌下腺和舌下腺分泌。

（2）岩大神经。为内脏运动纤维，司泪腺分泌。

2. 颅外分支

含躯体运动纤维，在腮腺内呈放射状分为 5 支，即颞支、颧支、颊支、下颌缘支和颈支，支配表情肌和颈阔肌（图 9-40）。

面神经的行程较长，在不同部位损伤，可出现不同的临床表现：

（1）出茎乳孔后损伤面神经主干，由于面肌瘫痪，可致患侧额纹消失，不能皱眉，眼裂和口裂不能充分闭合，不能鼓腮，患侧鼻唇沟变浅，口角歪向健侧，患侧角膜反射消失。

（2）面神经管内损伤，还可出现患者舌前 2/3 味觉障碍，泪腺、下颌下腺、舌下腺分泌障碍，结膜、口、鼻腔黏膜干燥等现象，也可出现听觉过敏（面神经在鼓室内有分支支配镫骨肌）。

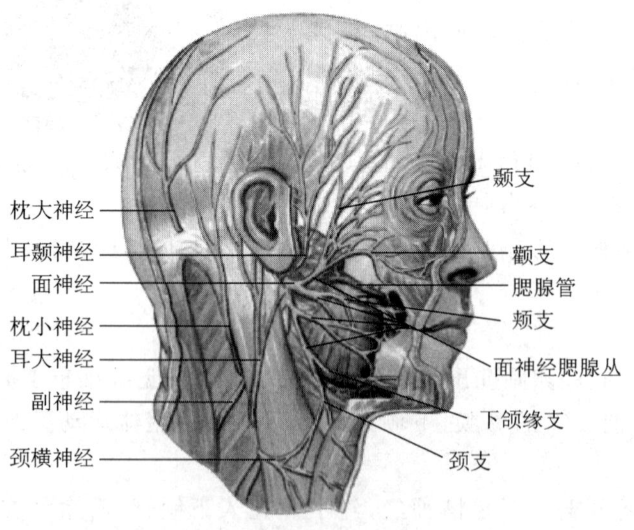

图 9-40　面神经

面神经损伤是常见病。一侧面神经损伤如果在颅外，只伤及躯体运动纤维，表现为患侧面肌瘫痪，患者的主要表现是患侧额纹消失，不能闭眼，鼻唇沟变浅，口角偏向健侧，不能鼓腮，唾液常从口角流出，患侧角膜反射消失等。如果面神经损伤发生在面神经管内，除上述表现外，还可出现患侧舌前 2/3 味觉障碍，泪腺、舌下腺和下颌下腺分泌障碍等现象。

（八）前庭蜗神经

前庭蜗神经为感觉性神经。它分为前庭神经和蜗神经(图 9-41)。前庭神经分布于壶腹嵴、椭圆囊斑和球囊斑；蜗神经分布于螺旋器。前庭蜗神经经内耳门入颅腔，在面神经外侧自延髓脑桥沟入脑桥。前庭神经传导平衡觉的冲动；蜗神经传导听觉的冲动。

前庭蜗神经损伤后，主要表现为伤侧耳聋和平衡功能障碍。

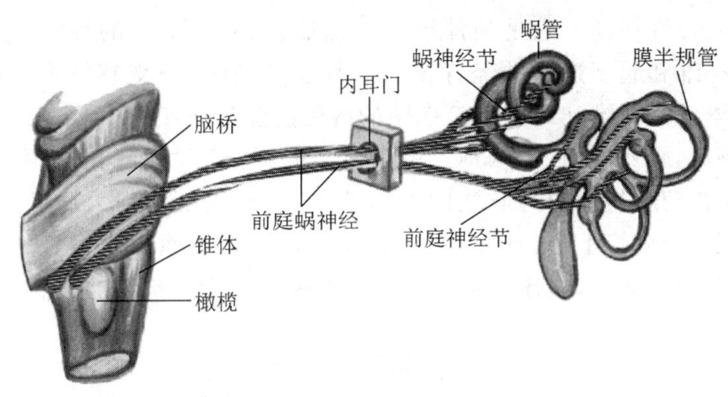

图 9-41　前庭蜗神经

（九）舌咽神经

舌咽神经为混合性神经，含有 4 种纤维成分：运动纤维，支配咽肌；副交感纤维，司腮腺分泌；内脏感觉纤维，分布于舌后 1/3 味蕾、颈动脉窦和颈动脉小球；躯体感觉纤维，分布于鼓室及咽黏膜、耳后皮肤(图 9-42)。其主要分支如下。

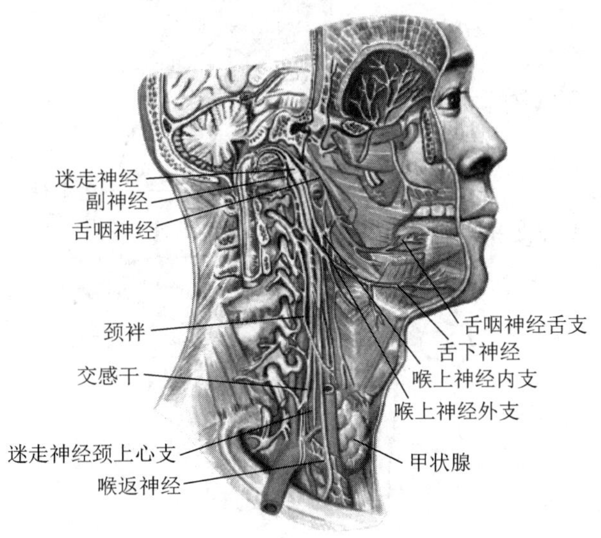

图 9-42　舌咽神经、迷走神经、副神经和舌下神经

1. 鼓室神经

分布于鼓室黏膜及腮腺。

2. 颈动脉窦支

分布于颈动脉窦和颈动脉小球，参与调节血压和呼吸。

3. 舌支

分布于舌后1/3的黏膜和味蕾，司一般感觉和味觉。

舌咽神经损伤，可出现患侧咽肌肌力减弱，以及舌后1/3黏膜味觉丧失和舌根与咽峡区黏膜感觉障碍。

（十）迷走神经

迷走神经为混合性神经。它是脑神经中行程最长、分布最广的神经。迷走神经由起于疑核的躯体运动纤维和起于迷走神经背核的内脏运动纤维（副交感纤维），以及终止于三叉神经感觉核的躯体感觉纤维和终止于孤束核的内脏感觉纤维组成。

迷走神经在延髓后外侧沟、舌咽神经的下方离脑后，经颈静脉孔出颅。在颈部，迷走神经在颈内动脉、颈总动脉与颈内静脉之间的后方下行，经胸廓上口入胸腔。在胸部，迷走神经越过肺根的后方，沿食管下降，且左、右迷走神经在食管表面形成食管丛，至食管下端，左迷走神经形成迷走神经前干，右迷走神经形成迷走神经后干。迷走神经前、后干随食管穿膈的食管裂孔入腹腔（图9-43）。

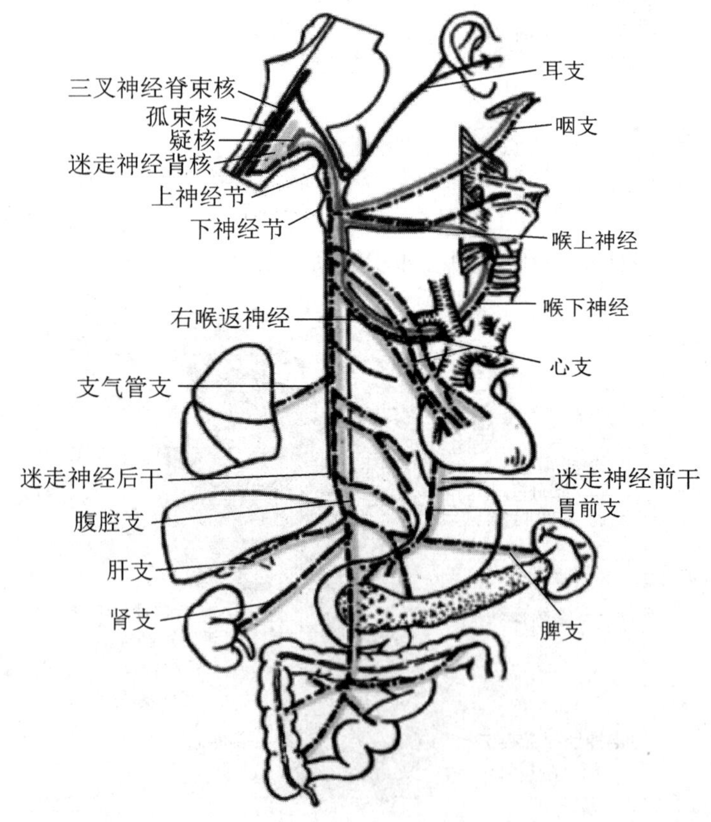

图9-43　迷走神经分布

迷走神经的躯体运动纤维支配软腭和咽喉肌；内脏运动纤维主要分布到颈部、胸部和腹部的脏器（只到结肠左曲以上的消化管），支配平滑肌、心肌和腺体的活动；躯体感觉纤维分布于硬脑膜、耳郭和外耳道；内脏感觉纤维分布到颈部、胸部和腹部的脏器，管理感觉。

迷走神经的主要分支有：

（1）喉上神经：在颈静脉孔的下方自迷走神经分出，在颈内动脉的内侧下行，分支布于声门裂以上的喉黏膜和部分喉肌。

（2）颈心支有 2～3 支，沿颈总动脉入胸腔，与交感神经的分支交织成丛，由丛发出分支，布于心肌。

（3）喉返神经：是迷走神经在胸部的分支。左喉返神经发出部位较低，勾绕主动脉弓；右喉返神经发出部位较高，勾绕右锁骨下动脉。两者均返行向上于食管、气管之间的沟内，分支支配大部分喉肌和布于声门裂以下的喉黏膜。

在甲状腺手术中，应注意保护喉返神经，以免引起喉肌麻痹。一侧喉返神经损伤可致声音嘶哑或发音困难，如果两侧喉返神经损伤可引起呼吸困难，甚至窒息。

迷走神经主干损伤后，内脏活动障碍表现为心动过速、恶心、呕吐、呼吸深慢和窒息等症状；由于咽喉感觉障碍和咽喉肌肉瘫痪，可出现吞咽困难、发音困难、声音嘶哑等症状。

（十一）副神经

副神经为运动性神经。副神经由起于疑核和副神经核的躯体运动纤维组成。它在延髓后外侧沟、迷走神经的下方离脑后，经颈静脉孔出颅，行向后下方，支配胸锁乳突肌和斜方肌（图 9-39）。

副神经损伤后，由于胸锁乳突肌瘫痪，使头不能向同侧倾斜，面部不能转向对侧。由于斜方肌瘫痪，致患侧肩下垂，耸肩无力。

（十二）舌下神经

舌下神经为运动性神经。起自舌下神经核。自延髓的前外侧沟离脑，经舌下神经管出颅，支配舌肌（图 9-42）。

一侧舌下神经损伤，患侧舌肌瘫痪，伸舌时，舌尖偏向患侧。

十二对脑神经的性质、连脑部位、出入颅部位、分布范围和损伤后的症状见表 9-3。

表 9-3　脑神经顺序、名称、性质、连脑部位、出入颅部位、分布范围、损伤后症状

<table>
<tr><th>顺序</th><th>名称</th><th>性质</th><th colspan="2">连脑部位</th><th colspan="2">出入颅部位</th><th>分布范围</th><th>损伤后症状</th></tr>
<tr><td>Ⅰ</td><td>嗅神经</td><td>感觉性</td><td>端脑</td><td>嗅球</td><td>颅前窝</td><td>筛孔</td><td>鼻黏膜嗅区</td><td>嗅觉障碍</td></tr>
<tr><td>Ⅱ</td><td>视神经</td><td>感觉性</td><td>间脑</td><td>视交叉</td><td rowspan="2">颅中窝</td><td>视神经</td><td>眼球视网膜</td><td>视觉障碍</td></tr>
<tr><td>Ⅲ</td><td>动眼神经</td><td>运动性</td><td>中脑</td><td>脚间窝</td><td>眶上裂</td><td>上、下、内直肌，下斜肌，提上睑肌、瞳孔括约肌、睫状肌</td><td>眼外斜视，上睑下垂，瞳孔开大，对光反射消失</td></tr>
</table>

续表

<table>
<tr><th>顺序</th><th colspan="2">名称</th><th>性质</th><th colspan="2">连脑部位</th><th colspan="2">出入颅部位</th><th>分布范围</th><th>损伤后症状</th></tr>
<tr><td>Ⅳ</td><td colspan="2">滑车神经</td><td>运动性</td><td>中脑</td><td>下丘下方</td><td rowspan="5">颅中窝</td><td rowspan="2">眶上裂</td><td>上斜肌</td><td>眼不能向外下方斜视</td></tr>
<tr><td rowspan="3">Ⅴ</td><td rowspan="3">三叉神经</td><td>眼神经</td><td>感觉性</td><td rowspan="3">脑桥</td><td rowspan="3">腹侧面向外侧开始变细处</td><td>泪腺、眼球、结膜及额顶部皮肤等</td><td>分布区感觉障碍</td></tr>
<tr><td>上颌神经</td><td>感觉性</td><td>圆孔</td><td>睑裂与口裂之间的皮肤及上颌诸牙等</td><td>分布区感觉障碍</td></tr>
<tr><td>下颌神经</td><td>混合性</td><td>卵圆孔</td><td>口裂以下皮肤、下颌诸牙、咀嚼肌等</td><td>分布区感觉障碍，咀嚼肌瘫痪</td></tr>
<tr><td>Ⅵ</td><td colspan="2">展神经</td><td>运动性</td><td rowspan="4">脑桥延髓沟</td><td>中部</td><td>眶上裂</td><td>外直肌</td><td>眼内斜视</td></tr>
<tr><td>Ⅶ</td><td colspan="2">面神经</td><td>混合性</td><td>外侧部</td><td rowspan="7">颅后窝</td><td>内耳门→茎乳孔</td><td>面肌，舌前2/3的味蕾，泪腺、下颌下腺、舌下腺等</td><td>面肌瘫痪，表现为额纹消失、不能闭目、鼻唇沟变浅、口角偏向健侧</td></tr>
<tr><td rowspan="2">Ⅷ</td><td rowspan="2">前庭蜗神经</td><td>前庭神经</td><td>感觉性</td><td rowspan="2">外端</td><td rowspan="2">内耳门</td><td>球囊斑、椭圆囊斑、壶腹嵴</td><td>眩晕、眼球震颤</td></tr>
<tr><td>蜗神经</td><td>感觉性</td><td>螺旋器</td><td>耳聋</td></tr>
<tr><td>Ⅸ</td><td colspan="2">舌咽神经</td><td>混合性</td><td rowspan="4">延髓</td><td>后外侧沟上部</td><td rowspan="3">颈静脉孔</td><td>咽肌、腮腺、咽和舌后1/3的黏膜及味蕾</td><td>咽反射消失，舌后1/3味觉消失，吞咽困难</td></tr>
<tr><td>Ⅹ</td><td colspan="2">迷走神经</td><td>混合性</td><td>后外侧沟中部</td><td>咽、喉、胸、腹腔脏器的平滑肌、腺体、心肌</td><td>吞咽困难，发音困难、声音嘶哑，心动过速</td></tr>
<tr><td>Ⅺ</td><td colspan="2">副神经</td><td>运动性</td><td>后外侧沟下部</td><td>胸锁乳突肌、斜方肌</td><td>一侧损伤，头向健侧转动无力，患肩下垂，耸肩无力</td></tr>
<tr><td>Ⅻ</td><td colspan="2">舌下神经</td><td>运动性</td><td>前外侧沟</td><td>舌下神经管</td><td>舌肌</td><td>舌肌瘫痪、萎缩，伸舌时舌尖偏向患侧</td></tr>
</table>

三、内脏神经系统

内脏神经是主要分布于内脏、心血管和腺体的神经（图 9-44）。

内脏神经系统分内脏运动神经和内脏感觉神经。内脏运动神经支配平滑肌、心肌和腺体的分泌活动，其功能在一定程度上不受意识支配，故又称自主神经系统或植物神经系统。内脏感觉神经将内脏、心血管等处感受器的感觉传入各级中枢，直至大脑皮质。内脏感觉神经传来的信息经中枢整合后，通过内脏运动神经调节内脏、心血管等器官的活动。

（一）内脏运动神经

内脏运动神经和躯体运动神经相比，在形态结构、分布范围等方面有以下特点：

（1）躯体运动神经支配骨骼肌，且受意识支配；而内脏运动神经支配平滑肌、心肌和腺

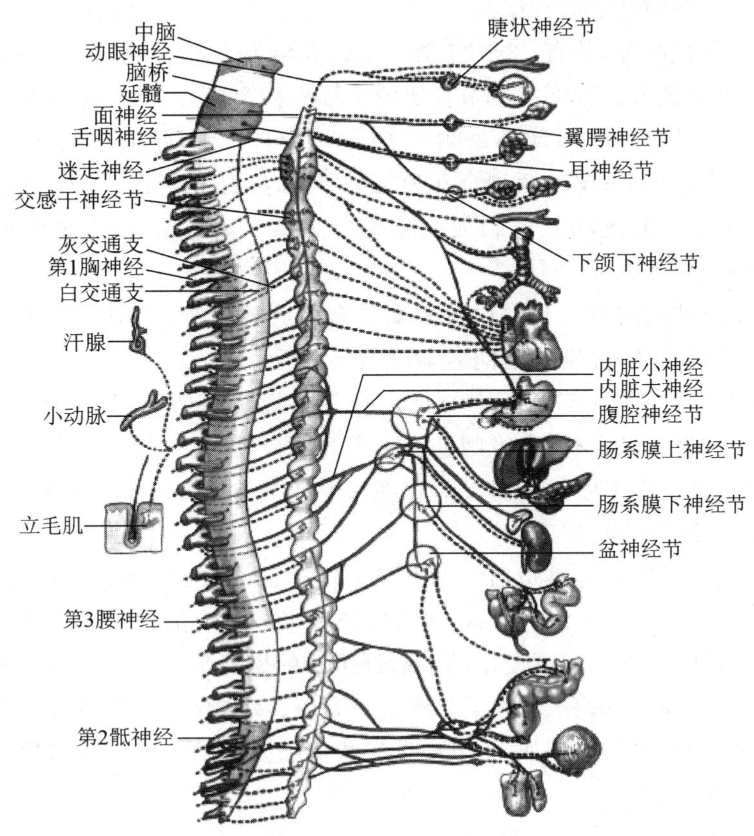

图 9-44 内脏运动神经概况

体，在一定程度上不受意识控制。

(2) 躯体运动神经自低级中枢到其支配的骨骼肌只有一个神经元；而内脏运动神经自低级中枢到其支配的器官，则须在周围部的内脏神经节更换神经元，即需要两个神经元才能完成。第一个神经元称节前神经元，胞体位于脑或脊髓内，其轴突称节前纤维；第二个神经元称节后神经元，胞体位于内脏神经节内，其轴突称节后纤维。

(3) 躯体运动神经只有一种纤维成分；而内脏运动神经则有交感和副交感两种纤维成分，形成多数器官两种神经的双重支配现象。

(4) 躯体运动神经以神经干的形式分布；而内脏运动神经的节后纤维多沿血管或攀附脏器形成神经丛，由丛分支再至所支配的器官。

内脏运动神经根据其形态结构和生理功能分为交感神经和副交感神经。

1. 交感神经

交感神经分为中枢部和周围部。

中枢部：交感神经的低级中枢位于脊髓胸 1～腰 3 节段的灰质侧角内。侧角内的神经元即节前神经元，它发出的轴突即交感神经节前纤维。

周围部：交感神经的周围部包括交感神经节和节前、节后纤维。

(1) 交感神经节 ：依其所在位置分为椎旁节和椎前节。交感神经节内的神经元即节后神经元，其轴突即交感神经节后纤维。

椎旁节：位于脊柱两旁，共有 22～24 对。颈部每侧有 3 个神经节，分别称颈上神经节、颈中神经节和颈下神经节。颈下神经节位于第 7 颈椎横突前方，常与第 1 胸神经节合并，称颈胸神经节（也称星状神经节）；胸部每侧有 10～12 个神经节；腰部每侧有 4～5 个神经节；骶部每侧有 2～3 个神经节；尾部两侧合并为 1 个单节，称奇神经节。

每侧的椎旁节借节间支相互连结成交感干。交感干呈串珠状，上自颅底，下至尾骨前方，于尾骨前方两干合并。

椎前节：位于脊柱的前方。其中比较重要的有腹腔神经节、主动脉肾神经节、肠系膜上神经节和肠系膜下神经节，分别位于同名动脉根部附近。

（2）交感神经节前纤维、节后纤维的行走和分布规律：脊髓侧角神经元发出的节前纤维，随脊神经前根和脊神经走行，出椎间孔后又离开脊神经，进入相应的椎旁节，然后有三种去向（图 9-45）：① 终止于相应的椎旁节；② 在交感干内上升或下降，终于较远距离的椎旁节；③ 穿经椎旁节，终于椎前节。

交感神经节发出的节后纤维也有三种去向：① 返回脊神经，随脊神经分布于躯干和四肢的血管、汗腺和立毛肌。② 攀附动脉，在动脉外膜形成相应的神经丛，并随其动脉分布于所支配的器官。例如，颈部椎旁节发出的节后纤维有的攀附颈内动脉和颈外动脉，形成颈内动脉丛和颈外动脉丛，随动脉分支分布于瞳孔开大肌、唾液腺和甲状腺等。③ 由交感神经节直接分布到所支配的器官。例如，上五对胸部椎旁节发出的有些分支直接分布于食管、气管和主支气管等（图 9-45）。

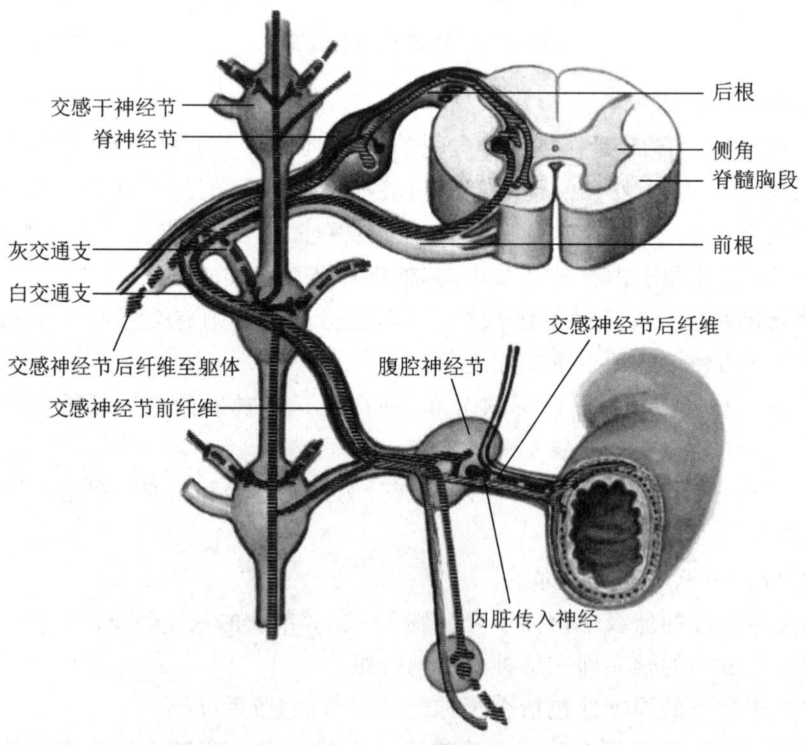

图 9-45　交感神经纤维走行模式图

交感神经的分布有一定的规律：来自脊髓胸 1～5 节段侧角神经元的节前纤维，更换神经元后，节后纤维分布于头、颈、胸腔器官和上肢；来自脊髓胸 5～12 节段侧角的节前纤维，更换神经元后，节后纤维分布于肝、脾、肾等实质性器官及结肠左曲以上的消化管；来自脊髓腰 1～3 节段侧角的节前纤维，更换神经元后，节后纤维分布于结肠左曲以下的消化管、盆腔器官和下肢。

2. 副交感神经

副交感神经也分为中枢部和周围部。

中枢部：副交感神经的低级中枢位于脑干的副交感核和脊髓骶 2～4 节段的骶副交感核（相当于脊髓侧角的部位）。这些核内副交感神经元的轴突即副交感神经节前纤维。

周围部：副交感神经的周围部包括副交感神经节及进出节的节前纤维、节后纤维。

副交感神经节位于所支配器官附近或器官壁内，因而有器官旁节和器官内节之称。位于颅部的器官旁节较大，肉眼可见，计有睫状神经节、翼腭神经节、下颌下神经节及耳神经节等。

（1）颅部副交感神经：脑干内的副交感核发出的副交感神经节前纤维，分别随动眼神经、面神经、舌咽神经和迷走神经走行，至各神经所支配器官附近或壁内的副交感神经节更换神经元，其节后纤维分别分布于所支配的器官（图 9-44）：

中脑动眼神经副核发出的节前纤维，随动眼神经走行，至睫状神经节换神经元，节后纤维支配瞳孔括约肌和睫状肌。

脑桥的上泌涎核发出的节前纤维，随面神经走行，一部分节前纤维至翼腭神经节换神经元，节后纤维支配泪腺、鼻腔和腭部黏膜的腺体；另一部分节前纤维至下颌下神经节，其节后纤维支配下颌下腺和舌下腺等。

延髓的下泌涎核发出的节前纤维，随舌咽神经走行，至耳神经节换神经元，节后纤维支配腮腺。

延髓的迷走神经背核发出的节前纤维，随迷走神经走行，至相应的器官内节换神经元，节后纤维分布到颈部、胸部和腹部的器官（只到结肠左曲以上的消化管），支配平滑肌、心肌和腺体的分泌活动。

（2）骶部副交感神经：脊髓骶 2～4 节段的骶副交感核发出的副交感神经节前纤维，随第 2、3、4 对骶神经前支出骶前孔后，离开骶神经，组成盆内脏神经，至所支配器官的器官旁节或器官内节更换神经元，其节后纤维支配结肠左曲以下的消化管、盆腔器官和外生殖器（图 9-44）。

3. 交感神经与副交感神经的区别

交感神经和副交感神经都是内脏运动神经，常支配同一个内脏器官，形成对内脏器官的双重神经支配。但两者在来源、形态结构、分布范围和对所支配器官的生理作用上又有区别：

（1）低级中枢的部位不同：交感神经的低级中枢位于脊髓胸 1～腰 3 节段的灰质侧角内；副交感神经的低级中枢位于脑干的副交感核和脊髓骶 2～4 节段的骶副交感核。

（2）周围神经节的部位不同：交感神经节位于脊柱的两旁（椎旁节）和脊柱的前方（椎前节）；副交感神经节位于所支配器官的附近（器官旁节）或器官壁内（器官内节）。因此副交感神经节前纤维较长，而节后纤维则较短。

（3）节前神经元与节后神经元的比例不同：一个交感节前神经元的轴突可与较多的节后神经元组成突触；而一个副交感节前神经元的轴突则与较少的节后神经元组成突触。所以交感神经的作用较广泛，而副交感神经的作用则较局限。

（4）分布范围不同：交感神经的分布范围广泛，除头颈部、胸、腹腔脏器外，还分布到全身的血管、汗腺、立毛肌等；而副交感神经的分布则不如交感神经广泛，一般认为大部分血管、汗腺、立毛肌、肾上腺髓质均无副交感神经支配。

(5) 对同一器官所起的作用不同：交感神经与副交感神经对同一器官的作用既是互相拮抗又是互相统一的。当机体处于剧烈运动时，交感神经的活动加强，而副交感神经的活动则减弱，出现心跳加快、血压升高、支气管扩张、瞳孔开大、毛发竖立、消化活动受抑制等现象，这有利于机体适应环境的剧烈变化。而当机体处于安静状态或睡眠状态时，副交感神经的活动加强，而交感神经的活动减弱，出现心跳减慢、血压下降、支气管收缩、瞳孔缩小，消化活动增强等现象，这有利于体力的恢复和能量的储存。在交感神经和副交感神经互相拮抗又互相统一的作用下，机体能更好地适应内、外环境的变化。

(二) 内脏感觉神经

内脏器官除有内脏运动神经支配外，还有丰富的内脏感觉神经分布。内脏感觉神经元的胞体位于脊神经节和脑神经节内。这些神经元的周围突随交感神经或副交感神经走行，中枢突进入脊髓和脑干。

内脏感觉神经接受内脏器官的各种刺激，转变为神经冲动传至中枢，产生内脏感觉。

内脏感觉神经与躯体感觉神经形态基本相似，但内脏感觉神经有如下特点：① 内脏器官的一般活动不引起感觉，较强烈的活动才能引起感觉。如在饥饿时，胃的收缩活动引起饥饿感；直肠和膀胱充盈时引起膨胀感觉(便意)等。② 内脏器官对牵拉、膨胀、冷热以及强烈的内脏活动等刺激敏感，而对切割等刺激不敏感。如手术中切割内脏时，病人无明显感觉，但牵拉内脏时，病人有较难忍受的感觉。③ 内脏感觉的传入途径比较分散，即一个脏器的感觉冲动可经几条脊神经后根传入脊髓的几个节段；而一条脊神经可含有来自几个脏器的感觉纤维。因而，内脏痛觉往往是弥散的，定位较模糊。

(三) 牵涉性痛

当某些内脏器官发生病变时，常在体表的一定区域产生感觉过敏或疼痛感觉，这种现象称牵涉性痛。牵涉性痛可发生在患病的内脏器官的附近皮肤，也可发生在离患病的内脏器官相距较远的皮肤。例如，心绞痛时，常在左胸前区和左臂内侧感到疼痛；肝、胆病变时，常在右肩部皮肤感到疼痛(图 9-46)。

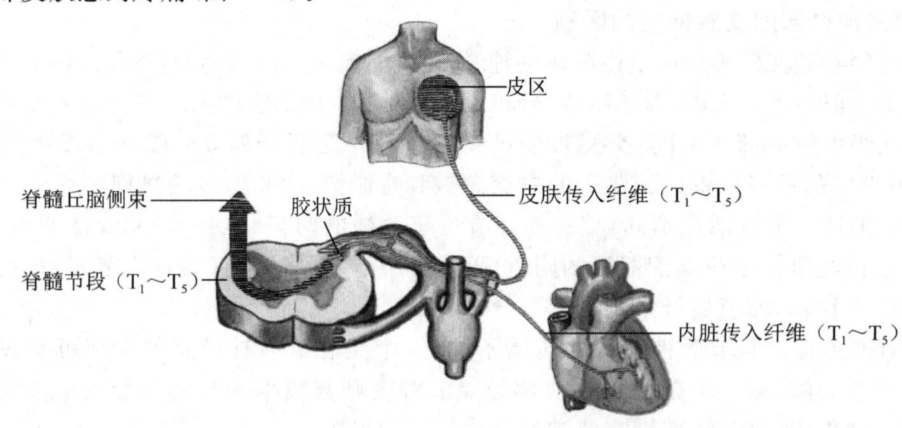

图 9-46　内脏器官疾病时的牵涉性痛区

常见的内脏器官牵涉性痛与体壁或皮肤的关系见表 9-4。

表 9-4　内脏器官牵涉性痛与体壁或皮肤的关系

发病内脏器官	牵涉的体壁部位
心	左胸前区和左臂内侧
肝、胆囊	右肩部
胃	腹上部
小肠	脐部
阑尾	上腹部或脐周围
肾	腰部及腹股沟区
膀胱	下腹部及会阴部
子宫	下腹部或腰部、会阴部

牵涉性痛发生的原因目前尚不清楚，一般认为，传导患病内脏的感觉纤维和被牵涉区皮肤的躯体感觉纤维都进入同一个脊髓节段，因此，从患病内脏传来的冲动可以扩散到邻近的躯体感觉神经元，从而产生牵涉性痛。了解器官病变时牵涉性痛的发生部位，对诊断内脏器官的疾病有一定意义。

第四节　神经传导通路

神经传导通路是指高级神经中枢与感受器或效应器之间传导神经冲动的神经通路。它是由若干神经元连接而成的神经元链。

由感受器将神经冲动经传入神经、各级中枢传至大脑皮质的神经通路称为感觉传导通路(上行传导通路)；将大脑皮质发出的神经冲动经皮质下各级中枢、传出神经传至效应器的神经通路称为运动传导通路(下行传导通路)。

一、感觉传导通路

(一) 躯干和四肢的本体觉和精细触觉传导通路

本体觉又称深感觉，是指来自肌、腱、关节的位置觉、运动觉和振动觉。本体觉传导通路还传导皮肤的精细触觉，精细触觉是指辨别皮肤两点距离的辨别觉和辨别物体的形状、大小、软硬和纹理粗细的实体觉。

躯干和四肢的本体觉和精细触觉传导通路由三级神经元组成。

第一级神经元的胞体位于脊神经节内，其周围突随脊神经分布于肌、腱、关节及皮肤的感受器，中枢突经脊神经后根进入脊髓同侧的后索，组成薄束和楔束上升，至延髓，两束分别终于薄束核和楔束核。

第二级神经元的胞体位于薄束核和楔束核，它们发出的纤维左、右交叉，称为内侧丘系交叉，交叉后的纤维在中线的两侧上升，构成内侧丘系。内侧丘系向上经脑桥、中脑终于背侧丘脑的腹后核。

第三级神经元的胞体位于背侧丘脑腹后核，它发出的纤维组成丘脑中央辐射，经内囊后肢投射到大脑皮质中央后回的上2/3部和中央旁小叶的后部(图9-47)。

头面部的本体觉一般认为是经三叉神经、三叉神经中脑核向上传导，最后投射到大脑皮质中央后回的下部。但其具体途径尚不清楚。

本体觉传导通路受损时，患者闭目不能确定其相应部位的位置姿势和运动的方向，振动觉消失，同时精细触觉也消失。

(二) 躯干和四肢的浅感觉传导通路

浅感觉是指皮肤、黏膜的痛觉、温度觉和触觉。

躯干和四肢的浅感觉(痛觉、温度觉和粗触觉)传导通路由三级神经元组成。

第一级神经元的胞体位于脊神经节内，其周围突随脊神经分布于躯干和四肢皮肤的痛觉、温度觉和触觉感受器，中枢突经脊神经后根进入脊髓，终于后角。

第二级神经元的胞体位于脊髓后角，它发出的纤维先向对侧斜升1～2个脊髓节段，然后交叉至对侧脊髓的外侧索和前索上行，构成脊髓丘脑侧束和脊髓丘脑前束，向上经延髓、脑桥和中脑，终于背侧丘脑腹后核。

第三级神经元的胞体位于背侧丘脑腹后核内，它发出的纤维组成丘脑中央辐射，经内囊后肢投射到大脑皮质中央后回的上2/3部和中央旁小叶的后部(图9-48)。

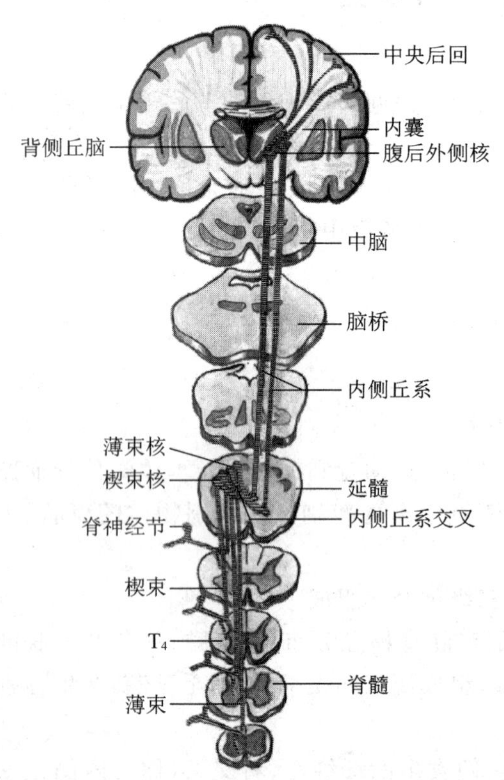

图9-47 本体觉和精细触觉传导通路

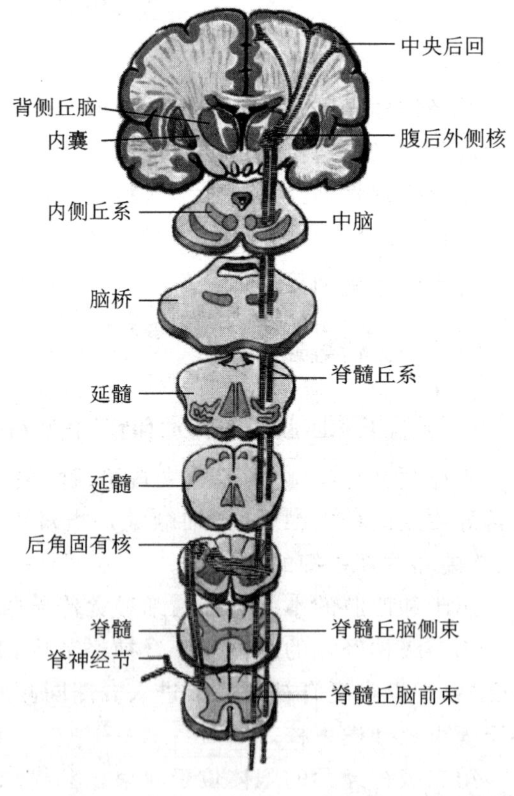

图9-48 痛觉、温度觉、触觉传导通路

脊髓丘脑束一侧受损，受损平面下 1～2 节段以下的对侧皮肤的痛觉、温度觉减弱或消失，而触觉影响不大，因后索也传导触觉。

(三) 头面部的浅感觉传导通路

头面部的浅感觉传导通路也由三级神经元组成。

第一级神经元的胞体位于三叉神经节内，其周围突随三叉神经分布于头面部皮肤和鼻、口腔黏膜的痛觉、温度觉和触觉感受器，中枢突经三叉神经根入脑桥，终于同侧的三叉神经感觉核群。

第二级神经元的胞体位于三叉神经感觉核群，它发出的纤维交叉到对侧，组成三叉丘系，伴随内侧丘系上升，终于背侧丘脑腹后核。

第三级神经元的胞体位于背侧丘脑腹后核，它发出的纤维组成丘脑中央辐射，经内囊后肢投射到大脑皮质中央后回的下 1/3 部(图 9-49)。

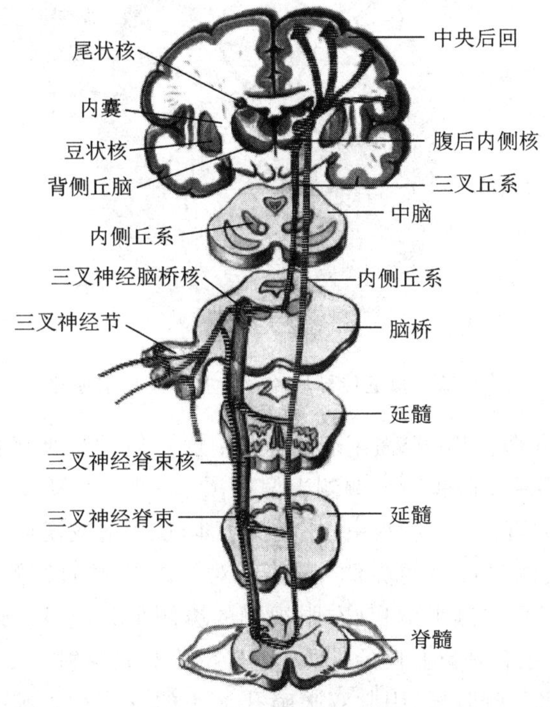

图 9-49　头面部痛温觉、粗触觉和压觉传导通路

此传导通路在交叉以上损伤，出现对侧头面部浅感觉障碍，若在交叉以下损伤，则浅感觉障碍出现在同侧。

(四) 视觉传导通路

当眼球固定向前平视时，所能看到的空间称为视野。由于眼球屈光装置对光线的折射作用，鼻侧半视野的物像投射到颞侧半视网膜，颞侧半视野的物像投射到鼻侧半视网膜，上半视野的物像投射到下半视网膜，下半视野的物像投射到上半视网膜。

视觉传导通路由三级神经元组成。

第一级神经元为视网膜的双极细胞，其周围突与视网膜的视锥细胞和视杆细胞形成突触，中枢突与视网膜的节细胞形成突触。

第二级神经元为节细胞，其轴突在视神经盘处集中，穿出眼球壁组成视神经。视神经经视神经管入颅腔，形成视交叉后，延为视束。在视交叉中，来自两眼视网膜鼻侧半的纤维交叉，交叉后加入对侧视束；来自两眼视网膜颞侧半的纤维不交叉，进入同侧视束。因此，每侧视束都是由来自同侧视网膜颞侧半的纤维和来自对侧视网膜鼻侧半的纤维共同组成的。视束绕大脑脚向后，主要终止于外侧膝状体。

第三级神经元的胞体位于外侧膝状体，它发出的纤维组成视辐射，经内囊后肢投射到大脑皮质枕叶距状沟两侧的皮质(图 9-50)。

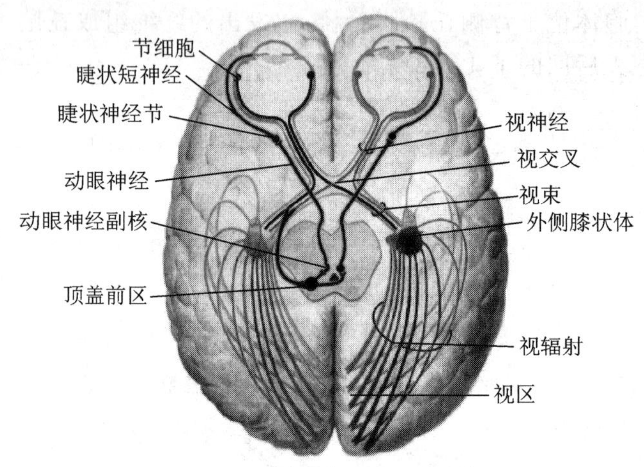

图 9-50　视觉传导通路及瞳孔对光反射通路

视觉传导通路的不同部位损伤，临床表现不同：① 一侧的视神经损伤，出现患侧眼全盲；② 视交叉中间部损伤，出现双眼视野的颞侧半偏盲；③ 一侧视交叉外侧部的未交叉纤维损伤，可出现患侧视野鼻侧半偏盲；④ 一侧视束、外侧膝状体、视辐射或视觉中枢损伤时，出现双眼视野对侧同向性偏盲，即同侧眼视野的鼻侧半偏盲，对侧眼视野的颞侧半偏盲。例如：右侧视辐射损伤，则引起双眼视野左侧半偏盲(右眼视野的鼻侧半和左眼视野的颞侧半偏盲)。

视束的一部分纤维终于中脑上丘的上方，参与瞳孔对光反射。

瞳孔对光反射：光照一侧眼球，引起双眼瞳孔缩小的反应称为瞳孔对光反射。其中被照射侧的瞳孔缩小，叫直接对光反射；同时另一侧瞳孔也缩小，称间接对光反射。瞳孔对光反射的通路如下：光照视网膜→视神经→两侧视束→中脑两侧动眼神经副核→两侧动眼神经→两侧瞳孔括约肌收缩→两侧瞳孔缩小。

二、运动传导通路

运动传导通路包括锥体系和锥体外系。

(一) 锥体系

锥体系是管理骨骼肌随意运动的传导通路。一般由上、下两级运动神经元组成，分别称为上运动神经元和下运动神经元。上运动神经元的胞体主要位于大脑皮质的中央前回和中央旁小叶前部，它们发出的轴突组成下行纤维束，称为锥体束。其中终止于脑干的脑神经躯体运动核的纤维束称皮质核束；终止于脊髓前角运动细胞的纤维束称皮质脊髓束。下运动神经元的胞体位于脑干的脑神经躯体运动核和脊髓前角，它们发出的轴突分别组成脑神经和脊神经的躯体运动纤维，支配骨骼肌。

1. 躯干、四肢骨骼肌的随意运动传导通路

上运动神经元的胞体主要位于大脑皮质中央前回的上 2/3 部和中央旁小叶前部，它们发出的轴突下行组成皮质脊髓束，经内囊后肢、中脑大脑脚、脑桥至延髓，形成锥体。在锥体下部，皮质脊髓束的大部分纤维互相交叉，称锥体交叉。交叉后的纤维在脊髓外侧索内下降，称皮质脊髓侧束，其纤维沿途终止于各节段脊髓前角运动细胞。小部分纤维不交叉，下行于脊髓的前索，称皮质脊髓前束。皮质脊髓前束只达中胸节段以上，在下降中逐节交叉至对侧，终于脊髓前角运动细胞。皮质脊髓前束中有一部分纤维始终不交叉而止于同侧脊髓前角运动细胞，支配躯干肌。所以躯干肌是受双侧大脑皮质支配。

下运动神经元的胞体位于脊髓前角，它们发出的轴突构成脊神经的躯体运动纤维，随脊神经支配躯干、四肢的骨骼肌(图 9-51)。

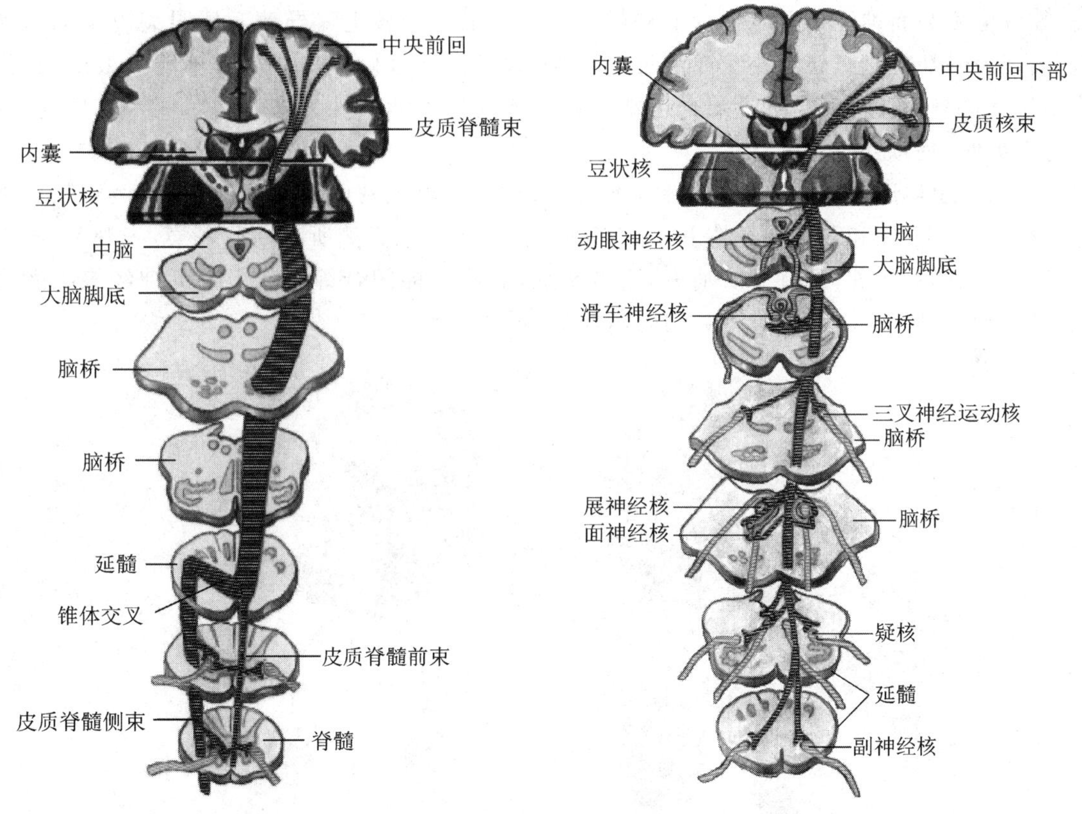

图 9-51　运动传导通路

一侧皮质脊髓束在锥体交叉前受损，主要引起对侧肢体瘫痪，而躯干肌的运动不受明显影响。一侧皮质脊髓束在锥体交叉后受损，主要引起同侧肢体瘫痪。

2. 头、颈、咽、喉部骨骼肌的随意运动传导通路

上运动神经元的胞体主要位于大脑皮质中央前回下1/3部，它们发出的轴突下行组成皮质核束，经内囊膝下降至脑干，在行经脑干的过程中，大部分纤维陆续终止于双侧的脑神经躯体运动核，包括动眼神经核、滑车神经核、三叉神经运动核、展神经核、面神经核上部（支配眼裂以上面肌）、疑核和副神经核。小部分纤维则终止于对侧的面神经核下部（支配眼裂以下面肌）和舌下神经核。因此面神经核下部和舌下神经核只接受对侧皮质核束的支配，而其他脑神经躯体运动核均接受双侧皮质核束的支配。

下运动神经元的胞体位于脑干的脑神经躯体运动核，它们发出的轴突组成脑神经的躯体运动纤维，随各有关脑神经支配头、颈、咽、喉部的骨骼肌（眼球外肌、咀嚼肌、面肌、咽肌、喉肌、胸锁乳突肌、斜方肌、舌肌）。

临床上一侧上运动神经元损伤时，只出现对侧眼裂以下面肌和对侧舌肌瘫痪，而受面神经核上部支配的眼裂以上面肌以及其余脑神经躯体运动核支配的眼球外肌、咀嚼肌、咽肌、喉肌、胸锁乳突肌和斜方肌等均不受影响。临床上常将上运动神经元损伤引起的瘫痪称之为核上瘫；而将下运动神经元损伤引起的瘫痪称之为核下瘫。

一侧大脑皮质中央前回下部或皮质核束（上运动神经元）损伤出现的面肌和舌肌的瘫痪，临床上称为面神经核上瘫和舌下神经核上瘫。面神经核上瘫导致对侧眼裂以下面肌瘫痪，表现为病灶对侧鼻唇沟变浅或消失，口角低垂并向病灶侧偏斜，流涎，不能做鼓腮、露齿等动作，但两侧额纹存在，眼睑闭合正常。舌下神经核上瘫表现为病灶的对侧舌肌瘫痪，伸舌时舌尖偏向病灶的对侧。

脑神经躯体运动核或脑神经损伤（下运动神经元）出现的面肌瘫痪和舌肌瘫痪，临床上称为面神经核下瘫和舌下神经核下瘫。面神经核下瘫导致患侧所有面肌瘫痪，表现为：除面神经核上瘫的症状外，还有额纹消失，不能皱眉，眼睑不能闭合等症状。舌下神经核下瘫表现为病灶侧舌肌瘫痪，伸舌时舌尖偏向病灶侧（图9-52）。

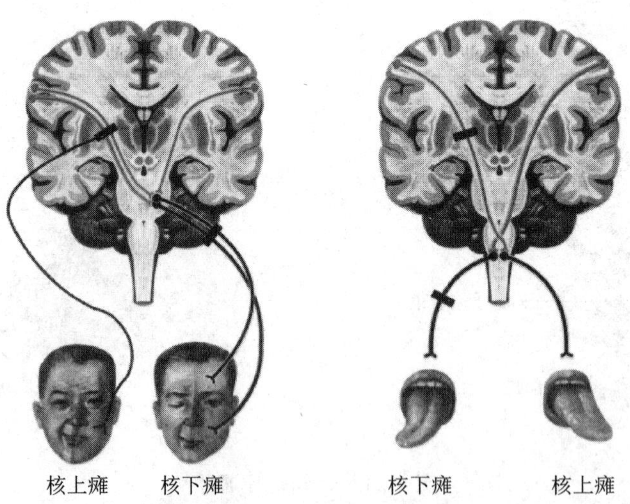

图9-52　面神经、舌下神经核上瘫和核下瘫

锥体系的任何部位损伤都可引起其支配区的随意运动障碍，导致瘫痪。由于下运动神经元接受上运动神经元的控制和调节，所以上、下运动神经元受损后，瘫痪所表现的体征不同。

上运动神经元（大脑皮质躯体运动中枢、锥体束）受损时，由于下运动神经元失去了上运动神经元对它的抑制作用，使其功能释放，活动增强，表现为肌张力增高，腱反射亢进，瘫痪的肌呈痉挛状态，同时出现病理反射（如 Babinski 征）。把因上运动神经元损伤出现的瘫痪称为中枢性瘫痪（痉挛性瘫痪或硬瘫）。

下运动神经元（脊髓前角运动细胞、脑干的脑神经躯体运动核、脊神经、脑神经）受损时，反射弧被破坏，深、浅反射均消失。表现为肌张力降低，腱反射减弱或消失，瘫痪的肌松弛变软。由于神经营养障碍，导致肌肉萎缩。因反射弧被破坏，也不出现病理反射。把下运动神经元出现的瘫痪称为周围性瘫痪（弛缓性瘫痪或软瘫）（表 9-5）。

表 9-5　上、下运动神经元损伤后临床表现的区别

症状和体征	上运动神经元损伤	下运动神经元损伤
肌张力	增高	降低
腱反射	亢进	减弱或消失
瘫痪	痉挛性（硬瘫）	弛缓性（软瘫）
病理反射	出现（阳性）	不出现（阴性）
肌萎缩	不明显	明显

（二）锥体外系

锥体外系是指锥体系以外的控制骨骼肌活动的传导通路。它起于中央前回以外的大脑皮质（主要起自额叶和顶叶），在下降过程中，与纹状体、小脑、红核、黑质及网状结构等广泛联系，经多次更换神经元，最后终止于脊髓前角运动细胞或脑神经躯体运动核，然后通过脊神经或脑神经支配骨骼肌。

锥体外系的主要功能是维持肌张力、协调肌群活动，以及维持和调整体态姿势和习惯性、节律性动作等。

锥体系和锥体外系在运动功能上是互相不可分割的一个整体，只有在锥体外系使肌张力保持稳定和肌群活动协调的前提下，锥体系才能完成一些精确的随意运动；而锥体外系对锥体系也有一定的依赖性，有些习惯性动作开始是由锥体系发动起来，然后才处于锥体外系的管理之下。

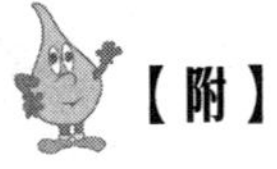

【附】

神经系统各部损伤的临床表现

（一）大脑皮质躯体运动中枢损伤

一侧大脑皮质躯体运动中枢损伤，可产生对侧运动障碍。因中央前回和中央旁小叶前部面积较广，一般病变只损害某一部位，多出现对侧局部瘫痪，如对侧单个肢体瘫痪，临床上称为单瘫。

（二）内囊损伤

内囊损伤常见于脑出血。一侧内囊损伤可引起：① 对侧半身随意运动障碍，包括对侧面下部面肌、舌肌的核上瘫（皮质核束受损）和对侧上、下肢的中枢性瘫痪（皮质脊髓束受损）；② 对侧半身浅、深感觉障碍（丘脑中央辐射受损）；③ 双眼视野对侧同向性偏盲（视辐射受损）。上述症状临床上称为“三偏”综合征。

（三）脑干损伤

脑干一侧损伤，因伤及一侧未交叉的锥体束和某一脑神经核或脑神经根，出现交叉性瘫痪，即患侧的脑神经瘫和对侧身体偏瘫。例如中脑一侧大脑脚损伤，如小脑幕切迹疝压迫大脑脚，可使一侧锥体束及动眼神经根受损。其表现为：患侧动眼神经瘫痪；对侧肢体中枢性瘫痪、面神经核上瘫及舌下神经核上瘫。

（四）脊髓损伤

1. 脊髓前角病变：可引起患侧节段性周围性瘫痪，无感觉障碍。

2. 脊髓后角病变：产生患侧节段性痛觉和温度觉障碍，但触觉和深感觉仍存在（分离性感觉障碍）。

3. 脊髓横断性损伤：

(1) 颈膨大以上颈髓损伤：损伤平面及其以下全部运动、感觉丧失。四肢为中枢性瘫痪，并有膈肌的麻痹。

(2) 颈膨大损伤：损伤平面及其以下全部运动、感觉丧失。上肢为周围性瘫痪，下肢为中枢性瘫痪。

(3) 胸髓损伤：上肢不受影响，下肢呈中枢性瘫痪，受损平面及其以下感觉障碍。

(4) 腰骶膨大损伤：上肢不受影响，下肢呈周围性瘫痪，受损平面及其以下感觉障碍。

4. 脊髓半横断损伤：

主要表现为：

(1) 损伤平面以下同侧肢体中枢性瘫痪（一侧皮质脊髓束受损）。

(2) 损伤平面以下同侧肢体的深感觉和精细触觉障碍（一侧后索薄束、楔束受损）。

(3) 损伤平面下1～2节段以下对侧肢体的痛觉、温度觉障碍（一侧脊髓丘脑束受损）。

(4) 损伤节段同侧周围性瘫痪和感觉障碍、反射消失（损伤节段灰质受损）。

思考与练习

一、名词解释

1. 灰质　2. 神经核　3. 内囊　4. 硬膜外隙

二、单项选择题

1. 成人脊髓下端平对(　　)

A. 第一腰椎体下缘　　B. 第二腰椎体下缘

C. 第三腰椎体上缘　　D. 第三腰椎体下缘

E. 第四腰椎体下缘

2. 全身最长、最粗大的神经是(　　)

A. 迷走神经　　B. 腋神经　　C. 坐骨神经　　D. 三叉神经

E. 面神经

3. 生命中枢位于(　　)

A. 中脑　　B. 脑桥　　C. 下丘脑　　D. 延髓

E. 端脑

4. 大脑半球上外侧看不到(　　)

A. 额叶　　B. 顶叶　　C. 岛叶　　D. 颞叶

E. 枕叶

5. 脊神经的性质是(　　)

A. 运动性　　B. 感觉性　　C. 交感性　　D. 副交感性

E. 混合性

6. 交感神经(　　)

A. 低级中枢位于脊髓胸1～腰3节段的中间外侧核

B. 节前纤维经灰质交通支终于椎旁节

C. 节后纤维仅分布于躯干、四肢的血管、汗腺和竖毛肌

D. 不支配肾上腺　　E. 以上都不是

7. 副交感神经的低级中枢位于(　　)

A. 脑干和胸1～腰3脊髓侧角　　B. 间脑和胸1～腰3脊髓侧角

C. 间脑内　　D. 脑干内

E. 脑干和骶2～4脊髓节段副交感核

8. 脊髓第7胸节高度平(　　)

A. 第4胸椎　　B. 第5胸椎　　C. 第6胸椎　　D. 第7胸椎

E. 第8胸椎

9. 连于脑干背面的脑神经是(　　)

A. 动眼神经　　B. 滑车神经　　C. 舌下神经　　D. 副神经

E. 展神经

10. 三叉神经根位于(　　)

A. 脑桥小脑三角处　　B. 延髓脑桥沟处

C. 脚间窝处　　D. 脑桥基底部与小脑中脚交界处

E. 以上都不对

11. 第四脑室(　　)

A. 经正中孔和外侧孔与蛛网膜下隙相通　　B. 位于脑桥、小脑和中脑之间

C. 下缘续中脑水管　　D. 经室间孔与侧脑室相通

E. 为端脑内结构

12. 属于内脏感觉核的是(　　)

A. 孤束核　　B. 上泌涎核　　C. 薄束核　　D. 楔束核

E. 下橄榄核

13. 颅内压增高易形成枕骨大孔疝的结构是(　　)

A. 小脑蚓　　B. 小脑半球　　C. 小脑扁桃体　　D. 海马旁回

E. 绒球

三、简答题

1. 试述脑脊液的产生与循环途径。
2. 大脑皮质的躯体感觉中枢、躯体运动中枢、视觉中枢、听觉中枢各位于何处?
3. 试述内囊的位置、组成、分部及各部通过的纤维束。
4. 请按顺序叙述脑神经的名称、性质及连脑部位。

第十章 内分泌系统

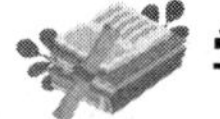

学习目标

① 理解内分泌系统的组成及功能，垂体的位置，甲状腺的位置和形态特点，肾上腺的位置和形态特点。

② 了解垂体的分部及功能，甲状旁腺的位置和形态。

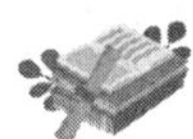

思维导图

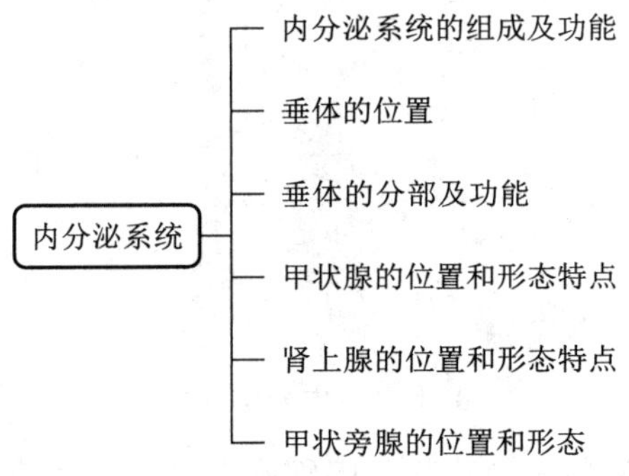

第一节 概述

内分泌系统由全身各部的内分泌腺组成。人体内分泌腺有两种存在形式：一种是以腺上皮为主组成独立的器官，称内分泌器官，如甲状腺、甲状旁腺、肾上腺、垂体、松果体和胸腺等；另一种是由腺上皮组成某些器官的一部分，称为内分泌组织，如胰腺内的胰岛、睾丸内的间质细胞、卵巢内的卵泡和黄体及胸腺内的网状上皮细胞等(图 10-1)。

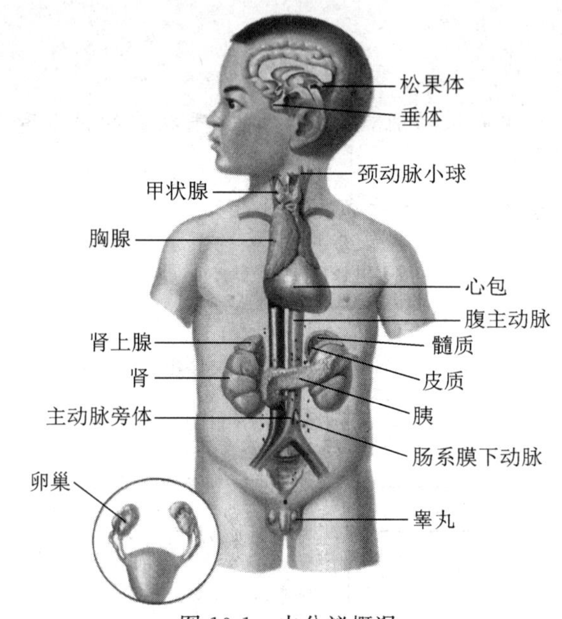

图 10-1 内分泌概况

内分泌腺因无导管，故又称无导管腺。腺细胞多排列成团索状或网状，其周围有丰富的毛细血管和毛细淋巴管。内分泌腺分泌的物质称为激素，直接被血液和淋巴吸收，并随血液循环运送至全身各处。一种激素只作用于特定的器官或组织，故称为该激素的靶器官或靶组织。激素在血液中含量极微，但对机体的生长、发育、生殖、新陈代谢等功能却起着重要的促进和调节作用，其作用方式为体液调节。内分泌腺功能亢进或低下，都可影响机体的正常机能，甚至产生疾病。

内分泌系统和神经系统在结构和功能上有密切的联系。一方面内分泌系统受神经系统的控制和调节，神经系统通过对内分泌腺的作用，间接地调节人体各器官的功能活动，这种调节成为神经－体液调节；另一方面内分泌系统也可影响神经系统的功能，如垂体分泌的生长激素、甲状腺分泌的甲状腺素都可影响脑的发育和正常功能。

另外，还有一些内分泌细胞更为分散地存在于人体许多器官之中，使这些器官都具有内分泌功能，如胃肠的内分泌细胞分泌多种激素，可影响胃肠平滑肌收缩和腺体分泌。在前列腺、精囊腺以及肺、肝、肾、脑等器官都可产生前列腺素。

第二节 内分泌器官

一、甲状腺

(一) 甲状腺位置和形态

甲状腺(图 10-2)位于颈前部,棕红色,如 H 形,由两个侧叶和连接两侧叶的甲状腺峡组成。有时从甲状腺峡向上伸出长短不一的锥状叶,长者可达舌骨的高度。甲状腺侧叶贴于喉和气管的两侧,上端达甲状软骨中部,下端抵第 6 气管软骨环。甲状腺峡呈横位,一般位于第 2~4 气管软骨环之前。临床急救进行气管切开时,要尽量避开甲状腺峡。

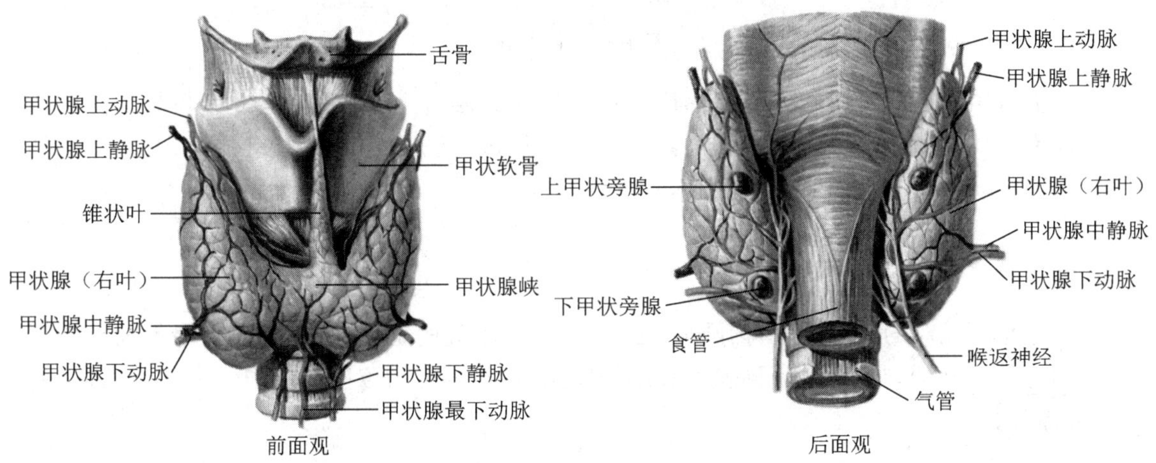

图 10-2 甲状腺前面、后面观

(二) 甲状腺被膜

甲状腺的外面有两层被膜:内层为纤维囊,包裹甲状腺的表面,并随血管和神经深入腺实质,将腺分为若干大小不等的小叶;外层为甲状腺鞘或假被膜。甲状腺借筋膜固定于喉软骨上,故吞咽时甲状腺可随喉上、下移动。

二、甲状旁腺

甲状旁腺呈扁卵圆形,棕黄色,似黄豆大小,一般有上、下两对,通常位于甲状腺侧叶后面,上一对位于甲状腺侧叶后面中部附近处,下一对靠近甲状腺侧叶下极,多位于甲状腺下动脉附近(图 10-2)。甲状旁腺多附于甲状腺左右侧叶后面的纤维囊上,偶尔也埋入甲状腺实质内,分离困难。

三、肾上腺

肾上腺是成对的器官，呈深黄色，位于肾的上方，左侧略大，似半月形；右侧呈三角形（图 10-3）。肾上腺与肾共同包被于肾筋膜内，但它有独立的纤维囊和脂肪囊，因此，不随肾下降。

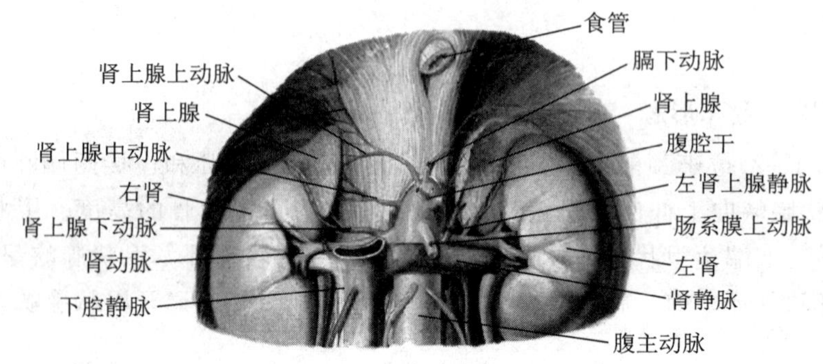

图 10-3　肾上腺

肾上腺由表层的皮质和内部的髓质构成。皮质分泌肾上腺皮质激素，有调节水盐代谢及糖和蛋白质代谢的作用。髓质分泌肾上腺素和去甲肾上腺素，有使心跳加快、心收缩力加强、血管收缩、血压升高的作用，是机体的应急器官。

四、垂体

垂体是不成对的器官，呈横椭圆形，色灰红，位于蝶骨的垂体窝内，垂体上端借漏斗与下丘脑相连（图 10-4）。根据其不同发生和结构特点，可将其分为腺垂体（前叶）和神经垂体（后叶）两部分。

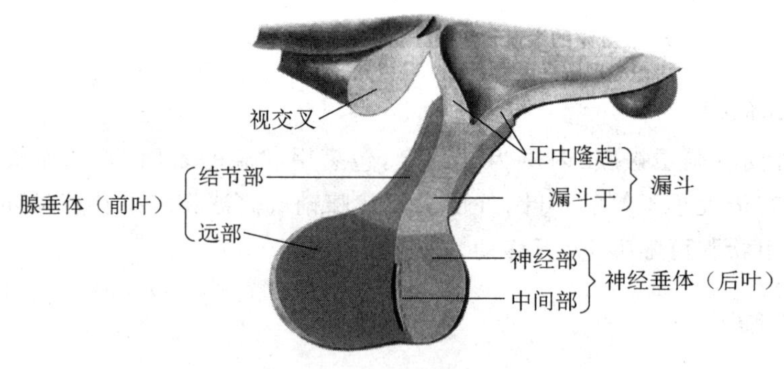

图 10-4　垂体

垂体的功能十分复杂。腺垂体可分泌多种激素，促进机体生长发育，并能够影响其他内分泌腺（如甲状腺、肾上腺和性腺等）的活动。神经垂体无分泌功能，只能储存和释放由下丘脑运来的激素，其功能是使血压上升、尿量减少和子宫收缩。

五、松果体

松果体位于背侧丘脑后上部，中脑顶盖上方。形如松果，色灰红。儿童时期较发达，一般在七岁以后逐渐萎缩，成年后不断有钙盐沉着，常可在 X 线片上看到，作为颅片定位的标志。

松果体分泌的激素为抑制性激素。

思考与练习

一、单项选择题

1. 关于内分泌腺的描述错误的是(　　)

A. 不受神经调节　　B. 含丰富毛细血管

C. 分泌物称激素　　D. 分泌物无导管排出

E. 是肉眼可见的内分泌器官

2. 关于甲状腺的描述正确的是(　　)

A. 分泌甲状腺素　　B. 位于胸部

C. 峡部位于 3～6 气管软骨的前方　　D. 侧叶贴于喉下部

E. 吞咽时不随喉移动

3. 关于垂体的描述错误的是(　　)

A. 位于垂体窝内　　B. 分腺垂体和神经垂体两部

C. 仅由腺细胞构成　　D. 为不成对的椭圆形器官

E. 上借漏斗连于下丘脑

4. 可调节钙磷代谢的内分泌腺是(　　)

A. 肾上腺　　B. 胸腺

C. 甲状旁腺　　D. 垂体

E. 松果体

5. 神经垂体内贮存的激素有(　　)

A. 加压素和催产素　　B. 生长素和加压素

C. 促甲状腺素和生长素　　D. 生长素和促肾上腺皮质激素

E. 促甲状旁腺激素

二、简答题

简述甲状腺的位置和形态。

第二部分　生理学

第一章 绪论

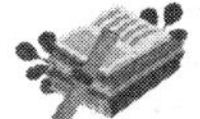

学习目标

① 掌握生命活动的基本特征，兴奋性和阈值的概念及二者的关系；内环境和稳态的概念。

② 熟悉稳态的生理意义；机体功能调节的方式及特点；反馈的类型及生理意义。

③ 了解生理学的概念和研究方法；肌内注射时"两快一慢"的临床意义。

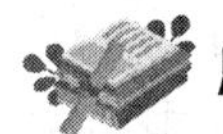

思维导图

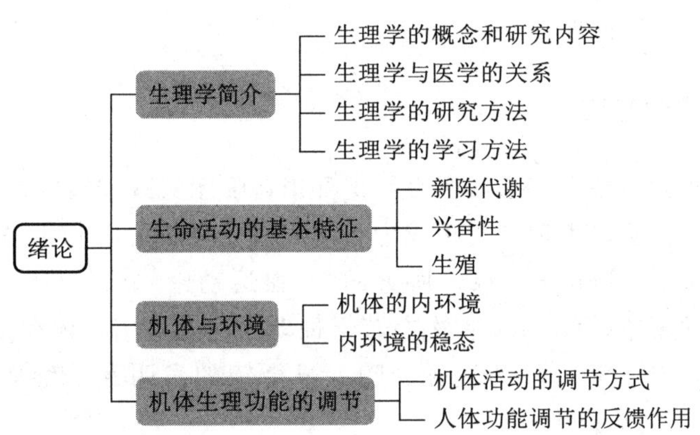

第一节 生理学简介

一、生理学的概念和研究内容

生理学是生物科学的一个分支，是研究生物体（机体）生命活动现象及规律的科学。按研究对象不同可分为植物生理学、动物生理学和人体生理学。医学生学习的是人体生理学，通常称为生理学。人体生理学研究的内容就是研究人体在正常状态下，机体各器官系统功能活动的现象、过程、机制、影响因素，以及调节方式及其在整体活动中的意义，从而认识和掌握生命活动的规律。

二、生理学与医学的关系

在现代医学课程体系中，生理学是一门重要的基础医学理论课程。它以人体解剖学、组织学为基础，其本身又是药理学、病理学及临床各课程的基础，因而起到承前启后的作用。医学生只有学好生理学，才能正确认识疾病，运用生理学的基本理论和基本方法来处理临床实践中所遇到的许多实际问题。

三、生理学的研究方法

生理学是一门实验性科学。它的所有知识都来自临床实践和实验研究。其中动物实验是生理学研究的基本方法。生理学真正成为一门实验性科学是从17世纪开始的。1628年，英国医生威廉·哈维（William Harvey）所著的《心血运动论》公开出版，是历史上第一部基于实验证据的生理学著作。Harvey首次在若干种动物身上应用活体解剖的方法，并经反复多次实验观察，推断出血液循环的途径。随后显微镜的发明和毛细血管的发现，证实了Harvey对循环系统结构的正确推论。

人体的结构和功能极其复杂，要全面探索人体生理学，需要从三个不同的水平加以研究，即整体水平、器官和系统水平以及细胞和分子水平，并将各个水平的研究结果加以整合。

（1）整体水平。以完整机体为研究对象，观察和分析在环境因素改变和不同生理情况下各器官系统之间的相互联系、相互协调，以及完整机体所作出的各种反应的规律。如研究机体在运动、创伤、紧张时整体发生的变化（呼吸、血液循环、神经、内分泌等变化）。

（2）器官和系统水平。以器官和系统为研究对象，即观察和研究各个器官、系统的活动规律及其在整体生理功能中所起的作用等。如研究心脏的射血、肺的呼吸、小肠的消化和吸收及其相关的调节等。

（3）细胞和分子水平。以细胞及其所含的生物分子为研究对象。细胞是组成机体最基本的结构和功能单位，而细胞及其亚细胞器又由多种生物大分子所构成，因此，要揭示人体及其各器官功能的奥秘，就必须深入到细胞和分子水平。如骨骼肌收缩时的肌丝滑行，细胞膜的物质转运等。

上述三个研究水平相互间不是孤立的，而是相互联系、相互补充的。近年来，生理学和医学界越来越重视不同水平研究之间的交叉、结合和转化，将研究成果尽快应用于医学和促进人类健康方面所遇到的实际问题，同时也将遇到的实际问题从各个不同水平进行深入的研究，即转化性研究。

四、生理学的学习方法

生理学是一门机能学科，要正确认识生命活动的规律，学习时必须以辩证唯物主义的观点为指导，用整体的、动态的、对立统一的观点来认识人体的一切功能活动；坚持理论联系实践的原则，医学生在学习生理学时，既要认真学好基本理论知识，又要积极参与实验，以验证、深化、巩固理论知识，训练基本技能，培养科学求实的学风；还要注意适当联系生活和临床实际，在实践中学习生理学，并把已学到的生理学知识和技能运用到卫生保健和临床实践中去。

第二节　生命活动的基本特征

情景导入

某男性病人，15岁，现因高热需进行肌内注射退热药，病人紧张地问注射时会不会疼痛，护士回答说会应用无痛注射法（两快一慢），尽量减轻疼痛。

思考：

1. 刺激要引起机体或组织发生反应必须具备哪些条件？
2. 何为肌内注射时“两快一慢”的机制？

虽然世界上的生物种类繁多，表现出形形色色、互不相同的生命活动现象。但是，所有生物从原始的单细胞到复杂的人类，却都具有一些共同的特征，这些共同特征就是生命活动的基本特征，包括新陈代谢、兴奋性和生殖等。

一、新陈代谢

新陈代谢是指机体与周围环境之间不断进行物质交换和能量交换，以实现自我更新的过程，包括合成代谢（同化作用）和分解代谢（异化作用）两个方面。合成代谢是指机体不断从外界摄取营养物质，并将其合成、转化为自身的物质，同时贮存能量的过程；分解代谢是指机体不断分解自身的成分，同时释放能量供生命活动的需要，并将其分解产物排出体外的过程。合成代谢和分解代谢是对立统一、保持动态平衡的生理过程。

新陈代谢是生命活动的最基本特征，机体的一切生命活动都是在新陈代谢的基础上实现的，新陈代谢一旦停止，生命也随之终结。

二、兴奋性

兴奋性是指机体或组织对刺激发生反应的能力或特性。

（一）刺激与反应

能被机体或组织感受到的各种环境变化，称为刺激。刺激的种类很多，根据性质不同可分为以下四种。① 物理性刺激：如声、光、电、机械、温度和射线等；② 化学性刺激：如酸、碱和药物等；③ 生物性刺激：如细菌、病毒和寄生虫等；④ 社会心理性刺激：如语言、文字、情绪变化等。

机体或组织接受刺激后所发生的一切变化，称为反应。如肌肉收缩、神经传导、腺体分泌、变形运动等。不同组织对刺激发生反应的形式不同，归纳起来有两种基本表现形式，即兴奋和抑制。兴奋是指机体或组织接受刺激后，由相对静止变为活动状态或活动由弱变强。如电刺激动物的交感神经，可引起动物心跳加强、加快，这就是一种兴奋反应。抑制是指机体或组织接受刺激后，由活动变为相对静止状态或活动由强变弱。如电刺激动物的迷走神经，引起动物心跳减慢、减弱，这就是一种抑制反应。

（二）衡量兴奋性的指标

刺激作用于组织或细胞，究竟引起的是兴奋反应还是抑制反应，一方面取决于组织细胞本身的功能状态，另一方面取决于刺激的特征。实验证明，任何刺激要引起机体或组织细胞发生反应必须具备三个条件，即足够的刺激强度、足够的刺激持续时间和一定的强度—时间变化率（单位时间内强度变化的幅度）。如果将刺激持续时间、强度—时间变化率固定不变，刺激必须达到一定的强度，才能引起组织发生反应。引起组织发生反应的最小刺激强度，称为阈强度，简称阈值。强度等于阈值的刺激称为阈刺激；强度小于阈值的刺激称为阈下刺激；强度大于阈值的刺激称为阈上刺激。阈值可反映组织兴奋性的高低，是衡量组织兴奋性高低的客观指标，即阈值越大说明兴奋性越低，阈值越小说明兴奋性越高，阈值与兴奋性呈反变关系。在各种组织中，神经、肌肉和腺体组织都表现出较高的兴奋性，因此，习惯上将它们称为可兴奋组织。各种刺激只有作用于有兴奋性的活体上，才会发生反应，这说明兴奋性是反应产生的基础。可见，机体对各种刺激作出适当的反应是一种普遍的生命现象，是机体生存的必要条件。

三、生殖

生物体发育成熟后，能够产生与自己相似的子代个体，这种功能称为生殖。任何生物个体的寿命都是有限的，只有通过生殖活动产生新的个体才能使生命得以延续，种族得以繁衍。所以，生殖是生命活动的基本特征之一（详见第十二章）。

第三节 机体与环境

机体的一切生命活动都是在一定的环境中进行的。脱离环境，机体或细胞将无法生存。机体的环境包括内环境和外环境。自然界是人体赖以生存的环境，称为外环境，包括自然环境和社会环境。人体的生命活动不仅受自然环境的影响，还受到社会心理因素的影响，机体不断调整功能状态以适应外环境的变化。

一、机体的内环境

机体的绝大多数细胞并不直接与外界环境相接触，而是生活在体内的液体环境中。人体内液体称为体液（图 1-1），正常成人体液总量约占体重的 60%，其中，约 2/3 分布于细胞内，称为细胞内液，约 1/3 分布于细胞外，称为细胞外液。细胞外液中约 3/4 分布于细胞间隙内，称为组织间液或组织液；其余约 1/4 则在血管中不断地循环流动，即为血浆。此外，还有少量的淋巴液、房水和脑脊液等。细胞外液就是细胞直接生活的液体环境，细胞代谢所需的营养直接由细胞外液提供，细胞的代谢产物也首先排到细胞外液中。所以，细胞外液是细胞直接接触和赖以生存的环境。生理学中把体内细胞直接生存的环境，称为机体的内环境，即细胞外液。

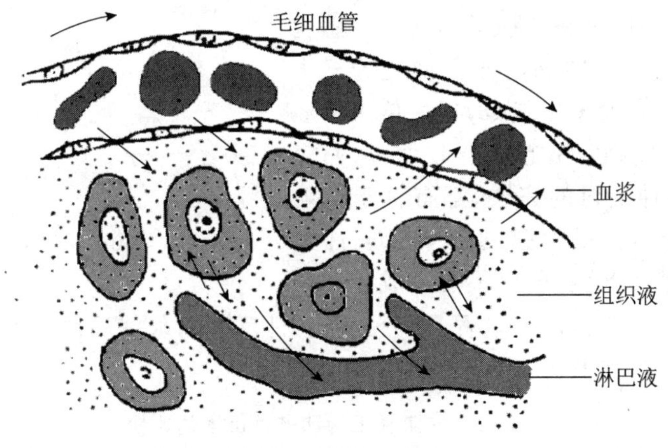

图 1-1 体液示意图

二、内环境的稳态

稳态也称自稳态，是指内环境的各种理化因素（如温度、酸碱度、渗透压及各种化学成分的浓度等）在正常情况下相对恒定，并非固定不变，而是可在一定范围内变动但又保持相对稳定的状态。这种内环境的各种成分和理化性质保持相对稳定的状态称为内环境的稳态。例如人体的体温总是维持在 37℃左右，血浆的 pH 值在 7.35～7.45 之间波动。内环境的稳态是维持机体正常生命活动的必要条件。如果内环境的稳态被破坏，将影响细胞功能活动的正常进行，疾病就会随之发生，甚至危及生命。

第四节 机体生理功能的调节

人体作为一个有序的整体，具有较完备的调节系统和控制系统，能对各系统、器官、组织和细胞的各种生理功能进行有效的调节和控制，使机体能适应各种内、外环境的变化，维持机体内环境的稳态。

一、机体活动的调节方式

机体对各种功能活动进行调节的方式主要有三种，即神经调节、体液调节和自身调节。

(一) 神经调节

神经调节是指通过神经系统的活动对机体生理功能进行的调节，是人体生理功能调节中最主要的形式。神经调节的基本方式是反射。反射是指机体在中枢神经系统的参与下，对内、外环境刺激所作出的规律性应答。反射活动的结构基础是反射弧。反射弧由五个基本部分组成，即感受器、传入神经、中枢、传出神经和效应器(图 1-2)。例如，当针刺手指末端时，皮肤的痛觉感受器可感受到这种伤害性刺激，神经冲动沿传入神经传至中枢，中枢经过分析综合后发出指令，通过传出神经到达效应器，即有关肌群，引起肌群收缩，从而完成缩手动作。每一种反射的完成，都有赖于反射弧结构和功能的完整。反射弧的五个组成部分中，任何一个环节被阻断，反射将不能完成。

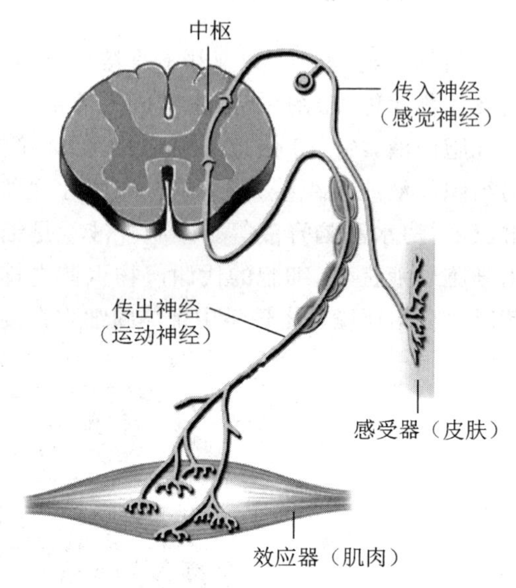

图 1-2　反射弧组成

反射的种类很多，按其形成过程，可分为非条件反射和条件反射两类。非条件反射和条件反射的形成条件、特点及意义见表 1-1。

表 1-1　非条件反射和条件反射的比较

	非条件反射	条件反射
形成	先天遗传，种族共有	后天在一定条件下形成
反射弧	有恒定、稳固的反射弧联系	有易变、暂时性的反射弧联系
中枢	大脑皮质下各中枢就能完成反射	必须通过大脑皮质才能完成反射
举例	吸吮反射、膝反射等	望梅止渴、画饼充饥等
意义	数量有限，适应性弱	数量无限，有预见性，适应性强

神经调节的特点是迅速、精确而短暂。

(二) 体液调节

体液调节是指体液中的化学物质通过体液途径对机体功能进行的调节。参与体液调节的化学物质主要是指内分泌腺和内分泌细胞分泌的激素，此外还有一些组织细胞产生的特殊物质(如 5-羟色胺)和局部代谢产物(如乳酸、CO_2 等)。一些内分泌细胞分泌的激素可循血液途径作用于全身各处的靶细胞，产生一定的调节作用，这种方式称为远距分泌，是体液调节的主要方式。如胰岛 B 细胞分泌的胰岛素经血液循环输送至全身，促进组织细胞对葡萄糖的摄取和利用，以维持机体血糖浓度的恒定。有些细胞产生的生物活性物质可不经血液运输，而是在组织液中扩散，作用于邻近细胞，这种方式称为旁分泌，它是体液调节的辅助方式。如某些组织细胞分泌的组胺、前列腺素等生物活性物质能使局部血管扩张。

人体内大多数内分泌腺或内分泌细胞接受神经系统的支配，在这种情况下，体液调节便成为神经调节反射弧的传出部分，这种调节称为神经—体液调节。

体液调节的特点是相对缓慢、持久和广泛。

（三）自身调节

自身调节是指体内的某些组织细胞不依赖于神经和体液因素的作用，自身对环境刺激产生的一种适应性反应。例如，在一定范围内增加骨骼肌的初长度可增强肌肉的收缩张力。当初长度在一定范围内增大时，收缩力量会相应增加，而初长度缩短时收缩力量就会减小。这一现象在脱离了神经和体液因素影响下同样存在，说明自身调节完全是由体内组织细胞自身的特性决定的。自身调节特点是调节范围局限，幅度较小，灵敏度较低，但对维持某些组织细胞功能的相对稳定具有一定作用。

二、人体功能调节的反馈作用

人体内的各种功能调节，可看成是其内部各组成部分之间的信息传送过程，与现代控制论的原理相似。人体内存在数以千计的控制系统，精确地调控细胞的各种功能活动。自动控制系统的基本特点是控制部分与受控部分之间存在着双向的信息联系，形成一个“闭环”回路。在这类控制系统中，控制部分发出指令控制受控部分的活动，而控制部分自身的活动又接受来自受控部分返回信息的影响（图 1-3）。这种由受控部分发出的信息反过来影响控制部分活动的过程称为反馈。反馈主要包括两种形式，即负反馈和正反馈。

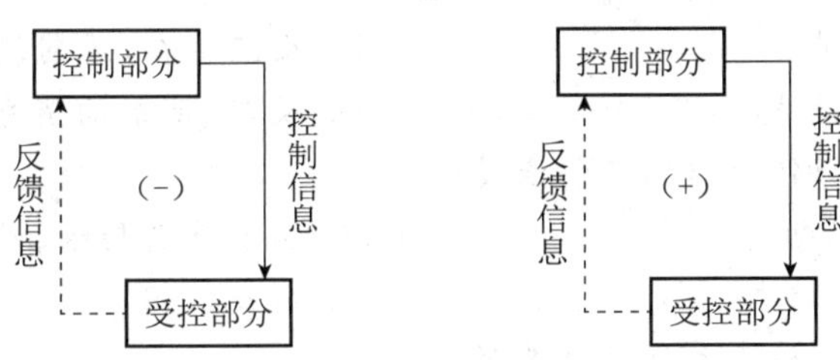

图 1-3　负反馈（左）与正反馈（右）

（一）负反馈

受控部分发出的反馈信息调整控制部分的活动，最终使受控部分的活动朝着与它原先活动相反的方向改变，即反馈信息与控制信息作用相反的反馈称为负反馈。也就是说，当某种生理活动过强时，通过这种反馈控制可使该生理活动减弱；而当某种生理活动过弱时，又可反过来引起该生理活动增强。其意义在于维持机体各种生理功能的相对稳定。在机体功能调节中，负反馈调节最为常见，如动脉血压的压力感受性的反射、体温的调节等。

（二）正反馈

受控部分发出的反馈信息促进与加强控制部分的活动，最终使受控部分的活动朝着与它原先活动相同的方向改变，即反馈信息与控制信息作用相同的反馈称为正反馈。正反馈的意义在于促使某些生理活动一旦发动，就迅速加强，直到其生理过程完成为止。正反馈远不如负反馈多见，且通常在局部和短时内发挥作用。人体内正反馈的调节如排尿、排便、分娩与血液凝固等过程。

思考与练习

一、单选题

1. 生命活动最基本的特征是(　　)

A. 应激性　B. 兴奋性　C. 新陈代谢　D. 自控调节

2. 能引起生物体出现反应的各种环境变化统称为(　　)

A. 兴奋性　B. 刺激　C. 反射　D. 反应

3. 机体或细胞对刺激发生反应的能力或特性称(　　)

A. 反射　B. 抑制　C. 兴奋　D. 兴奋性

4. 衡量组织兴奋性高低的指标是(　　)

A. 腺体分泌的多少　B. 肌肉收缩的强弱

C. 刺激阈值的大小　D. 动作电位幅度大小

5. 组织对刺激产生反应的基本形式是(　　)

A. 兴奋或抑制　B. 兴奋　C. 抑制　D. 反应

6. 下列体液不属于机体内环境的是(　　)

A. 脑脊液　B. 血浆　C. 淋巴液　D. 细胞内液

7. 在反射弧分析实验中,捣毁青蛙的脊髓后(　　)

A. 反应、反射均存在　B. 反应存在,反射消失

C. 反射存在,反应消失　D. 反应、反射均消失

8. 神经调节与体液调节相比,其特点是(　　)

A. 作用迅速、精确、短暂　B. 调节范围局限、幅度较小、灵敏度较低

C. 作用缓慢、广泛、持久　D. 有正反馈

9. 下列生理过程中,属于负反馈调节的是(　　)

A. 血液凝固　B. 排便反射　C. 降压反射　D. 分娩

10. 维持机体稳态的重要调节过程是(　　)

A. 神经调节　B. 体液调节　C. 正反馈　D. 负反馈

二、判断题

1. 生物体发育成熟后,能够产生与自己相似的子代个体是生命活动的最基本特征。(　　)

2. 阈值与兴奋性呈反变关系。(　　)

3. 反应是机体或组织对刺激发生反应的能力或特性。(　　)

4. 刺激一定能引起反应。(　　)

5. 反射是反应,但反应不一定是反射。(　　)

三、简答题

1. 何谓内环境、内环境稳态?内环境稳态有何生理意义?

2. 试述机体生理功能的调节方式及其特点。

第二章 细胞的基本功能

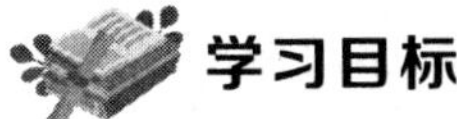

学习目标

① 理解单纯扩散、易化扩散、主动转运、出胞、入胞概念和转运特点，Na^+泵的转运特点和生理意义。

② 了解静息电位和动作电位的概念和产生的原理；动作电位的引起和传导特点；局部反应及其特点；骨骼肌收缩原理、兴奋收缩偶联、骨骼肌收缩的形式。

思维导图

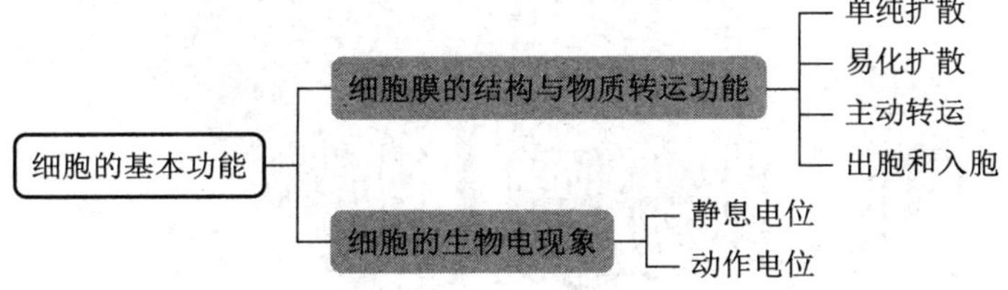

细胞是构成人体的最基本的结构和功能单位。人体的细胞有200多种，数量达1 800万亿个，不同种类的细胞结构和功能有很大的差异，本章主要介绍具有共性的细胞的三个基本功能，即细胞膜的物质转运功能、细胞膜的生物电现象和肌细胞的收缩功能。通过了解细胞的基本功能，以便对人体以及各器官、系统的生命活动规律进行更深入的理解和认识。

第一节 细胞膜的结构与物质转运功能

细胞膜使细胞能相对独立于环境而存在，构成了细胞的一道屏障，使细胞内的成分相对独立和稳定。目前公认用液态镶嵌模型学说来描述细胞膜的基本结构，其基本的内容是：细胞膜以液态的脂质双分子层为基架，其间镶嵌着许多具有不同功能的蛋白质(图2-1)。在新陈代谢过程中，细胞通过细胞膜实现与细胞外液进行物质交换，常见的物质跨膜转运形式包括单纯扩散、易化扩散、主动转运、入胞和出胞四种类型。

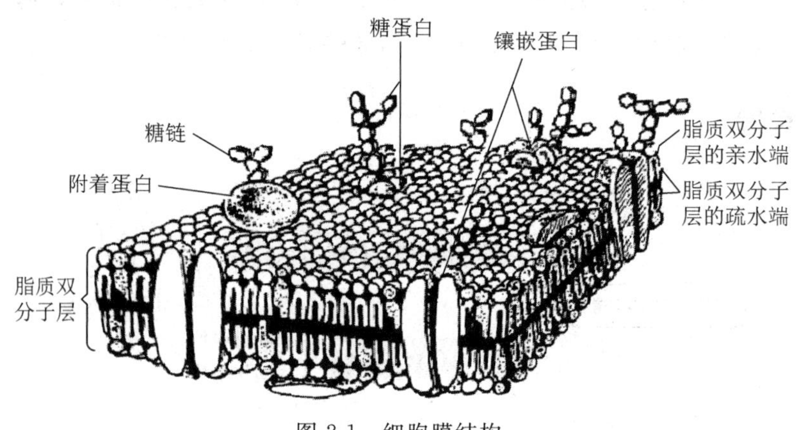

图2-1 细胞膜结构

一、单纯扩散

脂溶性小分子物质从高浓度一侧向低浓度一侧跨细胞膜转运的过程，称为单纯扩散。这是一种简单的物理现象，不需要消耗细胞本身的能量。由于细胞膜的基架是脂质双分子层，因此只有脂溶性的小分子物质才有通透性，如O_2、CO_2、NH_3、乙醇等可以通过单纯扩散形式通过细胞膜。

二、易化扩散

非脂溶性小分子物质在细胞膜上特殊蛋白质的帮助下顺浓度差和(或)顺电位差进行的跨膜转运过程称为易化扩散。易化扩散可按镶嵌蛋白质的作用特点不同分为载体介导的易化扩散和通道介导的易化扩散两种类型。

(一) 载体介导的易化扩散

某些非脂溶性的葡萄糖、氨基酸的跨膜转运需要在膜结构上的特殊载体蛋白的帮助。

载体蛋白有能结合转运物质的位点，被转运物质分子和位点结合，转运蛋白发生构型改变，使物质从细胞膜的一侧转运至对侧(图 2-2)。之后载体也恢复原有构型，准备进行新一轮的转运。载体介导的易化扩散具有以下特点：

(1) 特异性。一种载体只能转运相应的特定物质。如体内转运葡萄糖的载体只能转运葡萄糖，转运氨基酸的载体只能转运氨基酸。

(2) 饱和现象。当被转运物质浓度达到一定数值时，转运速度不再随被转运物质浓度的增加而继续增大。因为载体的结合位点都有一定的数量，所以结合的物质数量也受到限制。

(3) 竞争性抑制。有的载体特异性不高，能同时转运两种或两种以上结构相似的物质，一种物质浓度差增大，另一种物质的转运将减少。这是因为载体上的结合位点数量有限，被一种物质占用多了，可供另外一种物质使用的位点就会减少。

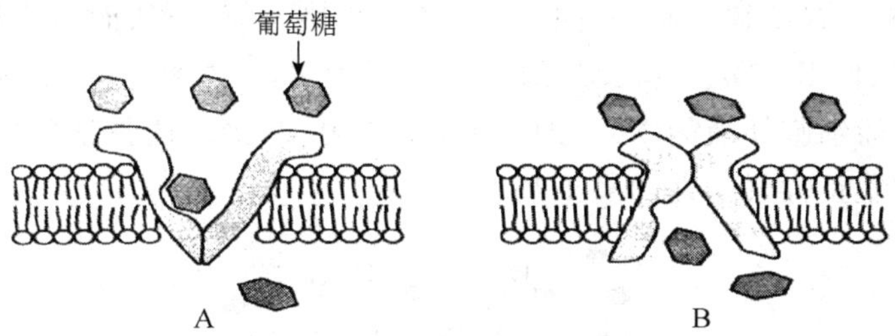

A—细胞外的葡萄糖与载体蛋白分子的结合位点结合；B—载体蛋白质变构，位点移到细胞内侧，解离下葡萄糖。

图 2-2　载体介导的易化扩散

(二) 通道介导的易化扩散

细胞膜结构中存在通道蛋白(简称通道)。它像贯通细胞膜的一条管道，开放时，被转运的物质顺浓度梯度通过管道进行扩散；关闭时，该物质不能通过细胞膜。主要转运带电荷的离子，如 Na^+、K^+、Ca^+、Cl^- 等，分别称为钠通道、钾通道、钙通道、氯通道，通道的开关由“闸门”控制，所以又叫“门控通道”。门控通道又分为两种：① 由膜电位改变引起开或关的通道称为电压门控通道(图 2-3)；② 由化学物质引起开或关的通道称为化学门控通道。通道对被转运物质也有一定的特异性和选择性。

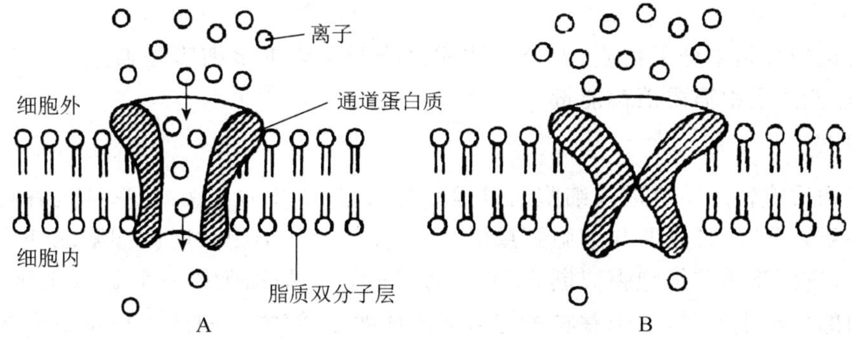

A—通道开放；B—通道关闭。

图 2-3　通道介导的易化扩散

单纯扩散和易化扩散都是顺浓度差和(或)顺电位差进行的,细胞本身不消耗能量,均属于被动转运。

三、主动转运

离子或小分子物质在细胞膜上离子泵的作用下,逆浓度差或逆电位差所进行的耗能跨膜转运的过程,称为主动转运。细胞膜上有许多种的离子泵,如钠-钾泵(简称钠泵)、钙泵、氢泵和碘泵等,离子泵也是一种膜蛋白,它能把物质从低浓度一侧"泵"到高浓度一侧,就像水泵把水从低处泵到高处一样,必须提供能量。

钠泵是研究最充分的一种离子泵,是细胞膜上的一种 Na^+-K^+ 依赖式腺苷三磷酸(ATP)酶,当细胞内 Na^+ 或细胞外 K^+ 增加时,钠泵就被激活,分解 ATP 释放能量,并利用此能量逆浓度梯度将细胞内的 Na^+ 移出膜外,同时将细胞外的 K^+ 移入膜内。每分解 1 分子 ATP 的能量可将 3 个 Na^+ 移出膜外,同时将 2 个 K^+ 移入膜内,从而形成细胞内低 Na^+、高 K^+,细胞外高 Na^+、低 K^+ 的生理状态(图 2-4)。据测定,正常状态下,细胞内 K^+ 的浓度是细胞外液的 30 倍,而细胞外液的 Na^+ 浓度约为细胞内 12 倍。这种细胞内外 Na^+、K^+ 的不均匀分布是维持细胞正常兴奋性的离子基础。

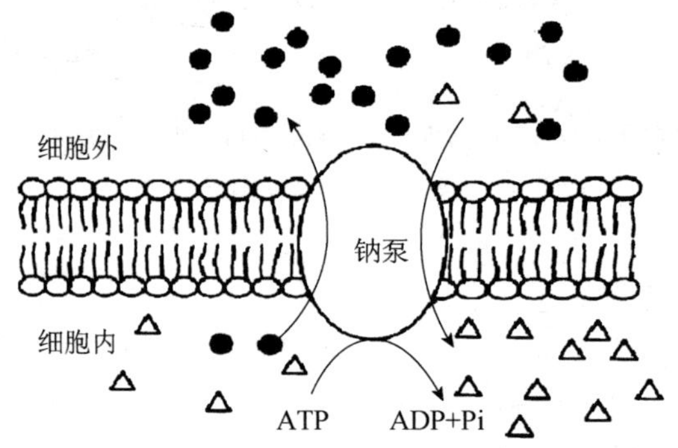

●—Na^+; △—K^+; ADP—腺苷二磷酸; Pi—无机磷酸盐。

图 2-4 钠泵

四、入胞和出胞

以上讨论的都是小分子物质,大分子物质或物质团块进出细胞是通过细胞膜复杂的活动实现的,这些过程中需要消耗能量。

(一) 入胞

大分子物质或物质团块进入细胞的过程称为入胞(图 2-5)。例如,白细胞吞噬细菌就属于入胞。物质入胞时,首先要与细胞膜接触,然后接触处的细胞膜向内凹陷或伸出伪足把物质包裹起来,进而物质与细胞膜离断,使物质连同包裹它的细胞膜一起进入细胞,形成包含摄入物在内的吞噬小泡,接下来吞噬小泡与溶酶体融合,溶酶体中的蛋白水解酶将被吞入的物质消化分解。根据摄入物的不同,入胞又分为吞噬和吞饮两种类型。固体物质入胞过程,称为吞噬,比如粒细胞吞噬细菌的过程;液态物质入胞过程,称为吞饮,比如小肠上皮对营养物质的吸收。

（二）出胞

大分子物质或物质团块被排出细胞的过程称为出胞(图 2-5)。例如,内分泌腺细胞分泌激素,神经末梢释放递质等。

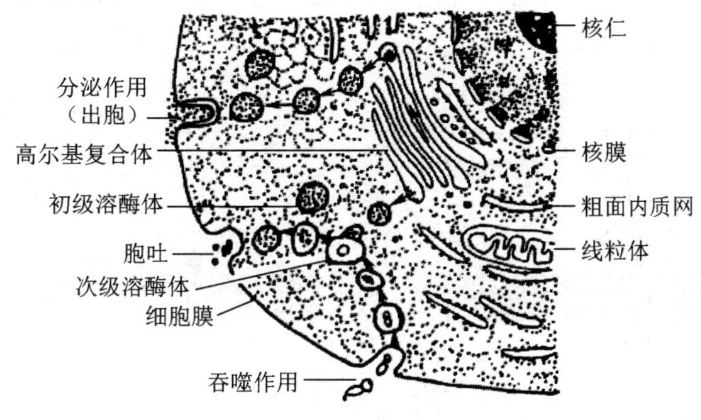

图 2-5　入胞作用与出胞作用

总之,不同的物质通过细胞膜的转运方式不同,小分子物质或离子主要通过不耗能的被动转运方式进行,而大分子物质、物质团块或逆浓度梯度转运的离子等物质则主要通过耗能的主动转运方式实现,总结如下(表 2-1)。

表 2-1　细胞膜的物质转运功能

物质转运方式	转运物质	是否需要膜蛋白	物质转运方向	是否耗能
单纯扩散	脂溶性小分子物质	否	顺浓度差和电位差	否
易化扩散	脂溶性低或水溶性	载体蛋白	顺浓度差和电位差	否
	小分子物质	通道蛋白		
主动转运	小分子物质和离子	泵蛋白	逆浓度差和电位差	是
入胞	大分子物质或物质团块	否	从膜外到膜内	是
出胞	大分子物质或物质团块	否	从膜内到膜外	是

第二节　细胞的生物电现象

细胞在安静和活动时伴有的电现象称为生物电现象。生物电主要发生在细胞膜的两侧,因此也称为跨膜电位,简称膜电位,包括两种:静息电位和动作电位。

一、静息电位

（一）静息电位的概念

静息电位是指细胞在安静状态下(未受刺激时),存在于细胞膜两侧的电位差。如将两个测量电极 a、b 置于安静的神经纤维表面任何两点时，示波器荧屏上的光点在等电位线(零点)作横向扫描，表明细胞膜表面不存在电位差。如果将示波器的微电极 b 插入细胞内时，示波器屏幕上的扫描光点迅速从零电位线下降到一定水平，并继续作横向扫描，说明在细胞膜内外两侧存在着电位差，且膜外电位高，膜内电位低，即“外正内负”，这个电位差就是静息电位(图 2-6)。生理学把膜外的电位规定为 0，膜内电位即为负值，静息电位是用膜内电位表示，所以，静息电位是负值。

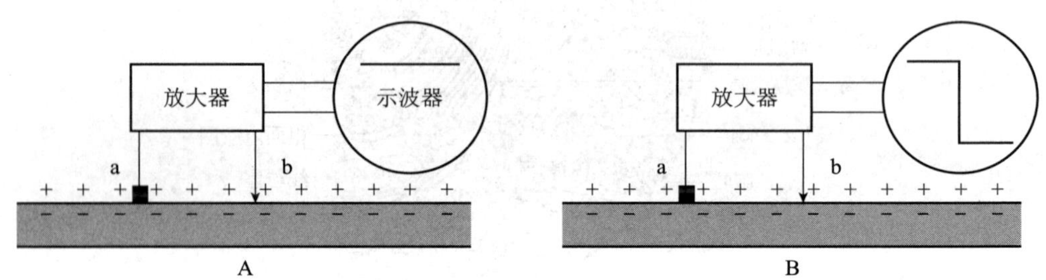

A—电极 a 与电极 b 均置于细胞外表面；
B—电极 a 置于细胞外，电极 b 插入细胞内，记录细胞内外的电位差。

图 2-6 静息电位测量

大多数细胞的静息电位都在 $-100\sim-50$ mV。例如，神经细胞的静息电位为 -70 mV，骨骼肌的静息电位为 -90 mV 等。细胞在安静状态下，膜外带正电、膜内带负电的状态称为极化。如果膜两侧电位差增大(膜内电位向着负值增大的方向变化，如从 -70 mV 到 -80 mV)，表明极化状态加强，称为超极化；膜两侧电位差减小(膜内电位向着负值减小的方向变化，如从 -70 mV 到 -60 mV)，表明极化状态减弱，称为去极化；膜两侧极化反转，由外正内负变为外负内正，称为反极化；细胞发生去极化或反极化后，再恢复到极化状态，称为复极化。

极化状态与静息电位是同一现象的两种表达方式，它们都是细胞处于静息状态的标志，极化状态表达的是膜内外电荷分布的情况，静息状态表达的是膜内外的电位差。

(二) 静息电位的产生机制

细胞静息时为什么会在膜内外存在一定电位差呢？一般用离子流学说来解释。它有两个前提条件：① 细胞内外的各种离子分布不均，存在很大的浓度差(表 2-2)。② 细胞膜在安静状态下对各种离子的通透性不同。安静状态下，细胞外的正离子主要是 Na^+，负离子主要是 Cl^-。细胞内的正离子主要是 K^+，负离子主要是大分子蛋白质有机负离子(A^-)。如果细胞膜允许这些离子自由通过，将顺浓度差产生 K^+、A^- 的外流和 Na^+、Cl^- 的内流。但是，细胞膜在安静状态下对 K^+ 的通透性较大(K^+ 通道开放)，对 Na^+ 和 Cl^- 的通透性很小，而对蛋白质有机负离子(A^-)几乎没有通透性(表 2-2)。因此，K^+ 顺着浓度差从细胞内向细胞外扩散(K^+ 外流)。此时，细胞内的蛋白质有机负离子(A^-)在 K^+ 的吸引下也有随着 K^+ 外流的趋势，但因细胞膜对它几乎没有通透性而被阻隔在膜的内表面，使膜外带正电，电位升高，膜内带负电，电位下降，由此产生膜两侧电位差。而电位差形成的电场力对 K^+ 的继续外流构成阻力(膜内负电场吸引 K^+，膜外正电场排斥 K^+)。随着 K^+ 的外流，膜两侧 K^+ 浓度差(动力)逐渐减小，电位差(阻力)逐渐增大。当促使 K^+ 外流的浓度差与阻止 K^+ 外流的电位差两种相互拮抗的力量达到平衡时，K^+的净外流停止(或为零)，膜两侧电位差不再继续增大，而是稳定在一定数值范围不变，这就是静息电位。简言之，静息电位是K^+外流所形成的K^+电-化学平衡电位。

表 2-2　静息状态下细胞膜内外主要离子分布及膜对离子的通透性

主要离子	膜内离子浓度/(mmol/L)	膜外离子浓度/(mmol/L)	膜内与膜外离子比例	膜对离子通透性
Na^+	14	142	1∶10	通透性很小
K^+	155	5	31∶1	通透性很大
Cl^-	8	110	1∶14	通透性很小
A^-	60	15	4∶1	无通透性

二、动作电位

(一) 动作电位的概念

细胞接受刺激时，在静息电位基础上发生的一次快速的、可扩布的电位变化称为动作电位。动作电位是细胞兴奋的标志。

动作电位可用微电极进行测量记录。在测出静息电位的基础上，给予神经细胞一个有效刺激，此时示波器屏幕上即显示出动作电位图形(图 2-7)。动作电位由上升支和下降支组成。上升支表示膜的去极化过程，此时膜内原有的负电位消失，膜内电位由－70 mV迅速升高到 0 mV(去极化)，进而由 0 mV 升高到＋30 mV 左右(反极化)，出现膜两侧电位倒转，0 mV 升高到＋30 mV，称为超射。下降支代表膜的复极化过程，是膜内电位从上升支顶端下降到静息电位水平的过程。由于神经细胞动作电位上升支和下降支电位变化幅度大、持续不超过 2 ms，波形呈尖锋形，故称为锋电位。

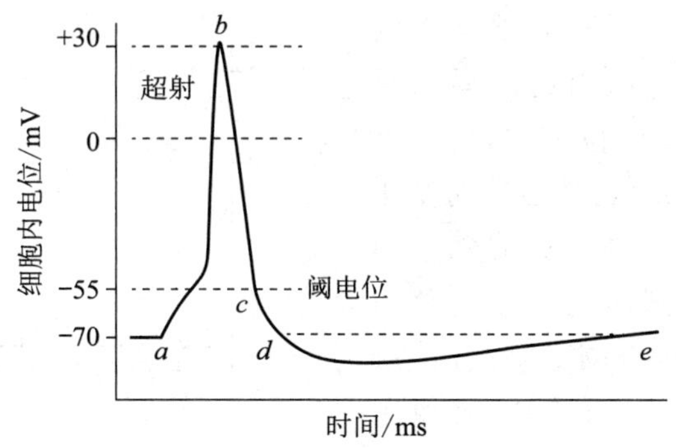

ab—锋电位上升支；*bc*—锋电位下降支；*cd*—负后电位；*de*—正后电位。

图 2-7　动作电位

（二）动作电位的产生机制

① 当细胞受到有效刺激时，首先使细胞膜上少量 Na^+ 通道开放，少量 Na^+ 顺浓度差内流，使静息电位减小。② 当静息电位减小到一定数值时，膜上大量 Na^+ 通道开放（经通道介导的易化扩散），大量 Na^+ 内流从而爆发动作电位。③ Na^+ 继续快速大量内流（正反馈），使膜内负电位减小，甚至转为正电位。随着 Na^+ 内流，细胞膜内外 Na^+ 浓度差逐渐减小，促使 Na^+ 内流的化学驱动力减小，而膜内正电位所形成的电场阻力逐渐增大，一旦两者达到平衡时，Na^+ 的净内流停止。此时膜电位为 Na^+ 平衡电位。简言之，动作电位上升支是 Na^+ 内流所形成的电-化学平衡电位。④ 在上升支接近 Na^+ 平衡电位时，膜上 Na^+ 通道迅速关闭，对 Na^+ 的通透性迅速下降。与此同时细胞膜上 K^+ 通道开放（经通道介导的易化扩散），对 K^+ 的通透性增大（正反馈），于是，K^+ 在浓度差和电位差双重动力的推动下快速外流，使膜内电位迅速恢复到静息电位水平，形成动作电位下降支，即膜电位从 Na^+ 平衡电位又回到 K^+ 平衡电位。简言之，动作电位下降支主要是由 K^+ 快速外流形成。⑤ 在复极化后，跨膜电位虽然恢复，离子分布并未恢复。此时便激活了细胞膜上的钠泵，重新恢复动作电位之前细胞内外的离子分布，以维持细胞正常的兴奋性。

（三）动作电位的引起和传导

1. 动作电位的引起

使细胞产生动作电位的有效刺激，必须能使膜发生去极化达到某一临界电位值，引起膜上 Na^+ 通道突然大量开放，Na^+ 大量内流，从而爆发动作电位。这个能够引起细胞膜上 Na^+ 通道突然大量开放的临界膜电位值称为阈电位。实验证明，刺激强度等于或大于阈值时均能使膜去极化达到阈电位，而产生动作电位。动作电位的幅度大小是由膜内外 Na^+ 浓度差和 Na^+ 通道开放的数目多少决定的，故动作电位的幅度大小不随刺激的强度大小而改变，因而动作电位具有“全或无”的特点。

单个阈下刺激不能引起动作电位，但是受刺激局部的细胞膜也会有少量的 Na^+ 通道开放，少量 Na^+ 内流，使膜发生轻度去极化。由于这种轻度去极化程度小，不能达到阈电位水平，就不能产生动作电位，而只局限于受刺激的部位。这种由阈下刺激引起的局部反应称为局部电位。与动作电位相比，局部电位具有如下特点：① 它能随刺激强度的变化而改变。② 只能以电紧张的方式向邻近细胞膜扩布，而后逐渐减弱到消失。③ 有总和效应。连续或同时给予多个阈下刺激时，所引起局部电位可以叠加，称为总和，表现为时间性总和与空间性总和。当总和达到阈电位水平时即可诱发动作电位（图 2-8）。

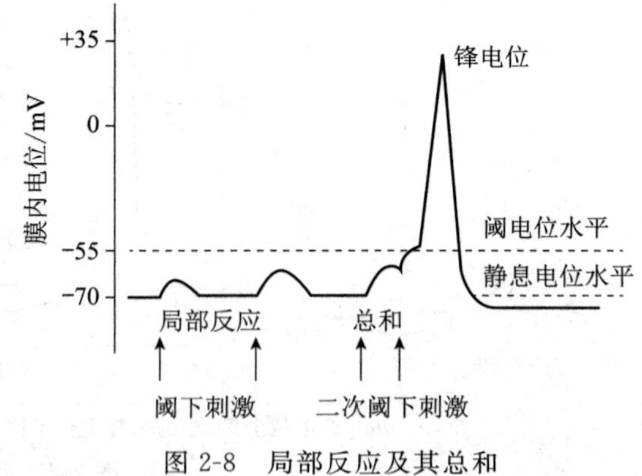

图 2-8　局部反应及其总和

2. 动作电位的传导

（1）传导原理：动作电位一旦在细胞膜的某一点产生，就会沿着细胞膜向周围传播，直到传遍整个细胞。动作电位沿着细胞膜在同一细胞上的扩布称为传导。动作电位在神经纤维上的传导又称为神经冲动。如果动作电位在两个细胞之间进行传播,则称为传递。

局部电流学说认为,当细胞某一局部受到刺激而兴奋时,其兴奋部位(图 2-9a)膜电位由原来的外正内负转变为外负内正的去极化状态(图 2-9A),于是兴奋部位和邻近的静息部位之间出现了电位差,导致局部的电荷移动,即膜外正电荷由静息部位移向兴奋部位,膜内正电荷由兴奋部位移向静息部位,形成局部电流环路(图 2-9B)。这种在兴奋点和未兴奋点之间产生的电流称为局部电流。局部电流使邻近未兴奋部位膜内电位升高和膜外电位降低,发生去极化,去极化达到阈电位爆发新的动作电位。这个新的兴奋部位又与它邻近的未兴奋部位之间出现局部电流,如此沿细胞膜连续移动就表现为动作电位的传导(图 2-9)。

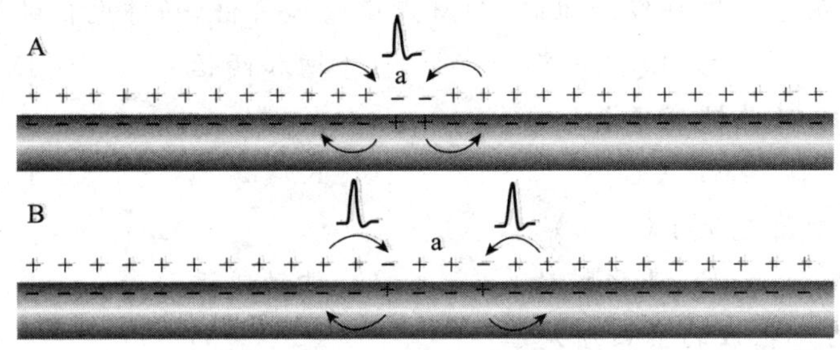

图 2-9　动作电位传导

简言之,动作电位的传导是细胞的兴奋部位与静息部位之间产生局部电流导致的结果。可见,动作电位的传导是局部电流作用的结果。

(2) 传导特点:① “全或无”现象:动作电位要么不产生(无),一旦产生就达到最大(全),幅度不会随刺激强度的增加而增大。② 不衰减性传导:动作电位一旦在细胞膜的某一部位产生,会立即沿着整个细胞膜传布,且幅度不因传导距离的加大而减小。③ 双向传导:如果刺激神经纤维中段,动作电位可沿细胞膜向神经纤维两端传导。

思考与练习

一、单选题

1. 易化扩散不同于单纯扩散的是(　　)

A. 逆浓度差　　B. 顺浓度差

C. 需要膜蛋白帮助　　D. 需要 ATP 酶

2. 下列关于钠泵功能的叙述,正确的是(　　)

A. 将细胞内的 K^+ 转运出去　　B. 将细胞外的 Na^+ 转运入细胞

C. 转运等量的 Na^+ 和 K^+　　D. 维持细胞内外 Na^+、K^+ 浓度梯度

3. 下列以单纯扩散方式跨膜转运的物质是(　　)

A. Na^+　　B. Ca^{2+}

C. O_2 和 CO_2　　D. 葡萄糖

4. 有关静息电位的叙述，错误的是(　　)

A. 由K^+外流所形成

B. 膜内电位较膜外负

C. 各种细胞的静息电位数值是不相同的

D. 各种类型的细胞，它们的静息电位数值相等

5. 细胞膜内电位由+30 mV变成−90 mV的过程是(　　)

A. 去极化　B. 极化　C. 复极化　D. 超极化

6. 细胞兴奋的标志是(　　)

A. 阈电位　B. 局部电位　C. 动作电位　D. 静息电位

7. 阈上刺激作用于单根神经纤维时，刺激强度增加一倍，动作电位的幅度(　　)

A. 增加一倍　B. 减少一半　C. 增加两倍　D. 不变

8. 兴奋收缩耦联的关键离子是(　　)

A. Na^+　B. Cl^-　C. K^+　D. Ca^{2+}

9. 白细胞吞噬细菌是属于(　　)

A. 主动转运　B. 易化扩散　C. 被动转运　D. 胞吞

10. 参与细胞易化扩散的蛋白质是(　　)

A. 载体蛋白和通道蛋白　B. 受体蛋白

C. 通道蛋白　D. 泵蛋白

二、判断题

1. 顺浓度梯度的细胞膜的物质转运方式只有单纯扩散。(　　)

2. 白细胞的吞噬过程是主动运输过程。(　　)

3. 大分子或团块物质不能通过细胞膜。(　　)

4. 有静息电位的细胞才能产生动作电位。(　　)

5. 动作电位的产生是细胞兴奋的标志。(　　)

三、简答题

1. 试述细胞膜的物质转运形式及其机制。

2. 何谓动作电位？动作电位传导有何特点？

第三章 血液

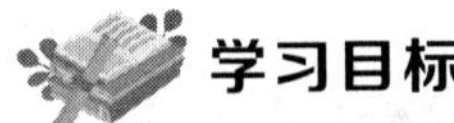

学习目标

① 掌握血液的组成，红细胞、白细胞及血小板的正常值及生理功能，血液的凝固机制，ABO血型的分型依据以及临床输血原则。

② 理解血浆渗透压的形成及生理意义，红细胞、白细胞、血小板的生理特性及红细胞的生成调节。

③ 了解影响血液凝固的因素，纤维蛋白溶解，Rh血型系统。

④ 熟练掌握血型的测定方法，能根据现象正确判断血型。

思维导图

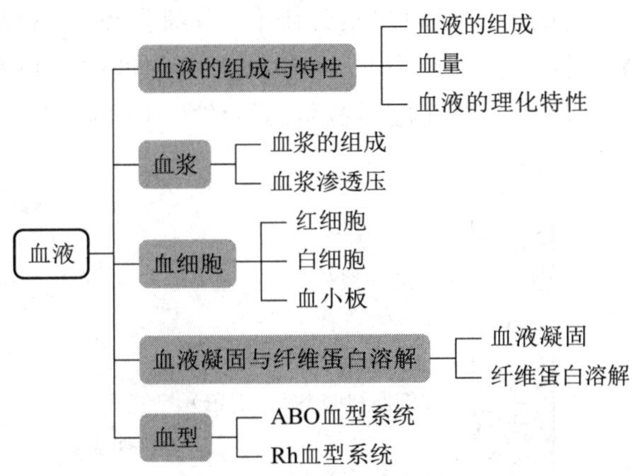

血液是由血浆和血细胞组成，在心血管系统内循环流动着的红色液体，是内环境中最活跃的部分。血液在机体各部分之间和机体外环境之间起着重要的沟通作用。机体内任何组织、器官血流量不足均可造成严重的损伤，甚至危及生命。很多疾病可导致血液成分或理化性质发生特征性的变化，因此，血液检验在临床医学诊断上具有重要意义。

第一节 血液的组成与特性

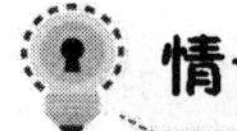

情景导入

小李，男，25岁，外伤后2小时送至医院。查体：神志尚清楚，皮肤黏膜苍白，稍冷，脉搏110次/min，收缩压80 mmHg，脉压小，浅表静脉塌陷，尿少。

思考：

1. 正常人体血量相对恒定的生理意义。
2. 失血性休克的发生机制。

一、血液的组成

血液由血浆和血细胞组成。血细胞包括红细胞、白细胞和血小板。将新采集的血液经抗凝处理，离心后血液被分为三层（图3-1）。上层淡黄色的液体为血浆，中间层白色不透明的液体为白细胞和血小板，最下层深红色不透明的液体为红细胞。

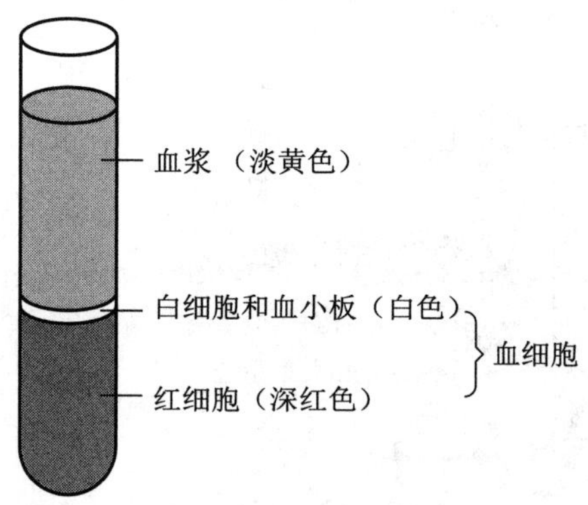

图3-1 血液的组成

血细胞在血液中所占的容积百分比，称血细胞比容。正常人的血细胞比容值：成年男性40%～50%，成年女性37%～48%，儿童35%～49%，新生儿约为55%。测定红细胞比容可反映血液中红细胞的相对浓度。各种原因引起的血液浓缩、红细胞增多症等可使红细胞比容增高；各种贫血可使红细胞比容降低。

二、血量

血量是指人体内血液的总量。正常成人血量相当于体重的7%～8%，相当于70～80 mL/kg，以一个体重60 kg的人来算，血量为4.2～4.8 L。其中大部分血液在心血管中流动，称为循环血量；小部分血液滞留在肝、脾、肺等贮血库中，称为贮存血量。机体在剧烈活动、情绪激动或大量失血等应急状态下，贮血库中的血液可以补充循环血量。

正常人体血量相对恒定是维持机体正常生命活动的重要保证。当正常成人一次失血不超过总血量的10%时，机体不会出现明显临床症状，靠自身的调节可以恢复正常。一次失血达总血量20%时，机体将出现血压下降、脉搏细速、四肢冰冷、乏力、眩晕甚至昏倒。若一次失血达总血量的30%以上时，可能危及生命。

三、血液的理化特性

（一）颜色

血液的颜色取决于红细胞内血红蛋白的颜色。动脉血含氧合血红蛋白较多，呈鲜红色；静脉血含还原血红蛋白较多，呈暗红色。血浆因含有胆红素而呈淡黄色。

（二）比重

正常人全血的比重为1.050～1.060，主要与红细胞数量呈正变关系。血浆的比重为1.025～1.030，血浆蛋白的含量愈多则血浆比重愈大。

（三）黏度

液体的黏度（又称黏滞性）是由液体分子的内部摩擦力形成的。全血的黏度主要取决于红细胞数量，红细胞数量愈多则全血的黏度愈大；血浆的黏度主要取决于血浆中蛋白质的含量，蛋白质的含量愈多则黏度愈大。血液的黏度是形成血流阻力的重要因素之一。

（四）血浆酸碱度

正常人血浆pH 7.35～7.45。血浆pH值的相对恒定依赖于血液中的缓冲物质和正常的肺、肾功能。血浆pH值主要取决于血浆中最重要的缓冲对$NaHCO_3/H_2CO_3$。病理情况下，体内酸性或碱性物质产生过多时，超过了血液缓冲对的缓冲能力，机体不能将过多的酸性或碱性物质及时排出体外，则发生酸中毒或碱中毒，严重者可危及生命。

第二节　血浆

血浆是血细胞的细胞外液，含有多种溶质的水溶液。

一、血浆的组成

血浆是由水和溶质组成。其中水占91%～92%，溶质占8%～9%。溶质主要为血浆蛋白、电解质、小分子有机物和一些气体。正常情况下，血浆各种成分的含量在一定范围内变动，保持相对恒定。

血浆蛋白是血浆中多种蛋白质的总称，主要有白蛋白、球蛋白和纤维蛋白原三类。血浆中各类蛋白质发挥着相应的作用(表 3-1)。

表 3-1 血浆蛋白种类及其主要生理作用

蛋白种类	正常浓度/(g/L)	主要生理作用
白蛋白	40～50	形成血浆胶体渗透压
球蛋白	20～30	参与机体免疫功能
纤维蛋白原	2～4	参与生理性止血和凝血

二、血浆渗透压

渗透现象是指被半透膜隔开的两种不同浓度的溶液，水分子从低浓度溶液向高浓度溶液中扩散。渗透压就是指溶液中溶质颗粒所具有的保留和吸引水分子的能力。渗透压越大，保留和吸引水分子的能力就越强。渗透压的高低与溶质颗粒数目的多少成正比，与溶质的种类及颗粒的大小无关。

(一) 血浆渗透压的形成和正常值

血浆渗透压由两部分构成。一部分是血浆中的电解质、葡萄糖、尿素等小分子晶体物质形成的血浆晶体渗透压，它的 80%来自 Na^+ 和 Cl^-。另一部分是由蛋白质(主要是白蛋白)形成的血浆胶体渗透压。正常血浆渗透压约为 300 mOsm/L，相当于 770 kPa(5 790 mmHg)，其中血浆晶体渗透压为 298.5 mOsm/L，血浆胶体渗透压为 1.5 mOsm/L，血浆晶体渗透压占血浆渗透压的绝大部分。

临床或生理实验使用的各种溶液中，渗透压与血浆渗透压相近的溶液称为等渗溶液(如 0.9%NaCl 溶液和 5%葡萄糖溶液)，高于或低于血浆渗透压的则相应地称为高渗或低渗溶液。

(二) 血浆渗透压的意义

由于红细胞膜和毛细血管壁是具有不同通透性的半透膜，因此血浆晶体渗透压和胶体渗透压表现出不同的生理作用(图 3-2)。

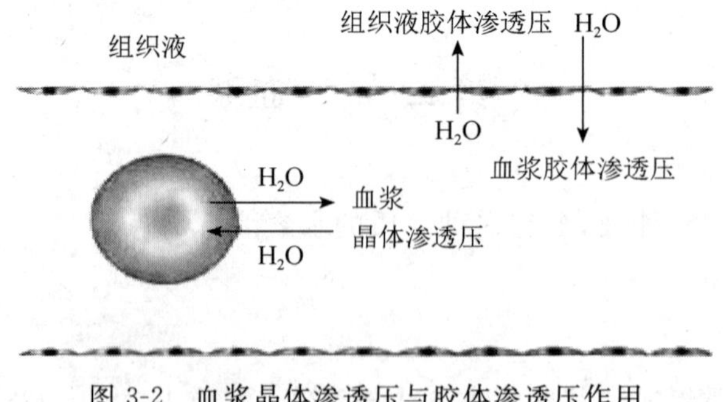

图 3-2 血浆晶体渗透压与胶体渗透压作用

1. 血浆晶体渗透压

正常情况下，细胞内、外的渗透压是不相等的，血浆中的晶体物质绝大多数不易透过细胞膜，在细胞外形成一定的浓度，产生相对稳定的晶体渗透压，对维持细胞内外水的分布以及细胞的正常形态和功能起重要作用。

2. 血浆胶体渗透压

生理情况下，由于血浆蛋白不能透过毛细血管壁，致使血浆中的蛋白含量多于组织液中的蛋白含量，因此血浆胶体渗透压高于组织液胶体渗透压，故血浆胶体渗透压可以吸引组织液中水分子进入毛细血管，因此，血浆胶体渗透压在调节血管内外的水平衡，维持血容量中起重要作用。

第三节 血细胞

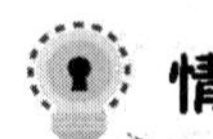

情景导入

某女性，29 岁，贫血病史一年，浅表淋巴结不肿大，肝脾未触及，血常规呈现全血细胞减少，红细胞 2.2×10^{12}/L，白细胞 3.0×10^{9}/L，血小板 80×10^{9}/L，雄激素治疗有效。

思考：

1. 血细胞生成的前提条件。
2. 再生障碍性贫血的临床表现。

一、红细胞

（一）红细胞的数量和功能

红细胞是血液中数量最多的血细胞。我国成年男性红细胞正常值为$(4.0\sim5.5)\times10^{12}$/L，成年女性为$(3.5\sim5.0)\times10^{12}$/L。新生婴儿的红细胞数可达$(6.0\sim7.0)\times10^{12}$/L。红细胞内血红蛋白(Hb)的正常值，成年男性为 120～160 g/L，女性为 110～150 g/L，新生儿为 170～200 g/L。红细胞数量和血红蛋白浓度除了存在性别和年龄差异外，还会随生活环境、体质条件的不同而有一定的差异。如儿童低于成年人，高原居民高于平原居民，经常参加劳动和体育锻炼的人高于劳动少和不爱运动者。若血液中红细胞数量或血红蛋白浓度低于正常值，称为贫血。

红细胞的生理功能是运输氧气和二氧化碳，并能缓冲血液酸碱度的变化。这些功能都是依靠血红蛋白来实现的。

（二）红细胞的生理特性

1. 可塑变形性

可塑变形性是指红细胞在外力作用下具有变形的能力。人类正常红细胞呈双凹圆盘状，使红细胞的表面积与体积比增大，在红细胞受到外力时易于发生变形。红细胞在血管中运行时常需挤过口径比其细胞直径还小的毛细血管或血窦间隙，此时红细胞发生变形使其能够通过，通过后又可恢复原状。表面积与体积的比值愈大，红细胞变形的能力也就愈大。遗传性球形红细胞增多症患者红细胞的变形能力会减弱。

2. 渗透脆性

渗透脆性是指红细胞在低渗溶液中发生膨胀破裂的特性。红细胞对低渗溶液具有一定的抵抗力，这种抵抗力大小用渗透脆性表示。红细胞的渗透脆性大，说明红细胞对低渗溶液的抵抗力小；反之，抵抗力大。正常人的红细胞一般在 0.42%NaCl 溶液中开始出现溶血，在 0.35%的 NaCl 溶液中则完全溶血。生理情况下，衰老红细胞对低渗盐溶液的抵抗力低，即脆性高；而初成熟的红细胞抵抗力高，即脆性低。

3. 悬浮稳定性

悬浮稳定性指的是红细胞能相对稳定地悬浮于血浆中不易下沉的特性。红细胞的悬浮稳定性的大小可以用红细胞沉降率(ESR)表示，简称血沉。将抗凝血注入有刻度的血沉管内垂直静置，以红细胞在第一小时末下沉的距离表示红细胞沉降的速度，即血沉管上部出现的血浆毫米数。红细胞沉降率越大，表示红细胞的悬浮稳定性越小。用魏氏(Westergren)法检测，正常成年男性血沉为 0～15 mm/h，成年女性血沉为 0～20 mm/h。

红细胞悬浮稳定性的大小与红细胞是否易于叠连有关。红细胞叠连后，与血浆接触的总面积减小，摩擦力减小，血沉加快，红细胞的悬浮稳定性减小。红细胞是否易于发生叠连主要取决于血浆的性质，而不取决于红细胞本身。如发热、活动性肺结核、风湿热等疾病，以及女性月经期都可使血沉明显增快，故血沉测定属于非特异性试验，不能单凭检测结果作为确定任何疾病诊断的依据，但将其结果与其他临床资料结合起来考虑，则有一定的临床参考价值。

(三) 红细胞的生成与破坏

1. 红细胞的生成

(1) 正常的生成部位。在成人中，红骨髓是生成红细胞的唯一场所。红细胞在红骨髓内发育成熟的过程中，细胞体积由大变小，细胞核也由大变小最后消失，血红蛋白从无到有，逐渐增多达到正常含量。骨髓造血功能正常是红细胞生成的前提条件。因为药物、放射线等原因导致红骨髓造血功能异常，临床上称再生障碍性贫血，简称再障。

(2) 足够的造血原料。红细胞的主要成分是血红蛋白，铁和蛋白质是合成血红蛋白的主要原料。造血原料不足可使血红蛋白合成减少而导致贫血。

(3) 必要的成熟因子。在幼红细胞的发育成熟过程中，细胞核的 DNA 对于细胞分裂有着重要的作用，叶酸是 DNA 合成酶的辅酶，维生素 B_{12} 可促进叶酸活化和利用。叶酸和维生素 B_{12} 缺乏会导致巨幼红细胞性贫血。

2. 红细胞生成的调节

红细胞的生成主要受促红细胞生成素和雄激素的调节。

(1) 促红细胞生成素(EPO)。组织缺氧是刺激红细胞生成的主要因素。当组织缺氧时，可刺激肾脏合成和分泌 EPO。EPO 促进红细胞的增殖、分化、成熟和释放，使血中成熟红细胞增加，提高血液的运氧能力。高原居民和长期体育锻炼的人，红细胞数量较多。某些肾脏疾病，可使 EPO 生成减少而出现肾性贫血。

（2）雄激素。雄激素可直接刺激骨髓造血细胞，促进有核红细胞分裂和加速血红蛋白的合成，还可作用于肾，促进EPO的合成，使骨髓造血功能增强，从而间接使红细胞生成增多。雄激素的作用可能是男性的红细胞数多于女性的原因之一。

3. 红细胞的破坏

正常人红细胞的平均寿命约为120天。衰老或受损的红细胞的变形能力减退而脆性增加，在通过肝、脾、骨髓时，衰老的红细胞被巨噬细胞吞噬而破坏。脾脏是衰老红细胞破坏的重要场所。脾功能亢进时，红细胞破坏增加，导致脾性贫血。

二、白细胞

白细胞是无色、有核的血细胞。正常成人白细胞总数为$(4.0\sim10.0)\times10^9$/L。根据白细胞形态、功能和来源，可将其分为粒细胞、单核细胞和淋巴细胞三大类。粒细胞根据其胞浆颗粒的嗜色性质又分为中性粒细胞、嗜酸性粒细胞和嗜碱性粒细胞（表3-2）。

表3-2 白细胞分类计数及主要生理功能

各类白细胞	百分比/%	主要生理功能
中性粒细胞	50～70	吞噬细菌和异物
嗜酸性粒细胞	0.5～5	限制过敏反应，参与对蠕虫的免疫反应
嗜碱性粒细胞	0～1	参与过敏反应，释放肝素参与抗凝过程
单核细胞	3～8	吞噬各种病原微生物和衰老及死亡的细胞，识别和杀伤肿瘤细胞，参与激活淋巴细胞特异性免疫功能
淋巴细胞	20～40	T淋巴细胞参与细胞免疫，B淋巴细胞参与体液免疫

三、血小板

（一）血小板的数量和形态

血小板是从骨髓中成熟的巨核细胞胞浆脱落下来的无核小块细胞，形状为梭形或椭圆形，平均寿命7～14天。正常成人血小板数为$(100\sim300)\times10^9$/L，进食、运动、妊娠及缺氧可使血小板增多，女性月经期血小板减少。若血小板数量超过$1\ 000\times10^9$/L，称血小板过多，易发生血栓；若血小板数量少于50×10^9/L，称血小板减少，可产生出血倾向。

（二）血小板的生理功能

1. 维持血管内皮的完整性

血小板能附着于受损的毛细血管内皮，填补内皮细胞脱落留下的空隙，并融入毛细血管内皮细胞。这表明血小板对维持血管内皮的完整性具有重要作用。临床上血小板减少时，可产生自发出血倾向，皮肤黏膜下出现出血点、瘀斑，甚至紫癜，称为血小板减少性紫癜。

2. 参与生理性止血和血液凝固

正常情况下，小血管破损后引起的出血在数分钟后自行停止，这种现象称为生理性止血。生理性止血过程首先是血管挛缩，即受损的小血管立即收缩，这主要是由损伤刺激反射性引起的局部缩血管反应，同时血小板在刺激下发生释放反应，进一步使受损血管发生收缩；接着血小板止血栓的形成，即血小板黏附、聚集在受损血管暴露出来的胶原组织上，形成松软的血小板栓子堵塞血管破损处，实现初步止血；最后是纤维蛋白凝块的形成与维持（血液凝固），即凝血系统被激活，血浆中的纤维蛋白原转变为纤维蛋白多聚体，血小板通过吸附许多凝血因子，增加局部凝血因子的浓度，从而加快血液凝固。

临床上把血管破损，血液自行流出到自然停止所需的时间称为出血时间，正常值为 1～4 分钟。测定出血时间可以了解生理性止血过程是否正常。血液流出血管到出现纤维蛋白细丝所需的时间称为凝血时间，正常值为 2～8 分钟。测定凝血时间可以了解凝血因子的量和功能是否正常。

第四节 血液凝固与纤维蛋白溶解

一、血液凝固

血液凝固是指血液由流动的液体状态变成不能流动的凝胶状态的过程。其实质就是血浆中的可溶性纤维蛋白原转变为不溶性纤维蛋白的过程，纤维蛋白相互交织成网，把血细胞和血液的其他成分网罗在内，形成血凝块。血液凝固是一系列复杂的酶促反应过程，需要多种凝血因子的参与。

（一）凝血因子

血浆与组织中直接参与血液凝固的物质统称为凝血因子。目前已知的凝血因子主要有 12 种，按国际命名法依其发现的先后次序以罗马数字编号（表 3-3）。这些凝血因子有以下特征：

（1）除因子Ⅲ为组织细胞释放外，其余因子均存在于血浆中。

（2）除因子Ⅳ（Ca^{2+}）及血小板的磷脂外，其余因子均属于蛋白质。

（3）因子Ⅱ、Ⅶ、Ⅸ、Ⅹ机体都是在肝脏合成的，且需维生素 K 参与其合成过程。肝功能损伤或维生素 K 缺乏常导致机体凝血功能障碍而出现出血倾向。

（4）这些凝血因子绝大部分是以无活性的酶原形式存在，如因子Ⅱ、Ⅸ、Ⅹ、Ⅺ、Ⅻ，必须被激活后才具有活性。

表 3-3 按国际命名法编号的凝血因子

因子编号	同义名	因子编号	同义名
Ⅰ	纤维蛋白原	Ⅷ	抗血友病因子
Ⅱ	凝血酶原	Ⅸ	血浆凝血激酶
Ⅲ	组织因子	Ⅹ	斯图亚特因子
Ⅳ	钙离子	Ⅺ	血浆凝血激酶前质
Ⅵ	前加速素	Ⅻ	接触因子
Ⅶ	前转变素	XIII	纤维蛋白稳定因子

(二) 血液凝固的过程

血液凝固的过程分为三个基本步骤(图 3-3)：① 凝血酶原激活物的形成；② 凝血酶的形成；③ 纤维蛋白的形成。

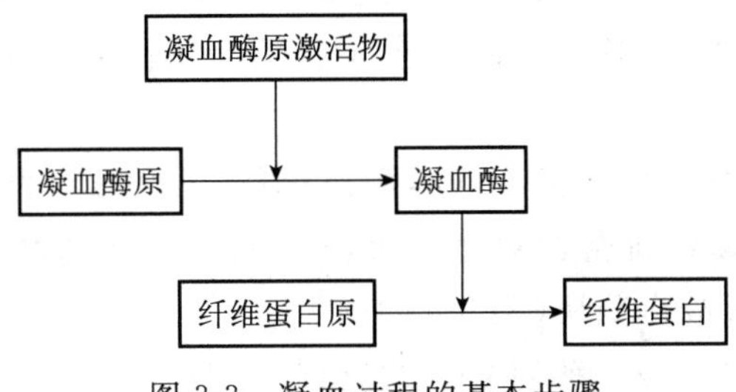

图 3-3　凝血过程的基本步骤

1. 凝血酶原激活物的形成

凝血酶原激活物的形成有内源性和外源性两条途径。两条途径的主要区别在于启动方式和参与的凝血因子，但两条途径中某些凝血因子可以相互激活，故两者间相互密切联系，并不各自完全独立。

(1) 内源性激活途径：完全由血浆内的凝血因子参与，从激活因子Ⅻ开始，至激活因子Ⅹ的过程，成为内源性激活途径(图 3-4)。

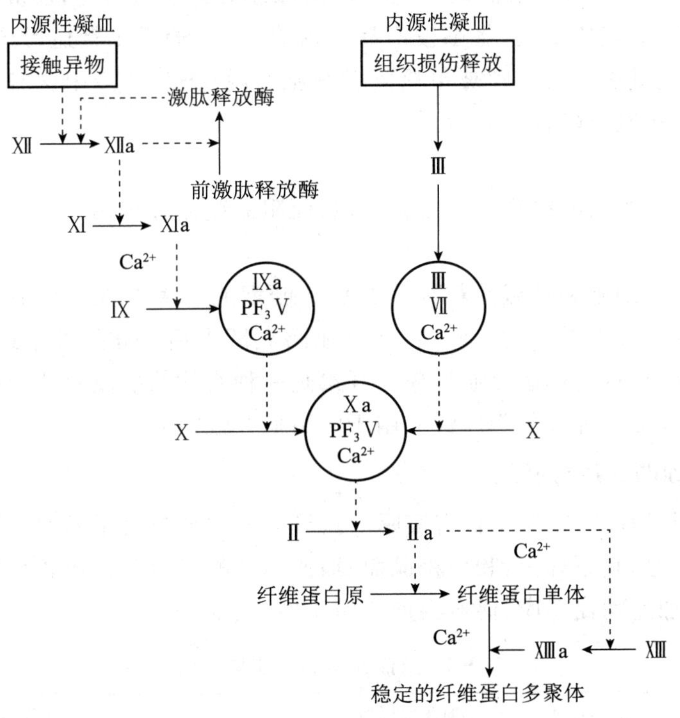

图 3-4　血液凝固过程

凝血因子缺乏时，多表现为凝血过程缓慢，轻微外伤常可导致出血不止，引起出血性疾病，如血友病 A 为因子Ⅷ缺乏，血友病 B 为因子Ⅸ缺乏，血友病 C 为因子Ⅺ缺乏。

(2) 外源性激活途径:始动因素是在来源于组织的组织因子(因子Ⅲ)参与下,至激活因子Ⅹ的过程(图 3-4)。

2. 凝血酶的形成

内源性途径或外源性途径形成的凝血酶原激活物可激活凝血酶原(因子Ⅱ),使之成为具有活性的凝血酶Ⅱa。凝血酶的主要作用是使纤维蛋白原(因子Ⅰ)转变为纤维蛋白(因子Ⅰa)。

3. 纤维蛋白的形成

凝血酶能迅速将纤维蛋白原激活为纤维蛋白单体。在 Ca^{2+} 的参与下,凝血酶还能激活因子ⅩⅢ使之成为ⅩⅢ a,ⅩⅢ a 使纤维蛋白单体变为牢固的不溶性的纤维蛋白多聚体,后者交织成网,把血细胞网罗其中形成血凝块(图 3-4)。

凝血过程是一种正反馈,是一系列复杂的酶促反应,一旦触发,一系列凝血因子相继激活,逐级放大,如"瀑布"一样使整个凝血过程迅速完成,直到血液凝固。

不经抗凝剂处理的血液从血管抽出后发生凝固,静置数小时或用离心机离心,血液中凝固的部分会与一些清澈淡黄色的液体分离开,这些液体称为血清。血浆与血清的主要区别是血清中缺乏纤维蛋白原和在血液凝固过程中被消耗掉的某些凝血因子。

(三) 抗凝因素

正常情况下,血管内血液能保持流体状态而不发生凝固。在生理性止血时,凝血也只限于受损血管的局部。原因在于:血管内皮光滑,内源性凝血不易启动,血液中无因子Ⅲ,外源性凝血也不会启动;血流速度快,血小板不易黏附聚集,少量活化凝血因子可被血流冲走稀释,并被血浆中的抗凝物质灭活和被单核巨噬细胞吞噬;正常血液中含有抗凝物质,其中最重要的抗凝物质是抗凝血酶Ⅲ和肝素。

1. 抗凝血酶Ⅲ

抗凝血酶Ⅲ能与凝血酶结合而使之失活,从而阻断凝血过程。

2. 肝素

肝素主要由肥大细胞和嗜碱性粒细胞合成。肝素能大大增强抗凝血酶Ⅲ的抗凝作用,使后者与凝血酶的亲和力增强约 100 倍,使凝血酶立即失活。此外肝素还能阻止血小板的黏附、聚集、释放反应,从而抑制凝血过程。肝素是一种有效的抗凝物质,可用于体内和体外抗凝,临床上把它作为一种抗凝剂广泛应用于防治血栓性疾病。

(四) 血液凝固的加速与延缓

学习血液凝固过程,对临床工作有实际的指导意义。如外科手术时,使用温热纱条或明胶海绵压迫伤口止血,其原理为:利用粗糙面,加速因子的激活和血小板黏附聚集;利用温热来提高酶的活性,加速酶促反应,促血凝加速而止血(表 3-4)。

表 3-4　血液凝固的加速与延缓

影响因素	加速或促凝	延缓或抗凝
接触面	粗糙	光滑
温度	适当地升温	低温
化学物质	维生素 K	草酸盐、柠檬酸盐、肝素

二、纤维蛋白溶解

纤维蛋白被降解液化的过程称为纤维蛋白溶解，简称纤溶。体内的纤溶过程可分为纤溶酶原的激活和纤维蛋白、纤维蛋白原的降解两个阶段(图 3-5)。

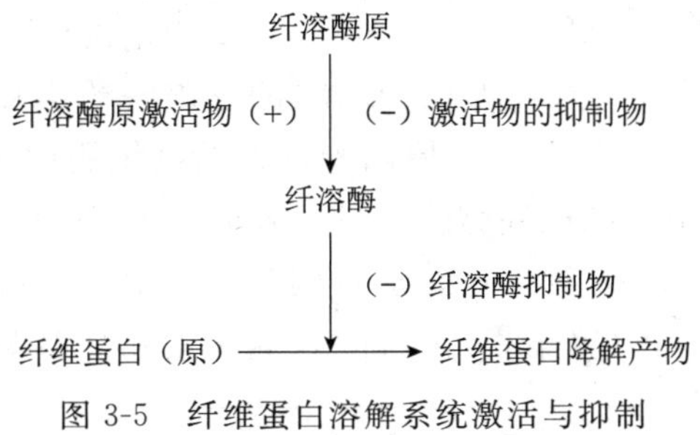

图 3-5　纤维蛋白溶解系统激活与抑制

(一) 纤溶酶原的激活

纤溶酶原经各种纤溶酶原激活物的作用被激活成为纤溶酶。纤溶酶原激活物按其来源的不同主要分为三类。① 血管内激活物：由血管内皮细胞合成和释放入血液。② 组织激活物：主要包括由损伤组织和血管内皮细胞合成的组织型纤溶酶原激活物和由肾小管上皮细胞合成的尿激酶。③ 活化的因子Ⅻ可使血浆中无活性的前激肽释放酶激活成激肽释放酶，后者能使纤溶酶原激活转变为纤溶酶。

(二) 纤维蛋白、纤维蛋白原的降解

被激活的纤溶酶通过水解作用，逐步将纤维蛋白或纤维蛋白原分子降解为可溶性的纤维蛋白降解产物(FDP)。

(三) 抑制物及其作用

人体存在许多物质可抑制纤溶过程，这些物质称为纤溶抑制物，主要分为两类：一类是纤溶酶原激活物的抑制物，能够抑制纤溶酶原的激活；另一类是纤溶酶的抑制物，能与纤溶酶结合成复合物并使其失活。

纤维蛋白溶解的意义在于保持生理情况下血管内血液不凝、损伤出血时限制凝血的发展和维持血管内血流的通畅。将凝血与纤溶联系起来看，凝血过强或纤溶过弱，易形成血栓；反之，纤溶过强或凝血过弱，易发生出血。因此，正常情况下，机体的凝血与纤溶处于动态平衡状态，既保证出血时能有效止血，又能疏通血管，维持血流的正常运行。

第五节　血型

输血是抢救急性大失血和治疗某些疾病(如严重贫血或严重感染)的有效措施，正确学习、掌握血型的鉴定和输血的原则可为今后临床工作奠定基础。

血型是指细胞膜上特异性抗原的类型。红细胞、白细胞和血小板均有血型。我们通常

所说的血型指的就是红细胞血型。目前已发现30个不同的红细胞血型系统,其中与临床关系最为密切的是ABO和Rh两个血型系统。

一、ABO血型系统

(一) ABO血型系统的分型依据

根据红细胞膜表面所含特异性抗原(凝集原)的种类将ABO血型系统分为四型。红细胞表面的凝集原包括A凝集原和B凝集原两种。根据红细胞膜上是否存在凝集原A与凝集原B将血液分为四种血型。如红细胞膜上只含凝集原A则为A型血;只含有凝集原B则为B型血;如既含有凝集原A又含有凝集原B则为AB型血;如两种凝集原都不含则为O型血。血清中天然产生的抗体(凝集素)包括抗A凝集素和抗B凝集素两种(图3-6)。

血型	A型	B型	AB型	O型
红细胞表面的凝集原	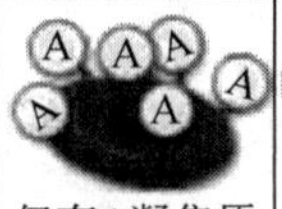 仅有A凝集原	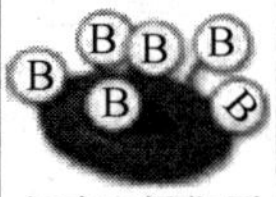 仅有B凝集原	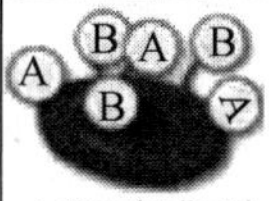 A和B凝集原	无凝集原
血浆中的抗凝集素	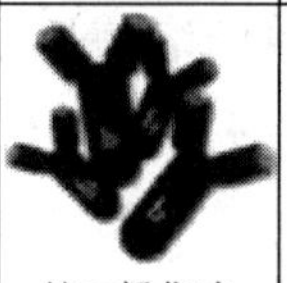 抗B凝集素	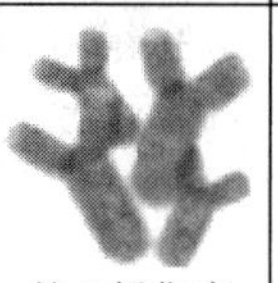 抗A凝集素	无凝集素	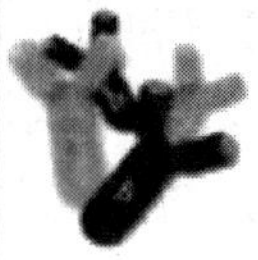 抗A、抗B凝集素

图3-6 ABO血型系统的分型

(二) 红细胞凝集反应与输血原则

当含有某种抗原的红细胞与相对应血清抗体相遇时(A凝集原与抗A凝集素相遇或B凝集原与抗B凝集素相遇),会发生抗原抗体免疫反应,使红细胞紧紧地粘连在一起,聚集成簇,即红细胞凝集反应。这是一个不可逆的反应,红细胞凝集最终会发生溶血。若在机体中发生则是一种能危及生命的严重的输血反应。因此,临床上输血遵循的根本原则是避免在输血过程中发生红细胞凝集反应,首选同型输血。紧急情况下,遇必须输血而无同型血时,可考虑异型输血,但必须符合供血者的红细胞不被受血者血浆中的抗体所凝集的原则,且必须少量(不超过300 mL)、缓慢输血,同时密切观察受血者的反应(一少二慢三勤看),如发生输血反应,应立即停止输血。

(三) 交叉配血试验

为了避免凝集反应,在输血前要必须进行交叉配血试验,交叉配血试验分为主侧配血和次侧配血(图3-7)。即供血者的红细胞混悬液和受血者的血清相混合,称为主侧配血;受血者的红细胞混悬液与供血者的血清相混合,称为次侧配血。如果主侧和次侧配血均无凝集反应,即为配血相合,可以进行输血;如果

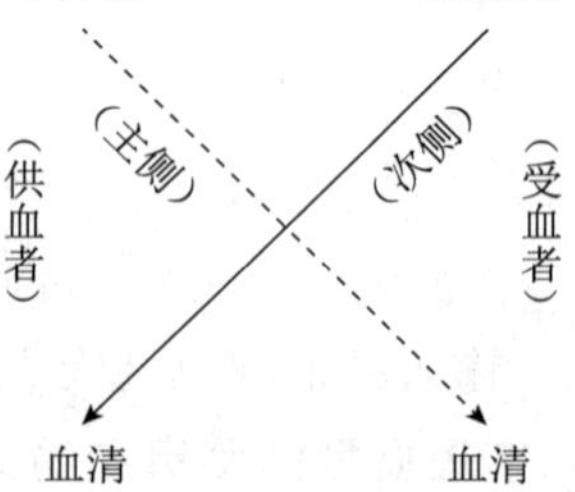

图3-7 交叉配血试验

主侧配血有凝集反应，则为配血不合，绝对不能输血；如果主侧配血不发生凝集反应，而次侧配血发生凝集反应，见于异型输血，只能在应急情况下进行。

二、Rh 血型系统

（一）Rh 血型系统分型依据

Rh 血型系统是在人类红细胞表面与 ABO 血型系统同时存在的另一种血型系统，因最先发现于恒河猴（Rhesus monkey）的红细胞而得名。现已发现与临床密切相关的有 C、c、D、E、e 五种凝集原，其中 D 凝集原的抗原性最强，凡红细胞表面有 D 抗原的称为 Rh 阳性血型，没有 D 抗原的称为 Rh 阴性血型。

（二）Rh 血型系统的特点

人的血清中不存在能与 Rh 抗原起反应的抗 Rh 的天然抗体。Rh 阴性的人，只有在接受 Rh 阳性的血液后，通过体液免疫产生抗 Rh 的抗体。

在我国各族人民中，汉族和其他大部分民族的人，属 Rh 阳性血型的人约占 99%，Rh 阴性血型的人只占 1%左右。在某些少数民族中，Rh 阴性血型的人较多，如苗族为 12.3%，塔塔尔族为 15.8%，布依族和乌孜别克族为 8.7%。因此在少数民族地区的临床工作者应对 Rh 血型的问题特别予以重视。

（三）Rh 血型系统的临床意义

Rh 阴性者如再次接受 Rh 阳性者血液可能会发生红细胞凝集。因为当 Rh 阴性者第一次接受 Rh 阳性供血者的血液时，虽然不会发生凝集反应，但是通过体液免疫，Rh 阴性受血者的血清中将产生抗 Rh 的抗体。当此受血者第二次接受 Rh 阳性供血者的血液时，第一次输血产生的抗 Rh 的抗体将与 Rh 阳性供血者的红细胞凝集，发生输血反应。

Rh 阴性血型的母亲，在第一次妊娠期中，若胎儿为 Rh 阳性血型，胎儿红细胞因某种原因进入母体后（如在分娩时，胎盘剥离过程中可能有胎儿红细胞进入母体），母体可产生抗 Rh 的抗体。当此母亲再次妊娠时，前次妊娠产生的抗 Rh 的抗体可通过胎盘进入胎儿体内，可使 Rh 阳性血型的胎儿发生新生儿溶血。

思考与练习

一、单选题

1. 维持细胞容积和形态的主要因素是（　　）

A. 血浆晶体渗透压　　B. 血浆胶体渗透压
C. 组织液晶体渗透压　　D. 组织液胶体渗透压

2. 毛细血管内外水平衡与血容量的维持主要依靠（　　）

A. 血浆晶体渗透压　　B. 血浆胶体渗透压
C. 组织液晶体渗透压　　D. 组织液胶体渗透压

3. 红细胞的主要功能为(　　)

A. 吞噬细菌　　B. 参与凝血

C. 参与特异性免疫　　D. 运输氧气和二氧化碳

4. 血液凝固的本质是(　　)

A. 凝血酶原激活物形成　　B. 凝血酶形成

C. 抗凝血酶Ⅲ与肝素结合　　D. 纤维蛋白原变为纤维蛋白

5. 义务献血者一次性可抽血(　　)

A. 100～200 mL　　B. 200～400 mL

C. 300～500 mL　　D. 500～600 mL

6. 正常情况下,维持血浆容量的主要因素是(　　)

A. 血浆晶体渗透压　　B. 组织液胶体渗透压

C. 血浆胶体渗透压　　D. 组织液胶体渗透压

7. 有关红细胞的形态和功能的描述,错误的是(　　)

A. 成熟红细胞无细胞核　　B. 血红蛋白能运输 CO_2 和 O_2

C. 血红蛋白能缓冲酸碱平衡　　D. 红细胞有丰富的线粒体

8. 不属于红细胞生成必要条件的是(　　)

A. 蛋白质和铁　　B. 维生素 B_{12} 和叶酸

C. 骨髓造血功能　　D. 性激素

9. 当体内有急性炎症时,哪种细胞增多(　　)

A. 中性粒细胞　　B. 嗜酸性粒细胞

C. 嗜碱性粒细胞　　D. 单核细胞

10. 血小板的功能不包括(　　)

A. 维持血管内皮的完整性　　B. 参与生理性止血

C. 参与凝血功能　　D. 参与免疫过程

11. 在血液凝固过程中,能促进凝血酶原转变为凝血酶的物质(　　)

A. 5-羟色胺　　B. 组胺

C. 纤维蛋白原　　D. 凝血酶原激活物

12. A 型献血者与受血者做交叉配血试验,主侧不发生凝集,次侧发生凝集,受血者的血型是(　　)

A. A 型　　B. B 型　　C. AB 型　　D. O 型

13. 成人红细胞主要生成部位是(　　)

A. 脾脏　　B. 红骨髓　　C. 肾脏　　D. 淋巴结

14. 某人血清中无抗 A 抗 B 凝集素,红细胞膜无 D 抗原,其血型是(　　)

A. AB 型、Rh 阴性　　B. O 型、Rh 阴性

C. AB 型、Rh 阳性　　D. O 型、Rh 阳性

二、判断题

1. 血液的组成包括血清和悬浮于其中的血细胞。　　(　　)

2. 肺与肾的排泄功能有维持血浆酸碱度恒定的作用。　(　　)

3. 纤维蛋白形成就代表血液凝固。　(　　)

4. 同型输血也要进行交叉配血试验。　(　　)

5. 血型鉴定实验是指用已知的血清凝集素判断未知的凝集原的过程。　(　　)

三、简答题

1. 简述红细胞的形态、功能及正常值。

2. 简述 ABO 血型系统的分型及分型依据。

第四章 血液循环

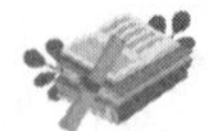

学习目标

① 掌握心动周期的概念、特点及其与心率的关系；心脏泵血过程中各时期心腔内压力、瓣膜开闭、心室容量和血流方向的动态变化；每搏输出量和每分输出量的概念及影响心输出量的因素；动脉血压的概念、正常值、形成及其影响因素。

② 理解第一心音与第二心音的特点及意义；心肌的生理特性及意义。熟悉中心静脉血压的概念及生理意义；微循环的通路及意义；组织液生成与回流；心血管的神经支配和作用；降压反射过程及生理意义；全身性体液因素对心血管活动的影响。

③ 了解心肌细胞的生物电现象；心电图的基本波形及其生理意义；血流量、血流阻力和血压的概念及关系；影响静脉回心血量的因素；淋巴循环的作用；化学感受性反射的意义；局部性体液因素对心血管活动的影响。

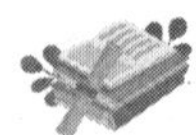

思维导图

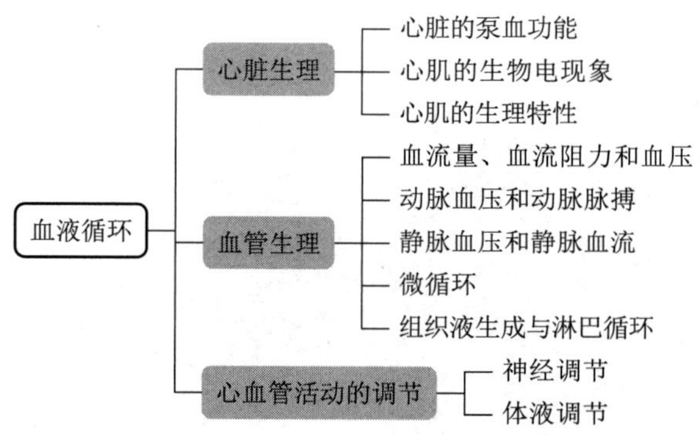

循环系统由心脏和血管组成，血管又由动脉、毛细血管和静脉组成。血液在循环系统中按照一定方向周而复始地流动，称为血液循环（图 4-1）。心脏是推动血液流动的动力器官。血管是输送血液的管道系统，也是血液与组织之间进行物质交换的场所，并具有分配血液和调节器官血流量的作用。通过血液循环完成机体内物质的运输，实现机体的体液调节，参与机体内环境稳态的维持以及血液免疫防卫功能的实现，从而保证生命活动的正常进行。

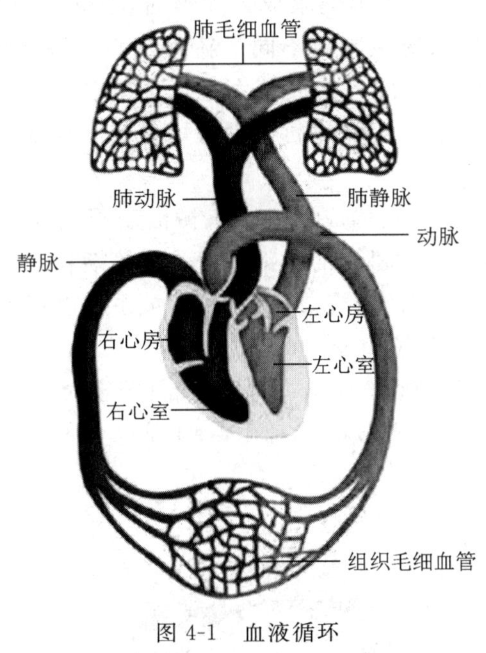

图 4-1 血液循环

第一节 心脏生理

情景导入

患者男性，68 岁，退休司机，反复头昏、头痛，诊断为高血压病已 20 年，12 小时前头昏、头痛加剧伴恶心急诊入院。体检：脉搏 70 次/min，呼吸 23 次/min，血压 180/120 mmHg，体形肥胖，心尖搏动在第 5 肋间左锁骨中线上，心界叩诊向左下扩大，心率 70 次/min，律齐。心电图提示明显左室肥厚。

思考：

1. 心输出量及其影响因素。
2. 心肌后负荷增大对心输出量的影响。

心脏的主要生理功能是泵血，心脏通过节律性的收缩与舒张，将压力较低的静脉中血液抽吸回心脏，并射入压力较高的动脉，实现其泵血功能。

一、心脏的泵血功能

(一) 心率与心动周期

1. 心率及其生理变动

每分钟心跳次数称为心率。我国健康成人安静时，心率为每分钟 60～100 次，平均 75 次。心率因年龄、性别、生理状况不同而不同。新生儿心率每分钟 120～140 次，随年龄增长，心率逐渐减慢，至青春期接近成人。成年女性心率略快于男性。安静或睡眠时心率较慢，运动或情绪激动时心率加快。经常进行体育锻炼者心率较慢。

2. 心动周期

心房或心室每收缩和舒张一次构成的一个机械活动周期，称为心动周期，即一次心跳。在一个心动周期中，心房或心室的机械活动都可分为收缩期和舒张期。

心动周期的长短取决于心率的快慢，二者成反比关系。以正常成年人心率每分钟 75 次计算，则每个心动周期历时 0.8 s(60 秒÷75 次＝0.8 s)。在一个心动周期中，心房首先收缩，持续 0.1 s，随后心房舒张，持续 0.7 s。心房进入舒张期时，心室开始收缩，持续 0.3 s，随后进入舒张期，持续 0.5 s。心室舒张期的前 0.4 s 期间，心房也处于舒张期，这一时期称为全心舒张期(图 4-2)。

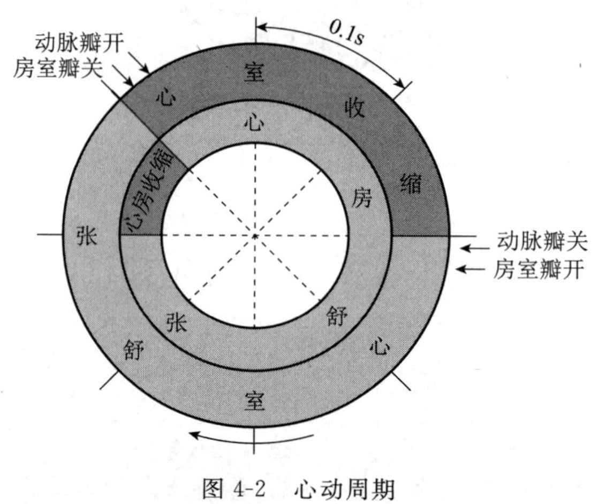

图 4-2　心动周期

在心动周期中心房和心室的舒张期均比收缩期长，这有利于静脉血液的回流和保证心室有充分的血液充盈，也能让心肌得到充分休息。由于在泵血过程中心室起主要作用，所以通常所说的心缩期和心舒期一般是指心室的收缩期和舒张期。当心率减慢时，心动周期延长；心率加快时，心动周期缩短，心缩期和心舒期均缩短，但心舒期缩短更明显。由此可见，心率过快或过慢均不利于心脏的泵血功能。

(二) 心脏的泵血过程

在心脏泵血过程中，左、右心室的活动基本相似，现以左心室为例讨论心脏泵血过程(图 4-3)。

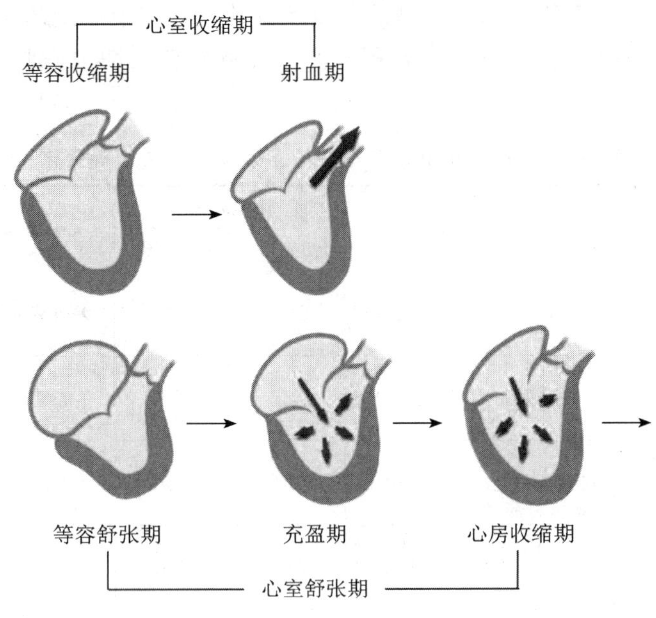

图 4-3 心脏泵血过程

1. 心室收缩期

心室收缩期可分为等容收缩期和射血期。

(1) 等容收缩期。心房收缩期结束后，心室立即开始收缩，室内压迅速升高超过房内压，促使房室瓣关闭，但此时室内压尚低于动脉压，动脉瓣仍处于关闭状态，心室成为一个封闭的腔。从房室瓣关闭至动脉瓣开启这段时间，心室收缩使压力不断增加，但心室容积不变，称为等容收缩期，持续约 0.05 s。该期室内压升高速度最快。当主动脉压升高或心肌收缩力减弱时，等容收缩期将延长。

(2) 射血期。等容收缩期末，室内压升高并超过主动脉压，动脉瓣被冲开，心室开始射血。随着心室射入主动脉的血量逐渐增加，心室射血速度也呈现先快后慢，此期称为射血期，历时约 0.25s。随着心室射血，心室容积明显缩小。

2. 心室舒张期

心室舒张期可分为等容舒张期和心室充盈期，心室充盈期包括了心房收缩期。

(1) 等容舒张期。射血后，心室开始舒张，室内压迅速下降，主动脉内的血液向心室方向反流，使动脉瓣关闭。此时室内压仍高于房内压，房室瓣仍关闭，心室再次成为封闭的腔。此时心室舒张，心室容积最小且保持不变，称等容舒张期，历时约 0.08 s。

(2) 充盈期。当心室进一步舒张，室内压低于房内压时，房室瓣开放，心房和大静脉的血液因心室的抽吸而快速流入心室，心室容积急剧增大，随着心室充盈血量的增多，房室之间的压力差减小，血液流入心室的速度减慢，此时期称为充盈期，历时约 0.42 s。

在心室舒张的最后 0.1 s，心房开始收缩，进入心房收缩期。心房收缩使心房压力升高，将部分血液挤入心室，使心室充盈量再增加 10%～30%。

综上所述，在心脏泵血过程中，心室舒缩是导致心房与心室之间以及心室与动脉之间产生压力梯度的根本原因，而压力梯度又是推动血液流动和心瓣膜启闭的直接动力，瓣膜的启闭则保证了血液的定向流动，导致心室容积改变。现将心动周期中心腔内各种变化归纳如表 4-1。

表 4-1　心动周期中心腔内压力、容积、瓣膜、血流等变化

心动周期分期		压力比较	瓣膜开闭		心内血流方向	心室容积
			房室瓣	动脉瓣		
心缩期 (0.3 s)	等容收缩期 (0.05 s)	房内压＜室内压＜动脉压	关闭	关闭	无血液进出心室	不变
	射血期 (0.25 s)	房内压＜室内压＞动脉压	关闭	开放	心室→动脉	减小
心舒期 (0.5 s)	等容舒张期 (0.08 s)	房内压＜室内压＜动脉压	关闭	关闭	无血液进出心室	不变
	充盈期 (0.42 s)	房内压＞室内压＜动脉压	开放	关闭	心房→心室	增大
	心房收缩期 (处于心舒期最后 0.1 s)	房内压＞室内压＜动脉压	开放	关闭	心房→心室	增大

(三) 心脏泵血功能评价

心脏的主要功能是不断地泵血以适应机体新陈代谢的需要。对心脏泵血功能的评定，常用单位时间内心脏的射血量作为指标。

1. 每搏输出量和射血分数

一侧心室一次收缩所射出的血量，称为每搏输出量，简称搏出量，正常成人在安静状态下，左心室舒张末期容量约 125 mL，收缩末期容量约 55 mL，两者差值即为搏出量，约 70 mL(60～80 mL)。说明心室每次射血并未将充盈的血液全部射出。搏出量占心室舒张末期容积的百分比，称为射血分数，正常成人为 55%～65%。正常情况下，搏出量与心室舒张末期容积相适应，射血分数作为评价心泵血功能的指标更为准确。

2. 每分输出量和心指数

一侧心室每分钟射出的血量，称为每分输出量，简称为心输出量，它等于搏出量与心率的乘积。左、右两侧心室的心输出量基本相等。正常成人安静状态下，搏出量为 70 mL，平均心率为 75 次/min，则心输出量约为 5 L/min(4.5～6 L/min)。心输出量与机体的代谢水平相适应，可因性别、年龄及其他生理情况不同而不同。如女性心输出量比同体重男性低 10%左右；青年人的心输出量高于老年人。

正常人在安静时心输出量与人体表面积成正比。以单位体表面积(m^2)计算的心输出量称为心指数。我国中等身材成人的体表面积约为 1.6～1.7 m^2，在安静空腹情况下心输出量约为 4.5～6 L/min，故心指数为 3～3.5 L/($min \cdot m^2$)。心指数是分析比较不同个体之间常用的评定指标。

（四）影响心输出量的因素

心输出量取决于搏出量和心率，而搏出量的多少则取决于前负荷、后负荷和心肌收缩能力。

1. 心室肌前负荷

心室舒张末期容量相当于心室的前负荷，在一定的范围内，前负荷增大，心肌的初长度增加，心肌的收缩力增强，搏出量增多，这种调节称为异长自身调节。心室舒张末期容量相当于静脉回心血量和射血后剩余血量的总和。通过异长自身调节可以对搏出量进行精细的调节，使心室射血量与静脉回心血量之间保持平衡，即静脉回心量增多，心室舒张末期容量增多，搏出量增多，反之，则减少。但静脉回心血量过多时，前负荷会过大，心肌的初长度超过一定限度，可导致有些慢性心脏病病人心肌收缩力减弱，造成心力衰竭。因此，在临床给心血管疾病患者静脉输液时应严格控制输液的速度和量。

2. 心室收缩的后负荷

后负荷是指心室射血时遇到的阻力，也就是动脉血压。在前负荷、心肌收缩能力和心率不变的情况下，动脉血压升高，后负荷将增大，导致等容收缩期延长，射血期缩短，搏出量减少，心输出量减少。然而，在正常情况下，由后负荷增大所致的搏出量减少，可使前负荷增大，通过心肌的异长自身调节作用能使搏出量恢复正常。但若血压长期持续升高，可导致心功能不全。

3. 心肌收缩能力

心肌收缩能力是指心室肌细胞本身的功能状态。在心肌初长度不变的情况下，心肌收缩能力增强，搏出量增多；反之，则搏出量减少。心肌收缩能力受神经、体液等因素的调节。如交感神经兴奋或血中肾上腺素含量增多能使心肌收缩能力增强；迷走神经兴奋或血中乙酰胆碱含量增多使心肌收缩能力减弱。

4. 心率

在一定范围内，心率与心输出量呈正变关系。心率过快或过慢均会使心输出量减少。当心率过快（超过 180 次/min），将使心室心舒期明显缩短，充盈量明显减少，搏出量和心输出量也相应减少。如心率过慢（低于 40 次/min），将使心舒期过长，此时心室充盈早已接近最大限度，心舒期延长不能相应增加充盈期量和搏出量，故心输出量将减少。

现将影响心输出量的因素归纳如图 4-4。

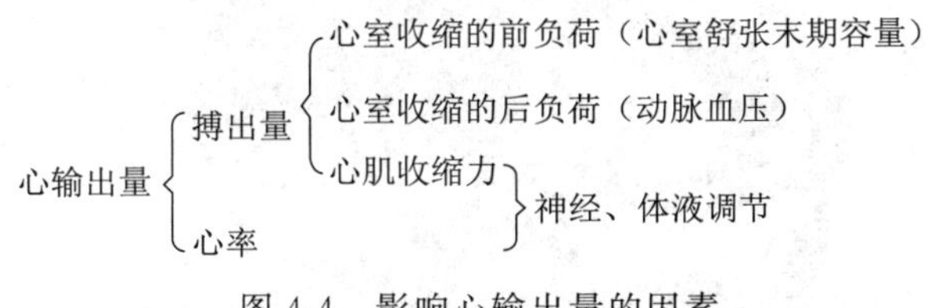

图 4-4　影响心输出量的因素

（五）心力储备

心输出量能随机体代谢的需要而增加的能力，称为心力储备。心力储备主要来自心率变化和搏出量变化两方面。健康成人在进行剧烈运动时，心率加快，心率可达 180～200 次/min，搏出量增多，搏出量可达 150 mL，最大心输出量可达 25～30 L，即心力储备可达 25～30 L/min。加强体育锻炼可提高心力储备。某些心脏病病人，虽然安静时心输出量与健康人没有明显差别，尚能满足代谢需要，但因心力储备明显降低，当进行剧烈运动或重体力活动时心输出量不能相应增加，将出现心悸、气急等症状。

（六）心音

心动周期过程中心肌收缩，瓣膜关闭，血流撞击心室壁和瓣膜以及大动脉壁所引起的机械振动所产生的声音通过心脏周围组织传递到胸壁，用听诊器在胸壁上可以听到，称为心音。心音图检查证实正常心音有四个，按其出现的先后顺序称为第一、第二、第三和第四心音，使用听诊器通常可听到清晰的第一心音和第二心音，它们的区别见表 4-2。心脏发生某些病理性变化时，可出现杂音或其他异常心音，因此听取心音可以帮助对于某些心脏疾病的诊断。

表 4-2 第一心音与第二心音比较

	第一心音	第二心音
主要成因	心室肌收缩、房室瓣关闭、心室射出的血液冲击动脉壁引起振动	心室舒张、动脉瓣关闭、血液返回冲击动脉根部引起振动
标志	心室收缩开始	心室舒张开始
特点	音调较低，持续时间较长	音调较高，持续时间较短
临床意义	反映心室肌收缩力的强弱、房室瓣的功能状态	反映动脉血压的高低、动脉瓣的功能状态

二、心肌的生物电现象

根据组织学和电生理特性，可粗略地将心肌细胞分为两类。一类是普通的心肌细胞，包括心房肌和心室肌，具有收缩功能，故又称工作细胞。这类细胞还具有兴奋性和传导性，但不具有产生节律性兴奋的能力，属于非自律细胞。另一类是一些特殊分化的心肌细胞，组成心脏的特殊传导系统，这类细胞基本上没有收缩功能，但具有自动产生节律性兴奋的能力，称为自律细胞。由自律细胞构成的特殊传导系统包括窦房结、房室交界区（可分为房结区、结区和结希区）、房室束和浦肯野纤维（图 4-5）。

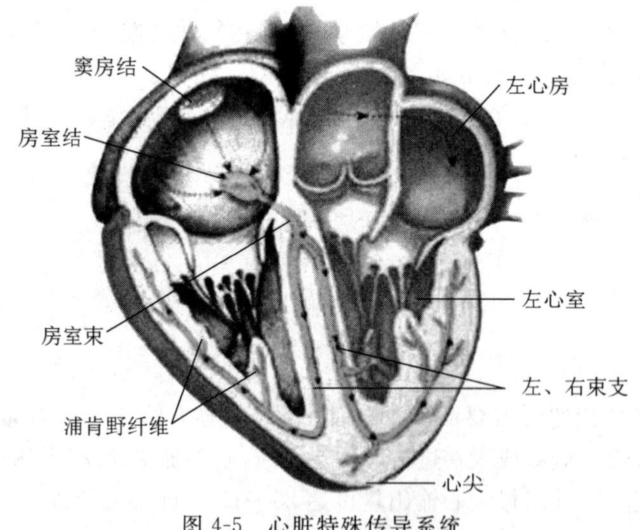

图 4-5 心脏特殊传导系统

（一）心室肌细胞的跨膜电位及形成机制

1. 静息电位

心室肌细胞的静息电位约为-90 mV，其形成主要是K^+外流所形成的K^+电-化学平衡电位，与神经细胞、骨骼肌细胞静息电位形成机制基本相同。

2. 动作电位

心室肌细胞动作电位较神经细胞和骨骼肌细胞复杂，持续时间长，动作电位的升支与降支不对称，可分为 0、1、2、3、4 等 5 个时期（图 4-6）。

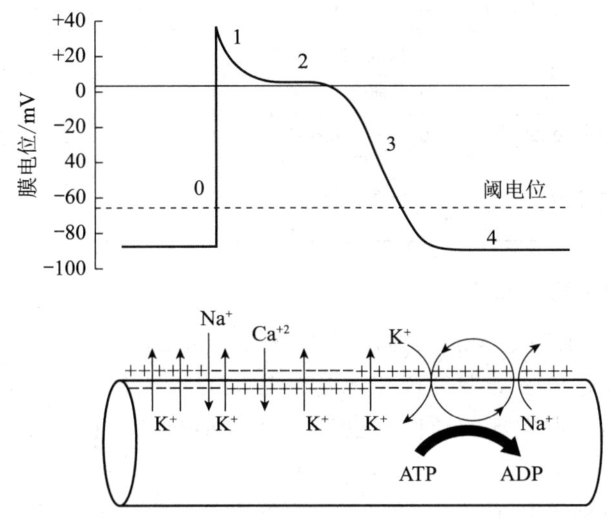

图 4-6　心室肌细胞动作电位及其主要离子流

（1）0 期（去极化过程）。在适宜的外来刺激作用下，膜内电位由-90 mV 迅速上升到$+30$ mV 左右，形成动作电位上升支，历时 1～2 ms。其形成机制与神经纤维相似。刺激引起膜上部分钠通道激活开放，少量Na^+内流造成膜局部去极化。当去极化达到阈电位水平（-70 mV）时，膜上钠通道大量激活，大量Na^+迅速内流，膜内电位急剧上升，直至升至顶点而接近Na^+平衡电位。

（2）1 期（快速复极初期）。在动作电位达到顶峰值后，膜内电位由$+30$ mV 迅速降到 0 mV 左右，历时 10 ms。0 期去极化和 1 期复极化的速度都很快，构成锋电位。1 期Na^+通道已失活，形成的原因主要是一过性K^+外流。

（3）2 期（平台期）。此期膜电位基本停滞于 0 mV 水平，历时 100～150 ms，因而形成平台期。这是心室肌细胞动作电位的主要特征。平台期的形成原因是Ca^{2+}缓慢持久的内流抵消了K^+外流，两者跨膜电荷量相当，因此膜电位稳定在 0 mV 左右。随着慢Ca^{2+}通道逐渐失活，转而进入复极 3 期。

（4）3 期（快速复极末期）。膜内电位由 0 mV 左右迅速恢复到-90 mV，完成复极化过程，历时 100～150 ms。3 期形成的原因是Ca^{2+}通道已关闭，Ca^{2+}内流停止，而K^+外流进行性增加。

（5）4 期（静息期）。此期膜内电位稳定在-90 mV，膜的“离子泵”活动加强，泵出在动作电位期间进入细胞内的 Na^+ 和 Ca^{2+}，摄回流到细胞外的 K^+，以恢复细胞内外离子的正常浓度差，从而保证心肌细胞正常的兴奋性。

心房肌细胞动作电位与心室肌相似，但时程较短，约为 150～200 ms。心室肌细胞动作电位各期的特点见表 4-3。

表 4-3　心室肌细胞动作电位分期及特点

动作电位时程		电位变化	历时	形成机制
去极化过程	0 期（去极化过程）	由 −90→+30 mV	1～2 ms	Na^+ 通道开放，Na^+ 迅速内流
复极化过程	1 期（快速复极初期）	由 +30→0 mV	10 ms 左右	Na^+ 内流停止，K^+ 外流
	2 期（平台期）	复极化过程缓慢，基本停滞在 0 mV 左右	100～150 ms	Ca^+ 缓慢内流，K^+ 外流
	3 期（快速复极末期）	由 0→−90 mV	100～150 ms	Ca^+ 内流停止，K^+ 迅速外流
	4 期（静息期）	稳定在 −90 mV		Na^+-K^+ 泵增强，将离子重新泵回

（二）自律细胞的生物学特点

自律细胞与非自律细胞最大的区别在于 4 期：非自律细胞（工作细胞）4 期膜电位是基本稳定的；而自律细胞动作电位 3 期复极化末达到最大复极电位时，膜电位开始自动去极化，当达到阈电位水平时，即爆发新的动作电位。因此，4 期自动去极化是自律细胞产生自动节律性兴奋的基础。

窦房结 P 细胞的动作电位分为 0、3、4 三个期。0 期是细胞膜上慢钙通道被激活，Ca^{2+} 内流所形成的，去极化的速度慢，幅度小。没有明显的复极 1 期和 2 期。复极化 3 期是膜对 K^+ 通透性增高，K^+ 外流所致。3 期末复极化达最大复极电位（约 −70 mV）时开始自动去极化，膜表现为进行性衰减的 K^+ 外流，以及进行性增强的内向离子流（主要是 Na^+ 内流）。当去极化达到阈电位（约 −40 mV）时爆发一次新的动作电位（图 4-7）。

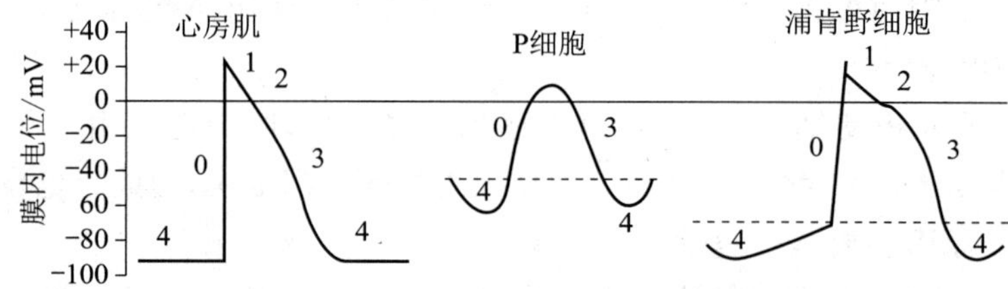

图 4-7　心房肌及自律性细胞的动作电位

三、心肌的生理特性

心肌的生理特性包括自律性、兴奋性、传导性和收缩性。其中前三者为电生理特性，后者为机械特性。

（一）自律性

心肌组织和细胞在没有外来刺激的条件下能够自动发生节律性兴奋的特性，称为自动节律性，简称自律性。自律性的产生是自律性细胞4期自动去极化使膜电位从最大复极电位达到阈电位水平所致。心内特殊传导系统的细胞都具有自律性，但其自律性高低存在较大差异，窦房结P细胞的自律性最高，每分钟约100次，房室交界区、房室束和浦肯野纤维每分钟分别为50次、40次和25次左右。在正常情况下，窦房结的自律性最高，整个心脏的兴奋和收缩是由它自动产生的兴奋引起的，称为正常起搏点，由窦房结控制的心搏节律，称为窦性心律。其他特殊传导组织，其自律性不能表现出来，称为潜在起搏点。当窦房结的自律性异常低下，或潜在起搏点的自律性过高时，潜在起搏点的自律性就可表现出来，这些起搏部位称为异位起搏点。由窦房结以外的异位起搏点控制的心脏活动节律，称为异位心律。

（二）兴奋性

1. 心肌细胞兴奋性的周期性变化

心肌细胞在受到刺激而发生兴奋的过程中，其兴奋性会发生周期性变化（图4-8），经历了有效不应期（ERP）、相对不应期（RRP）和超常期（SNP）。

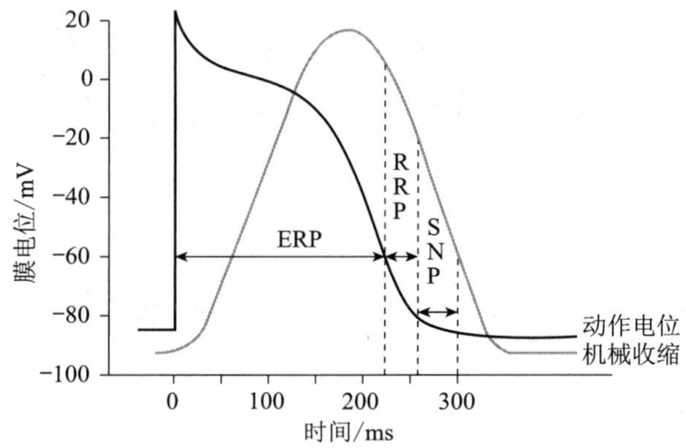

图4-8　心室肌兴奋性的周期性变化与其机械收缩关系

（1）有效不应期。从0期去极化开始至复极3期，膜电位达－60 mV，这一期间心肌细胞不能产生动作电位，称为有效不应期。它包括绝对不应期和局部反应期两部分。绝对不应期指从0期去极化开始到3期复极化，膜电位达－55 mV，无论给予多强大的刺激，心肌细胞都不能产生反应，表示此期兴奋性已降低至零。局部反应期指从复极化－55 mV到－60 mV这段时间内，给予强刺激可以产生局部兴奋，但不能产生动作电位。产生有效不应期是由于钠通道完全失活（绝对不应期）或仅有少量复活（局部反应期），但远没有恢复到可被激活的备用状态。

（2）相对不应期。在3期复极化膜电位从－60 mV到－80 mV的期间内，心肌细胞对阈上刺激可产生动作电位，这段时间为相对不应期。此期大部分钠通道已经逐渐复活，但开放能力未达到正常状态，兴奋性有所恢复但仍低于正常，只有用阈上刺激才可引起新的动作电位，但动作电位去极化的速度和幅度均小于正常，兴奋传导也较慢。

(3) 超常期。膜电位复极化从－80 mV 到－90 mV 的期间为超常期。此期钠通道已经基本恢复到备用状态。而且膜电位与阈电位之间的差距小于正常,细胞的兴奋性则高于正常,因而用阈下刺激即可引起新的动作电位。但动作电位去极化的速度和幅度也都小于正常,兴奋传导速度也较慢。

心肌兴奋性周期变化的最显著特点是有效不应期特别长,相当于整个收缩期和舒张早期。此期内对任何刺激均不会产生兴奋和收缩,因而心肌不会像骨骼肌那样产生完全强直收缩,使心脏始终保持收缩与舒张的交替活动,有利于心室的射血和充盈,实现泵血功能。

2. 期前收缩和代偿间歇

正常情况下,由窦房结传来的兴奋控制心脏的节律活动。在某些病理情况下,如果在心室肌有效不应期之后,下一次窦房结兴奋到达之前,受到窦房结以外的病理性异常刺激,心室肌则可提前产生一次兴奋和收缩,称为期前兴奋和期前收缩。在期前收缩之后,往往出现一段较长的心室舒张期,称为代偿间歇。这是因为期前兴奋也有自己的有效不应期,来自窦房结的下一次兴奋正好落在期前兴奋的有效不应期内,未能引起心室兴奋和收缩,必须等到窦房结再一次传来兴奋,才能发生反应,所以出现代偿间歇(图 4-9)。

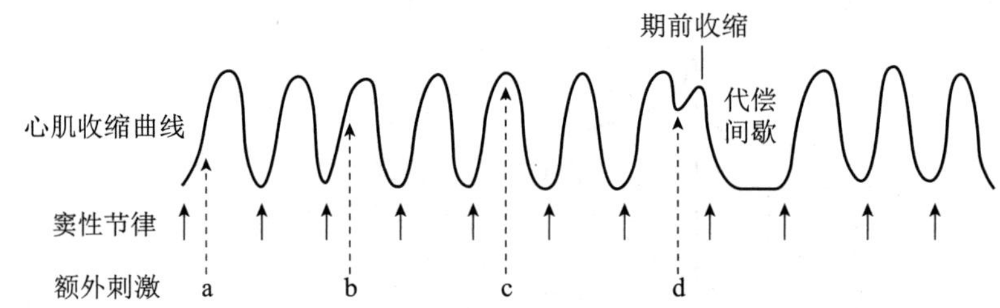

刺激a、b、c落在有效不应期内不引起反应,刺激d落在相对不应期内,引起期前收缩和代偿间歇

图 4-9 期前收缩与代偿间歇

(三) 传导性

心肌细胞具有传导兴奋的能力。其传导兴奋的基本原理与神经纤维相同。兴奋在心内传播是通过特殊传导系统而有序进行的,归纳简示如图 4-10。

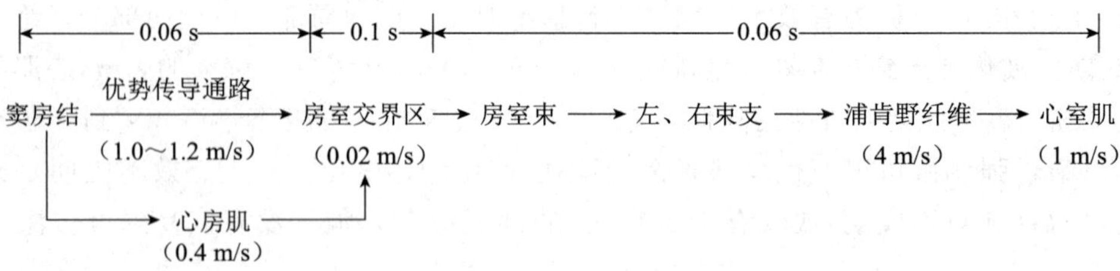

图 4-10 心脏内兴奋传播

由窦房结发出的兴奋通过心房肌较快地(仅需要 0.06 s)传播到左、右心房,使两侧心房几乎同步兴奋和收缩并沿着由心房肌的"优势传导通路"迅速传到房室交界区,再经传导速度最快的房室束和浦肯野纤维迅速向左、右心室壁传导,使左、右心室同步收缩。房室交界

区的兴奋传导速度最慢，使兴奋传导在此延搁一段时间（约 0.1 s），称为房室延搁。房室延搁使心房收缩完毕之后心室才开始收缩，不致产生房室收缩重叠，有利于心室充盈和射血。

（四）收缩性

心肌收缩原理与骨骼肌基本相同，心肌的收缩具有以下特点。

1. 不发生强直收缩

心肌细胞兴奋性变化的主要特点是有效不应期特别长，相当于整个收缩期和舒张早期。因此，心肌不可能像骨骼肌那样发生强直收缩。这使心肌始终保持收缩与舒张交替进行的节律性活动，从而保证心脏有序地充盈与射血。

2. "全或无"式收缩

心肌细胞之间通过闰盘连接，兴奋可在细胞之间迅速直接传播，使心房或心室各自构成一个功能合胞体，故心房或心室的收缩均表现出"全或无"式的特点，即要么不产生收缩，要么全部收缩。这种方式的收缩力量大，有利于心脏泵血。

3. 依赖细胞外液 Ca^{2+}

心肌细胞的肌浆网不发达，终池中 Ca^{2+} 的贮存和释放量均较少，因而心肌的收缩对细胞外液 Ca^{2+} 浓度有明显的依赖性。

四、正常体表心电图

心脏内兴奋产生和传播时所发生的生物电活动，可通过心周围导电组织和体液传至体表。将测量电极置于体表的一定部位，通过心电图机所记录到的心电变化的波形，称为心电图（图 4-11）。正常心电图是由 P 波、QRS 波群、T 波以及各波之间的线段所组成。

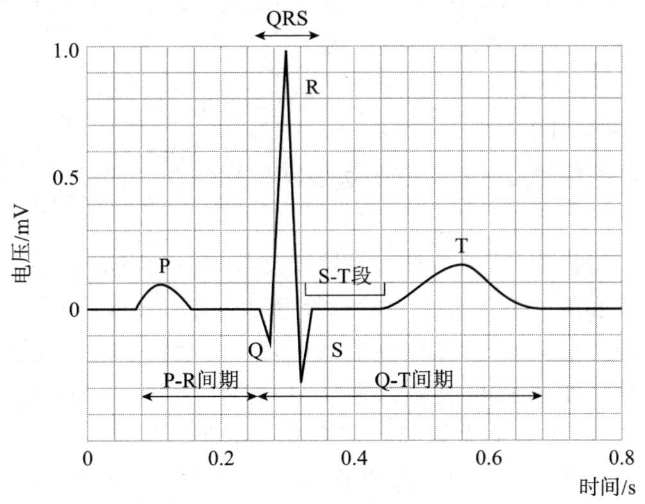

图 4-11　正常人心电示意图

正常典型心电图的各波形及其生理意义见表 4-4。

表 4-4 正常典型心电图各波形的生理意义

正常典型心电图波形	生理意义	幅度/mV	时间/s
P 波	反映两心房去极化过程	<0.25	0.08～0.11
QRS 波群	反映两心室去极化过程		0.06～0.10
T 波	反映两心室复极化过程	0.1～0.8	0.05～0.25
P-Q 间期	从 P 波的起点到 QRS 波的起点之间的时程，代表兴奋由心房传到心室所需要的时间		0.12～0.20
Q-T 间期	从 QRS 波起点到 T 波终点的时程，代表从心室去极化到完全复极化所经历的时间		0.36～0.44
S-T 段	从 QRS 波群终点到 T 波起点之间的线段，代表心室各部分均处于去极化状态（相当于动作电位的平台期）	与基线平齐	

第二节 血管生理

情景导入

病人，男，20 岁。因头痛、咽痛、咳嗽、发热就诊。查体：体温 38.4 ℃，脉搏 82 次/min，血压 130/80 mmHg，精神差，咽红，扁桃体Ⅰ度，两肺呼吸音粗，未闻及干湿性啰音，心率齐，未闻及器质性杂音。诊断：上呼吸道感染。给安痛定 4 mL 肌内注射。注射后数分钟病人诉恶心、头晕、气憋、心慌，即感四肢厥冷，呼吸困难。见面色苍白、大汗淋漓。测血压 0，脉搏细弱，呼吸 38 次/min，神志不清，呼之不应。

思考：

1. 动脉血压的影响因素。
2. 循环血量/血管容量比例的变化对动脉血压的影响。

血管在血液运输、维持血压、血液分配和物质交换等方面具有重要的作用。人体的血管可分为动脉、毛细血管和静脉三大类。大动脉管壁厚而富有弹性，随着心室的收缩和舒张而扩张和回缩，推动血液向前流动，称为弹性贮器血管。中动脉不断分支将血液输送到各器官和组织，称为分配血管。小动脉和微动脉管径小，富含平滑肌，对血流阻力大，称阻力血管（毛细血管前阻力血管）。真毛细血管起始部常有平滑肌环绕，它的舒缩可控制其后毛细血管的开闭，称毛细血管前括约肌。真毛细血管的管壁有良好的通透性，分布广泛且深入细胞之间，是血液与组织液之间进行物质交换的场所，称交换血管。微静脉因管径小，对血流也产生一定阻力，称毛细血管后阻力血管。静脉与相应的动脉比较，管径大、管壁薄、容量大、易扩张，安静时 60%～70%的循环血量容纳在静脉内，称容量血管。

一、血流量、血流阻力和血压

(一) 血流量和血流速度

单位时间内流过血管某一截面的血量即血流量，又称容积速度。单位时间内通过某器官的血液流量，称为该器官的血流量。单位通常为 mL/min 或 L/min。血流量(Q)与血管两端的压力差(Δp)成正比，与血流阻力(R)成反比，它们之间的关系可以用公式 $Q=\Delta p/R$ 表示。

(二) 血流阻力

血液在血管内流动时遇到的阻力即血流阻力。它主要来自血液内部分子之间的摩擦和血液与血管壁之间的摩擦。血流阻力的大小与血管半径(r)、血液黏滞度(η)和血管长度(L)有关，它们之间的关系可用以下公式表示：$R=8\eta L/\pi r^4$。一般情况下，血管的长度和血液黏滞度很少变化，因此血流阻力主要由血管半径决定，尤其是阻力血管(小动脉和微动脉)，它是形成血流阻力的主要部位。

(三) 血压

血管内流动的血液对于单位面积血管壁的侧压力(压强)称为血压。血压的计量单位是毫米汞柱(mmHg)或千帕(kPa)，1 mmHg 等于 0.133 kPa。在整个体循环中，各段血管之间存在压力差，即动脉血压＞毛细血管血压＞静脉血压，这个压力差是推动血液流动的基本动力。由于血液在流动过程中克服血流阻力而不断消耗能量，因此，从主动脉到右心房，血压是逐渐降低的，其中流经小动脉和微动脉时血压降落幅度最大，而血液经静脉汇入右心房时压力已接近 0 mmHg(图 4-12)。

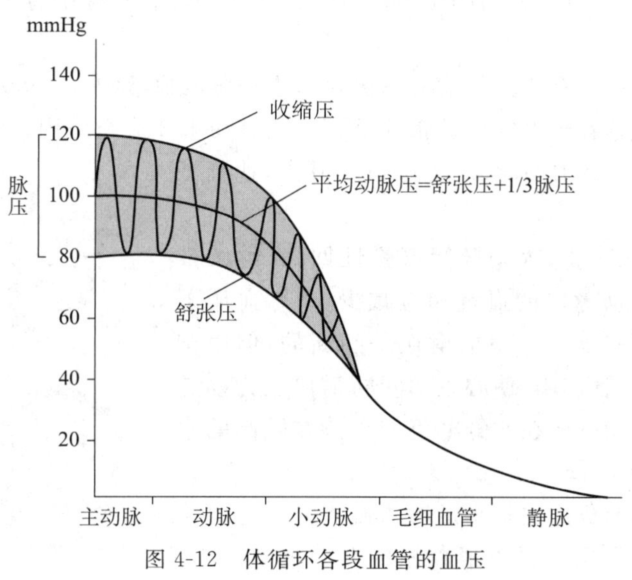

图 4-12 体循环各段血管的血压

二、动脉血压和动脉脉搏

(一) 动脉血压的概念、正常值及其相对稳定的意义

动脉血压是动脉血管内的血液对单位面积血管壁的侧压力。在一个心动周期中，动脉

血压随心脏的舒缩活动而呈现周期性波动。心缩期动脉血压升高到最高值,称为收缩压;心舒期动脉血压下降到的最低值,称为舒张压。收缩压与舒张压之差称为脉搏压,简称脉压。一个心动周期中动脉血压的平均值称为平均动脉压,因心动周期中心舒期长于心缩期,故平均动脉压更接近舒张压,约等于舒张压+1/3 脉压(图 4-12)。一般动脉血压是指主动脉压,因在大动脉中血压降落很小,故通常以上臂测得的肱动脉压代表主动脉压。临床上动脉血压习惯写法是:收缩压/舒张压。

我国健康成年人在安静状态下的收缩压 100~120 mmHg(13.3~16.0 kPa),舒张压为 60~80 mmHg(8.0~10.6 kPa),脉压为 30~40 mmHg(4.0~5.3 kPa),平均动脉压为 100 mmHg(13.3 kPa)。如果成年人安静时收缩压高于 140 mmHg,舒张压持续高于 90 mmHg,可认为血压高于正常水平。如果收缩压持续低于 90 mmHg,舒张压低于 60 mmHg,可认为血压低于正常水平。动脉血压存在年龄、性别差异。一般动脉血压随年龄的增长而升高,收缩压升高较舒张压更为显著。女性略低于男性,儿童低于成人,新生儿最低。安静时血压相对稳定,活动或激动时可暂时升高。

动脉血压的相对稳定是推动血液循环,保持各器官有足够血流供应的必要条件。动脉血压过低,各器官的血液供应不足,尤其是心、脑、肾等重要器官可因缺血、缺氧造成严重后果。动脉血压若持续过高,左心室的后负荷逐渐加重,左心室因代偿而逐渐肥厚和扩张导致形成器质性心脏病。血压过高还易损伤血管壁,如脑血管受损破裂可造成脑出血。

(二) 动脉血压的形成

血压是血液作用于血管壁的侧压力,因此,密闭的心血管系统中有足够的血量充盈是形成血压的前提。

在一个心动周期中,左心室收缩时每次射入主动脉的血液约 60~80 mL,由于外周阻力的存在,加之大动脉具有较大的可扩张性,因此,只有约 1/3 流至外周,其余约 2/3 暂时贮存于大动脉内,使大动脉的血量增多,动脉血压升高,达到了最高值,形成收缩压。

心室舒张时射血停止,大动脉管壁弹性回缩,继续推动血液流向外周,大动脉内的血量相应减少,动脉血压下降至最低值,形成舒张压。心室的射血是间断的,但由于大动脉的弹性贮器血管作用,使心室的间断射血变为动脉内连续血流,并使大动脉压在心舒期仍能维持在较高的水平(图 4-13)。

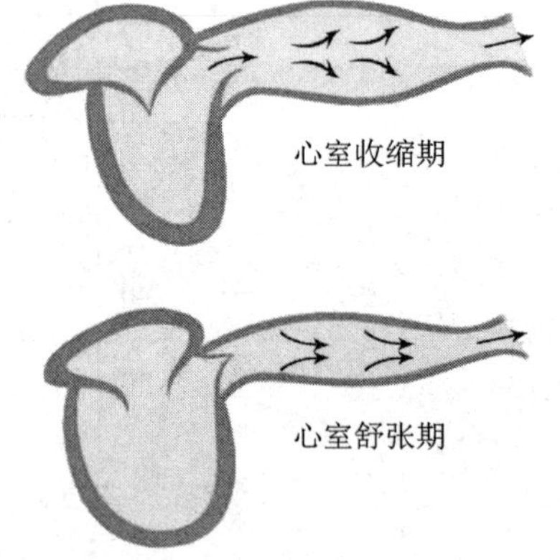

图 4-13 大动脉管壁弹性作用

总之,动脉血压形成的前提是足够的血液充盈心血管系统;心脏射血和外周阻力是形成血压的两个根本因素;大动脉管壁的弹性具有缓冲收缩压和维持舒张压的作用。

(三) 影响动脉血压的因素

凡能影响动脉血压生成的因素,如搏出量、心率、外周阻力、大动脉的弹性和循环血量等,都能影响动脉血压。

1. 搏出量

在其他条件不变的情况下，当搏出量增加时，心缩期射入动脉的血量增多，收缩压明显升高。由于血压升高，血液流向外周的速度加快，至心舒末期，大动脉内存留的血量与前相比，增加并不多，故舒张压升高较少，因而脉压增大。反之，搏出量减少，则主要使收缩压降低，脉压减小。可见，收缩压的高低主要反映心脏每搏输出量的多少。

2. 心率

在其他条件不变时，心率加快，心舒期明显缩短，流向外周的血液量也减少，心舒期末动脉内存留的血量增多，舒张压升高较收缩压明显，脉压减小；反之，心率减慢，舒张压降低的幅度比收缩压降低的幅度大，故脉压增大。

3. 外周阻力

在其他条件不变的情况下，外周阻力增大可使心舒期内血液流向外周的速度减慢，心舒末期动脉内存留的血量增多，舒张压升高。心缩期内，动脉血压升高使血流速度加快，动脉内增加的血量相对较少，故收缩压升高不如舒张压明显，因而脉压减小。反之，当外周阻力减小时，舒张压降低较收缩压明显，脉压增大。可见在一般情况下，舒张压的高低主要反映外周阻力大小。

4. 主动脉和大动脉管壁的弹性

大动脉的弹性贮器功能对动脉血压有缓冲作用，老年人由于大动脉管壁弹性降低，缓冲血压的功能减弱，导致收缩压升高，舒张压降低，脉压增大。此时若伴有小、微动脉硬化，外周阻力将增加，舒张压也会随之升高。

5. 循环血量与血管容量的比例

正常情况下，循环血量与血管容量相适应，使血管保持一定的充盈度，维持正常的血压。如果大出血等原因造成循环血量迅速减少，而血管容量未出现变化，可导致动脉血压急剧下降，应抓紧时间补充循环血量。若循环血量不变，而血管容量增大，例如药物过敏、中毒等情况导致血管容积扩大，也可引发动脉血压下降，应使用血管收缩药物以恢复血管容积，使动脉血压回升。

（四）动脉脉搏

在心动周期中，随着心脏的舒缩活动，动脉血压发生周期性波动而导致动脉管壁节律性搏动，称为动脉脉搏，即通常所说的脉搏。脉搏在一定程度上可反映心血管功能状况。正常情况下，脉搏的频率与心率相等，脉搏的节律与心律相同。脉搏波向外周的传播速度远较血流速度快，一般在体表可触及浅表动脉搏动，临床上常用的检查部位是桡动脉。

三、静脉血压和静脉血流

静脉在安静时可容纳体循环血量的60%～70%，起到贮备血液的作用，故又称容量血管。同时其收缩或舒张可有效调节回心血量和心输出量，从而使循环功能适应人体不同生理状况的需要。

（一）静脉血压

当体循环的血液经动脉和毛细血管到达静脉时，血压已降低到15～25 mmHg，右心房可视为体循环的终点，血压最低，接近于零。通常将各器官或肢体的静脉血压称为外周静脉压。以人体平卧时的肘静脉压为代表，正常值为 5～14 cmH_2O。而将右心房和胸腔内大静脉的血压称为中心静脉压。其正常值为 4～12 cmH_2O。

中心静脉压的高低取决于心脏射血能力和静脉回心血量之间的相互关系。如果心脏射血能力较强，能将静脉回心血液及时射入动脉，中心静脉压就较低。反之，心脏射血能力减弱，中心静脉压升高。另外，静脉回心血量增多或减少，中心静脉压也会相应地增高或降低。因此，中心静脉压是反映心血管功能的一个指标。临床上在输液时也可通过观察中心静脉压来控制补液量和补液速度。

(二) 静脉血流及其影响因素

单位时间内的静脉回心血量决定于外周静脉压与中心静脉压之差，凡能影响这个压力差的因素，都能影响静脉回心血量。

1. 心肌收缩力

心脏收缩力越强，搏出量越多，心室排空越充分，使心舒期室内压降得越低，对心房和大静脉内血液的抽吸力量就越强。这使中心静脉压降低，静脉回心血量增多。反之，当心肌收缩力减弱时，静脉回心血量减少。因此，右心衰竭时，由于右心室收缩力减弱，体循环的静脉回流减慢，就会出现颈静脉怒张、肝充血肿大、下肢浮肿等表现。左心衰竭时，则出现肺淤血和肺水肿。

2. 重力和体位

人体平卧位时，全身静脉大体与心脏处于同一水平，重力对静脉血回流的影响不大。当人体由卧位变为直立时，由于重力关系，心脏以下静脉血管内的血液充盈量增加，静脉回心血量减少，心输出量降低。由于神经系统的迅速调节，这种变化在健康人中不易被觉察。但久病卧床的病人由于静脉管壁的紧张性较低，故由卧位突然站立起来时，可因大量血液积滞在下肢，回心血量过少，心输出量减少，动脉血压下降，脑组织血液供应不足而出现眩晕、眼前发黑甚至晕厥等症状。

3. 骨骼肌的挤压作用

大部分静脉管壁内有向心开放的静脉瓣，可以防止血液逆流。当肌肉收缩时，肌肉内和肌肉间的静脉受挤压，静脉内血液被挤向心脏；当肌肉舒张时，静脉内压力降低，有利于血液从毛细血管流入静脉而重新充盈。可见，骨骼肌的节律性舒缩活动和静脉瓣一起对静脉血的回流起着“泵”的作用，称为“肌肉泵”(图 4-14)。长期站立工作的人，不能充分发挥肌肉泵的作用，易引起下肢静脉淤血，乃至形成下肢静脉曲张。

4. 呼吸运动

通常胸膜腔内压为负压，吸气时胸廓扩大，胸膜腔负压增大，使胸腔内的大静脉和右心房扩张，

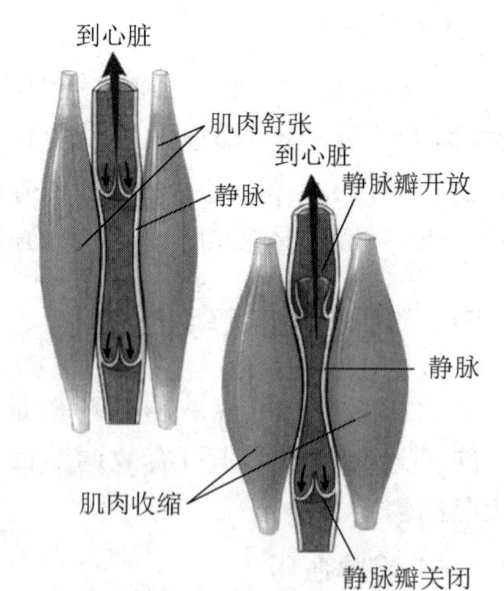

图 4-14 骨骼肌挤压作用对静脉血流的影响

中心静脉压降低，加速静脉血回心。呼气时相反，静脉回心血量相应减少。可见，呼吸运动对静脉回流也起着“泵”的作用，称为“呼吸泵”。

四、微循环

微循环是指微动脉和微静脉之间的血液循环。微循环的基本功能是实现血液与组织细胞之间的物质交换。

（一）微循环的组成与特点

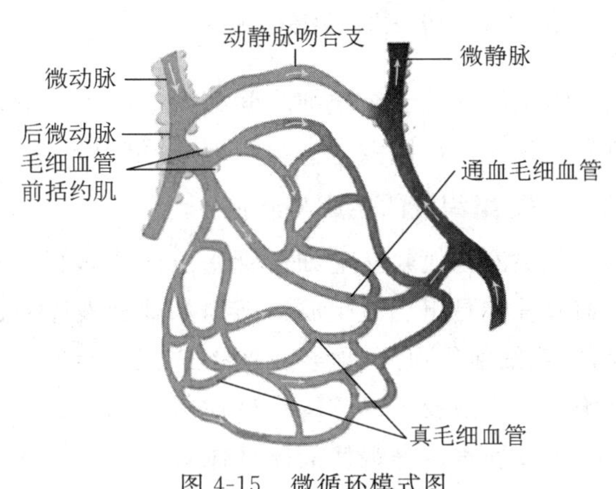

图 4-15　微循环模式图

各器官、组织的结构和功能不同，其微循环的组成也不同。典型的微循环由微动脉、后微动脉、毛细血管前括约肌、真毛细血管、通血毛细血管、动静脉吻合支和微静脉组成(图 4-15)。微动脉通过其舒缩活动控制着微循环的血流量，起“总闸门”的作用。后微动脉和毛细血管前括约肌控制着微循环内的血流分配，起“分闸门”作用。微静脉的舒缩活动可影响毛细血管血压，从而影响静脉回心血量，起“后闸门”的作用。神经和体液因素可以通过调节这些血管的舒缩活动，来调控微循环的血流量，保证血液与组织细胞之间物质交换的正常进行。

（二）微循环的血流通路

微循环有三条血流通路，它们具有相对不同的生理意义。

1. 迂回通路

血液经微动脉、后微动脉、毛细血管前括约肌进入真毛细血管网，最后回到微静脉，称为迂回通路。真毛细血管数量多，穿插于细胞间隙中，迂回曲折相互交织成网。且管径小，管壁薄，通透性大，血流缓慢，是物质交换的主要场所，故又称为营养通路。安静时毛细血管轮流交替开放，如骨骼肌中大约只有 20%的真毛细血管处于开放状态。

2. 直捷通路

血液经微动脉、后微动脉、通血毛细血管而进入微静脉，称为直捷通路。通血毛细血管是后微动脉的直接延伸，阻力较小，流速较快，经常处于开放状态。主要功能是促进血液通过微循环进入静脉并回流到心脏。

3. 动静脉短路

血液经微动脉、动静脉吻合支直接流入微静脉，称为动静脉短路。该通路短，血流速度快，没有物质交换功能。这类通路皮肤中最常见，通常是关闭的。当环境温度升高时，动静脉短路开放，皮肤血流量增加，有利于散热；反之，动静脉短路关闭，有利于体热保存，因此对体温的调节起到一定作用。

微循环三条血流通路的特点和功能归纳见表 4-5。

表 4-5 微循环三条血流通路的特点和功能

血流通路	血流特点	主要生理功能
迂回通路	血流慢，真毛细血管交替开放	物质交换的主要场所
直捷通路	血流快，通血毛细血管经常开放	保证静脉血及时回流
动静脉短路	血流快，动静脉吻合支必要时开放	有调节体温的作用

五、组织液生成与淋巴循环

组织液存在于组织细胞间隙内的细胞外液，其成分除蛋白质浓度明显低于血浆外，其他与血浆相同。淋巴液来自组织液，经淋巴管系统回流入静脉。

（一）组织液的生成与回流

组织液是血浆从毛细血管滤出而生成的。同时组织液又通过重吸收回流入毛细血管。毛细血管壁是组织液生成的结构基础。液体通过毛细血管壁的滤过和重吸收有四个影响因素，即毛细血管血压、血浆胶体渗透压、组织液静水压和组织液胶体渗透压。其中毛细血管血压和组织液胶体渗透压是促使液体从毛细血管内向血管外滤出的力量；血浆胶体渗透压和组织液静水压是促使液体从血管外重吸收入毛细血管内的力量。促进液体滤过的力量和重吸收的力量之差，称为有效滤过压，可用下式表示：

有效滤过压＝(毛细血管血压＋组织液胶体渗透压)－(血浆胶体渗透压＋组织液静水压)

当有效滤过压为正值时，液体从毛细血管滤出，生成组织液；当有效滤过压为负值时，液体被重吸收入毛细血管内，即组织液回流。正常情况下，毛细血管动脉端血压平均约为 30 mmHg，在静脉端平均约为 12 mmHg，组织液胶体渗透压约为 15 mmHg，血浆胶体渗透压约为 25 mmHg，组织液静水压约为 10 mmHg。按上述公式计算，毛细血管动脉端有效滤过压为＋10 mmHg，表明有组织液生成；而毛细血管静脉端有效滤过压为－8 mmHg，表明有组织液回流。总之，流经毛细血管的血浆，在动脉端以滤过的方式进入组织间隙，其中约 90％在静脉端重吸收回血液，其余 10％进入毛细淋巴管而成淋巴(图 4-16)。

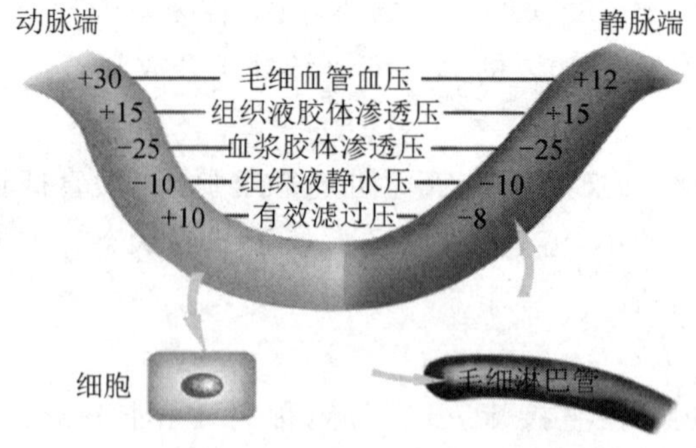

数据代表形成有效滤过压的因素："+"表示促进液体滤出毛细血管的力；"-"表示促进液体重吸收入毛细血管的力（单位：mmHg）；箭头代表组织液流动的方向。

图 4-16 组织液的生成与回流

在正常情况下，组织液的生成与回流保持着动态平衡，故血液量和组织液量能维持相对稳定。如果组织液生成过多或重吸收减少，这种动态平衡将被破坏，可导致液体在组织间隙潴留，形成水肿。

(二) 淋巴循环的意义

组织液进入毛细淋巴管而成淋巴液，全身的淋巴液经淋巴管收集，最后由胸导管和右淋巴导管注入静脉，所以淋巴液循环是组织向血液回流的重要辅助系统，有着重要的生理意义。

1. 回收蛋白质

毛细淋巴管的通透性比毛细血管大，组织液中的蛋白质很容易进入毛细淋巴管，通过淋巴液循环进入血液。人体每天回收的蛋白质约有 75～200 g，这对于维持血管内外胶体渗透压及水平衡具有重要生理意义。

2. 运输脂肪及其他营养物质

由小肠绒毛的毛细淋巴管吸收而入血液的脂肪占小肠总吸收量的 80%～90%。因此，小肠淋巴呈白色乳糜状。

3. 调节体液平衡

生成的组织液中约有 10%经淋巴系统回流入血，每天生成的淋巴总量为 2～4 L。

4. 淋巴结的防御屏障作用

淋巴在回流途中经过淋巴结时，巨噬细胞能清除进入淋巴液的红细胞、细菌等异物。同时淋巴结产生的淋巴细胞和浆细胞还参与免疫反应。

第三节　心血管活动的调节

机体通过神经和体液调节，使心血管活动发生相应的改变，从而适应各器官组织在不同情况下对血流量的需要，协调地进行各器官之间的血流分配。

一、神经调节

(一) 心血管的神经支配

心脏接受心迷走神经和心交感神经的双重支配。全身绝大部分的血管只接受交感缩血管神经支配，仅小部分器官的血管受交感或副交感舒血管神经支配(图 4-17)。

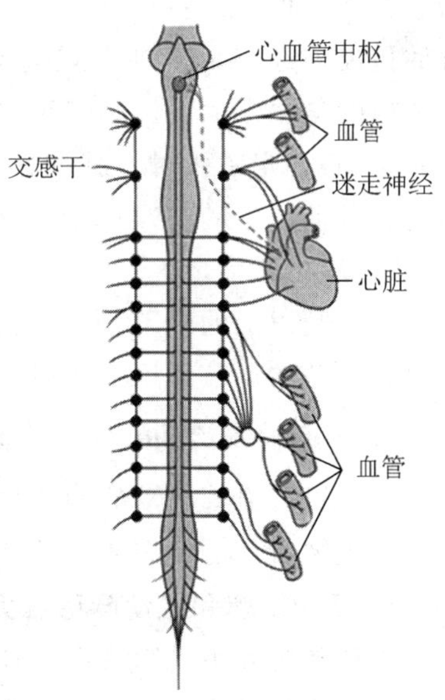

图 4-17　心血管的神经支配及心血管中枢示意

1. 心交感神经及其作用

心交感神经节前纤维起自脊髓第 1～5 胸段侧角神经元，换元后节后纤维进入心脏，分布于窦房结、房室交界区、房室束、心房肌和心室肌。心交感神经节后神经纤维末梢释放去甲肾上腺素，与心肌细胞膜上的 β_1 受体结合，产生兴奋作用。使心率加快、房室传导加快、心肌收缩力加强，即产生正性变时、变传导和变力作用。因此，心输出量增多，血压升高。

2. 心迷走神经及其作用

心迷走神经的节前纤维起自延髓的心血管中枢，换元后的节后纤维支配窦房结、心房肌、房室交界区、房室束及其分支，分布于心室肌的神经纤维数量较少。心迷走神经节后纤维末梢释放乙酰胆碱，与心肌细胞膜上毒蕈型(M 型)受体结合，产生抑制作用。表现为心率减慢、房室传导减慢、心肌收缩力减弱，即产生负性变时作用、负性变传导作用和负性变力作用，导致心输出量减少，血压下降。

3. 交感缩血管神经及其作用

交感缩血管神经节前纤维起自脊髓胸腰段侧角，换元后节后纤维支配体内绝大多数血管，节后神经纤维末梢释放去甲肾上腺素，主要与血管平滑肌细胞膜的 α 受体结合，引起缩血管效应，外周阻力增大，使动脉血压升高。

4. 舒血管神经及其作用

体内有小部分血管除接受缩血管神经纤维支配外，还接受舒血管神经纤维的支配。

(1) 交感舒血管神经纤维：这类神经纤维主要分布在骨骼肌血管，其节后神经末梢释放乙酰胆碱，与血管平滑肌的 M 型受体结合，使血管舒张。通常只有在机体处于激动或剧烈运动时才发挥作用，以增加肌肉血流量。

(2) 副交感舒血管神经纤维：这类纤维主要分布于脑膜、唾液腺、胃肠外分泌腺和外生殖器等少数器官的血管平滑肌。其活动有调节局部血流量的作用。

(二) 心血管中枢

中枢神经系统内与控制心血管活动有关的神经元群集中的部位称为心血管中枢。它们分布在脊髓、脑干、下丘脑和大脑皮层等部位。通常认为延髓是心血管活动的基本中枢，包括心交感中枢、心迷走中枢和交感缩血管中枢，在平时它们都会持续发放低频冲动，通过各自的传出神经心交感神经、心迷走神经和交感缩血管神经调节心脏和血管的活动，称为心血管中枢的紧张性活动。心交感中枢与心迷走中枢对心脏的作用是相互拮抗的，正常人安静状态下，心迷走紧张对心脏的作用要比心交感紧张更占优势，故心率较慢(约 75 次/min)。当情绪激动或运动时，心交感中枢紧张性将会超过心迷走中枢，表现为心率加快，心缩力增强，心输出量增多。

在延髓以上的脑干、下丘脑、小脑和大脑中都存在与心血管活动有关的神经元，它们对心血管活动的调节作用主要表现为与机体其他功能之间更加复杂的整合作用。

(三) 心血管活动的反射性调节

中枢对心血管活动的调节是通过各种心血管反射来实现的，从而使心血管功能能够适应当时机体所处的状态或内外环境的变化，满足各种生命活动的需要。

1. 颈动脉窦和主动脉弓压力感受性反射

颈动脉窦和主动脉弓血管外膜下的感觉神经末梢，能感受血管壁的机械牵拉刺激，称为动脉压力感受器。颈动脉窦压力感受器的传入神经为窦神经，窦神经加入舌咽神经，进入延髓。主动脉弓压力感受器的传入神经是迷走神经的颈部小分支，称为主动脉神经(图 4-18)。

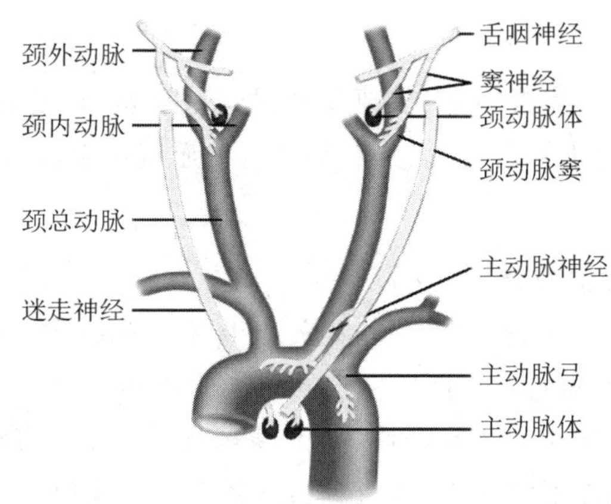

图 4-18　颈动脉窦和主动脉弓的压力感受器及化学感受器

当动脉血压突然升高时，压力感受器受到的牵张刺激增强，由窦神经和主动脉神经传入延髓的冲动频率增多，使心迷走中枢紧张性增高，而心交感中枢和交感缩血管中枢的紧张性降低。于是心迷走神经传到心脏的冲动增多，心交感神经传到心脏和交感缩血管神经传到血管的冲动减少，使心率减慢，心肌收缩力减弱，血管舒张，因此心输出量减少，外周阻力降低，动脉血压回降，故此过程又称为降压反射。反之，当动脉血压降低时，压力感受器传入冲动减少，降压反射减弱，使动脉血压得以回升（图 4-19）。压力感受性反射是一种负反馈调节，对防止和缓冲动脉血压的急剧波动，保持动脉血压的相对稳定有着重要的生理意义。

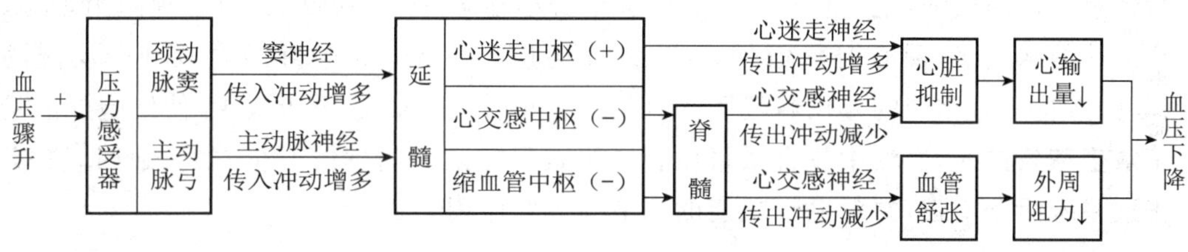

图 4-19　降压反射过程

2. 颈动脉体和主动脉体化学感受性反射

在颈总动脉的分叉处的颈动脉体和主动脉弓下方的主动脉体在功能上属于化学感受器（图 4-18）。当血液中某些化学成分发生变化时，如缺 O_2、CO_2 浓度升高和 H^+ 浓度升高时，可以刺激这些化学感受器，产生兴奋冲动，分别经窦神经和主动脉神经传入延髓，使呼吸加深加快。同时，对交感缩血管中枢也有兴奋作用，使血管收缩，外周阻力加大，动脉血压升高。在生理情况下，化学感受性反射主要调节呼吸运动，对心血管活动并不起明显的调节作用，只有在低氧、窒息、失血、动脉血压过低和酸中毒等情况下才发生作用，即参与应急状态下（如大失血）心血管功能的调节，使动脉血压升高，血量重新分配，保证心、脑等重要生命器官的血液供应。

二、体液调节

参与心血管活动调节的体液因素，主要是通过血液运输，广泛作用于心血管系统；有些则在组织中形成，主要作用于局部的血管，对局部组织血流量起调节作用。

（一）全身性体液因素

1. 肾上腺素和去甲肾上腺素

血液中的肾上腺素和去甲肾上腺素主要来源于肾上腺髓质。两者对心血管的作用相似，但又有差异。这是因为两者对不同的肾上腺素能受体的结合能力不同。肾上腺素可与 α 和 β（包括 β_1 和 β_2）两类受体结合。在心脏，肾上腺素与 β_1 受体结合后，使心率加快，心缩力加强，心输出量增多，临床常用作强心剂。在血管，肾上腺素能使 α 受体数量占优势的皮肤、肾、胃肠、血管平滑肌等器官的血管收缩；在骨骼肌和肝的血管上 β_2 受体占优势，小剂量的肾上腺素常以兴奋 β_2 受体的效应为主，使血管舒张；而大剂量时则因 α 受体也兴奋，故使血管收缩。去甲肾上腺素主要与血管平滑肌上 α 受体结合，与 β_2 受体结合的能力较弱，也可与心肌的 β_1 受体结合。静脉注射去甲肾上腺素可使全身血管广泛收缩，动脉血压升高，而血压升高又促使压力感受性反射活动加强，由于此反射对心脏的效应超过去甲肾上腺素对心脏的直接效应，故导致心率减慢。

2. 肾素-血管紧张素系统

肾近球细胞合成和分泌肾素，肾素进入血液循环后，使血浆中的血管紧张素原水解，形成血管紧张素Ⅰ，后者在转肽酶作用下生成血管紧张素Ⅱ，继而转化成血管紧张素Ⅲ。其中血管紧张素Ⅱ作用最强，主要作用有：① 促进全身小动脉、微动脉收缩，使外周阻力增高，血压升高。使静脉收缩，回心血量增加。② 刺激肾上腺皮质球状带细胞合成和分泌醛固酮（血管紧张素Ⅲ具有相同的作用），醛固酮可促进肾小管对 Na^+ 的重吸收，并使细胞外液量增加。正常生理条件下，血液中仅含微量血管紧张素。在某些病理情况下，如失血时，肾素-血管紧张素系统活动增强，并对循环功能的调节起重要作用。

（二）局部性体液调节

局部性体液因素包括激肽、组胺、前列腺素和组织代谢产物等，它们的共同作用是引起局部组织中的微血管舒张，增加局部血流量。

1. 组织代谢产物

组织代谢产物能使局部微血管扩张，局部血流量增多。

2. 激肽释放酶-激肽系统

激肽释放酶-激肽系统有强烈的舒血管作用，使组织器官局部的血管扩张，血流量增加。

3. 组胺

组胺具有舒血管作用，并能增加毛细血管和微静脉管壁的通透性，使组织液生成增多。

4. 前列腺素

前列腺素释放到局部组织中，使局部血管舒张，可调节局部血流量。

思考与练习

一、单选题

1. 正常成年人安静状态时心率为(　　)

A. 150～180 次/min　　B. 110～140 次/min

C. 60～100 次/min　　D. 30～50 次/min

2. 关于心动周期的论述,以下哪项是错误的(　　)

A. 心动周期的长短与心率有关　　B. 舒张期比收缩期长

C. 心房、心室有共同的收缩时间　　D. 心房、心室有共同的舒张时间

3. 房室瓣开放见于下面哪一时相(　　)

A. 等容舒张期初　　B. 等容舒张期末

C. 等容收缩期　　D. 等容收缩期末

4. 在一个心动周期中,室内压急剧升高的时期是(　　)

A. 等容收缩期　　B. 射血期

C. 等容舒张期　　D. 心室充盈期

5. 心输出量是指(　　)

A. 一次心跳一侧心室射出的血量　　B. 一次心跳一侧心房射出的血量

C. 每分钟一侧心房射出的血量　　D. 每分钟一侧心室射出的血量

6. 心肌的后负荷是指(　　)

A. 动脉血压　　B. 外周阻力

C. 循环血量　　D. 血液黏滞性

7. 正常成人心率超过 180 次/min 时,心输出量减少的原因主要是(　　)

A. 等容舒张期缩短　　B. 等容收缩期缩短

C. 射血期缩短　　D. 充盈期缩短

8. 窦房结是心脏起搏点的原因是(　　)

A. 4 期自动去极化速度最快　　B. 动作电位无平台期

C. 传导速度最快　　D. 0 期去极化速度快

9. 房室延搁的部位在(　　)

A. 窦房结　　B. 房室结　　C. 房室交界　　D. 浦肯野纤维

10. 第一心音的产生主要是由于(　　)

A. 房室瓣关闭　　B. 动脉瓣关闭　　C. 房室瓣开放　　D. 动脉管壁振动

11. 动脉血压形成的前提是(　　)

A. 充足的血液　　B. 外周血管阻力　　C. 心脏射血　　D. 以上都是

12. 老年人动脉硬化,大动脉的弹性贮器作用减弱,所以(　　)

A. 收缩压降低　　B. 脉压减小　　C. 舒张压升高　　D. 脉压增大

13. 下列关于中心静脉压的叙述，哪一项是错误的(　　)

A. 可反映心脏的射血功能

B. 其正常值变动范围为 4～12 mmHg

C. 是指胸腔大静脉和右心房的血压

D. 可以作为临床控制输液速度和量的参考指标

14. 微循环的最主要功能是(　　)

A. 调节体温　　B. 调节回心血量

C. 实现物质交换　　D. 参与维持动脉血压

15. 调节心血管活动的基本中枢位于(　　)

A. 脊髓　　B. 延髓　　C. 丘脑　　D. 大脑皮层

二、判断题

1. 心率加快，心输出量就增加。(　　)

2. 二尖瓣听诊区是在胸骨右缘第 4 肋间或胸骨剑突下。(　　)

3. 心室肌细胞的动作电位的 4 期自动去极化过程是自律细胞与非自律细胞生物电现象的主要区别。(　　)

4. 当搏出量增加时，舒张压明显增高，收缩压升高不如舒张压升高明显。(　　)

5. 在颈动脉窦和主动脉弓有压力感受器。(　　)

三、简答题

1. 何谓心输出量？试述影响心输出量的因素。

2. 试述心肌细胞一次兴奋过程中兴奋性的变化及其特点和意义。

3. 简述动脉血压的形成。

4. 简述动脉血压的影响因素。

第五章 呼吸

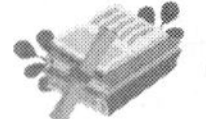

学习目标

① 掌握呼吸的概念和呼吸的三个环节；肺活量和时间肺活量的概念及临床意义；每分通气量和肺泡通气量的概念和区别；O_2 和 CO_2 在血液中的主要运输形式；发绀的概念及临床意义。

② 理解呼吸的生理意义；肺通气的动力和阻力；胸内负压的形成及其生理意义。

③ 了解气体交换的动力、过程和影响肺换气的因素；外周和中枢化学感受器；动脉血二氧化碳浓度升高、轻度缺氧和氢离子浓度升高对呼吸运动的影响。

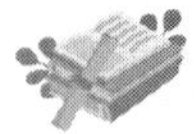

思维导图

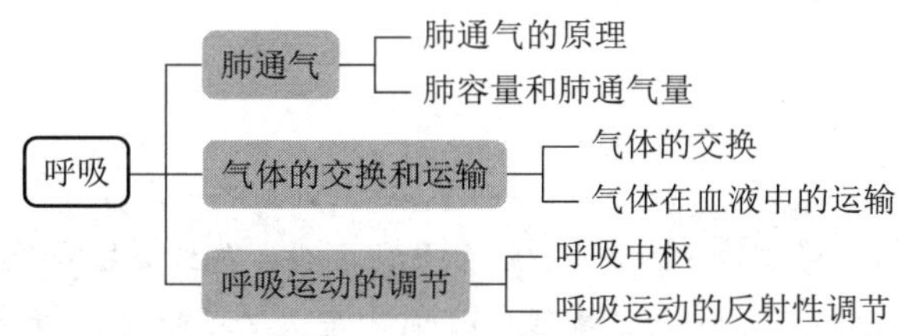

人体在新陈代谢过程中，不断从外界吸入 O_2 并将代谢过程中所产生的 CO_2 排出体外。机体与外界环境之间的气体交换过程，称为呼吸。呼吸是由呼吸系统来完成的。呼吸系统由鼻、咽、喉、气管、支气管和肺等器官组成。

呼吸的全过程由三个相互衔接且同时进行的环节组成，即外呼吸、气体在血液中的运输和内呼吸（组织换气）。① 外呼吸：肺毛细血管血液与外界环境之间的气体交换过程，包括肺通气和肺换气。前者是指肺与外界环境之间的气体交换过程，后者则为肺泡与肺毛细血管血液之间的气体交换过程。② 气体在血液中的运输：包括 O_2 从肺部到组织和 CO_2 从组织到肺部的运输过程。③ 内呼吸（也称组织换气）：指组织毛细血管血液与组织、细胞之间的气体交换过程（图 5-1）。

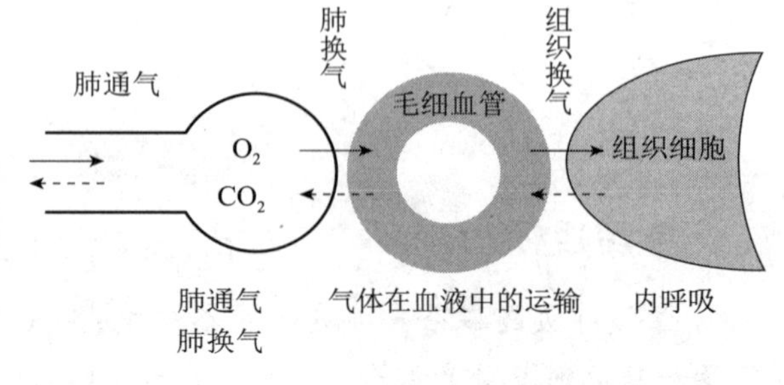

图 5-1　呼吸全过程示意

呼吸的生理意义主要是维持机体内环境 O_2 和 CO_2 含量的相对稳定，保证细胞新陈代谢的正常进行。呼吸过程中的任何一个环节发生障碍，均可导致机体缺氧和（或）CO_2 聚积，使内环境稳态遭到破坏，影响细胞的代谢和功能，甚至危及生命。

第一节　肺通气

情景导入

某病人，男性，55 岁，哮喘，突然出现极度呼吸困难，发绀，左胸剧痛。入院后查体：气管向右侧移位、左侧胸壁饱满，触觉语颤减弱，叩诊呈鼓音，听诊呼吸音消失。疑为气胸。

思考：

1. 胸膜腔负压的形成及生理意义。
2. 气胸发生的机制。

肺通气是指肺与外界环境之间的气体交换过程。实现肺通气的器官包括呼吸道、肺泡、胸廓、胸膜腔和呼吸肌等。气体进出肺取决于两个因素的相互作用：一是推动气体流动的动力；二是阻止其流动的阻力。动力必须克服阻力，才能实现肺通气。

一、肺通气的原理

（一）肺通气的动力

气体进出肺，要实现肺通气，肺泡气与外界大气之间必须存在一定的压力差，因此肺通气的直接动力是肺泡气与外界大气之间的压力差，而这种压力差源于呼吸运动。因此，呼吸运动是肺通气的原动力。肺通气的动力可归纳如图 5-2。

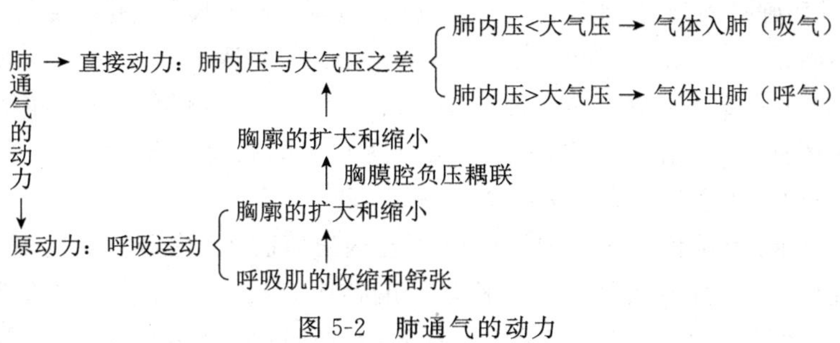

图 5-2　肺通气的动力

1. 呼吸运动

由呼吸肌的舒缩引起胸廓有节律地扩大和缩小的运动，称为呼吸运动。呼吸运动可分为吸气运动和呼气运动。主要吸气肌是膈肌和肋间外肌，主要呼气肌有肋间内肌和腹肌。此外还有一些辅助吸气肌，如胸大肌、斜角肌、胸锁乳突肌等。

(1) 平静呼吸和用力呼吸：安静状态下的呼吸运动称为平静呼吸，成年人呼吸频率为 12～18 次/min。平静呼吸时吸气运动通过主要吸气肌(膈肌和肋间外肌)的收缩来完成，是一个主动过程。膈肌收缩时，膈穹隆下移，使胸廓的上下径增大。肋间外肌收缩时，肋骨和胸骨上举，同时肋骨下缘向外侧偏转，使胸廓的前后径和左右径增大。由于膈肌和肋间外肌的收缩使胸廓扩大，肺也随着扩张，肺容积增大，肺内压低于大气压，气体入肺，完成吸气运动。平静呼吸时，呼气运动并不是由呼气肌收缩引起的，而是由膈肌和肋间外肌舒张所致，是一个被动过程。膈肌和肋间外肌舒张时，肺依其自身的回缩力而回位，并牵引胸廓，使之上下径、前后径和左右径缩小，从而引起胸腔和肺容积缩小，肺内压升高。当肺内压高于大气压时，气体由肺内流出，完成呼气运动。平静呼吸的特点是：吸气运动是主动过程，而呼气运动是被动过程。

人在劳动或剧烈运动时，呼吸运动加深加快，称为用力呼吸或深呼吸。用力吸气时除膈肌和肋间外肌加强收缩外，辅助吸气肌也参与收缩。使胸廓进一步扩大，因此能吸入更多的气体。用力呼气时除吸气肌舒张外，肋间内肌和腹肌等呼气肌也参与收缩，此时呼气运动也是一个主动过程，使胸廓进一步缩小，肺内压进一步升高，呼出更多的气体。因此，用力呼吸的吸气运动和呼气运动都是主动过程。在某些病理情况下，即使用力呼吸仍不能满足人体的需要，患者表现为呼吸费力，重则出现鼻翼扇动、发绀、端坐呼吸，并可有呼吸频率、深度与节律的改变等现象，临床上称为呼吸困难。

(2) 腹式呼吸和胸式呼吸：以膈肌舒缩活动为主的呼吸运动称为腹式呼吸。因为膈肌的收缩和舒张可引起腹腔内器官位移，造成腹部的起伏。以肋间外肌舒缩活动为主的呼吸运动称为胸式呼吸，因为肋间外肌收缩和舒张可引起胸部的起伏。一般情况下，成年人的腹式呼吸和胸式呼吸常同时存在，呈混合式呼吸，只有在胸部或腹部活动受限时才会出现某种单一形式的呼吸运动。如在妊娠后期、腹水、腹膜炎等情况下，膈肌活动受限，则腹式呼吸减弱而胸式呼吸增强；而当肺炎、胸膜炎或肋骨骨折等情况下，胸廓活动受限，可使胸式呼吸减弱而腹式呼吸增强。而在婴幼儿中，因肋骨的排列基本上与脊柱垂直，倾斜度小，肋骨运动不易扩大胸腔容量，因而主要依靠膈肌舒缩而呈腹式呼吸。

2. 胸膜腔和胸膜腔内压

（1）胸膜腔：在肺和胸廓之间存在一个潜在的腔隙，即胸膜腔，由覆盖于肺表面的脏层胸膜和衬于胸廓内壁的壁层胸膜所构成。正常的情况下，胸膜腔是个密闭潜在的腔隙，腔内没有气体，仅有少量浆液。浆液有两方面的作用：一是在两层胸膜之间起润滑作用，以减轻呼吸运动时的摩擦；二是浆液分子之间的内聚力使两层胸膜紧密相贴，不易分开，参与胸膜腔负压的形成，因而肺可随胸廓的运动而扩张和回缩。

（2）胸膜腔内压：胸膜腔内的压力称为胸膜腔内压，简称胸内压。胸膜腔内压可采用直接法或间接法进行测量，直接法是用连接检压计的针头直接刺入胸膜腔内检测；间接法是通过测定食管内压力间接测得。测量结果表明胸膜腔内压随呼吸运动而发生周期性波动。在平静呼吸时，无论吸气或呼气，胸膜腔内压均低于大气压，为负压，故称为胸膜腔负压或胸内负压。平静呼气末为－5～－3 mmHg，平静吸气末为－10～－5 mmHg。

① 胸膜腔负压的形成。胸膜腔负压与作用于胸膜腔的两种力有关：一是肺内压，通过胸膜脏层作用于胸膜腔；二是肺回缩压，与肺内压作用方向相反（图 5-3）。胸膜腔内压是这两种方向相反的压力的代数和，即：胸膜腔内压＝肺内压－肺回缩压。在吸气末或呼气末，由于呼吸道内气流停止流动，且呼吸道与外界大气相通，此时肺内压等于大气压，因此，胸膜腔内压＝大气压－肺回缩压。若以大气压为 0 计，则：胸膜腔内压＝ －肺回缩压。可见，胸膜腔负压是由肺回缩压所决定的。吸气时，肺扩张程度增大，肺回缩压增大，胸膜腔负压增大；呼气时，肺扩张程度减小，肺回缩压减小，胸膜腔负压减小。

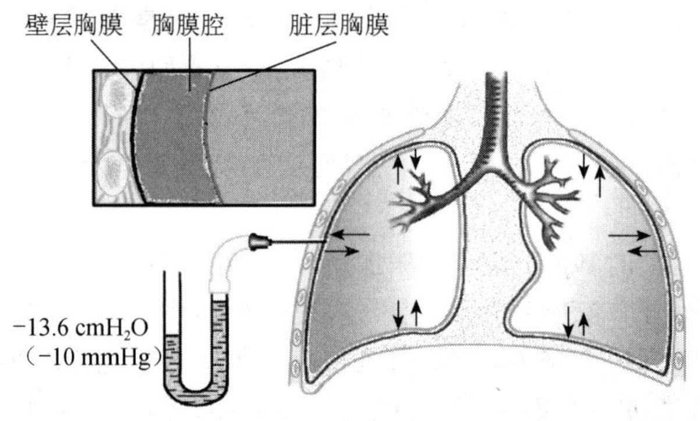

向外的箭头表示肺内压；向内的箭头表示肺回缩压。

图 5-3 胸膜腔负压的形成

② 胸膜腔负压的生理意义：A. 使肺维持扩张状态，并使肺能随胸廓的张缩而张缩。B. 降低心房、腔静脉和胸导管内的压力，促进静脉血和淋巴液的回流。胸膜腔保持负压的一个重要前提是胸膜腔须保持其密闭性，如果胸膜受损，破坏了胸膜腔的密闭性，气体将顺压力差进入胸膜腔而造成气胸。气胸时胸膜腔负压减小或消失，患侧肺依其自身的弹性而回缩，造成肺不张，不仅影响肺通气，静脉血和淋巴液回流也受阻，导致呼吸和循环功能障碍，以致危及生命。

3. 肺内压

肺内压是指肺泡内的压力，可随呼吸运动发生周期性的变化：吸气时，肺容积增大，肺内压随之降低，当其低于大气压时，外界气体被吸入肺泡；随着肺内气体量的增加，肺内压也逐渐升高，至吸气末，肺内压升高到与大气压相等，气流便暂停。呼气时，肺容积减小，肺内压随之升高，当高于大气压时，肺泡内气体由肺内呼出；随着肺内气体量的减少，肺内压也逐渐降低，至呼气末，肺内压又降到与大气压相等，气流再次暂停（图 5-3）。正是由于呼吸运动过程中肺内压的这种周期性的变化，造成肺内压与大气压之间的压力差，成为实现肺通气的直接动力。

（二）肺通气的阻力

肺通气的过程中所遇到的阻力称为肺通气阻力，可分为弹性阻力和非弹性阻力两类。前者包括肺弹性阻力和胸廓弹性阻力，约占总阻力的 70%；后者包括气道阻力、惯性阻力和组织的黏滞阻力，约占总阻力的 30%。

1. 弹性阻力

弹性体对抗外力作用所引起的变形的力称为弹性阻力。肺通气的弹性阻力来自胸廓和肺，一般情况下主要来自肺。

肺的弹性阻力（即肺回缩力）有两个来源：一是肺泡表面张力，约占肺弹性阻力的 2/3；二是肺组织弹性纤维产生的弹性回缩力，约占 1/3。

（1）肺泡表面张力：在肺泡内表面有一薄层液体，肺泡内则充满气体，由此构成肺泡内表面的液-气界面。由于液体分子之间的引力远大于液体与气体分子之间的引力，使液体表面有尽可能缩小的倾向，即肺泡表面张力。表面张力的方向指向肺泡的中心，可使肺泡回缩，构成了肺的回缩力。

肺泡Ⅱ型上皮细胞能合成和分泌的含脂质与蛋白质的混合物，称为肺泡表面活性物质，分布在肺泡壁液体分子层表面，可降低肺泡表面张力，减小肺泡的回缩力。其生理意义是：① 减小肺的弹性阻力，使肺容易扩张，保证肺通气的顺利进行；② 避免肺毛细血管中液体渗入肺泡，防止肺水肿的发生。

（2）肺的弹性回缩力：肺组织含弹性纤维，肺扩张时弹性纤维会产生回缩力。在一定范围内，肺被扩张得越大，弹性回缩力越大，肺弹性阻力也越大。反之，就越小。

肺和胸廓弹性阻力的大小难以测定，因此通常用顺应性来表示。顺应性是指弹性体在外力作用下发生变形的难易程度。弹性体的顺应性大，表示其变形能力强，即在较小的外力作用下即能引起较大的变形；不易变形的则顺应性小。可见顺应性与弹性阻力呈反变关系。

2. 非弹性阻力

非弹性阻力包括惯性阻力、黏滞阻力和气道阻力，主要指气道阻力，占非弹性阻力的 80%～90%。气道阻力来自气体流经呼吸道时气体分子之间和气体分子与气道壁之间的摩擦力，其大小与呼吸道口径、气流速度和气流形式有关，但主要取决于呼吸道口径。气道阻力与呼吸道半径的 4 次方成反比。

呼吸道平滑肌受交感和副交感神经的双重支配，二者均有紧张性作用。交感神经兴奋，使气道平滑肌舒张，口径变大，气道阻力减小；副交感神经兴奋，使气道平滑肌收缩，口径变小，气道阻力增大。支气管哮喘病人发作时，因支气管平滑肌痉挛，气道阻力明显增大，表现为呼吸困难，临床上可用支气管解痉药物缓解呼吸困难。

二、肺容量和肺通气量

肺容量和肺通气量是衡量肺通气功能的指标。

(一) 肺容量

肺容纳气体的量,称为肺容量。在呼吸运动周期中,肺容量随气体的吸入或呼出而发生变化。其变化幅度主要与呼吸深度有关,可用肺量计测定和描记(图 5-4)。

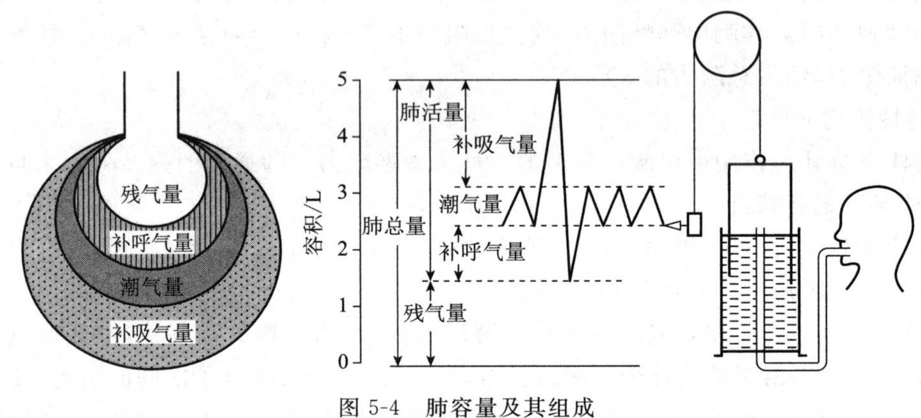

图 5-4　肺容量及其组成

1. 潮气量

平静呼吸时,每次呼吸时吸入或呼出的气体量称为潮气量,因呼吸交替似潮水涨落而得名。正常成人平静呼吸时的潮气量为 400～600 mL,平均为 500 mL。

2. 补吸气量

平静吸气末,再尽力吸气所能吸入的气体量称为补吸气量。正常成人为 1 500～2 000 mL。补吸气量反映吸气的储备量。

3. 补呼气量

平静呼气末,再尽力呼气所能呼出的气体量称为补呼气量。正常成人为 900～1 200 mL。补呼气量反映呼气的储备量。

4. 残气量和功能残气量

最大呼气末肺内残余的气体量,称为残气量。正常成人为 1 000～1 500 mL。支气管哮喘和肺气肿的患者因呼气困难而使残气量增加。平静呼气末尚存留于肺内的气体量,称为功能残气量。它是补呼气量和残气量之和,正常成人约为 2 500 mL。

5. 肺活量和用力呼气量

尽力吸气后,从肺内所能呼出的最大气体量称为肺活量。肺活量是潮气量、补吸气量和补呼气量之和。正常成年男性约为 3 500 mL,女性约为 2 500 mL。肺活量有较大的个体差异。它反映了一次肺通气的最大能力,是肺功能测定的常用指标。

由于测定肺活量时不限制呼气的时间,在某些肺组织弹性降低或呼吸道狭窄的患者,虽然肺通气功能已经受损,但延长呼气时间后,肺活量仍可在正常范围内。因此,肺活量难以充分反映肺组织的弹性状态和气道通畅程度等的变化,即不能充分反映通气功能的状况。

用力呼气量能更好地反映肺通气功能。用力呼气量又称时间肺活量，是指一次最大吸气后再尽力尽快呼气，在一定时间内所能呼出的气体量占肺活量的百分数。正常人第 1、2、3 秒末分别呼出 83%、96%、99%。其中第 1 秒末的用力呼气量意义最大，低于 60%为不正常。肺弹性降低或阻塞性肺疾患者，用力呼气量可显著降低。用力呼气量是评价肺通气功能的较好指标。

6. 肺总量

肺所能容纳的最大气体量称为肺总量(图 5-5)。它等于肺活量与残气量之和，正常成年男性为5 000 mL～6 000 mL，女性为 3 500～4 500 mL。在限制性通气不足时肺总量降低。

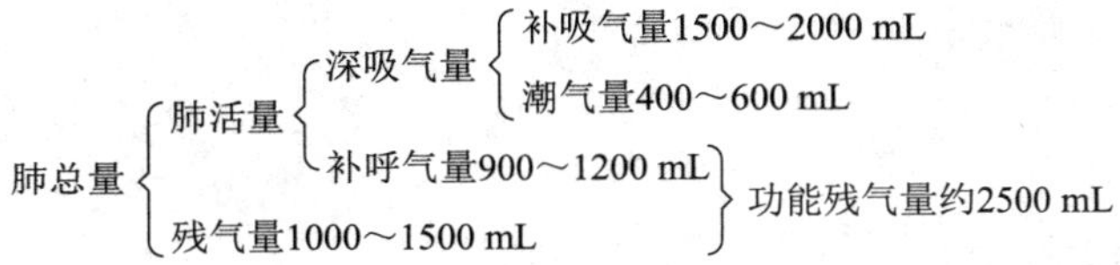

- 肺总量
  - 肺活量
    - 深吸气量
      - 补吸气量1500～2000 mL
      - 潮气量400～600 mL
    - 补呼气量900～1200 mL
  - 残气量1000～1500 mL
- 补呼气量900～1200 mL + 残气量1000～1500 mL：功能残气量约2500 mL

图 5-5　肺总量

(二) 肺通气量

1. 每分通气量

每分钟吸入或呼出的气体总量称为每分通气量，即肺通气量。其计算公式为：每分通气量＝潮气量×呼吸频率。正常成人平静呼吸时，每分通气量为 6.0～9.0 L。劳动或运动时，每分通气量增大。在尽力做深快呼吸时，每分钟所能吸入或呼出的最大气体量称为最大通气量。最大通气量一般可达 150 L，它能反映肺通气功能的贮备能力。

2. 无效腔和肺泡通气量

每次吸入的气体，一部分留在鼻或口至终末细支气管之间的呼吸道内，不参与肺泡与血液之间的气体交换，这部分传导性呼吸道的容积称为解剖无效腔，正常成人其容积约为 150 mL。此外，进入肺泡的气体也可因血流在肺内分布不均而不能全都与血液进行气体交换，未能发生气体交换的这部分肺泡容积，称为肺泡无效腔，正常人肺泡无效腔接近于零。解剖无效腔与肺泡无效腔合称为生理无效腔。健康人平卧时生理无效腔等于或接近于解剖无效腔。由于无效腔的存在，每次吸入的新鲜空气不能全部进入肺泡与血液进行气体交换，因此，为了计算真正的有效的气体交换量，应以肺泡通气量为准。肺泡通气量是指每分钟吸入肺泡的新鲜空气量，其计算公式为：

肺泡通气量＝(潮气量－无效腔气量)×呼吸频率

每分通气量和肺泡通气量的多少都与潮气量和呼吸频率有关，但潮气量和呼吸频率的变化对两者的影响不同。从表 5-1 可以看出，深慢呼吸比浅快呼吸的气体交换效率高。

表 5-1　不同呼吸频率和潮气量时的肺通气量、肺泡通气量

呼吸形式	肺通气量/(mL/min)	肺泡通气量/(mL/min)
平静呼吸	500×12＝6 000	(500－150)×12＝4 200
浅快呼吸	250×24＝6 000	(250－150)×24＝2 400
深慢呼吸	1 000×6＝6 000	(1 000－150)×6＝5 100

第二节 气体的交换和运输

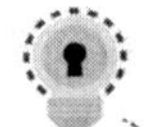

情景导入

某病人，女性，25岁。自取煤炭在屋内点燃取暖时，发生昏迷，急诊入院。查生命体征正常，浅昏迷状态，双侧瞳孔等大，对光反射存在，口唇、皮肤黏膜呈樱桃红色，双肺未闻及湿啰音。考虑为急性一氧化碳中毒。

思考：

1. O_2 的运输形式。
2. 患者缺氧的机制。

一、气体的交换

气体的交换包括肺换气和组织换气。肺换气是指肺泡与肺毛细血管血液之间进行的气体交换，组织换气是指血液与组织、细胞之间进行的气体交换。

（一）气体交换的动力

气体交换的动力是生物膜（呼吸膜或细胞膜）两侧各气体的分压差。在混合气体中，每一种气体所占有的压力称为该气体的分压。某种气体的分压等于混合气体的总压力乘以该气体所占有的容积百分比。气体分子总是从分压高的一侧向分压低的一侧扩散。

（二）气体交换的过程

1. 肺换气过程

肺泡与血液进行气体交换须通过呼吸膜才能进行。呼吸膜有6层结构（图5-6），但总厚度不到1 μm，其通透性很大，气体很容易扩散通过。

此外，整个肺的呼吸膜面积很大，而肺毛细血管总血量只有60～140 mL，因而血液层很薄，非常有利于气体交换。

当静脉血流经肺时，由于肺泡气氧分压（PO_2）高于静脉血 PO_2，肺泡气二氧化碳分压（PCO_2）低于静脉血 PCO_2，在分压差的作用下，O_2 由肺泡向血液扩散，CO_2 则由血液向肺泡扩散，结果使血中 PO_2 升高，PCO_2 降低，于是静脉血变成了动脉血（图5-7）。

2. 组织换气过程

当动脉血流经组织时，由于动脉血 PO_2 高于组织 PO_2，动脉血 PCO_2 低于组织 PCO_2，在分压差作用下，O_2 便顺分压差从血液向组织液和细胞扩散，CO_2 则由组织液和细胞向血液扩散，结果使血中 PO_2 降低，PCO_2 升高，动脉血变成了静脉血（图5-7）。

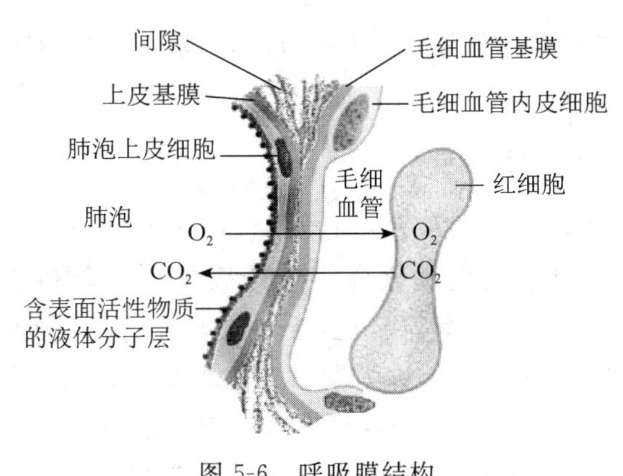

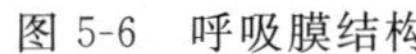
图 5-6　呼吸膜结构

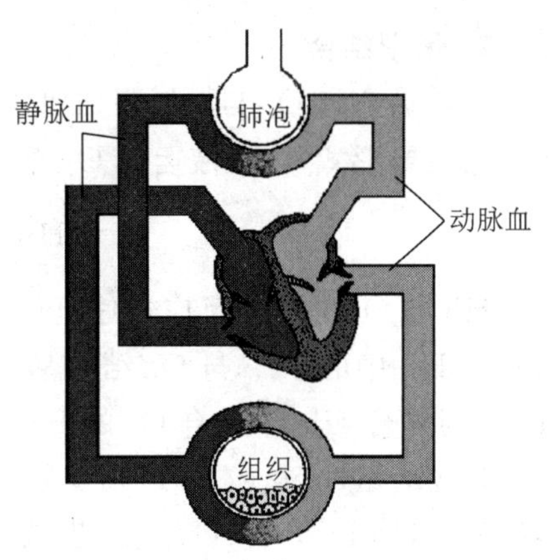

图 5-7　肺换气和组织换气

（三）影响肺换气的因素

在呼吸过程中，除了气体本身的分压差、分子量、温度、扩散系数和扩散面积等有关因素会影响气体扩散速率之外，还与下列因素有关。

1. 呼吸膜的厚度和面积

肺泡与血液进行气体交换须通过呼吸膜才能进行。气体扩散速率与呼吸膜厚度成反比，与扩散面积成正比。正常成人的两肺约有 3 亿个肺泡，总扩散面积约 70 m^2，安静状态下，用于气体扩散的呼吸膜面积约 40 m^2，因此有相当大的储备面积。病理情况下，如肺炎、肺水肿和肺纤维化等，使呼吸膜的厚度增加，气体交换速率减慢，肺换气效率降低；肺不张、肺气肿时，均使呼吸膜扩散面积减小，导致气体交换减少。

2. 通气/血流比值

通气/血流比值指每分钟肺泡通气量（V）与每分钟肺血流量（Q）的比值（V/Q）。正常成人安静时，肺泡通气量为 4.2 L/min，每分钟肺血流量与心排出量相当，约为 5.0 L/min，通气/血流比值约为 0.84。此时通气量与血流量配比最适合，肺换气效率最高。比值增大或减小均可使气体交换效率降低，导致机体缺氧和 CO_2 潴留，尤其是缺氧。

二、气体在血液中的运输

血液是运输 O_2 和 CO_2 的媒介。经肺换气摄取的 O_2 通过血液循环运输到机体各器官和组织，供细胞利用；细胞代谢产生的 CO_2 经组织循环，运输到肺排出体外。O_2 和 CO_2 在血液中的运输形式有两种，即物理溶解和化学结合。主要以化学结合形式存在，物理溶解形式所占比例极小，但很重要，是化学结合和释放的必要环节。进入血液的气体必须先溶解在血浆中，提高其分压，再发生化学结合；气体从血液释放时，也是溶解的先逸出，降低各自的分压，化学结合的气体再解离出来，溶解到血浆中。物理溶解和化学结合二者之间处于动态平衡。

（一）O_2 的运输

1. 物理溶解

O_2 在血液中溶解的量很少，仅占血液运输 O_2 总量的 1.5%。

2. 化学结合

化学结合指 O_2 与血红蛋白(Hb)结合，形成氧合血红蛋白(HbO_2)。它是 O_2 在血液中运输的主要形式，占血液运输 O_2 总量的 98.5%。

$$Hb+O_2 \underset{PO_2\text{低(组织)}}{\overset{PO_2\text{高(肺)}}{\rightleftharpoons}} HbO_2$$

Hb 与 O_2 的结合反应迅速、可逆，不需要酶参与，决定反应方向的因素是 PO_2，如上式所示。因 Hb 中的 Fe^{2+} 与 O_2 结合后仍是 Fe^{2+}，所以该反应是氧合而不是氧化。结合 O_2 的 Hb 称为氧合 Hb，未结合 O_2 的 Hb 称为去氧 Hb。HbO_2 呈鲜红色，Hb 呈紫蓝色。当血液中 Hb 含量超过 50 g/L 时，则皮肤、黏膜呈暗紫色，这种现象称为发绀。出现发绀常表示机体缺氧。Hb 还可与 CO 结合，生成一氧化碳血红蛋白(HbCO)，呈樱桃红色。由于 Hb 与 CO 的结合能力是 O_2 的 210 倍，故 CO 中毒时，O_2 很难与 Hb 结合，引起机体缺 O_2。

(二) CO_2 的运输

CO_2 在血液中的运输形式也有物理溶解和化学结合两种形式。其中物理溶解的 CO_2 仅占血液中 CO_2 总量的 5%，化学结合占 95%。化学结合中以碳酸氢盐形式运输的占 88%，以氨基甲酸血红蛋白形式运输的占 7%。

1. 形成碳酸氢盐

当血液流经组织时，CO_2 由组织扩散入血浆，血浆中的 CO_2 大部分进入红细胞，在碳酸酐酶(CA)催化下，迅速与 H_2O 结合生成 H_2CO_3，并解离成 H^+ 和 HCO_3^-。HCO_3^- 除一小部分在红细胞内与 K^+ 生成 $KHCO_3$ 并以该形式对 CO_2 进行运输外，大部分顺浓度差扩散入血浆，与血浆中的 Na^+ 生成 $NaHCO_3$ 并以该形式对 CO_2 进行运输(图 5-8)。在肺部，反应向相反方向进行。

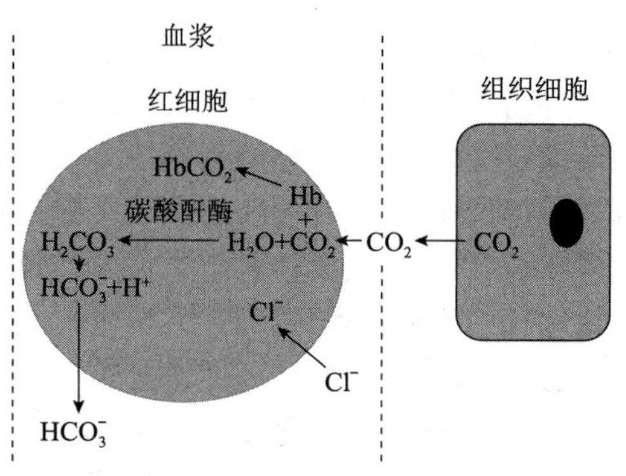

图 5-8 CO_2 在血液中的运输

2. 形成氨基甲酸血红蛋白

进入红细胞内的 CO_2 还能直接与 Hb 的氨基结合，形成氨基甲酸血红蛋白，(HbNH-COOH 或 $HbCO_2$)，这一反应迅速、可逆、不需酶参与。如下式所示：

$$HbNH_2O_2+CO_2 \underset{\text{(肺)}}{\overset{\text{(组织)}}{\rightleftharpoons}} HbNHCOOH+O_2$$

第三节 呼吸运动的调节

呼吸运动是整个呼吸过程的基础，是呼吸肌的一种节律性的舒缩活动，其深度和频率可随机体内、外环境的改变而发生相应变化，以适应机体代谢的需要。呼吸运动的节律起源于呼吸中枢，呼吸节律的形成和适应性的改变都是通过神经系统活动来实现的。

一、呼吸中枢

呼吸中枢是指在中枢神经系统内，产生和调节节律性呼吸运动的神经细胞(元)群，它们广泛分布于大脑皮质、脑干和脊髓等部位，各级呼吸中枢对呼吸运动的产生和调节起着不同的作用，正常的节律性呼吸运动是在各级呼吸中枢的共同作用下实现的。

(一) 脊髓

支配呼吸肌的运动神经元，其胞体位于脊髓前角，它们发出的膈神经和肋间神经分别支配膈肌和肋间肌。在动物实验中，如果在脊髓和延髓之间横切动物的脑干，使其只保留脊髓时，动物的呼吸运动立即停止。这提示脊髓本身以及呼吸肌和支配呼吸肌的传出神经不能产生节律性的呼吸运动，脊髓的呼吸运动神经元只是联系高位呼吸中枢和呼吸肌的中继站和整合某些呼吸反射的初级中枢。

(二) 延髓

在延髓的网状结构中有支配呼吸运动的两类神经元，分别是吸气神经元和呼气神经元，主要集中在腹侧和背侧两组神经核团内，其轴突纤维下行支配脊髓前角的呼吸肌运动神经元。实验证明，在延髓与脑桥之间横切动物的脑干，使其保留延髓和脊髓时，动物可存在节律性的呼吸运动，但呼吸节律不规则，呈喘息样呼吸，而当破坏动物延髓后，呼吸运动立即停止，说明延髓是产生节律性呼吸运动的基本中枢。但正常呼吸节律的形成，还有赖于上位呼吸中枢的作用。

(三) 脑桥

在动物的中脑和脑桥之间横切脑干，呼吸节律无明显变化。说明呼吸节律产生于低位脑干，而中脑以上的高位脑对呼吸节律的产生不是必需的。如果在脑桥的上、中部之间横断脑干，呼吸将变慢变深；如果再切断双侧颈迷走神经，吸气便大大延长，这一结果说明，在脑桥上部有调整呼吸运动的中枢结构，称为呼吸调整中枢，该中枢的神经元与延髓呼吸中枢之间有双向联系，其作用是限制吸气，促使吸气向呼气转换。脑桥下部有长吸中枢，使吸气延长。目前认为，正常呼吸节律是脑桥和延髓呼吸中枢共同活动形成的。

(四) 大脑皮质

呼吸运动还受脑桥以上中枢的影响，特别是大脑皮质，其对呼吸运动的控制作用比较显著。人在一定范围内可以有意识地暂时屏气或随意控制呼吸运动的深度与频率，也可由条件反射或情绪改变而引起呼吸运动变化，这些都是在大脑皮质的控制下进行的。

二、呼吸运动的反射性调节

(一) 化学感受性呼吸反射

化学因素对呼吸运动的调节是一种反射性活动，称为化学感受性反射。这里的化学因素是指动脉血液、组织液或脑脊液中的 O_2、CO_2 及 H^+。

1. 化学感受器

化学感受器是指其适宜刺激为 O_2、CO_2 及 H^+ 等化学物质的感受器。根据所在部位的不同，化学感受器分为外周化学感受器和中枢化学感受器。

（1）外周化学感受器：位于颈动脉体和主动脉体，可感受动脉血 PO_2、PCO_2 及 H^+ 浓度的变化。当动脉血 PO_2 降低、PCO_2 升高或 H^+ 浓度升高时，外周化学感受器受到刺激而兴奋，冲动分别沿窦神经（舌咽神经的分支，分布于颈动脉体）和迷走神经（分支分布于主动脉体）传入延髓，兴奋延髓呼吸中枢，反射性引起呼吸加深加快和血液循环功能的变化。

（2）中枢化学感受器：位于延髓腹外侧浅表部位，可感受脑脊液和局部细胞外液中 H^+ 浓度的变化，而不是 CO_2。血液中的 H^+ 不易通过血脑屏障，故血液中 H^+ 浓度的变化对中枢化学感受器的直接作用较小。但血液中的 CO_2 能迅速透过血脑屏障进入脑脊液，与脑脊液和局部细胞外液中的水结合，在碳酸酐酶的作用下形成 H_2CO_3，H_2CO_3 进一步解离出的 H^+ 可兴奋中枢化学感受器，进而兴奋延髓呼吸中枢，反射性地引起呼吸加强。

2. CO_2、O_2 和 H^+ 对呼吸运动的调节

（1）CO_2：CO_2 是调节呼吸运动最重要的生理性化学因素。通过实验得知，当动脉血液中 PCO_2 降到很低水平时（如过度通气），可出现呼吸暂停，因此一定水平的 PCO_2 对维持呼吸中枢的基本活动是必需的。动脉血中的 PCO_2 受吸入气中 CO_2 浓度的影响，空气中 CO_2 的正常浓度约为 0.04%，血液 PCO_2 在一定范围内升高时（吸入气中 CO_2 含量在 2%～4% 时），呼吸运动加深加快，肺通气量增加，使动脉血中 PCO_2 可重新接近正常水平。PCO_2 过高时（吸入气 CO_2 含量超过 7%），肺通气量的增大已不足以将 CO_2 完全清除，由于 CO_2 在体内堆积，使中枢神经系统包括呼吸中枢的活动受抑制，引起呼吸困难、头痛、头昏，甚至昏迷，出现 CO_2 麻醉。

CO_2 刺激呼吸运动有两条途径，即刺激中枢化学感受器或外周化学感受器，以兴奋中枢化学感受器为主。CO_2 是外周化学感受器的有效刺激物，而 H^+ 是中枢化学感受器的有效刺激物。CO_2 能自由通过血脑屏障进入脑脊液，CO_2 与 H_2O 结合生成 H_2CO_3，后者解离出的 H^+ 对中枢化学感受器起刺激作用。调节过程如图 5-9。

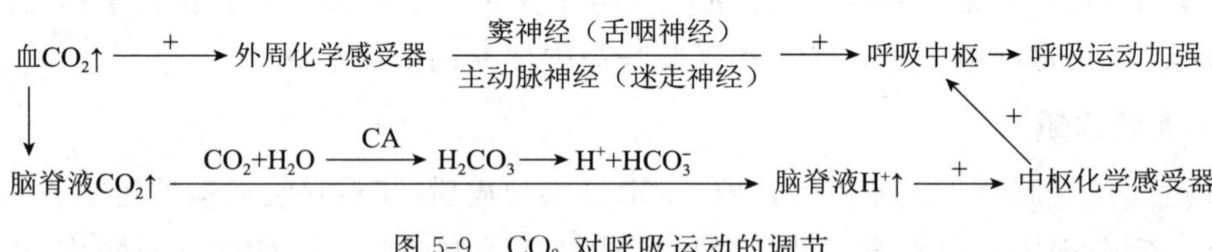

图 5-9　CO_2 对呼吸运动的调节

（2）O_2：通常在动脉血 PO_2 下降到 80mmHg 以下时，肺通气量才出现可觉察到的增加。可见，动脉血 PO_2 的改变对正常呼吸运动的调节作用不大，而当机体严重缺氧时才有重要意义。实验表明，低氧对呼吸运动的调节作用是通过刺激外周化学感受器来实现的。但低氧对呼吸中枢的直接作用是抑制。轻度缺氧时，刺激外周化学感受器而兴奋呼吸中枢的作用占优势，呼吸运动加深加快，吸入更多的 O_2 来纠正机体缺氧；但在严重缺氧时，如果外周化学感受器的反射效应不足以克服低氧对呼吸中枢的直接抑制作用，则导致呼吸运动减弱甚至停止。

（3）H^+：当动脉血 H^+ 浓度升高，呼吸运动加深加快，肺通气量增加；相反当 H^+ 浓度降低时，呼吸运动受到抑制，肺通气量减少。H^+ 对呼吸运动的调节也是通过外周化学感受器和中枢化学感受器实现的，中枢化学感受器对 H^+ 的敏感性较外周化学感受器高，但血液中 H^+ 通过血脑屏障的速度较慢，故对中枢化学感受器的刺激作用很弱。因此 H^+ 对呼吸运动的调节作用主要是通过刺激外周化学感受器实现的。

（二）肺牵张反射

由肺扩张或肺萎陷引起的吸气抑制或吸气兴奋的反射称为肺牵张反射或黑-伯反射。肺牵张反射的感受器主要分布于从气管到细支气管的平滑肌中，吸气时肺扩张，感受器受到牵拉刺激而兴奋，冲动沿迷走神经传入延髓，在延髓内通过一定的神经联系使吸气转为呼气。其生理意义在于加速吸气向呼气转换，使呼吸频率增加。在动物实验中，如切断两侧的颈迷走神经后，动物的吸气过程延长，吸气加深，呼吸变得深而慢。

在平静呼吸时，肺牵张反射一般不参与呼吸运动的调节。在病理情况下，肺顺应性降低，肺扩张时对气道的牵张刺激较强（如肺不张、肺水肿）时，可引起该反射，使呼吸运动变浅变快。

（三）防御性呼吸反射

1. 咳嗽反射

咳嗽反射是很常见也很重要的防御性反射，是喉、气管和支气管黏膜受到机械或化学刺激时所引起的一种反射，可将呼吸道异物或分泌物排出体外，具有清洁和保护作用。但长期和剧烈的咳嗽可导致肺气肿。

2. 喷嚏反射

喷嚏反射是由鼻黏膜受刺激引起的反射活动，其作用是清除鼻腔中的刺激物。

思考与练习

一、单选题

1. 呼吸是指（　　）

A. 肺泡与血液之间与进行气体交换的过程

B. 组织细胞与内环境进行气体交换的过程

C. 机体与外界环境之间进行气体交换的过程

D. 气体进出血液的过程

2. 肺通气是指（　　）

A. 外界 O_2 入肺的过程　　B. 机体 CO_2 出肺的过程

C. 肺与外界环境之间的气体交换　　D. 肺与血液的气体交换

3. 内呼吸是指（　　）

A. 肺泡与血液间的气体交换

B. 血液通过组织液与细胞之间的气体交换

C. 肺泡与外界环境之间的气体交换

D. 肺泡与肺毛细血管血液之间的气体交换

4. 肺泡与肺泡毛细血管之间的气体交换是通过下列哪种结构实现的(　　)

A. 肺泡膜与血管内皮细胞　　B. 肺泡膜

C. 肺泡表面活性物质　　D. 呼吸膜

5. 外呼吸不包括(　　)

A. 肺泡与肺毛细血管血液之间的气体交换

B. 组织细胞与组织毛细血管血液之间的气体交换

C. 大气与肺泡之间的气体交换

D. 肺毛细血管血液与外界环境之间的气体交换过程

6. 肺通气的原动力来自(　　)

A. 肺的弹性回缩　　B. 肺的舒缩运动

C. 呼吸肌的舒缩活动　　D. 肺内压与胸内压之差

7. 有关肺泡表面活性物质生理作用的叙述,哪一项是错误的(　　)

A. 维持肺的回缩力　　B. 保持大小肺泡的稳定性

C. 降低肺泡表面张力　　D. 减小肺的弹性阻力,使肺容易扩张

8. 正常成年人时间肺活量的第一秒应为(　　)

A. 98%　　B. 63%　　C. 83%　　D. 93%

9. 每分钟肺泡通气量等于(　　)

A. 肺通气量的 1/2　　B. 潮气量×呼吸频率

C.(潮气量－无效腔气量)×呼吸频率　　D.(潮气量－残气量)×呼吸频率

10. 通气/血流比值是指(　　)

A. 肺活量与每分肺血流量之比　　B. 每分肺泡通气量与每分肺血流量之比

C. 功能残气量与肺血流量之比　　D. 每分肺通气量与每分肺血流量之比

11. 尽力吸气后再做最大呼气所能呼出的气量称为(　　)

A. 最大通气量　　B. 潮气量　　C. 肺活量　　D. 时间肺活量

12. 经过组织换气后(　　)

A. 动脉血变成了静脉血　　B. 静脉血变成了动脉血

C. 动脉血中氧气含量增加　　D. 组织中二氧化碳含量增高

13. 产生呼吸基本节律的中枢部位是(　　)

A. 大脑皮质　　B. 延髓呼吸神经元

C. 下丘脑呼吸中枢　　D. 脑桥呼吸中枢

14. O_2 在血液中存在的主要结合形式是(　　)

A. HbO_2　　B. HHb　　C. BH_2PO_4　　D. $BHCO_3$

15. 正常呼吸节律的形成依赖于(　　)

A. 延髓和脑桥的活动　　B. 大脑皮层的活动

C. 中脑与脑桥的活动　　D. 延髓和脊髓的活动

二、判断题

1. 肺通气的直接动力是呼吸肌的收缩和舒张引起的呼吸运动。（　）
2. 肺通气的阻力包括肺泡表面张力和肺组织弹性回缩力。（　）
3. 胸膜腔负压可以降低心房、腔静脉和胸导管内的压力，促进静脉血和淋巴液的回流。（　）
4. 组织换气实际上指的就是内呼吸。（　）
5. 延髓有对 O_2 敏感的中枢化学感受器。（　）

三、简答题

1. 简述呼吸的三个环节及呼吸的生理意义。
2. 简述胸内负压的形成及其生理意义。

第六章 消化和吸收

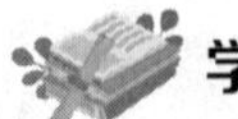

学习目标

① 掌握消化与吸收的概念及消化的两种方式；胃液、胰液、胆汁的主要成分与作用；胃黏膜屏障的概念及生理意义；胰液分泌的临床意义；小肠在吸收中的作用、有利条件。

② 理解胃的运动和排空；小肠的运动形式；交感和副交感神经对胃肠平滑肌运动与消化腺分泌的调节。

③ 了解小肠液主要成分与作用；大肠的运动；糖、脂肪和蛋白质的吸收形式和途径。

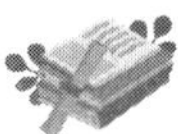

思维导图

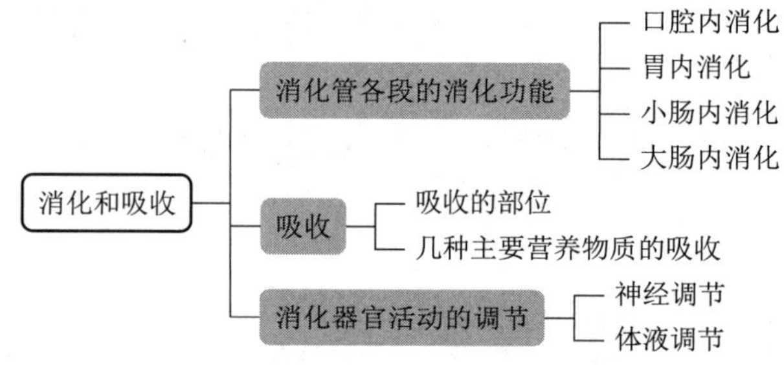

人和高等动物所需要的营养物质有六大类，包括蛋白质、脂肪、糖类、维生素、无机盐和水。其中前三种是天然的大分子物质，需要经过消化才能被吸收，比如蛋白质要分解为寡肽或者氨基酸；后三者为小分子物质，不需要消化就可以被机体吸收利用。

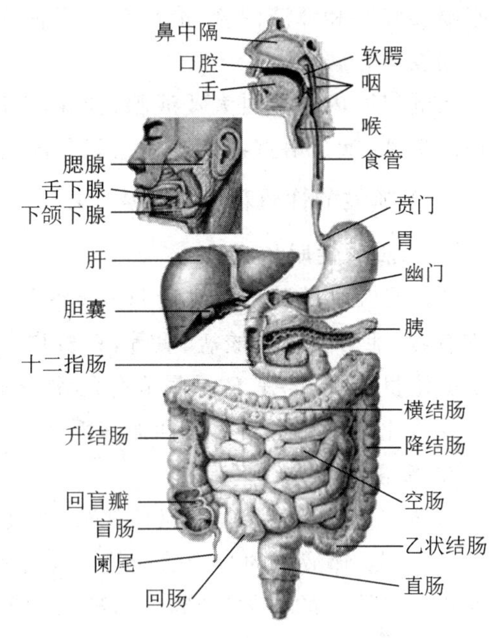

图 6-1　消化系统

消化系统(图 6-1)由消化道和消化腺两大部分组成。消化管包括口腔、咽、食管、胃、小肠(十二指肠、空肠、回肠)和大肠(盲肠、阑尾、结肠、直肠、肛管)等部。主要消化腺包括唾液腺、肝、胰和分布在消化道壁内的腺体。消化是指食物中所含的营养物质(糖、蛋白质和脂肪等)在消化道内被分解为可吸收的小分子物质的过程。消化道对食物的消化可分为机械性消化和化学性消化两种方式。前者是指通过消化道肌肉的舒缩活动，将食物研碎，使之与消化液充分搅拌、混合并将食物不断向消化道远端推送的过程；后者则是通过消化液中各种消化酶的作用，将食物中的大分子物质(主要是糖、蛋白质和脂肪)分解为结构简单、可被吸收的小分子物质的过程。正常情况下，两种方式紧密配合、相互促进、共同作用，为机体的新陈代谢源源不断地提供养料和能量。食物经上述消化后形成的小分子物质比如氨基酸、葡萄糖等，以及无机盐、维生素和水通过消化道黏膜上皮细胞进入血液和淋巴的过程称为吸收。未被吸收的食物残渣和消化道脱落细胞等在进入大肠后形成粪便，由肛门排出体外。消化和吸收是两个相辅相成、紧密联系的过程。

第一节　消化管各段的消化功能

情景导入

某病人，男性，38 岁，间断性上腹部疼痛不适，饱胀感 1 年余，时有嗳气。10 天前加重来院就诊，行胃镜检查，结果示胃溃疡。

思考：

1. 胃液的成分有哪些，各有什么作用？
2. 胃溃疡的发生与哪些消化液有关？

一、口腔内消化

消化食物从口腔开始，食物在口腔内的停留时间比较短，大约为 15～20 s，食物在这里被咀嚼磨碎并和唾液混合，形成食团而便于吞咽。此外，由于唾液中淀粉酶的作用，食物中的淀粉发生分解。

人的口腔内有 3 对大唾液腺：腮腺、下颌下腺和舌下腺，还有无数散在的小唾液腺，通常所说的唾液，就是由这些大小唾液腺分泌的混合液。

(一) 唾液的性质和成分以及作用

1. 唾液的性质和成分

唾液是无色无味近中性(pH 6.6～7.1)的低渗液体。唾液中水分约占 99%，唾液中无机物有钠、钾、钙、硫氰酸盐、氯等，有机物主要有黏蛋白、唾液淀粉酶和溶菌酶等。正常成人每日分泌量为 1.0～1.5 L，最高分泌量为 4 mL/min。唾液几乎全被咽下，其中的水分子和离子在消化道中被重新吸收回血液循环。

2. 唾液的作用

唾液的作用：① 湿润口腔和食物，使食物易于吞咽，并能溶解食物引起味觉；② 清洁和保护口腔；③ 唾液中的淀粉酶能使淀粉分解为麦芽糖；④ 唾液中的溶菌酶具有杀菌作用；⑤ 某些进入机体内的异物(如铅、汞、狂犬病毒等)可随唾液排出。

(二) 咀嚼和吞咽

1. 咀嚼

咀嚼是咀嚼肌顺序收缩所组成的复杂的节律性动作。它的作用是将大块食物切割磨碎，并与唾液充分混合形成食团，便于吞咽。同时，在进食、咀嚼时，食物对各种感受器的刺激，还能反射性地引起唾液、胃液、胰液、胆汁的分泌和胃、胆囊等活动的变化。咀嚼不仅对口腔内消化有重要意义，也为以后的消化过程提供了有利的条件。

2. 吞咽

吞咽是一种复杂的反射性动作。它的作用是使食团从口腔进入胃。根据食团在吞咽时所经过的解剖部位，可将吞咽动作分为三期：第一期是食团由口腔到咽，这是在大脑皮层冲动的影响下的随意运动；第二期是食团由咽到食管上端，当食团刺激咽部的触觉感受器时，就会产生一系列反射活动，这一期进行得极快，通常约需 0.1 秒；第三期是食团沿食管下行至胃，它是由食管的蠕动来完成的。食管的肌肉顺序收缩，产生一种向前推进的波形运动，称为蠕动。在食团的下方为舒张波，上方为收缩波，这样食团就很自然地被推送前进。

二、胃内消化

胃是消化道中最膨大部分，成人的容量一般为 1～2 L。胃的主要功能有两个方面：一为暂时贮存食物，二为初步消化食物。食团入胃后，还受到胃液的化学性消化和胃壁肌肉运动的机械性消化的共同作用。

(一) 胃液的成分及其作用

胃液是无色呈酸性的透明液体，pH 0.9～1.5。正常成人每日分泌量 1.5～2.5 L。胃液的成分除占比例最多的水分外，其主要成分有盐酸、胃蛋白酶原、黏液和内因子等。

1. 盐酸

胃液中的盐酸也称胃酸，由壁细胞分泌。盐酸在胃液中有两种形式：一种呈游离状态，称为游离酸；另一种与蛋白结合成盐酸蛋白盐，称为结合酸。两者在胃液中的总浓度称为胃酸的总酸度。胃液中的盐酸有多种生理作用：① 将无活性的胃蛋白酶原激活为有活性的胃蛋白酶；② 使食物中的蛋白质变性，使之易于消化；③ 杀灭随食物进入胃内的细菌；④ 与 Ca^{2+} 和 Fe^{2+} 结合，形成可溶性盐，从而促进它们在小肠内吸收；⑤ 胃酸进入十二指肠后，可促进促胰液素、缩胆囊素的释放，进而促进胰液、胆汁和小肠液的分泌。

值得注意的是，若盐酸分泌过多，也会对人体产生不利的影响。一般认为，过高的胃酸对胃和十二指肠黏膜有侵蚀作用，是溃疡病发病的重要原因之一。

2. 胃蛋白酶原

胃蛋白酶原由主细胞和黏液细胞分泌，不具有活性，进入胃腔后在盐酸和已激活的胃蛋白酶的作用下激活为胃蛋白酶，才具有生物活性。胃蛋白酶可将食物中的蛋白质水解为朊、胨及少量的多肽和氨基酸。所以大多数蛋白质在胃内尚未被消化到终产物。胃蛋白酶只有在酸性较强的环境中才能发挥作用，其最适 pH 约为 1.8～3.5。随着 pH 的升高，胃蛋白酶的活性即降低，当 pH 值超过 5.0 时，此酶即发生不可逆的变性而失活。

3. 黏液

黏液主要由胃黏膜细胞分泌。主要成分为糖蛋白，糖蛋白具有较高的黏滞性和形成凝胶的特性。其主要作用：① 具有润滑作用，有利于食糜在胃内的往返运动；② 保护胃黏膜免受坚硬物质的机械性损伤；③ 黏液呈中性或弱碱性，可降低胃液的酸度，减弱胃蛋白酶的活性；④ 由于黏液具有较高的黏滞性，在胃黏膜表面形成的黏液层能减慢胃腔中的 H^+ 向胃壁的扩散速度。

研究表明，由胃黏液和碳酸氢盐共同构成的一个约为 0.5～1.0 mm 的抗胃黏膜损伤的屏障，称为黏液-碳酸氢盐屏障（图 6-2），可以保护胃黏膜免受胃腔内盐酸和胃蛋白酶的损伤。生理情况下，胃黏膜处于高酸和胃蛋白酶的环境中，但是本身则不被消化。但许多因素如酒精、胆盐、糖皮质激素、阿司匹林类药物以及幽门螺杆菌感染等，可以破坏或削弱胃黏膜屏障，造成胃黏膜损伤，引起胃炎或胃溃疡。

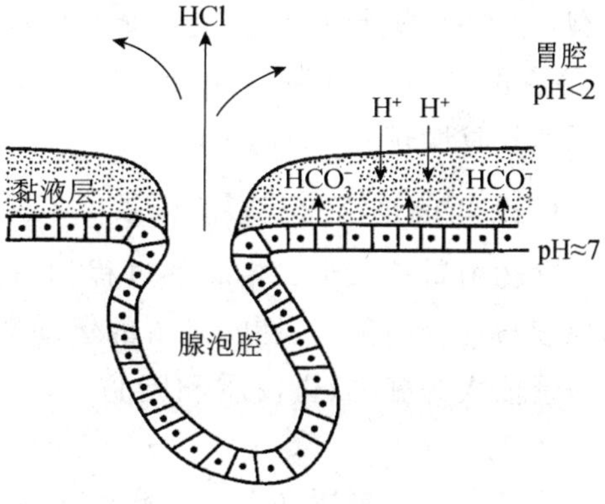

图 6-2　胃黏液-碳酸氢盐屏障

4. 内因子

内因子为壁细胞分泌的一种糖蛋白，它能与食物中的维生素 B_{12} 结合形成复合物，从而保护维生素 B_{12} 不被消化道内的消化酶所破坏。当复合物到达回肠末端时，被主动吸收。所以内因子有促进维生素 B_{12} 吸收的作用。胃切除术会引起壁细胞分泌内因子缺乏，从而导致维生素 B_{12} 吸收障碍。如果不及时由肠道外补充维生素 B_{12}，会引起维生素 B_{12} 缺乏从而影响红细胞生成，导致巨幼红细胞性贫血。

(二) 胃的运动

胃既有贮存食物的功能，又具有泵的功能。胃的运动主要有三方面的功能：① 暂时贮存食物（胃底和胃体上部，也叫头区，运动较弱）；② 研磨食物并使食物和胃液混合变成食糜，起机械性消化作用（胃体下部和幽门部运动较明显）；③ “泵”的功能，即将食糜逐步由胃排入十二指肠。

胃的运动形式：

(1) 容受性舒张。当食物被咀嚼和吞咽时，刺激了咽、食管等处的感受器，可通过迷走神经反射性地引起胃底和胃体部平滑肌舒张，称为胃的容受性舒张。这是胃所特有的一种运动形式。每吞咽一次食物，胃就相应舒张一点，使胃的容量与摄入的量相适应。容受性舒张的生理意义是进食时保持胃内压力基本不变，使胃容纳和贮存更多的食物，例如胃容积空腹时约为 50 mL，进食后可增加到 1.5～2.0 L。

(2) 紧张性收缩。胃壁平滑肌经常处于一种持续微弱的收缩状态，称为紧张性收缩，在消化过程中，这种收缩逐渐增强。其生理意义在于：① 保持胃的正常形态和位置；② 使胃内维持一定的压力，有利于胃液渗入食糜中，利于对食物的化学性消化；③ 协助食糜排入十二指肠；④ 紧张性收缩是胃其他运动形式有效进行的基础。如果紧张性收缩能力下降，可引起胃扩张或胃下垂。

(3) 蠕动。食物进入胃内约 5 分钟后胃开始蠕动（图 6-3），从胃中部开始向幽门部推进并逐渐加强、加快，其频率一般每分钟 3 次，食糜约 1 分钟到幽门，常一波未平另一波又起，其生理作用有：① 磨碎搅拌食糜，促进食糜与胃液混合，利于化学性消化；② 将食糜从胃体向幽门方向推送，促使食糜排空，每次蠕动有 3～5 mL 食糜排入十二指肠。

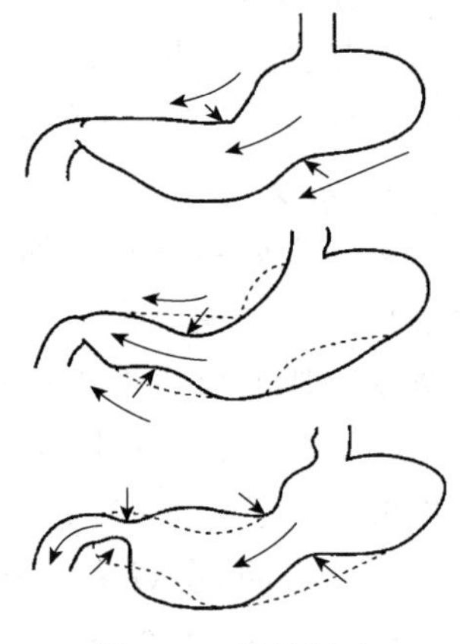

图 6-3　胃的蠕动

(三) 胃的排空及其影响因素

食物由胃排入十二指肠的过程称胃排空。一般食物入胃后 5 分钟就开始排空，胃排空的速度与食物的种类、性状及胃的运动情况有很大关系。在三种主要营养物质中，排空速度的快慢依次为糖类、蛋白质和脂肪。而我们经常摄入的是混合性食物，在胃内完全排空需 4～6 小时。

胃排空受来自胃和十二指肠两方面因素的控制。当胃内有足够的食物时，食物对胃的扩张性刺激可通过反射活动，使胃的运动加强，胃排空的速度加快。食糜进入十二指肠后可抑制胃排空，使胃排空暂停。随着食糜被推送至小肠远端并被消化和吸收，食糜对胃排空的抑制消失，胃运动又加强，再推送少量食糜进入十二指肠。总之，胃的排空是间断的，是促进和抑制胃运动两种作用相互制约的结果。

(四) 呕吐

呕吐是指将胃及小肠上段内容物从口腔强有力驱出的反射性动作，是一种反射活动。当舌根、咽、胃、肠道、胆总管、腹膜、泌尿生殖器官和前庭器官等处的感受器受刺激时，均可反射性地引起呕吐。呕吐中枢位于延髓，颅内压增高时，可直接刺激呕吐中枢，引起喷射性呕吐。通过呕吐能将胃内有害物质排出，因而呕吐是一种具有保护意义的防御反射。例如，抢救食物中毒病人时，通过刺激舌根和咽部进行催吐，或使用药物催吐，从而达到排出毒物的目的。但剧烈或频繁的呕吐，不仅影响正常进食，而且由于大量消化液丢失，会造成体内水、电解质和酸碱平衡紊乱。

三、小肠内消化

小肠是消化和吸收的最主要场所。食糜在小肠内受到胰液、胆汁和小肠液的化学性消化和胃肠道运动的机械性消化作用逐渐分解为简单的可吸收的小分子物质，并在小肠内被吸收。因此，食物通过小肠后，消化过程基本完成，经过消化的物质也大部分在小肠被吸收，剩余的未经消化和吸收的食物残渣，从小肠进入大肠，在大肠内被吸收水分形成粪便，通过排粪反射排出体外。食物在小肠内停留的时间，依食物的性质而不同，一般为3～8小时。

（一）胰液的成分及其作用

胰腺是兼有内分泌和外分泌功能的腺体，胰腺的外分泌部分由腺泡及导管组成，它们所分泌的胰液具有很强的消化能力，是最重要的消化液。

胰液为无色的碱性透明液体，pH 7.8～8.4，渗透压与血浆大致相等，成人每天分泌量为1.0～2.0 L。除了水分外，胰液中含有一些无机盐和有机成分，其主要成分为碳酸氢盐、各种离子和多种消化酶等。

1. 碳酸氢盐

碳酸氢盐由胰腺内的小导管细胞分泌。HCO_3^- 的主要作用是中和进入十二指肠的胃酸，使肠黏膜免受强酸的侵蚀；同时也为小肠内多种消化酶活动提供了最适宜的 pH 环境。

2. 胰淀粉酶

胰淀粉酶能将淀粉、糖原及多数碳水化合物水解为麦芽糖和葡萄糖，其最适 pH 为 6.7～7.0。

3. 胰蛋白酶和糜蛋白酶

胰蛋白酶和糜蛋白酶均以无活性的酶原形式存在于胰液中，胰蛋白酶原被肠液中的肠激酶（也称肠致活酶）激活成具有活性的胰蛋白酶，同时，胰蛋白酶也能激活胰蛋白酶原（自身催化）。此外，胰蛋白酶还能激活糜蛋白酶原成为糜蛋白酶。这两种酶作用相似，都可使食物中蛋白质分解为朊和胨，当两者同时作用于蛋白质时，可将其分解成氨基酸和多肽（图 6-4）。

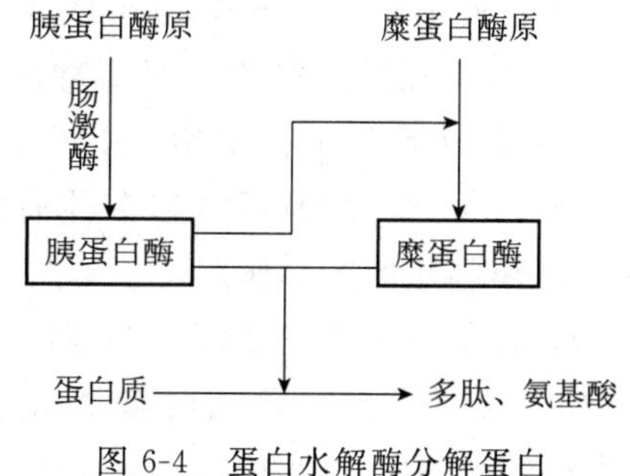

图 6-4 蛋白水解酶分解蛋白

4. 胰脂肪酶

胰脂肪酶主要作用于食物中脂肪的消化，可将脂肪分解为脂肪酸、甘油一酯和甘油，其最适 pH 为 7.5～8.5。如胰脂肪酶缺乏，将引起脂肪消化不良，导致脂肪泻。

由上可知，在胰液中含有消化三大类营养物质的消化酶，因而胰液是所有消化液中消化食物最全面、消化力最强的，也是最重要的一种消化液。当胰液分泌发生障碍时，食物中的蛋白质和脂肪将不能完全被消化，从而影响营养物质的吸收。

（二）胆汁的成分及其作用

胆汁由肝细胞不断生成，生成后由肝管流出，经胆总管流入十二指肠，或由胆总管经胆囊管而暂时贮存在胆囊，当消化时再由胆囊排入十二指肠。

胆汁的性质和成分：胆汁是一种较浓稠的、具有苦味的黄色液体，正常成人每天分泌胆汁 0.8～1.0 L。由肝细胞分泌至肝管内的肝胆汁呈金黄色或橘棕色，pH 约 7.4。贮存在胆囊内的胆汁因水分吸收浓缩而色较深，呈深绿色，胆囊胆汁的 pH 约为 6.8。胆汁的成分很复杂，它不含消化酶，除含水分外，有机成分有胆盐、胆色素、胆固醇、卵磷脂和无机盐等。

胆汁中的胆盐、胆固醇和卵磷脂的适当比例是维持胆固醇呈溶解状态的必要条件。当胆固醇过多或胆盐、卵磷脂减少时，胆固醇容易沉积形成胆结石。

胆汁的作用：① 乳化脂肪，促进脂肪的消化。胆汁中的胆盐、胆固醇和卵磷脂可作为乳化剂，降低脂肪的表面张力，使脂肪乳化成直径仅为 3～10 μm 的脂肪微粒，分散在肠腔内，从而增加胰脂肪酶的接触面积，可加快脂肪酶对脂肪的消化分解。② 促进脂肪的吸收。胆汁中的胆盐能够帮助脂肪酸、甘油一酯及其他脂类从小肠黏膜吸收。胆盐可以聚合为直径 3～6 μm 的微胶粒，肠腔中脂肪的分解产物可渗入到微胶粒中形成水溶性复合物，即混合微胶粒。这样胆盐作为运载工具，能将不溶于水的脂肪分解产物运到小肠黏膜表面，从而促进脂肪消化产物的吸收。③ 促进脂溶性维生素的吸收。由于胆汁能促进脂肪的消化吸收，所以对脂溶性维生素 A、D、E、K 的吸收也有促进作用。④ 其他作用。胆汁在十二指肠中可以中和胃酸；通过肠肝循环而被重吸收后的胆盐，可直接刺激促进肝细胞合成和分泌胆汁。

（三）小肠液的成分及其作用

1. 小肠液的性质与成分

小肠液由十二指肠腺和小肠腺共同分泌，成人每天分泌量为 1～3 L，呈弱碱性，pH 约为 7.6，可保护肠黏膜免受胃酸的侵蚀。在十二指肠，小肠液为黏稠的碱性液体，pH 为 8.2～9.3；小肠腺分泌量很大，是分泌小肠液的主要部分，pH 7.5～8.0。小肠液主要成分有水、无机盐、黏液蛋白和多种消化酶（肠激酶、肠肽酶和双糖酶等）。

2. 小肠液的主要作用

① 保护作用。小肠液呈弱碱性，可保护小肠黏膜免遭胃酸的侵蚀。② 消化作用。小肠液中的肠激酶可激活胰蛋白酶原，对蛋白质起化学性消化作用。③ 稀释作用。大量的小肠液可稀释肠内消化产物，使其渗透压降低，有利于营养物质的吸收。

（四）小肠的运动

小肠的运动对食糜在小肠内消化和吸收有重要的生理作用。

1. 小肠的运动形式

小肠运动包括紧张性收缩、分节运动和蠕动三种形式。

（1）紧张性收缩。紧张性收缩是指小肠平滑肌维持一定的紧张性，是其他运动形式进行的基础。在空腹时就存在，进食后会加强，所以呈持续性。它的存在可使小肠保持适当的位置和形状；保持小肠内的基础压力，利于肠内容物和消化液的充分混合，并且向下推进肠内容物。当小肠紧张性降低时，肠腔内容物的混合和运送速度减慢，反之则增快。

（2）分节运动。是以环行肌为主的节律性收缩和舒张的运动。食糜所在的一段肠管，环行肌在许多点同时收缩，把食糜分割成许多节段，随后原收缩处舒张，而原舒张处收缩，使原来节段的食糜分成两半，而邻近的两半合拢形成一个新的节段，如此反复进行。这样食糜得以不断地分开，又不断地混合（图 6-5）。分节运动的意义在于：① 使食糜与消化液充分混合，便于化学性消化；② 使食糜与肠壁紧密接触，为吸收创造良好的条件；③ 挤压肠壁有助于血液和淋巴液的回流，为吸收创造良好的条件。

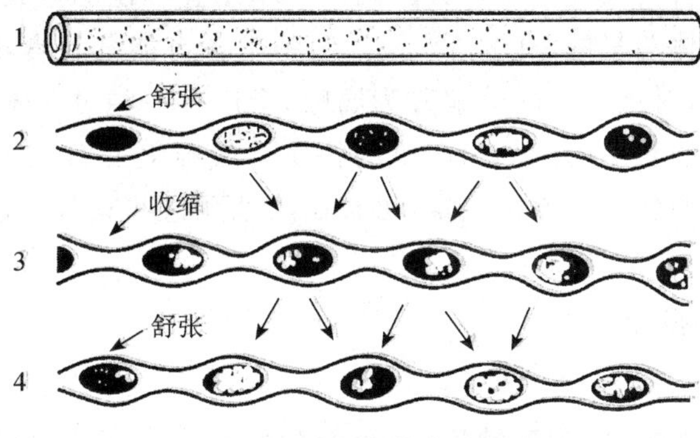

图 6-5　小肠分节运动

（3）蠕动。小肠的蠕动可发生于小肠的任何部位，并向肠的远端传播。每个蠕动波只需把食糜推进一小段距离。进食后蠕动明显增强。蠕动的意义在于使经过分节运动的食糜向前推进，到达新的肠段，再开始新的分节运动。此外，回肠末端可出现逆蠕动，即与一般的蠕动方向相反，其作用是防止食糜过早地通过回盲瓣进入大肠，有利于食物的充分消化与吸收。

小肠蠕动时，由于肠腔内容物（包括水和气体）被推动，可产生一种声音，称为肠鸣音，在临床上常用作判断肠运动功能的指标。如腹泻时肠蠕动亢进，肠鸣音增强；肠麻痹时，肠鸣音减弱或消失。

2. 回盲括约肌的功能

回肠末端与盲肠交界处的环行肌显著加厚，称为回盲括约肌。平时保持轻度收缩状态，当小肠的蠕动波到达回肠末端时，括约肌舒张，回肠内容物进入结肠。回盲括约肌的主要功能是防止回肠内容物过快地进入大肠，延长食糜在小肠内停留的时间，有利于食物在小肠内被充分消化吸收。据估计，每天有 450～500 mL 食糜进入大肠。此外，回盲括约肌有活瓣样作用，它可以阻止大肠内容物向回肠倒流。

四、大肠内消化

小肠内的食糜，经充分的消化和吸收后，剩下的食物残渣排入大肠。因此，人类的大肠没有重要的消化活动，其主要功能有：① 吸收水分；② 暂时贮存食物残渣，形成粪便排出体外。

（一）大肠液的分泌和细菌的活动

1. 大肠液的分泌

大肠液由大肠腺和黏膜杯状细胞分泌，呈碱性，pH 8.2～8.4，主要成分为黏液蛋白，其有保护肠黏膜和润滑粪便的作用。

2. 大肠内细菌的作用

大肠内细菌主要来自食物和空气。大肠内的环境适宜细菌的生长与大量繁殖，据估计，粪便中的细菌占粪便固体总量的20%～30%。细菌中含有能分解食物残渣的酶，细菌对糖和脂肪的分解称为发酵，对蛋白质的分解称为腐败，会产生一些对人体有害的物质。

大肠内的某些细菌能利用肠内较为简单的物质合成维生素 B_1、维生素 B_2 和维生素 K，被人体吸收利用。若长期服用广谱抗生素，可抑制或杀死这些有益菌群，可能会引起上述维生素的缺乏。

（二）大肠的运动和排便

1. 大肠的运动形式

大肠的运动相对少而慢，对刺激的反应也较迟缓，这有利于水分的吸收和粪便的储存、排出。

（1）袋状往返运动。这是在空腹和安静时最多见的一种大肠运动形式，由环行肌的无规律收缩所引起，它使结肠袋中的内容物向前、后两个方向作短距离的移动，但并不向前推进。

（2）多袋推进运动。一个结肠袋或一段结肠袋收缩，可使内容物向前推进一段距离，进食后这种运动增多。

（3）蠕动。大肠的蠕动由一些稳定向前的收缩波组成。此外大肠还有一种运动速度很快且推进距离很远的蠕动，称为集团蠕动，通常开始于横结肠，可将大肠内容物快速推送到降结肠或乙状结肠。集团蠕动每天发生3～4次，常为进食（尤其早餐后）所引起，可能是食物进入十二指肠刺激肠黏膜，通过壁内神经丛反射引起的，称为十二指肠-结肠反射。

2. 排便

排便是一种反射活动，食物残渣在大肠内一般停留10小时以上，其中绝大部分水和无机盐被大肠黏膜吸收。其余部分残渣经细菌分解后，形成粪便。粪便中除食物残渣外，还包括脱落的肠上皮细胞、大量细菌及由肝排出的胆色素衍生物。人的直肠内通常是没有粪便的，当粪便被集团蠕动推进直肠时，可刺激直肠壁内的感受器，冲动沿着盆神经和腹下神经传至脊髓腰骶段的初级排便中枢，再上传至大脑皮层，产生便意，如条件允许，即可发生排便反射。此时冲动沿着盆神经传出，分别使降结肠、乙状结肠和直肠收缩，肛门内括约肌舒张；同时抑制阴部神经，使其传出冲动减少，肛门外括约肌舒张；此外，通过膈神经和肋间神经，使膈肌和腹部收缩，增加腹内压，使粪便排出体外（图 6-6）。如果条件不允许，皮层发出冲动，下行抑制脊髓腰骶段初级排便中枢的排便活动，使括约肌的紧张性加强，结肠、直肠的紧张性降低，便意消失，抑制排便。如果大脑皮层经常有意抑制排便，会降低直肠壁感受器对粪便压力刺激的敏感性，从而不易产生便意。若粪便在大肠内停留时间过久，因水分吸收过多而变得干硬，则会引起排便困难，这是产生便秘最常见的原因之一，因此，要养成良好的排便习惯。临床上横断脊髓，使大脑皮层与脊髓初级排便中枢联系中断，排便的意识控制作用将丧失，一旦直肠充盈，即可引起排便反射，导致大便失禁。

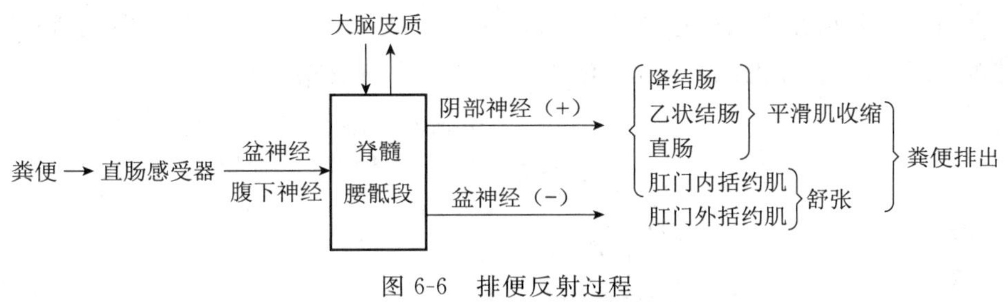

图 6-6　排便反射过程

第二节　吸收

情景导入

某病人，男，24 岁，腹痛、腹泻、恶心、呕吐伴消瘦 6 个月。曾按胃炎、肠炎治疗无效，后给予抗结核治疗一个多月，病情继续恶化。检查结果：明显消瘦，贫血貌，皮肤粗糙。红细胞 4.1×10^{12}/L，红蛋白 95 g/L，白蛋白 3.0 g/L，球蛋白 1.7 g/L，周围血象红细胞大小不等。小肠造影显示不完全肠梗阻；胃镜检查发现肠黏膜下血管显露，肠黏膜轻度炎症，黏膜轻度腺体增生及轻度炎症。骨髓涂片：巨幼红细胞性贫血。诊断：小肠吸收不良综合征 。

思考：

1. 为什么说营养物质吸收的主要部位在小肠？
2. 主要营养物质在消化道内是如何被吸收的？
3. 试分析肠内营养物质吸收障碍的可能原因及对机体的影响。

食物消化后的产物，经消化道上皮细胞进入血液或淋巴的过程称为吸收，在消化管的不同部位，对食物的吸收情况不同，这与消化管黏膜的结构特点、食物被消化的程度，以及在消化管停留的时间密切相关。营养物质的吸收是机体新陈代谢的重要保证。

一、吸收的部位

食物在口腔和食管内基本不被吸收，但某些药物（如硝酸甘油）可被口腔黏膜吸收。胃只能吸收酒精、少量水分和某些药物，大肠主要吸收水分和无机盐，小肠是吸收最主要的部位。一般认为糖、蛋白质和脂肪类的消化产物大部分在经过十二指肠、空肠后已基本被吸收。回肠只吸收胆盐和维生素 B_{12}。

小肠成为吸收最主要部位的原因：① 小肠黏膜有巨大的吸收面积。人的小肠长约 5～7 m，黏膜形成许多环形皱襞，皱襞上有大量的绒毛，绒毛上又有许多微绒毛，由于皱襞绒毛和微绒毛的存在，使小肠的吸收面积增加约 600 倍（图 6-7）；② 食糜在小肠内停留时间较长，3～8 小时；③ 食物在小肠内已被充分消化成适于吸收的小分子物质；④ 小肠黏膜的绒毛内有丰富的毛细血管和毛细淋巴管，有利于营养物质的吸收。

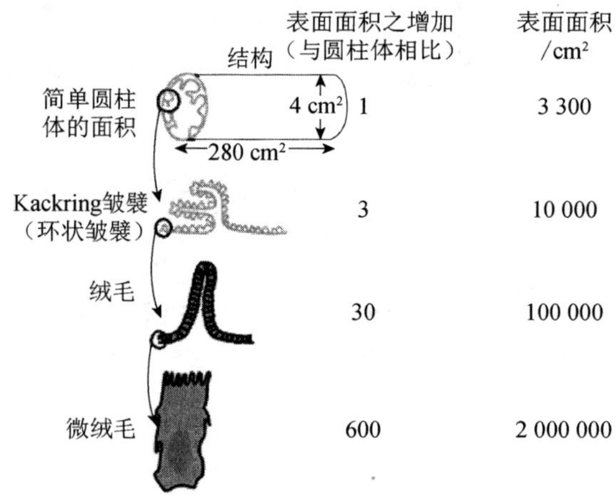

图 6-7　小肠黏膜环状褶襞、绒毛和微绒毛结构示意

小肠不仅吸收各种营养物质，还吸收消化腺每天分泌的 6～8 L 的消化液。因此，当小肠吸收功能障碍时，不仅营养物质不被吸收，而且消化液也大量丢失，从而导致水和电解质平衡的紊乱。

二、几种主要营养物质的吸收

（一）水的吸收

成人每天由胃肠道吸收的水分可达 8 L，随粪便排出的水仅有 0.1～0.2 L，水的吸收都是被动的，主要依靠渗透作用，各种溶质特别是 NaCl 主动重吸收所产生的渗透梯度是水分吸收的主要动力。

（二）无机盐的吸收

小肠内吸收的无机盐少数来自外界摄入，大多数来源于消化液。因此，严重腹泻、呕吐时，大量消化液丢失，导致体内水和电解质紊乱，会破坏内环境稳态，甚至危及生命，应及时给予补液治疗。

1. 钠的吸收

成人每天摄入 Na^+ 25～30 g，Na^+ 吸收属于主动吸收。其中从食物中摄入的 Na^+ 为 5～8 g。

2. 铁的吸收

人每天吸收的铁约 1 mg，仅为膳食中含铁量的 5%～10%。食物中的铁绝大多数为三价的高铁（Fe^{3+}），不易被吸收，需还原为二价的亚铁（Fe^{2+}）后方能被吸收。维生素 C 能将 Fe^{3+} 还原为 Fe^{2+} 而促进吸收。胃酸可使铁溶解，并使高铁转变为亚铁，所以胃液中的盐酸有促进铁吸收的作用。当某些原因导致胃酸减少时，可发生缺铁性贫血。

3. 钙的吸收

食物中的钙有 30%～80%在肠内被吸收，大部分随粪便排出。钙的吸收取决于维生素 D 和机体对钙的需求。维生素 D 可以促进钙的吸收，当机体缺钙或对钙的需要增加时，钙的吸收会增加。如儿童、低钙饮食人群、孕妇和哺乳期妇女，对钙的吸收会增加。

（三）糖的吸收

食物中的糖类（主要是淀粉），只有分解为单糖时才能被小肠吸收。小肠内的单糖主要是葡萄糖，另有少量半乳糖和果糖。各种单糖吸收的速度差异较大，葡萄糖吸收最快，果糖次之，甘露糖最慢。其吸收方式是通过小肠黏膜上皮细胞的载体蛋白转运，载体蛋白在转运单糖时需要 Na^+ 泵提供能量，主要通过毛细血管进入血液。因此，临床上给霍乱病人口服 NaCl 溶液治疗时，同时口服葡萄糖溶液帮助吸收。

（四）蛋白质的吸收

食物中的蛋白质消化分解为氨基酸后，几乎全部被小肠吸收。吸收的原理也是继发性主动转运，即与钠离子的主动吸收耦联在一起。氨基酸的吸收机制和单糖吸收相似，通过毛细血管进入血液循环。另外，少量的食物蛋白可被完整地吸收入血液。例如人初乳中有一些蛋白质抗体，可被婴儿完整地吸收进入血液，从而提高婴儿对病原体的抵抗力，但是随着年龄的增加，完整蛋白质的吸收越来越少。因此，若食物中有微量的完整蛋白质吸收入血，可作为抗原而引起过敏反应或中毒反应，对人体不利。例如虾和螃蟹引起的过敏反应就属于此类。

（五）脂肪的吸收

来自动植物的大多数食用脂肪属于甘油三酯（中性脂肪），在小肠内被消化为甘油、脂肪酸和甘油一酯。甘油溶于水，与单糖一起被吸收。脂肪酸与胆盐结合形成水溶性的混合微胶粒，才能顺利进入小肠黏膜上皮细胞内。其中的短链脂肪酸和含短链脂肪酸的甘油一酯，可直接经毛细血管进入血液。而长链的脂肪酸与甘油一酯重新合成为甘油三酯，再与细胞内的载体蛋白形成乳糜微粒，进入毛细淋巴管。由于人体摄入的动植物油中含大量长链脂肪酸，故脂肪分解产物的吸收途径以淋巴为主。

（六）维生素的吸收

水溶性维生素如维生素 B、C 以浓度差扩散方式被吸收入血液。维生素 B_{12} 与内因子结合为复合物，在回肠以主动转运方式被吸收入血液，脂溶性维生素 A、D、E 和 K 溶于脂类，与脂类消化产物吸收的方式相似，主要进入淋巴循环而后入血液循环。

第三节 消化器官活动的调节

消化系统的各个部分具有不同的结构和功能特点，在进行消化和吸收的过程中，它们相互配合、协调一致地进行活动，同时又能与人体其他系统的功能活动保持协调一致，以达到消化食物和吸收营养物质的目的。而这些都依赖于神经和体液调节。

一、神经调节

（一）消化器官的神经支配及其作用

消化器官中除口腔、咽、食管上段及肛门外括约肌为骨骼肌，受躯体运动神经支配外，其余的大部分消化器官都受自主神经系统的交感神经和副交感神经双重支配。通常交感神经兴奋时对消化活动起抑制作用，表现为胃肠道运动减弱，消化腺分泌减少，括约肌收缩。副交感神经兴奋时对消化活动起兴奋的作用，表现为胃肠道运动增强，消化腺分泌增多，括约肌舒张。

（二）消化器官活动的反射性调节

调节消化器官活动的神经中枢主要在延髓、下丘脑和大脑皮质等处。当刺激作用于感受器，冲动由传入神经到达神经中枢，神经中枢发布命令，再由传出神经到达消化管壁的平滑肌和腺体，使它们的活动发生相应的变化，这就属于反射性调节。反射性调节分为条件反射和非条件反射。

1. 非条件反射

当食物刺激口腔、舌、咽等处的感受器，能反射性地引起唾液分泌；食物在口腔咀嚼和吞咽时，刺激胃肠感受器，可反射性地引起胃肠运动加强以及胃液、胰液和胆汁的分泌增加；当酸性食糜进入小肠，又可反射性地减弱胃的运动。通过这些反射活动，消化器官各部分的活动相互影响，密切配合，更好地完成消化功能。

2. 条件反射

在非条件反射的基础上，在进食前或进食时，食物的颜色、形状、气味，以及语言、文字及进食环境，都能刺激嗅、视、听觉感受器，反射性地引起胃肠道运动和消化腺分泌的变化，这就属于条件反射，使消化器官的活动更加协调一致。重视饮食时的心理因素，保持积极乐观的情绪，布置良好的饮食环境，注重饮食的色、香、味、形等可以增进食欲，促进消化。

二、体液调节

在胃肠道黏膜上存在着数量庞大的内分泌细胞，它们能合成和分泌多种有生物活性的化学物质，统称为胃肠激素，主要的胃肠激素有促胃液素、缩胆囊素、促胰液素、抑胃肽四种。其主要生理作用是调节胃肠道的运动和消化腺的分泌；调节其他激素的释放；促进消化管组织代谢和生长。它们各自的分泌部位和作用见表 6-1。胃底和胃体的黏膜释放的组胺，可以和壁细胞上的组胺2型受体(H_2受体)结合,促进胃酸分泌。所以临床上常用组胺受体的阻断剂(西咪替丁)抑制胃酸的分泌,也常用注射组胺的方法来检查胃的泌酸能力。

表 6-1 四种主要胃肠激素的作用

激素名称	分泌部位	主要作用
促胃液素	胃窦、十二指肠黏膜	促进胃液分泌和胃的运动,促进胰液和胆汁分泌
促胰液素	十二指肠、空肠	促进胰液中水和 HCO_3^- 的分泌,抑制胃的运动和分泌
缩胆囊素	十二指肠、空肠黏膜	促进胆囊收缩及胆汁分泌,促进胰酶分泌
抑胃肽	十二指肠、空肠黏膜	抑制胃液的分泌和胃的运动,促进胰岛素分泌

另外,经研究证明,一些在胃肠道内发现的肽类激素也存在于中枢神经系统中,表现为双重分布,因此统称为脑-肠肽。已知的脑-肠肽有促胃液素、缩胆囊素、P物质、生长抑素等20余种。其生理意义在于:① 调节胃肠道运动和消化腺分泌;② 调节代谢;③ 调节摄食活动;④ 调节免疫功能;⑤ 细胞保护作用。脑-肠肽的提出揭示了神经系统与消化系统之间存在着紧密的内在联系。

思考与练习

一、单选题

1. 细嚼馒头,口腔内感觉有甜味,这是由于( )

A. 牙齿咀嚼的缘故　B. 舌头搅拌的缘故

C. 口腔分泌消化酶的缘故　D. 与以上三条都有关

2. 胃液中不含有的成分是( )

A. 盐酸　B. 胃蛋白酶　C. 胃淀粉酶　D. 内因子

3. 水分及营养物质吸收的主要部位是在( )

A. 十二指肠　B. 胃　C. 小肠　D. 大肠

4. 下列哪项为不含有消化酶的消化液( )

A. 唾液　B. 胃液　C. 胆汁　D. 胰液

5. 消化最全面、最彻底的消化液是( )

A. 唾液　B. 胃液　C. 胆汁　D. 胰液

6. 以毛细淋巴管为主要吸收途径的物质是( )

A. 单糖　B. 无机盐　C. 乳糜微粒　D. 胆盐

7. 胃排空的原动力是( )

A. 胃运动　B. 食物理化性质对胃黏膜刺激

C. 幽门括约肌的活动　D. 胃内压与十二指肠内压差

8. 糖的吸收形式主要是( )

A. 麦芽糖　B. 果糖　C. 葡萄糖　D. 脂肪酸

9. 使胰蛋白酶原活化的最主要的物质是（　　）

A. 盐酸　　B. 肠激酶　　C. 糜蛋白酶　　D. 羧基肽酶

10. 小肠特征性的运动方式是（　　）

A. 紧张性收缩　　B. 蠕动　　C. 分节运动　　D. 容受性舒张

11. 三种主要食物在胃中的排空速度由快到慢的顺序是（　　）

A. 脂肪、蛋白质、糖　　B. 糖、蛋白质、脂肪

C. 糖、脂肪、蛋白质　　D. 蛋白质、糖、脂肪

12. 排便反射的初级中枢位于（　　）

A. 脊髓腰骶段　　B. 脊髓胸段　　C. 延髓　　D. 脑桥

二、判断题

1. 食物消化和吸收主要部位是胃。（　　）
2. 胆汁不含消化酶，所以对食物无消化作用。（　　）
3. 胃排空速度快慢的顺序是脂肪、糖、蛋白质。（　　）
4. 小肠液是所有消化液中最重要的消化液。（　　）
5. 交感神经兴奋，抑制胃肠运动。（　　）

三、简答题

1. 为什么说小肠是消化和吸收的最主要部位？
2. 试述胃酸的作用。

第七章　能量代谢和体温

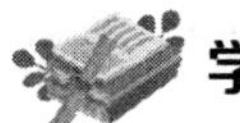

学习目标

① 掌握影响能量代谢的因素；基础代谢率的概念及意义；体温的概念和正常值；机体散热的主要部位和方式。

② 理解能量的来源和去路；体温调节的基本中枢；产热和散热的调节。

③ 了解能量代谢的测定方法和原理，以及产热器官、温度感受器、体温调定点的概念。

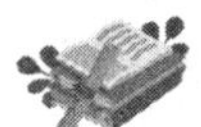

思维导图

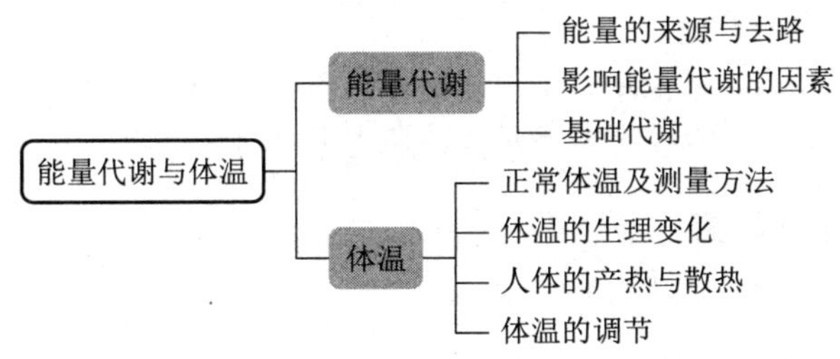

第一节 能量代谢

新陈代谢是生命活动的基本特征之一。新陈代谢包括物质代谢和能量代谢，两者密不可分。通常把物质代谢过程中所伴随的能量的释放、转移、贮存和利用称之为能量代谢。

一、能量的来源和去路

机体的能量主要来自糖、脂肪和蛋白质三大营养物质。机体所需 70%以上的能量是由食物中的糖提供的，其次为脂肪。正常体内极少动员蛋白质来供能，只有在长期饥饿或极度消耗的情况下，蛋白质才能分解，供应能量来维持机体必需的生理需要(图 7-1)。

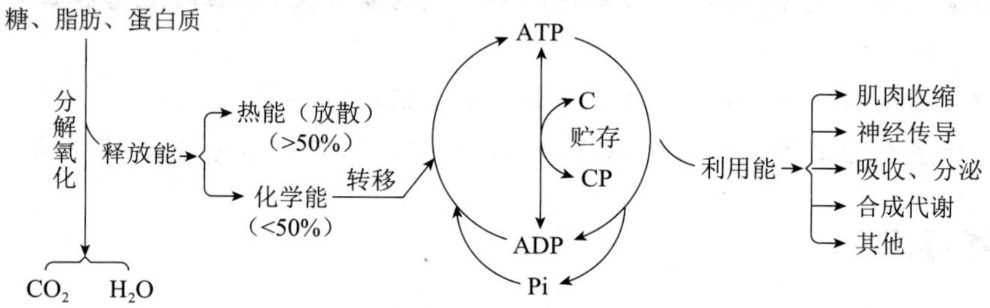

C—肌酸；Pi—无机磷酸；CP—磷酸肌酸。

图 7-1 体内能量的释放、转移、贮存和利用

二、影响能量代谢的因素

1. 肌肉活动

肌肉活动是影响能量代谢最显著的因素，机体任何轻微活动，都会使能量代谢率提高(图 7-2)。运动或劳动时，机体耗氧量显著增加，剧烈运动或强劳动时，短时间内其产热量比安静时可增加数倍到数十倍。

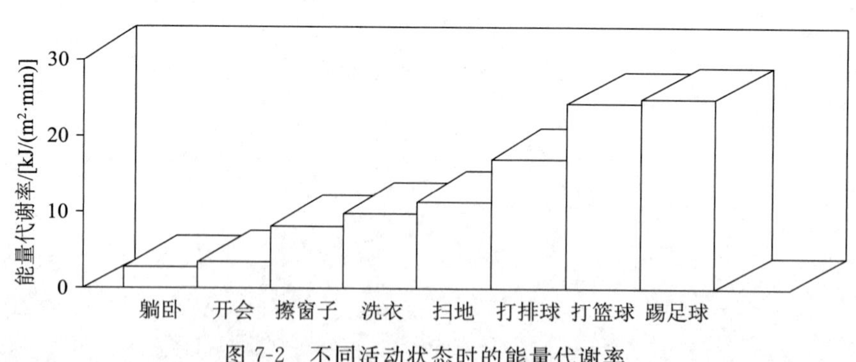

图 7-2 不同活动状态时的能量代谢率

2. 精神活动

精神和情绪活动对能量代谢有显著影响。因为脑的能量来源主要靠糖氧化释能，安静思考时影响不大，但精神紧张时，如激动、烦恼、愤怒、恐惧及焦虑等，产热量增多，能量代谢率增高。

3. 食物的特殊动力效应

人们在进食后的一段时间内即使机体处于安静状态，其产热量也要比进食前增加。这种由食物引起机体额外产生热量的作用称为食物的特殊动力效应。不同食物产生的特殊动力效应不同。蛋白质类食物额外增加的热量可达30%左右，糖和脂肪类食物的特殊动力作用可增加的产热量为4%～6%，混合食物约为10%，蛋白质最强，脂肪次之，糖类最少。

4. 环境温度

人在安静状态时，能量代谢在20～30 ℃的环境最稳定。当环境温度低于20 ℃时代谢开始增加，在10 ℃以下明显增加，主要是由于寒冷刺激反射性地引起寒战和肌肉紧张所致，当环境温度为30～45 ℃时，代谢也增加。

三、基础代谢

基础代谢是指人体在基础状态下的能量代谢。

1. 基础代谢率概念

单位时间内的基础代谢称为基础代谢率(basal metabolism rate，BMR)。所谓基础状态是指人处于以下条件：① 清晨空腹，距前次进食12～14小时以上，以排除食物的特殊动力效应的影响；② 清醒安静、卧床和肌肉放松，以避免肌肉活动的影响；③ 排除紧张、焦虑和恐惧心理，以避免精神紧张等因素的影响；④ 保持室温在20～25 ℃，以排除环境温度的影响，受试者体温也要正常；⑤ 测定BMR的前一晚必须保证足够的睡眠。

在以上状态下，机体只维持最基础(血液循环、呼吸)的代谢状态，此时所测量的机体产热量，即为基础代谢。

2. 基础代谢率的正常值和临床意义

$$BMR(\%)=(实测值-平均值)/平均值\times 100\%$$

BMR在±10%～±15%以内的，都属正常，如果BMR超过20%，则有可能是病理情况。BMR测定用来帮助诊断某些疾病，特别是甲状腺病变，其对BMR的影响最为显著。甲状腺机能低下时，BMR将比正常值低20%～40%；甲状腺功能亢进时，BMR可比正常值高20%～80%。故BMR测定是临床诊断甲状腺疾病的重要辅助方法之一。

第二节　体温

情景导入

某儿童下午放学后感觉不适，家人带其来医院就诊。主述头晕，咳嗽，喉咙痛，浑身发冷。查体：扁桃体肿大，体温38.8 ℃。血常规显示：白细胞14×10^9/L。诊断为急性细菌性上呼吸道感染，留院观察、治疗。至午夜，患儿自述感觉好转并大量出汗，查体温37.1 ℃。

思考：

机体的产热与散热的途径。

机体的温度称为体温。通常生理学上的体温指机体深部的平均温度。人和高等动物保持一定的体温，是保证机体新陈代谢和生命活动正常进行的必要条件。

一、正常体温及测量方法

临床上常用直肠温度、口腔温度、腋窝温度来表示体温。直肠温度正常为 36.9～37.9 ℃，平均为 37 ℃，比较接近机体深部温度；口腔温度正常为 36.7～37.7 ℃，比直肠温度低 0.2 ℃；腋窝温度又比口腔温度低 0.4 ℃，正常为 36.3～37.3 ℃。

二、体温的生理变动

在正常生理情况下，体温可随昼夜、性别、年龄、肌肉活动、精神紧张和环境温度等的不同而产生变化。

1. 昼夜变化

在一昼夜中，人体的体温呈周期性波动，清晨 2 时至 6 时体温最低，午后 1 时至 6 时最高，波动幅度一般不超过 1 ℃，体温的这种昼夜周期波动称为昼夜节律或日周期。

2. 性别

女性基础体温高于同龄男性体温约 0.3 ℃且随月经周期发生规律性变化，排卵前体温下降，排卵后体温上升(图 7-3)，原因与体内孕激素水平周期性变化有关。

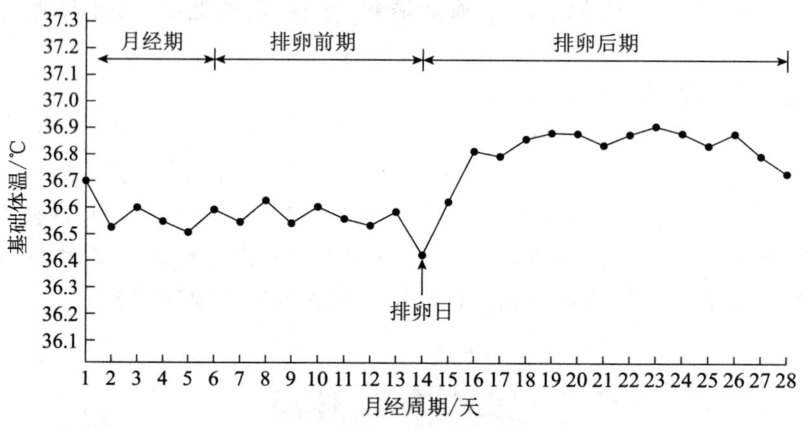

图 7-3　女性月经周期中基础体温曲线

3. 年龄

体温与年龄有关。新生儿，特别是早产儿，其体温受环境温度影响变动较大，新生儿的中枢神经系统体温调节机构发育尚未完善，因此，对早产儿应保持适宜的室温，加强护理，注意保温。老年人基础代谢低，故其体温也略低。

4. 肌肉活动和精神因素

肌肉活动、情绪激动等情况会使机体代谢增强，产热量增高，导致体温增高。因此测温时，应在安静的环境状态下进行。

三、人体的产热和散热

（一）产热过程

机体主要的产热器官是内脏和骨骼肌。安静时以内脏为主，其中以肝脏产热量最大。劳动和运动时，骨骼肌是主要的产热器官。在寒冷环境中，寒战可增加产热量，提高代谢率，寒战也是增加产热量的途径之一。

（二）散热过程

机体的主要散热部位是皮肤。散热方式主要有以下几种。

1. 辐射散热

辐射散热是机体以热射线的形式将热量传给外界较冷物体的一种散热方式。在适宜的气候中，人在安静状态下，以辐射方式放散的热量占机体产热量的 60%。辐射散热的量和皮肤与环境的温度差以及机体有效辐射面积有关。

2. 传导散热

热由温度高处经物体传递到温度低处称热的传导。通过热的传导，人体与低于体温的物体直接接触，把体内热量传出去，称传导散热。传导散热量与物体导热性能有关，临床据此常用冰袋、冰帽或冷湿毛巾给高热患者物理降温。

3. 对流散热

机体借空气流动来散发热量的方式称为对流散热，是传导散热的特殊方式。对流散热量的多少，主要受风速影响，风速越大，对流散热量也越大。例如，冬天增加衣服可减少空气对流，以达到御寒的目的。

辐射、传导、对流的方式散热只有在体表温度高于外界气温的前提下才能进行，一旦外界气温等于或高于皮肤温度时，辐射、传导、对流就会停止，此时蒸发散热便成为体表散热的唯一方式。

4. 蒸发散热

蒸发散热是指机体通过体表水分的蒸发来散发热量的方式。在正常体温条件下，每蒸发 1g 水可使机体散失 2.4 kJ 热量，因此，体表水分蒸发是一种有效的散热方式。临床上对高热患者采用酒精擦浴降温即此道理。蒸发散热可分为不感蒸发和发汗。

（1）不感蒸发。不感蒸发是指液体中的水分直接渗出皮肤和呼吸道黏膜等表面而被蒸发，并不被人们觉察，是持续进行的一种散热方式，故称不感蒸发，这种蒸发与汗腺活动无关，成人每天不感蒸发水分约 1 000 mL，其中皮肤蒸发 600～800 mL，呼吸道蒸发 200～400 mL。婴幼儿的不感蒸发的速度比成人快。

（2）发汗。由汗腺分泌汗液的活动称发汗。发汗时可以意识到有明显的汗液分泌，因此，汗液的蒸发又称可感蒸发。当环境温度接近或超过体温时，发汗是人体最有效的散热途径。若大量发汗，每天出汗可达 10 L，失盐达 40 g，有时每小时出汗可达 1.5 L 以上，人体在短时间内会丧失大量水分和盐，需及时补充足够的水分，同时补充由于出汗失去的 NaCl。例如，临床上热射病就是由水、电解质平衡紊乱，影响神经和骨骼肌等组织的兴奋性引起的，因此，应及时输液，补充水和电解质。

四、体温调节

人体体温在外界环境温度发生变化时，仍能保持相对稳定，是由于机体具有自主性体温调节和行为性体温调节功能。

（一）自主性体温调节

自主性体温调节是在下丘脑体温调节中枢控制下，随机体内外环境温度刺激信息的变动，通过增减皮肤血流量、发汗、寒战等生理反应，调节机体的产热和散热两个过程，使体温保持恒定。

1. 温度感受器

（1）外周感受器：分布于皮肤、黏膜、内脏和肌肉等部位，分为冷、热感受器，分别感受相应部位的冷热变化，传入体温中枢，产生温度感觉并引起体温调节反应。

（2）中枢感受器：分布于下丘脑、脑干网状结构和脊髓等部位，分为热敏神经元和冷敏神经元两种，感受局部组织温度变化，引起体温调节反应。

2. 体温调节中枢

下丘脑的视前区-下丘脑前部（PO/AH）温度敏感神经元既能感受局部组织温度变化的刺激，又能对其他途径传入的温度变化信息进行整合处理，因此，PO/AH 现被认为是体温调节的基本中枢。

3. 体温调定点学说

调定点学说认为体温的调节类似于恒温器的调节。PO/AH 中有个调定点，即事先将调定点定在一个规定的数值（如 37 ℃）。如果体温偏离此数值则由反馈系统将偏差信息送到控制系统，然后经过对受控系统的调整来维持体温恒定。关于调定点的机制尚未清楚。某些退热药（如阿司匹林）的作用就在于阻断致热原的作用，使调定点恢复到正常水平。

（二）行为性调节

行为性调节是指机体通过一定的行为来保持体温的相对恒定，如生火取暖、衣着增减、开空调、开暖气等人工御寒防暑措施的采取均属行为性体温调节。

思考与练习

一、单选题

1. 基础代谢率的正常范围是不超过正常平均值的（　　）

A. ±5%～±10%　　B. ±0%～±5%

C. ±10%～±15%　　D. ±20%～±30%

2. 昼夜体温变动的特点是（　　）

A. 昼夜间体温呈现周期性波动　　B. 午后 4 时～6 时体温最低

C. 上午 8 时～10 时体温最高　　D. 昼夜间波动的幅度超过 1 ℃

3. 给高热患者使用冰帽的散热方式属于(　　)

A. 辐射散热　B. 对流散热　C. 传导散热　D. 蒸发散热

4. 影响能量代谢最显著的因素为(　　)

A. 骨骼肌运动　B. 精神活动　C. 环境温度　D. 进食

5. 当环境温度大于皮肤温度时,机体的散热方式是(　　)

A. 辐射散热　B. 对流散热　C. 传导散热　D. 蒸发散热

6. 人体最主要的散热器官是(　　)

A. 汗腺　B. 肾脏　C. 消化道　D. 皮肤

7. 体温调节的主要中枢在(　　)

A. 延髓　B. 丘脑　C. 下丘脑　D. 大脑皮层

二、判断题

1. 机体所需的能量70%以上由蛋白质提供。(　　)

2. 基础代谢率是人体最低的能量代谢率。(　　)

3. 成人男性的体温平均比女性高0.3 ℃。(　　)

4. 体温调节基本中枢在下丘脑。(　　)

5. 能量代谢在20～30 ℃的环境中最为稳定,环境温度过低使能量代谢显著降低。(　　)

第八章 尿的生成与排放

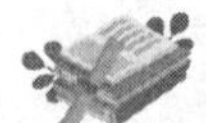

学习目标

① 掌握尿生成的三个环节；肾小球滤过的动力；肾小球滤过率的概念；葡萄糖和水的重吸收；影响肾小球滤过的因素；影响肾小管、集合管重吸收的因素。

② 了解肾小管和集合管的重吸收的特点；肾小管和集合管的分泌；滤过膜的结构和意义；影响肾小管、集合管分泌的因素；尿液及其排放，排尿异常。

③ 通过实验熟练掌握影响尿生成的因素。

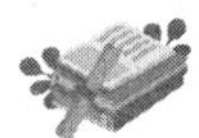

思维导图

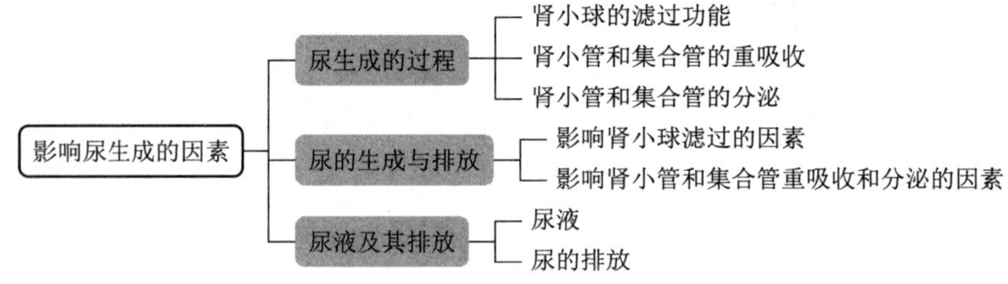

机体在代谢过程中，通过呼吸和消化吸收来获取氧气和营养物质，营养物质的分解为生命活动提供能量，同时产生各种代谢终产物。机体将新陈代谢的终产物（如尿素、尿酸、肌酐、胆色素、氨等）、体内过剩的物质（如水、电解质）以及进入人体内的异物（如药物），经血液循环运输由排泄器官排出体外的过程称为排泄。

人体的排泄器官主要有肾、肺、皮肤和消化器官等。在人体的所有排泄器官中，肾排出的代谢产物种类最多，数量最大，因此肾是人体最重要的排泄器官。肾脏通过泌尿实现排泄功能，达到对水盐代谢和酸碱平衡的调节，可维持内环境稳态。此外，肾还具有内分泌功能，可分泌肾素、前列腺素、促红细胞生成素和1,25-二羟胆钙化醇等多种生物活性物质。本章主要阐述肾的排泄功能。

第一节 尿生成的过程

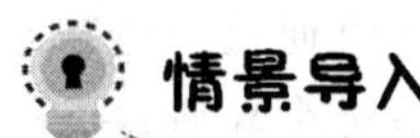

情景导入

某病人，女性，45岁，头昏乏力一月，尿频、尿急。检查血压：180/100 mmHg。尿常规：蛋白(+)、红细胞0～1/HP、白细胞4～5/HP，血尿素氮15 mmol/L。

初步诊断慢性肾盂肾炎。

思考：

1. 尿液生成包括哪些环节？

2. 蛋白质滤出要穿过哪几层结构？

3. 尿液生成的动力是什么？

尿液是在肾单位和集合管中生成的。尿生成包括三个基本过程：① 肾小球的滤过；② 肾小管和集合管的重吸收；③ 肾小管和集合管的分泌。

一、肾小球的滤过功能

肾小球的滤过是尿生成的第一个环节。血液流经肾小球毛细血管时，血浆中除大分子血浆蛋白以外的水、无机盐、小分子有机物等透过滤过膜滤至肾小囊腔形成原尿的过程称为肾小球的滤过。原尿中除蛋白质以外，其余成分及浓度与血浆基本相同（表8-1）。

表8-1 血浆、原尿和终尿成分比较

成分	血浆/(g/L)	原尿/(g/L)	终尿/(g/L)	重吸收率/%
Na^+	3.3	3.3	3.5	99
K^+	0.2	0.2	1.5	94
Cl^-	3.7	3.7	6.0	99
磷酸根	0.04	0.04	1.5	67

续表

成分	血浆/(g/L)	原尿/(g/L)	终尿/(g/L)	重吸收率/%
尿素	0.3	0.3	20.0	45
尿酸	0.02	0.02	0.5	79
肌酐	0.01	0.01	1.5	
氨	0.001	0.001	0.4	
葡萄糖	1.0	1.0	极微量	近100
蛋白质	80	0.30	微量	近100
水	900	980	960	99

(一)肾小球滤过的结构基础——滤过膜

1. 滤过膜的结构

滤过膜由三层结构组成,即肾小球毛细血管的内皮细胞层、基膜层和肾小囊脏层上皮细胞层。内层是毛细血管的内皮细胞,内皮细胞上有许多小孔,血浆中所有物质都可通过。中间层是基膜,是水合凝胶形成的纤维网结构,允许水和小分子物质通过。外层是肾小囊脏层上皮细胞,它伸出许多足突相互交错形成裂孔,裂孔上有裂孔膜。三层结构上的孔道,构成了滤过膜的机械屏障。此外,滤过膜上还有带负电荷的糖蛋白,使血液中带负电荷的物质不易通过,可以有效地限制血浆蛋白的滤过,形成滤过的电学屏障。两道屏障使滤过膜对血浆成分的滤过有着严格的限制,对原尿的成分起着决定性作用。

2. 滤过膜的通透性

血浆中的物质通过滤过膜的难易主要取决于物质分子大小。一般来说,以分子量为70 000的物质分子作为肾小球滤过的界限。分子量大于等于70 000的物质分子完全不能通过滤过膜。此外,血浆中的物质通过滤过膜的难易还与其所带电荷有关。清蛋白是三类血浆蛋白中最小的蛋白质,分子量虽然只有69 000,但其带有负电荷,因此不能通过电学屏障,故原尿中几乎没有蛋白质。

3. 滤过膜的面积

正常成人两肾约有200万个肾单位处于活动状态,滤过膜的总面积约为1.5 m^2,且保持相对稳定,这样的滤过面积,对肾小球的滤过十分有利。

(二)滤过的动力——有效滤过压

肾小球滤过的动力是肾小球有效滤过压(图8-1),其组成与组织液生成的有效滤过压相似。肾小球毛细血管血压是肾小球有效滤过压中的唯一动力成分,血浆胶体渗透压是肾小球滤过的阻力,囊内压是指肾小囊内的原尿对囊壁的压力,也是肾小球滤过的阻力,但由于肾小囊内的原尿几乎没有蛋白质,所以肾小球有效滤过压=肾小球毛细血管血压-(血浆胶体渗透压+囊内压)。

用微穿刺法测得大鼠肾小球从入球小动脉端到出球小动脉端毛细血管内的压力几乎相同,血压平均值为45 mmHg,肾小囊内压为10 mmHg,肾小球毛细血管入球动脉端的血浆胶体渗透压约为25 mmHg,在血液从入球小动脉流向出球小动脉的过程中,随着水和小分子物质的不断滤出，血浆蛋白被浓缩，血浆胶体渗透压逐渐升高到 35 mmHg。根据以上数据，有效滤过压计算如下：

入球小动脉端肾小球有效滤过压＝45－(25＋10)＝10(mmHg)

出球小动脉端肾小球有效滤过压＝45－(35＋10)＝0(mmHg)

实际上，血液尚未流到出球小动脉前，血浆胶体渗透压已经升高到 35 mmHg，有效滤过压已经为 0。因此，肾小球毛细血管的全长并非都有滤过作用，滤过作用只发生在有效滤过压为 0 之前的那段毛细血管中。

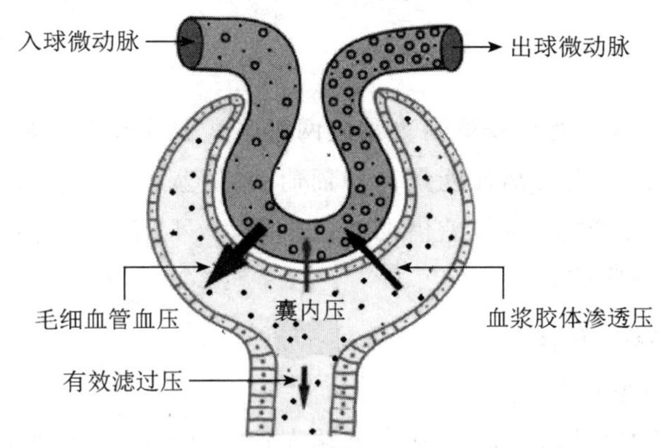

○代表不能滤过的大分子物质；●代表可滤过的小分子物质。

图 8-1　肾小球有效滤过压

(三) 肾小球滤过率

肾小球滤过率是指每分钟两肾生成的原尿量，正常成人安静时约为 125 mL/min。

二、肾小管和集合管的重吸收

肾小球滤过生成的原尿经肾小囊流进肾小管后称为小管液。肾小管和集合管上皮细胞将小管液中的水和各种溶质重新转运回血液的过程称为肾小管和集合管的重吸收。以每分钟两肾生成的原尿量 125 mL 计算，正常成人每昼夜生成的原尿量约为 180 L，而每昼夜排出的终尿量一般为 1.5 L 左右。这表明原尿中约有 99%的水被重吸收，同时其他物质也被不同程度地重吸收(表 8-1)。

(一) 重吸收的部位

肾小管各段和集合管因形态结构存在差异，所以重吸收能力不尽相同。近端小管重吸收的物质种类最多，数量最大，是重吸收的主要部位。正常情况下，葡萄糖、氨基酸等营养物质几乎全部在近端小管重吸收，大部分的水、无机盐、尿素等也在此重吸收，其余的水和无机盐等，分别在肾小管其他各段和集合管重吸收，少量随尿排出。

(二) 重吸收的特点

1. 选择性

通过比较原尿和终尿的成分(表 8-1)可以得知，各种物质重吸收率是不同的。一般情况下，凡是对机体有用的物质，如葡萄糖、氨基酸、Na^+、HCO_3^-等，能够全部或大部分重吸收；尿素、磷酸根等为部分重吸收；肌酐等代谢产物和进入人体的异物则不被重吸收。这说明肾小管和集合管上皮细胞对于物质的重吸收具有一定的选择性。这既可避免营养物质的流失，又能有效地清除代谢终产物、过剩的及有害的物质，从而净化血液。

2. 有限性

当小管液中某种物质的浓度过高，超过上皮细胞对其重吸收的极限时，该物质则不能被全部重吸收，终尿中将会出现该物质。这是因为肾小管和集合管的上皮细胞膜上转运该物质的蛋白质数量有限。

（三）重吸收的方式

重吸收可以分为主动重吸收和被动重吸收两种方式。主动重吸收是指肾小管上皮细胞逆浓度差或电位差的转运，需要消耗能量。如葡萄糖、氨基酸、Na^+、K^+、Ca^{2+}都属于主动重吸收。被动重吸收是顺浓度差、电位差借助渗透的转运，不需要消耗能量。如Cl^-、HCO_3^-、尿素、水等主要是被动重吸收。

（四）几种主要物质的重吸收

1. Na^+和Cl^-的重吸收

Na^+和Cl^-的重吸收率约为99%，其中近端小管的重吸收能力最强，占滤过量的65%～70%，其余的分别在肾小管其他各段和集合管重吸收。Na^+以主动重吸收为主。Na^+的重吸收造成了小管液和上皮细胞内的电位差，促使Cl^-被动重吸收。

2. K^+的重吸收

原尿中90%以上的K^+被重吸收，重吸收的主要部位是近端小管，重吸收的机制是逆浓度差和电位差的主动转运。

3. 葡萄糖的重吸收

原尿中的葡萄糖与血糖浓度相等，但正常情况下终尿中几乎不含葡萄糖，这表明葡萄糖的重吸收率接近100%。葡萄糖的重吸收仅限于近端小管，肾小管其他各段对葡萄糖都没有重吸收能力。因此，近端小管如果不能将小管液中的葡萄糖全部重吸收，尿中就会出现葡萄糖。

近端小管对葡萄糖的重吸收具有一定限度，当血糖浓度升高到一定水平时，上皮细胞对葡萄糖的重吸收达到极限，血糖浓度如果再继续升高，葡萄糖则不能全部被重吸收而随着尿液排出而导致糖尿。尿中开始出现葡萄糖时的最低血糖浓度称为肾糖阈。其正常值为8.88～9.99 mmol/L(160～180 mg/dL)，肾糖阈反映了肾小管上皮细胞对葡萄糖的最大重吸收限度。

4. 水的重吸收

水的重吸收率为99%，水的重吸收是被动的，通过渗透方式进行。

其中约70%的水在近端小管被重吸收，其重吸收是伴随溶质的吸收而吸收，与体内的含水量无关，属于必需重吸收。正常情况下对尿量没有明显影响。约20%～30%的水在远曲小管和集合管被重吸收。远曲小管和集合管对水的重吸收量虽然不及近端小管，但其对水的重吸收量可根据机体对水的需求情况接受抗利尿激素的调节，属于调节重吸收。由于水的重吸收率约为99%，即终尿量只占原尿量的1%，所以，只要重吸收减少1%（重吸收率降为98%），尿量就会增加一倍。正常情况下，调节重吸收是影响终尿量的关键。

三、肾小管和集合管的分泌

肾小管和集合管的上皮细胞将细胞内或血浆中的物质转运至小管液的过程称为肾小管和集合管的分泌。肾小管和集合管主要分泌 H^+、NH_3 和 K^+ 等。

（一）H^+ 的分泌

能分泌 H^+ 的部位包括近端小管、远曲小管和集合管的上皮细胞，近端小管分泌 H^+ 的能力最强。

近端小管分泌 H^+ 是通过 H^+-Na^+ 交换实现的。在近端小管，由上皮细胞代谢产生或由小管液进入细胞的 CO_2，在碳酸酐酶的催化下与 H_2O 结合生成 H_2CO_3，H_2CO_3 不稳定进而解离成 HCO_3^- 和 H^+。H^+ 被主动分泌到小管液，HCO_3^- 则留在上皮细胞内。H^+ 的分泌导致了小管内外的电位变化，Na^+ 被动转移到小管上皮细胞中，这种 H^+ 的分泌与 Na^+ 的重吸收耦联的过程称为 H^+-Na^+ 交换。进入上皮细胞的 Na^+ 很快转移到血液中，HCO_3^- 随着 Na^+ 一起转移入血。这样，上皮细胞每分泌一个 H^+，就会重吸收一个 Na^+ 和一个 HCO_3^- 而形成 $NaHCO_3$（图8-2）。$NaHCO_3$ 是体内重要的"碱贮备"，因此，H^+ 的分泌具有排酸保碱、维持体内酸碱平衡的重要作用。

（二）NH_3 的分泌

正常情况，NH_3 的分泌主要在远曲小管和集合管。NH_3 主要来源于远曲小管和集合管上皮细胞内的谷氨酰胺脱氨基。NH_3 是一种脂溶性物质，能通过细胞膜向 pH 值低的方向扩散，而 H^+ 的分泌降低了小管液的 pH 值，促进 NH_3 向小管液中分泌。NH_3 分泌到小管液以后，可与 H^+ 结合生成 NH_4^+，NH_4^+ 进一步与小管液中的 Cl^- 结合，生成 NH_4Cl 随尿排出（图8-2）。

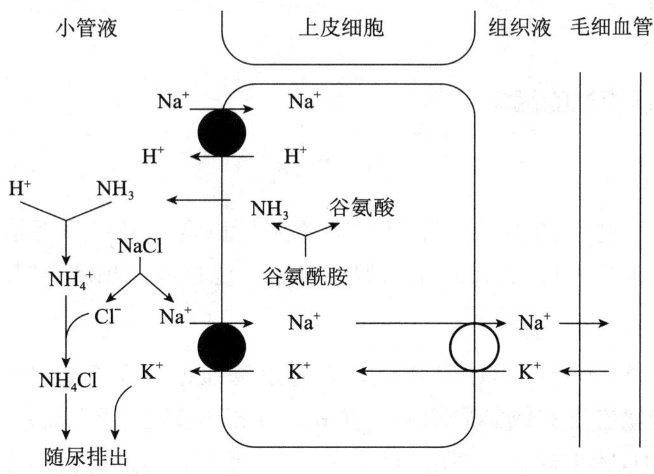

实心圆代表转动体；空心圆代表 Na^+ 泵。

图8-2　H^+、NH_3、K^+ 分泌关系

NH_3 的分泌降低小管液中的 H^+ 浓度，促进了 H^+ 的继续分泌。因此，NH_3 的分泌不仅具有排除氨基酸的代谢产物 NH_3 的作用，同时还具有间接的排酸保碱、维持酸碱平衡的作用。

(三) K^+ 的分泌

尿中的 K^+ 主要是远曲小管和集合管分泌的。K^+ 的分泌是一种被动过程，与 Na^+ 的主动重吸收密切相关。远曲小管和集合管上皮细胞对 Na^+ 的主动重吸收，造成了管腔内的负电位，K^+ 顺电位差从上皮细胞被动进入小管液。这种 K^+ 的分泌与 Na^+ 的重吸收耦联的过程，称为 K^+-Na^+ 交换(图 8-2)。

由于泌 K^+ 和泌 H^+ 都是与 Na^+ 的重吸收耦联，故 K^+-Na^+ 交换和 H^+-Na^+ 交换具有竞争抑制作用。在酸中毒情况下，H^+-Na^+ 交换增多，而 K^+-Na^+ 交换减少，机体排 K^+ 减少，导致高血钾；相反，在碱中毒时，H^+-Na^+ 交换减少，而 K^+-Na^+ 交换增多，机体排 K^+ 增多，导致低血钾。

第二节 影响尿生成的因素

情景导入

某病人，男性，50 岁，两个月前无明显诱因食量增加，体重减轻了 3 kg 以上，同时出现口渴，喜欢喝水，尿量增多。查体：体温 37.5 ℃，脉博 80 次/min，血压 120/80 mmHg。尿常规：尿蛋白(－)，尿糖(＋＋)。空腹血糖 10.78 mmol/L。初步诊断：2 型糖尿病。

思考：

试述糖尿病病人多尿的机理。

一、影响肾小球滤过的因素

(一) 滤过膜的改变

在生理情况下，滤过膜的通透性和面积都较大且稳定。但在病理情况下，如肾小球肾炎，可造成滤过膜的通透性增大，出现蛋白尿和血尿。滤过膜面积减少时，出现少尿或无尿。

(二) 肾血流量的改变

当动脉血压在 80～180 mmHg 范围波动时肾血管通过自身舒缩，保持肾血流量相对稳定，保证机体在安静状态下完成泌尿功能。在其他因素不变时，肾血流量与肾小球滤过率成正比。肾血流量增加，肾小球滤过率增加，尿量增多；反之，滤过率降低，尿量减少。

肾血流量还受神经和体液调节。支配肾脏的神经主要为肾交感神经。肾交感神经兴奋可引起肾血管收缩，肾血流量减少；还可引起肾素分泌增加等。肾上腺素、去甲肾上腺素、血管升压素和血管紧张素等可引起肾血管收缩,肾血流量减少。局部舒血管物质则使肾血流量增加。

(三) 肾小球有效滤过压的改变

肾小球有效滤过压是肾小球滤过的动力,构成肾小球有效滤过压的任何一个因素发生改变,都会影响肾小球的滤过。

1. 肾小球毛细血管血压

正常情况下,当血压在80～180 mmHg范围波动时,肾小球毛细血管血压保持稳定,肾小球滤过率基本不变。当动脉血压低于80 mmHg时,由于肾血管舒张已达极限,故肾血流量将随动脉血压降低而减少,肾小球毛细血管血压和肾小球有效滤过压也相应降低,肾小球滤过率减少。当动脉血压低于40 mmHg时,肾血流量急剧减少,肾小球有效滤过压和肾小球滤过率几乎为0,可导致无尿。

2. 血浆胶体渗透压

正常人血浆胶体渗透压一般较为稳定。但静脉注射大量生理盐水、严重的营养不良及肝肾疾患均可使血浆蛋白浓度下降,血浆胶体渗透压降低,肾小球有效滤过压升高,肾小球滤过率增加,尿量增加。

3. 囊内压

正常情况下囊内压较稳定。但在病理情况下,如肾盂或输尿管结石、肿瘤压迫等原因使尿路发生梗阻时,囊内压升高,肾小球有效滤过压降低,肾小球滤过率减少,尿量减少。

二、影响肾小管和集合管重吸收和分泌的因素

(一) 小管液溶质浓度

小管液溶质浓度是影响肾小管重吸收作用的主要因素。若小管液溶质浓度升高,小管液的渗透压随之升高,肾小管各段和集合管对水的重吸收减少,尿量将增加,这种利尿方式称为渗透性利尿。糖尿病人的多尿就是渗透性利尿所致。临床上常采用能被肾小球滤过但不能被肾小管和集合管重吸收的药物(如甘露醇等)产生渗透性利尿效应,达到脱水消肿的目的(图8-3)。

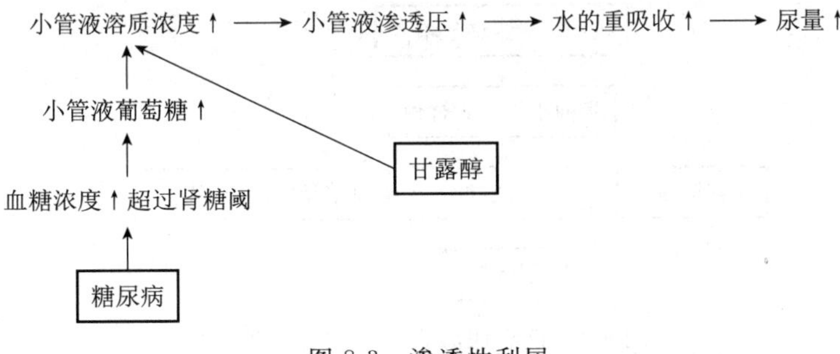

图8-3　渗透性利尿

(二) 抗利尿激素

抗利尿激素(ADH)由下丘脑视上核和室旁核的神经元胞体合成后,沿神经元的轴突运

至神经垂体贮存，并由此释放入血。抗利尿激素的主要生理作用是增加远曲小管和集合管上皮细胞对水的通透性，促进水的重吸收，使尿量减少。大剂量的抗利尿激素除抗利尿作用外，还能收缩全身小动脉（包括冠状动脉），使外周阻力增大，动脉血压升高，故又称血管升压素（VP）。调节抗利尿激素释放的主要因素是血浆晶体渗透压和循环血量。

1. 血浆晶体渗透压

在下丘脑视上核和室旁核及其附近有渗透压感受器，对血浆晶体渗透压的变化非常敏感，可调节抗利尿激素的合成和释放。当血浆晶体渗透压升高，渗透压感受器刺激增强，引起抗利尿激素的合成和释放增加，使水的重吸收增多，导致尿量减少，以维持水平衡。在大量出汗、严重呕吐或腹泻等情况下尿量减少就是这个原因。相反，如果短时间内大量饮清水，血液被稀释，血浆晶体渗透压降低，晶体渗透压感受器抑制，反射性引起抗利尿激素合成和释放减少，水的重吸收减少，尿量增多，使体内多余的水分及时排出体外。这种大量饮入清水引起的抗利尿激素释放减少，尿量明显增多的现象称为水利尿。水利尿的过程简示如下：

大量饮水→血浆晶体渗透压降低→渗透压感受器抑制→抗利尿激素合成和释放减少→远曲小管和集合管对水的通透性降低→水的重吸收减少→尿量增多。

2. 循环血量

左心房和胸腔大静脉管壁上有容量感受器，能根据循环血量的改变反射性地调节抗利尿激素的释放。当循环血容量过多，如大量饮水、补液，对容量感受器的刺激增强，抗利尿激素的合成和释放减少，水的重吸收减少，尿量增加，以排出体内过剩的水分。反之，当循环血量减少，如急性大失血、严重呕吐和腹泻等情况，对容量感受器的刺激减弱，抗利尿激素的合成和释放增多，水的重吸收增加，尿量减少，有利于血容量的恢复（图 8-4）。

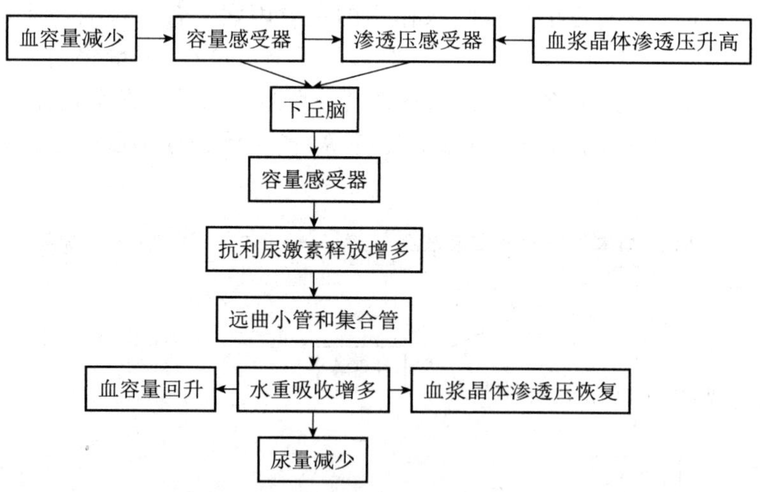

图 8-4 抗利尿激素分泌和释放调节

下丘脑病变累及视上核或下丘脑垂体束，引起抗利尿激素合成或释放障碍，导致尿量显著增加，每日可达 10 L 以上，临床上将此症称为尿崩症。

(三) 醛固酮

醛固酮是由肾上腺皮质球状带细胞分泌的一种类固醇激素，其主要作用是促进远曲小管和集合管对 Na^+ 的重吸收，同时促进 K^+ 的分泌，调节水盐代谢。Na^+ 重吸收增加的同时，还伴有 Cl^- 和水的重吸收增加，因此，醛固酮具有保 Na^+、排 K^+、间接保水、增加血容量的作用。

醛固酮的分泌主要受肾素-血管紧张素-醛固酮系统和血 K^+、血 Na^+ 浓度变化的调节。

1. 肾素-血管紧张素-醛固酮系统

肾素主要在肾缺血时由近球细胞分泌。它能将血浆中的血管紧张素原转变为血管紧张素Ⅰ，血管紧张素Ⅰ在血管紧张素转换酶的作用下转变为血管紧张素Ⅱ，血管紧张素Ⅱ收缩血管作用比较强，也能刺激肾上腺皮质球状带分泌醛固酮。血管紧张素Ⅱ可进一步在氨基肽酶的作用下水解为血管紧张素Ⅲ。血管紧张素Ⅲ主要刺激肾上腺皮质球状带分泌醛固酮。

由于肾素的分泌决定了血浆中血管紧张素的浓度，进而决定了血中的醛固酮的浓度，因此，在肾素、血管紧张素和醛固酮之间构成了一个相关联的功能系统，称为肾素-血管紧张素-醛固酮系统(图 8-5)。

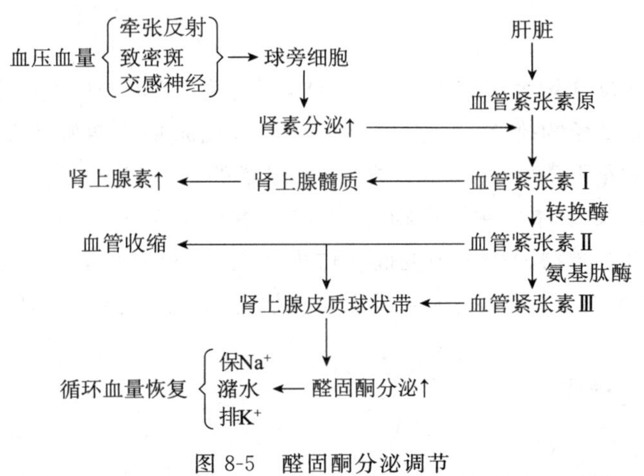

图 8-5　醛固酮分泌调节

2. 血 K^+、血 Na^+ 浓度

血 K^+ 浓度升高或血 Na^+ 浓度降低时，均可直接刺激肾上腺皮质球状带分泌醛固酮，促进远曲小管和集合管对 Na^+ 的重吸收和 K^+ 的排泄(图 8-5)。

(四) 球-管平衡

近端小管对小管液的重吸收量与肾小球滤过之间存在着比较稳定的关系，即无论肾小球滤过率是增大或是减少，近端小管重吸收量始终占肾小球滤过率的 65%～70%，这种现象称为球-管平衡。其意义在于使尿中排出的 Na^+ 和水不会随肾小球滤过率的增减而发生大幅度变动，从而维持体内的水、Na^+ 平衡。

第三节　尿液及其排放

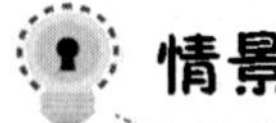

情景导入

某病人，女性，30 岁，突起尿频、尿急、尿痛。检查：体温 37 ℃，脉搏 80 次/min，血压 110/70 mmHg，心肺未见异常，腹软无压痛，肾区无叩击痛。尿常规：蛋白(—)，红细胞 5～10/HP，白细胞 15～40/HP。初步诊断为急性膀胱炎。

思考：

1. 急性膀胱炎的典型症状有哪些?

2. 常见的排尿异常有哪些?

一、尿液

(一) 尿量

正常成年人每昼夜尿量为 1 000～2 000 mL，平均为 1 500 mL。尿量的多少主要取决于机体的摄水量和其他途径的排水量。多尿指的是每昼夜尿量长期保持在 2 500 mL 以上；少尿指的是一昼夜尿量介于 100～500 mL 之间；无尿指的是一昼夜尿量不足 100 mL。正常成人每天代谢约产生 35 g 固体代谢终产物，至少需要溶解在 500 mL 尿液中才能排出。因此，少尿和无尿会使代谢终产物因排出不畅而在体内积蓄，严重时可导致尿毒症；多尿则可使机体水分大量丧失，导致脱水。多尿、少尿或无尿均属异常，都会破坏内环境稳态，严重时危及生命。

(二) 尿液的理化性质

1. 颜色

正常新鲜尿液呈淡黄色透明液体。尿液颜色主要来自胆色素的代谢产物。大量饮水后，尿液被稀释，颜色变淡；机体缺水时，尿量减少，尿液浓缩，颜色变深。

正常人新排出尿液多透明、淡黄色。异常尿液颜色见于以下病理情况。

乳白色：常见于丝虫病、腹腔肿瘤、结合压迫肾周围淋巴管等。淡红色或棕红色(血尿)：每升尿内含血量超过 1 毫升，即可出现淡红色，称为肉眼血尿，常见于肾脏疾病(结核、结石及炎症等)，也可见于原发性血小板减少性紫癜及血友病等。清晰红茶色、酱油色、葡萄酒色(血红蛋白尿)：镜检无红细胞，见于阵发性睡眠性血红蛋白尿、蚕豆病、恶性疟疾等。尿色深红带黄如浓茶样：见于胆红素尿。

2. 比重和渗透压

尿液的比重为 1.015～1.025，受饮水量、出汗等因素影响，最大变动范围为 1.001～1.035。尿液渗透压一般高于血浆渗透压，低于血浆渗透压时称为低渗尿，高于血浆渗透压时称为高渗尿。大多数情况下，机体排出的都是不同程度的高渗尿。

3. 酸碱度

正常尿液通常为弱酸性，pH 值介于 5.0～7.0。尿液的酸碱度主要受食物成分的影响，荤食者尿液偏酸，素食者尿液偏碱。

(三) 尿液的化学成分

尿液的主要成分是水，占 95%～97%，溶质占 3%～5%，主要包括有机物和无机物两大类。有机物主要有尿素、尿酸、肌酐等；无机物主要有 Na^+、Cl^-、K^+、草酸盐、磷酸盐等。此外，正常尿中还含有微量的糖、蛋白质、酮体等成分，但一般不易检出。

二、尿的排放

尿的生成是连续的，而膀胱的排尿是间歇的。正常成人膀胱内的尿量达 100～150 mL 时，开始有充盈感；尿量达 200 mL 及以上时，产生尿意；当膀胱内尿量达 400～500 mL 时，引起排尿反射活动，经尿道排出尿液。

(一) 排尿反射

排尿反射的初级中枢在脊髓骶段，受大脑皮质高级中枢的控制。当膀胱内尿量达 400～500 mL 时，由于膀胱内的压力明显升高，膀胱壁上的牵张感受器兴奋，冲动沿盆神经传入纤维到达脊髓骶段的初级排尿中枢，而后上行到达大脑皮质高级排尿中枢，产生尿意。如环境允许，由大脑皮质高级排尿中枢发出的兴奋性冲动到达脊髓，加强初级排尿中枢的活动，盆神经随之兴奋，引起膀胱逼尿肌收缩，尿道内括约肌舒张，阴部神经抑制，使尿道外括约肌舒张，尿液排出。尿液流经后尿道时，刺激后尿道壁的感受器，反射性地加强脊髓初级排尿中枢的活动（图 8-6）。这是一种正反馈，它使排尿反射不断加强，直至膀胱内尿液排完。

(二) 排尿异常

1. 尿频

尿意频繁、排尿次数增多，称为尿频，常伴尿急、尿痛，临床上称尿路刺激征。多由膀胱内炎症或机械刺激如膀胱结石、膀胱炎等引起。

2. 尿潴留

膀胱内充满尿液却不能自行排出，称为尿潴留。多为脊髓初级排尿中枢功能障碍所致。

3. 尿失禁

排尿失去意识控制，尿液不自主流出，称为尿失禁。多由脊髓损伤导致脊髓初级排尿中枢与高级中枢联系中断而引起。

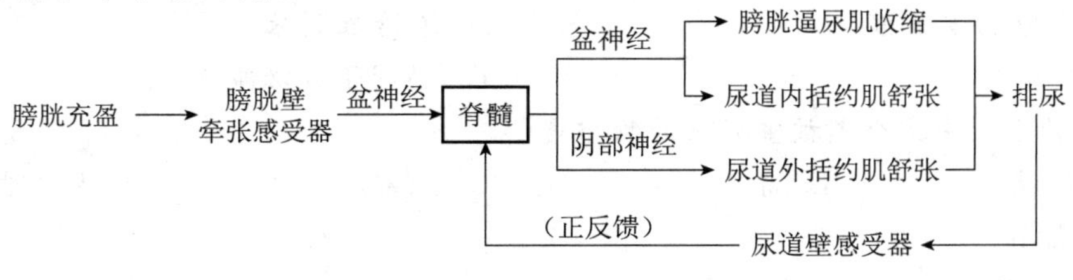

图 8-6　排尿反射过程

思考与练习

一、单选题

1. 直接影响远曲小管和集合管重吸收水的激素是(　　)

A. 醛固酮　　B. 抗利尿激素　　C. 甲状腺激素　　D. 肾素

2. 醛固酮作用的主要部位是(　　)

A. 近端小管　　B. 髓袢

C. 远端小管　　D. 远曲小管和集合管

3. 肾的功能最重要的是(　　)

A. 排出代谢终产物　　B. 排出多余或无用物质

C. 分泌肾素　　D. 维持内环境稳定

4. 正常情况下,影响尿量的最主要因素是(　　)

A. 肾血流量　　B. 有效滤过压　　C. 抗利尿激素　　D. 醛固酮

5. 肾小球滤过的动力是(　　)

A. 肾小球毛细血管血压　　B. 血浆胶体渗透压

C. 肾小囊内压　　D. 有效滤过压

6. 正常成人肾小球滤过率约为(　　)

A. 25 mL/min　　B. 50 mL/min　　C. 125 mL/min　　D. 1 L/min

7. 某病人,女,因失血性休克,经抢救后留置导尿,24 小时内引流尿液 350 mL,此状况属于(　　)

A. 无尿　　B. 少尿　　C. 多尿　　D. 尿量正常

8. 肾小球滤过率是指(　　)

A. 两侧肾脏每分钟生成的原尿量　　B. 一侧肾脏每分钟生成的原尿量

C. 两侧肾脏每分钟生成的尿量　　D. 一侧肾脏每分钟生成的尿量

9. 与肾小球滤过率无关的因素是(　　)

A. 肾小球毛细血管血压　　B. 滤过膜的面积

C. 血浆晶体渗透压　　D. 血浆胶体渗透压

10. 重吸收钠离子最强的部位是(　　)

A. 近曲小管　　B. 远曲小管　　C. 集合管　　D. 髓袢

11. 糖尿病人尿量增多的原因是(　　)

A. 肾小球滤过率增加　　B. 渗透性利尿

C. 水利尿　　D. 醛固酮分泌减少

12. 在肾小管中完全不被重吸收的物质是(　　)

A. 葡萄糖　　B. 尿素　　C. 肌酐　　D. 无机盐

二、判断题

1. 肾小球滤过率与滤过膜的面积成反比。　　(　　)

2. 肾糖阈反映了肾小管上皮细胞对葡萄糖的最大重吸收限度。（　）
3. 钠离子、氯离子、水等都是对机体有用的物质，所以会被肾小管全部重吸收。（　）
4. 肾小球有效滤过压与组织液形成的有效滤过压相似。（　）
5. 血中醛固酮浓度增大时，尿量增多。（　）

三、简答题

1. 简述尿生成的过程。影响肾小球滤过和肾小管重吸收的因素哪些？
2. 简述抗利尿激素、醛固酮的分泌调节。
3. 大量饮用清水后，尿量有何变化？为什么？
4. 糖尿病患者为什么会出现糖尿和尿量增多？

第九章 感觉器官

学习目标

① 掌握眼的调节反应；声波传入内耳的途径及临床意义。

② 理解眼的折光异常产生的原因和矫正方法；视锥细胞和视杆细胞的生理功能；维生素A缺乏和夜盲症的关系；视力和视野的概念，视野检查的临床意义。

③ 了解耳的听觉功能；前庭器官的主要功能。

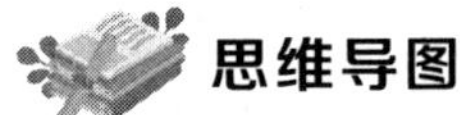

思维导图

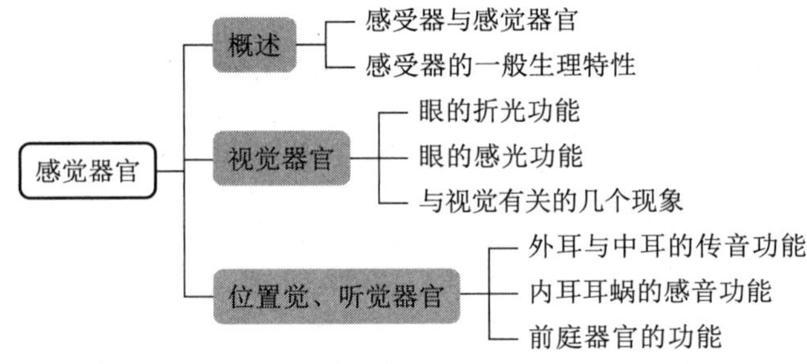

第一节　概述

感觉是客观事物在人脑中的主观反映。感觉是由感受器或者感觉器官、传入神经和感觉中枢三个部分共同活动的结果。

一、感受器与感觉器官

感受器是指分布在体表或体内的专门感受机体内外环境变化的结构或装置。感受器的种类很多,分类方法也不同。① 根据感受刺激的性质,分为机械感受器、化学感受器、光感受器和温度感受器等。② 按感受刺激的来源,可分为外感受器和内感受器。外感受器主要分布于体表,感受外界的信息变化,如视觉、听觉、触觉、味觉等,这些感受器帮助我们认识客观世界和适应外界环境;内感受器分布于体内器官组织中,感受内环境的各种变化,如颈动脉窦压力感受器、膀胱张力感受器等。内感受器发出的冲动传到中枢后,不会产生主观意识上的感觉,或者只会产生模糊的感受,但是,它们维持了我们人体的稳态系统平衡。

这些感受器连同它们的附属结构,构成复杂的感觉器官,如眼、耳、前庭器官等。

二、感受器的一般生理特性

(一) 感受器的适宜刺激

各种感受器都有它自己最敏感、最容易接受的刺激形式,这种刺激就是该感受器的适宜刺激。如视网膜中视锥细胞和视杆细胞的适宜刺激是一定波长的电磁波,嗅觉器官的适宜刺激是鼻腔中微小的分子颗粒。

(二) 感受器的换能作用

感受器将它们所接受的各种能量形式的刺激,如电能、机械能、光能、热能及化学能等,转换为生物电能(传入神经上的动作电位),以神经冲动的方式传向中枢,感受器的这种作用称为感受器的换能作用。所以,我们常常把感受器看成是生物换能器。

(三) 感受器的编码作用

感受器在把刺激信号转换成动作电位的过程中,不仅仅发生了能量形式的转变,更重要的是将刺激信号中所包含的信息编排成神经冲动的不同序列,有序地传入中枢,这个过程称为感受器的编码作用。例如:耳蜗受到声波刺激,不但可将声波转换成神经冲动,还能将声音的音量、音调、音色等信息包含在神经冲动的序列中。

(四) 感受器的适应现象

同一强度的刺激持续作用于感受器时,经一段时间后,虽然刺激仍在继续,但感受器对该刺激变得不敏感,这种现象称为感受器的适应现象。各种感受器的适应快慢不同,如嗅觉感受器适应很快,而痛觉感受器适应很慢。适应现象并非疲劳,因增加其刺激强度,仍可引起传入冲动的增加。

第二节　视觉器官

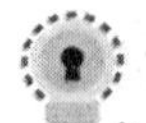

情景导入

小明11岁时，看远处物体模糊，但看近处物体清楚；小明爷爷75岁，看远处物体清楚，但看近处物体模糊。

思考：

1. 两人的折光异常分别是什么？
2. 眼的折光系统及其调节功能。
3. 眼的折光异常产生的原因和矫正方法。

眼是视觉器官，分为折光系统和感光系统两部分。其感受的是380～760 nm可见光。光线经过眼内的折光系统折射后，能在视网膜上形成清晰的物像，然后视网膜上的感光系统能将光转化为神经冲动，沿视神经传到视觉中枢，经视觉中枢的分析综合，产生视觉。据统计，人脑获得的全部信息的70%以上来自视觉。

一、眼的折光功能

(一) 眼的折光系统与成像

眼的折光系统包括角膜、房水、晶状体、玻璃体。眼的折光成像原理与凸透镜折光成像原理相似。可见光经过眼的折光系统时发生折光，产生缩小倒置的物像。正常情况下物像在视网膜上被光感受器接受。为了研究和应用方便，通常使用简化眼模型来描述折光系统的功能。这个模型和正常人安静时的眼睛一样，正好能使6 m以外物体反射入眼的平行光线聚焦在视网膜上形成物像(图9-1)。

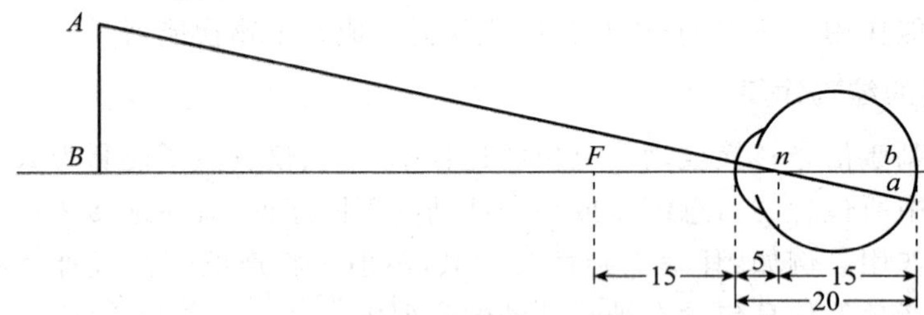

A、*B*—被视物体；*a*、*b*—被视物体在视网膜上的成像；*n*—节点；*F*—前焦点；数字的单位为mm。

图9-1　简化眼模型

(二) 眼的调节

正常眼看6 m以外物体时，从物体每一点辐射的光线进入眼时，近似于平行光线，经折射后物像恰好在视网膜上，产生清晰的视觉。但是，在日常生活中，眼睛看物体时会面临不同的环境，如物体远近不同和明暗不同等，为了能看清物体，眼睛就要依据距离和明暗进行调节。眼的调节包括3个方面：晶状体的调节、瞳孔的调节和眼球的会聚。其中以晶状体调节最为重要。

具体来说，随着物体的移近，发生眼的调节活动，使物像仍能成像在视网膜上，产生清晰的视觉。眼视近物的调节包括晶状体变凸、瞳孔变小、两眼会聚3个方面。

1. 晶状体调节

晶状体是富有弹性的组织，像双凸透镜，其周边被睫状小带固定在睫状体上。睫状体中的睫状肌受动眼神经中的副交感纤维支配。

眼看远物(6 m以外物体)时，睫状肌松弛，睫状小带拉紧，晶状体变扁。看近物时，反射性地引起睫状体中环形肌收缩，睫状小带松弛，晶状体由于自身的弹性而变凸，折光力增强，进入眼的辐散光线向前聚焦，使物像前移，落在视网膜上，产生清晰的视觉(图9-2)。

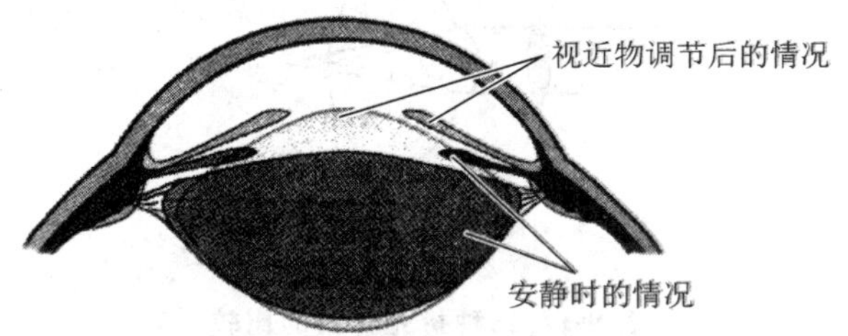

图9-2 晶状体和瞳孔的调节

人眼看近物时的调节能力，主要取决于晶状体变凸的限度，也就是晶状体弹性的大小，通常用近点表示。所谓的近点是指人眼能看清物体的最近距离。近点越近，表示晶状体的弹性越好，眼的调节能力越强。晶状体的弹性和年龄关系密切，年龄越大，晶状体弹性越差，眼的调节能力越弱。一般人在40岁以后调节能力显著减退，表现为近点变远，这时看远物正常，看近物模糊，称老视或老花眼。看近物时需配戴凸透镜矫正视力。

2. 瞳孔调节

正常人的瞳孔的直径为1.5～8.0 mm。在生理状态下，有两种瞳孔调节：瞳孔近反射和瞳孔对光反射。① 瞳孔近反射是指看近物时，晶状体的凸度增加的同时，伴有双侧瞳孔缩小。目的是调节进入眼内的光量及减少折光系统的球面像差和色差，使成像清晰。② 瞳孔对光反射是指强光时瞳孔缩小，弱光时瞳孔扩大。目的是控制入眼光量，有助于强光时保护视网膜，弱光时视觉清晰。瞳孔对光反射的中枢在中脑。临床上判断中枢神经系统病变的部位，全身麻醉的深浅度及病情的危重程度，可以通过检查瞳孔对光反射来判断。正常的瞳孔对光反射是双侧性的，光照一侧眼睛时，两眼瞳孔可同时缩小。

3. 眼球会聚

当双眼看近物时，会出现两眼视轴同时向鼻侧会聚的现象。眼球会聚可使物像落在双眼视网膜上的对称位置上，从而产生清晰的视觉，避免复视。

(三) 折光异常

如上所述，正常眼在安静状态下，来自远处物体的平行光线能正好成像于视网膜上；看近物时，只要物体离眼的距离不小于近点，通过眼的调节也能在视网膜上形成清晰的物像。若眼的折光能力异常或眼球的形态异常，使平行光线不能成像在视网膜上，称折光异常或屈光不正。折光异常包括近视、远视和散光。主要原因和矫正方法见图 9-3 和表 9-1。

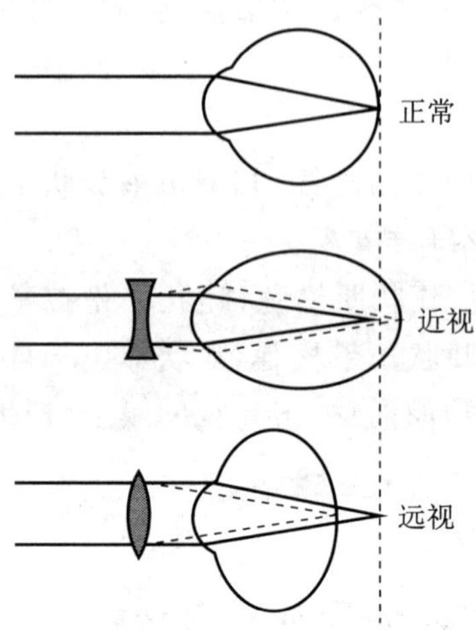

图 9-3　眼的折光异常及其矫正

表 9-1　三种折光异常的比较

折光异常	产生原因	矫正方法
近视	球前后径过长或折光力过强，物体成像于视网膜之前	配戴凹透镜
远视	球前后径过短或折光力过弱，物体成像于视网膜之后	配戴凸透镜
散光	角膜经纬线曲率半径不一致，不能在视网膜上清晰成像	配戴圆柱形透镜

二、眼的感光功能

光线经过眼的折光系统，在视网膜上形成物像。但这只是物理学的成像，它只有被视网膜上的感光细胞（视锥细胞和视杆细胞）感受，并将光线转换为神经纤维上的动作电位，传入视觉中枢，才能在大脑中形成图像。

（一）视网膜的结构特点

眼的感光系统由视网膜构成。视网膜从外向内由色素上皮层、感光细胞层（视锥细胞和视杆细胞）、双极细胞层和神经节细胞 4 层结构组成。其中神经节细胞的轴突在视网膜内表面聚合成视神经，视神经向外后方穿过视网膜，此处称为视神经乳突。因视神经乳头处无感光细胞，落在此处的光线或物像不能被感知，故该处称为生理盲点。平时双眼视物或眼球不断运动时生理盲点并不影响视觉的完整性。

（二）视网膜的感光功能

视网膜感光细胞有视锥细胞和视杆细胞（表 9-2）。

表 9-2　视锥细胞与视杆细胞的比较

细胞	分布	特点	功能
视锥细胞	主要分布于视网膜的中央部，黄斑的中央凹最为密集	对光敏感性低，主要接受强光刺激，能辨色，分辨力强	昼光觉、色觉
视杆细胞	主要分布于视网膜的周边部	对光敏感性高，主要接受暗光刺激，不能辨色，分辨力弱	暗光觉

(三) 视网膜的光化学反应与换能

1. 视杆细胞的光化学反应与换能

视杆细胞所含的感光色素是视紫红质，它在光的作用下被分解为视黄醛和视蛋白，而在暗处又重新合成视紫红质(图 9-4)。实际上暗处视物时，视紫红质既有分解又有合成，这是暗处能不断视物的基础。光线越暗，合成大于分解，合成的视紫红质越多，视网膜对弱光的敏感度越高。视紫红质在分解和再合成的过程中，部分视黄醛被消耗，需要血液中的维生素 A 来补充。若缺乏维生素 A，可使视紫红质合成障碍，导致人在暗处视力下降而形成夜盲症。

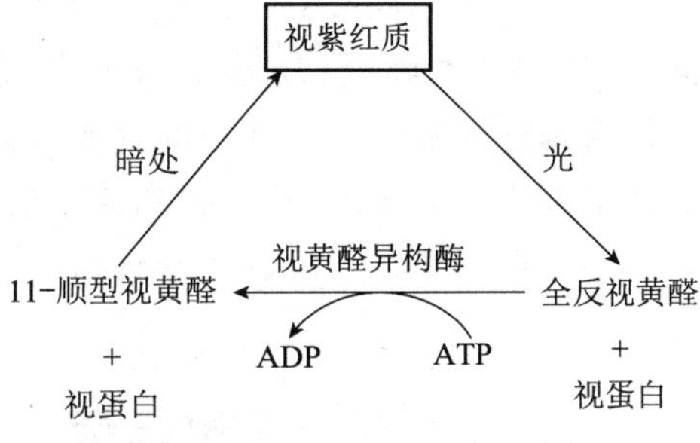

图 9-4　视紫红质的光化学反应

2. 视锥细胞与色觉

视锥细胞有 3 种，分别含有对红、绿、蓝 3 种色光敏感的感光色素。色光引起色觉，这是一个复杂的物理和心理现象。根据三原色学说来解释色觉：当不同的波长的光作用于视网膜时，使 3 种视锥细胞按一定的比例兴奋，此信息传至视觉中枢，产生不同的色觉。某些人由于视网膜上缺乏某种视锥细胞，不能辨别相应的颜色，称为色盲。色盲分全色盲和部分色盲。临床上常见的是红绿色盲(部分色盲)，色盲多数和遗传因素有关，少数和视网膜病变有关。色弱指病人对某种颜色的识别能力比正常人稍差，通常是由后天因素引起的。

三、与视觉有关的几个现象

(一) 视力

视力也称视敏度，是指眼对物体细微结构的分辨能力，即分辨物体上两点间最小距离的能力。通常用视角来表示视力，视角是指物体上两点发出的光入眼后在节点相交时形成的夹角(图 9-5)。视角越小，表示视力越好。1 分视角的视力为 1.0(国际标准视力表)，是正常视力。

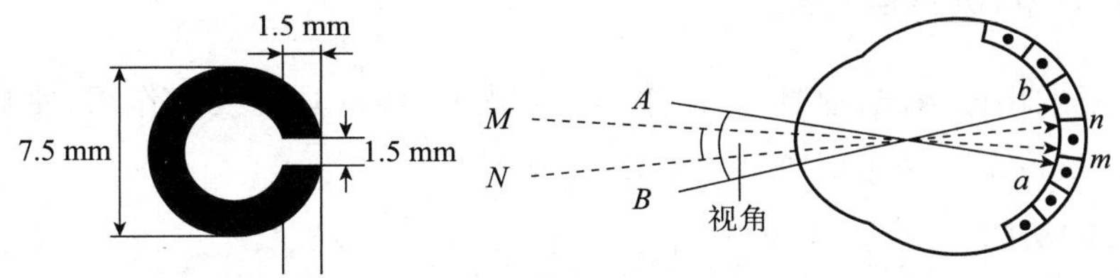

A、*B* 两点光源出发的光经节点不折射，形成的物像兴奋了两个被隔开的视锥细胞，人眼能分辨出两点；*M*、*N* 为远移了的两点光源，形成的物像集在一个视锥细胞上，人眼不能分辨出两点。

图 9-5　视力与视角

(二) 视野

单眼固定注视前方一点，该眼能看到的范围称为视野。正常人的视野由于内侧被鼻和上方眼睑所挡，外侧和颞侧视野较大。不同色光测得的视野不同。视野从大到小是：白色＞蓝色＞红色＞绿色（图 9-6）。临床上检查视野可帮助诊断视网膜的某些病变及神经系统疾病。

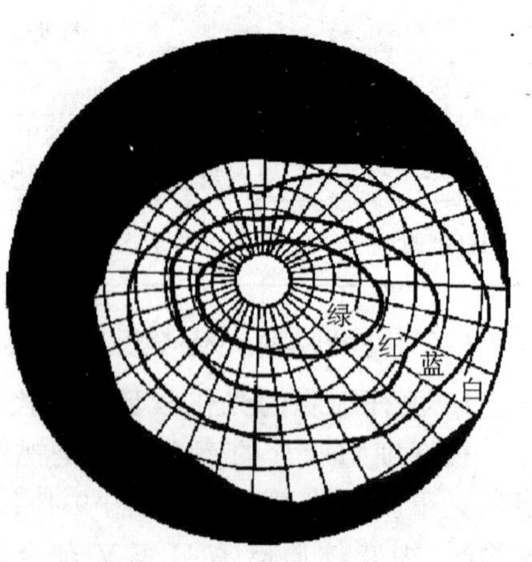

图 9-6　右眼的颜色视野

(三) 暗适应与明适应

人从亮处进入暗处，起初看不清物体，经过一段时间，视觉逐渐清晰，恢复暗处的视力，称为暗适应。该过程与视杆细胞中视紫红质的合成有关。

从暗处进入强光下，起初感到耀眼的光亮，不能视物，需待片刻，才能恢复视力，称为明适应。明适应与视紫红质迅速分解有关。

第三节　位置觉、听觉器官

情景导入

小红因外伤导致鼓膜破裂，听力检查结果示：气传导下降导致听力减弱。

思考：

1. 声波传入内耳的途径。
2. 气传导与骨传导的区别及临床意义。

耳是听觉器官，也是位置觉和平衡器官。耳分为外耳、中耳和内耳三部分。外耳和中耳构成传音系统，内耳的耳蜗是感音系统。内耳的前庭和半规管是头部空间位置和运动觉感受器，对于人体正常姿势的维持发挥着重要的作用。

一、外耳与中耳的传音功能

物体振动时发出的声波，通过外耳、中耳传至内耳，经内耳的换能作用，使耳蜗神经纤维产生神经冲动，再传至大脑皮层听觉中枢，产生听觉。

(一) 外耳的功能

外耳由耳郭、外耳道组成。耳郭收集声波，还可判断声源的方向。外耳道是声波传导的通道，还与声波产生共振，使其强度增大。

(二) 中耳的功能

中耳由鼓膜、听骨链、鼓室和咽鼓管等组成，它们在声波传导过程中起重要的作用(图 9-7)。

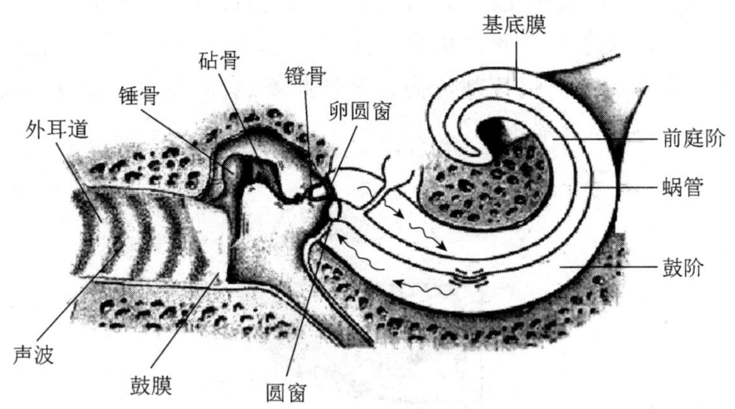

图 9-7　中耳和耳蜗关系示意

鼓膜是位于外耳道与鼓室之间的椭圆形半透明薄膜，富有弹性，能与声波的振动同始同终，因而能将声波不失真地通过听骨链传向内耳。听骨链由锤骨、砧骨、镫骨依次连接，并构成杠杆系统，通过其杠杆作用将鼓膜的高幅低压强转为低幅高压强的振动传向内耳的前庭窗，从而起到声波的增压作用。

咽鼓管是连接咽与鼓室的通道，它的主要功能是调节鼓室内的压力，使之与外界的大气压保持平衡。

(三) 声波传入内耳的途径

声波传向内耳的途径有两种：气传导和骨传导。

1. 气传导

声波→外耳道→鼓膜→听骨链→前庭窗→耳蜗，这条传导途径称气传导。气传导是引起正常听觉的主要途径。此外，鼓膜的振动也可引起鼓室内空气的振动，再经蜗窗传入耳蜗。但此气传途径在正常情况下并不重要，只有当听骨链受损时才可发挥一定的作用，但此时的听力较正常时明显降低。

2. 骨传导

声波直接引起颅骨振动，从而引起耳蜗淋巴的振动，这种传导方式称为骨传导。正常情况下，骨传导的效率比气传导要低很多，故在正常听觉中起的作用很小。

当中耳炎引起鼓膜破损或鼓室病变，引起气传导明显受损时，会以骨传导为主传递声波的机械能。

二、内耳耳蜗的感音功能

内耳耳蜗的作用是把传入的机械振动变为蜗神经纤维的神经冲动。声波感受器称螺旋器(又称柯蒂氏器)，位于蜗管的基底膜上，由毛细胞、支持细胞等组成(图 9-8)。

声波从前庭窗传入耳蜗，通过外淋巴液的振动引起内淋巴振动，再引起基底膜的振动，同步引起基底膜上螺旋器的振动,使毛细胞的听毛弯曲。听毛弯曲引起毛细胞膜产生微音器电位。微音器电位是指耳蜗受到声波刺激时,多个毛细胞产生的感受器电位,它可以诱发蜗神经产生动作电位。最后以神经冲动的形式传入大脑颞叶,引起听觉。

音调的分析,主要取决于基底膜产生最大振幅的部位。声波引起的基底膜振动,从蜗底部开始,以行波方式沿基底膜向蜗顶部传播。声波频率越高,基底膜最大振幅的部位越靠近蜗底部;声波频率越低,越靠近蜗顶部。

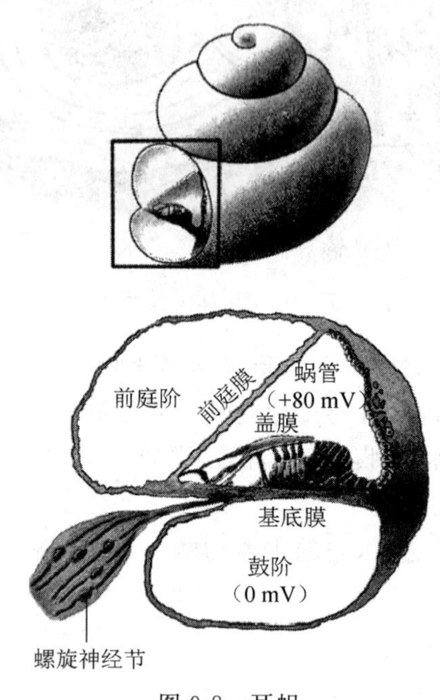

图 9-8 耳蜗

三、前庭器官的功能

前庭器官包括椭圆囊、球囊和三个半规管。它可以感受人体自身运动情况和头部空间位置,从而在保持身体平衡、维持正常姿势中起重要作用。前庭器官的感受器都是毛细胞,毛细胞顶部有纤毛。

(一) 前庭的功能

前庭包括椭圆囊和球囊,两囊内各有一囊斑,其中毛细胞的纤毛插入耳石膜,基底膜有前庭神经末梢分布。当头部在空间位置改变或身体作直线变速运动时,由于重力与耳石膜惯性的作用,使毛细胞与耳石膜相对位置发生改变,毛细胞的纤毛弯曲引起毛细胞兴奋,这种信息经前庭神经传至中枢,产生关于头部空间位置的感觉和直线变速运动的感觉,并引起姿势反射,维持身体平衡。

(二) 半规管的功能

内耳有三条半规管,它们所处的平面相互垂直。每管一端略膨大,称壶腹,内有壶腹嵴,含有感受性毛细胞,能感受旋转变速运动。当躯体做旋转变速运动时,由于惯性作用,内淋巴液会在半规管内流动，从而影响到壶腹嵴的毛细胞，毛细胞兴奋后产生，此信息经前庭神经传入中枢，产生不同的旋转变速运动的感觉，并引起姿势反射以维持身体平衡。

（三）前庭反应

当前庭受刺激而兴奋时，除引起运动觉和位置觉外，还引起各种姿势反射和自主神经功能的改变，这种现象称为前庭反应。另外，前庭器官若受过强或过长时间的刺激，常会引起恶心、呕吐、眩晕、皮肤苍白等现象，称为前庭内脏神经反应，如晕船、晕车等。躯体做旋转运动时，眼球可出现一种特殊的往返运动，这种现象称为眼震颤。

思考与练习

一、单选题

1. 视觉器官中可调节眼折光力的是（　　）

A. 瞳孔　　B. 角膜　　C. 房水　　D. 晶状体

2. 正常人看多少米以外的物体不需要调节（　　）

A. 2米　　B. 3米　　C. 4米　　D. 6米

3. 下列关于眼近视物的叙述，正确的是（　　）

A. 晶状体变凸，瞳孔放大，两眼球会聚　　B. 晶状体变凸，瞳孔缩小，两眼球会聚

C. 晶状体变凹，瞳孔放大，两眼球会聚　　D. 晶状体变凹，瞳孔缩小，两眼球会聚

4. 用强光照射一只眼时，瞳孔会出现下列哪种变化（　　）

A. 被照射眼的瞳孔缩小，另一只眼的瞳孔不变

B. 被照射眼的瞳孔缩小，另一只眼的瞳孔放大

C. 被照射眼的瞳孔放大，另一只眼的瞳孔不变

D. 两只眼的瞳孔都缩小

5. 视黄醛是由下列哪种物质转变而来（　　）

A. 维生素A　　B. 维生素B　　C. 维生素C　　D. 维生素D

6. 明适应出现的耀眼的光感主要与下列哪项有关（　　）

A. 与视紫红质合成增多有关　　B. 与视紫红质合成减少有关

C. 视紫红质浓度不变　　D. 视紫红质大量快速分解

7. 维生素A长期缺乏会引起（　　）

A. 色盲　　B. 色弱　　C. 夜盲症　　D. 近视

8. 视杆细胞的特点（　　）

A. 对光感度低，有色觉，分辨率弱　　B. 对光感度高，有色觉，分辨力高

C. 对光感度低，无色觉，分辨力弱　　D. 对光感度高，无色觉，分辨力弱

9. 老视产生的原因是（　　）

A. 角膜各方向曲度变大　　B. 玻璃体变性使折光力减弱

C. 晶状体弹性减退　　D. 眼球变形使前后径变短

10. 正常声波传入内耳的主要途径为(　　)

A. 外耳道→鼓膜→蜗窗→内耳

B. 外耳道→鼓膜→听小骨→蜗窗→内耳

C. 外耳道→鼓膜→听小骨→前庭窗→内耳

D. 外耳道→鼓膜→鼓室空气→蜗窗→内耳

11. 声音感受器所在的部位是(　　)

A. 前庭阶　　B. 鼓阶　　C. 基底膜　　D. 前庭膜

12. 壶腹嵴的适宜刺激是(　　)

A. 直线匀速运动　　B. 直线变速运动

C. 旋转匀速运动　　D. 旋转变速运动

二、判断题

1. 晶状体弹性随年龄增长而逐渐减弱,可用凸透镜矫正。(　　)

2. 远视是由于眼球前后径过长或折光系统折光能力过强,使远处物体的平行光聚焦于视网膜之前,以致视物模糊。(　　)

3. 正常人的视野面部结构的影响,鼻侧视野较小,颈侧视野较大。(　　)

4. 视杆细胞能分辨颜色。(　　)

5. 听小骨破坏时会引起全聋。(　　)

三、简答题

1. 简述视近物时眼的调节。

2. 简述视网膜感光细胞的种类及功能。

第十章 神经系统

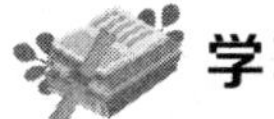

学习目标

① 掌握突触的概念和基本结构；牵涉痛的概念及临床意义；牵张反射概念、分类及其意义。

② 理解神经递质的概念、胆碱能纤维和肾上腺素能纤维的概念和分布；各类受体及其生理效应；特异和非特异投射系统的生理作用及特点；内脏痛的特征。

③ 了解突触传递的机制；突触传递的特征；脑干网状结构对肌紧张的调节；小脑对躯体运动的调节作用；自主神经系统的主要生理功能及其生理意义。

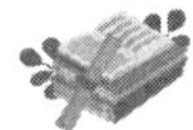

思维导图

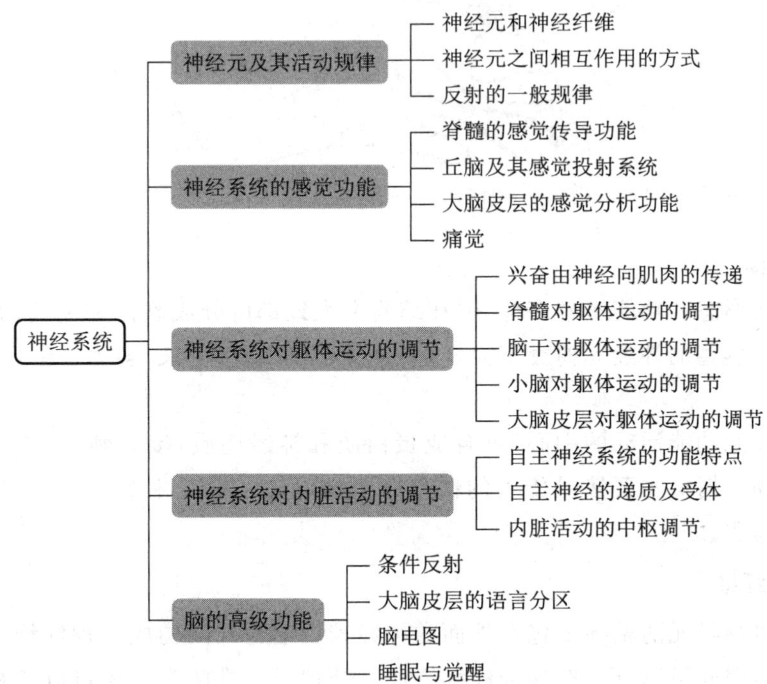

人体是一个极为复杂的有机体，各器官、系统的功能都是直接或间接受控于神经系统，神经系统是机体起主导作用的调节系统。人体生活在多变环境中，环境的变化随时影响着机体的各种功能。这就需要神经系统迅速而完善的调节，来适应不断变化的内外环境。

神经系统大体分为两大部分：一是中枢神经系统，包括脑和脊髓；二是周围神经系统，分为脑神经、脊神经和内脏神经。

第一节　神经元及其活动规律

神经系统主要由两类不同细胞组成，即神经元和神经胶质细胞。本节以神经系统的神经元为主要研究对象来介绍其生理特性、基本功能和信息传递的基本规律。

一、神经元和神经纤维

（一）神经元的一般结构与功能

神经元即神经细胞(图 10-1)，是神经系统基本的结构和功能单位。

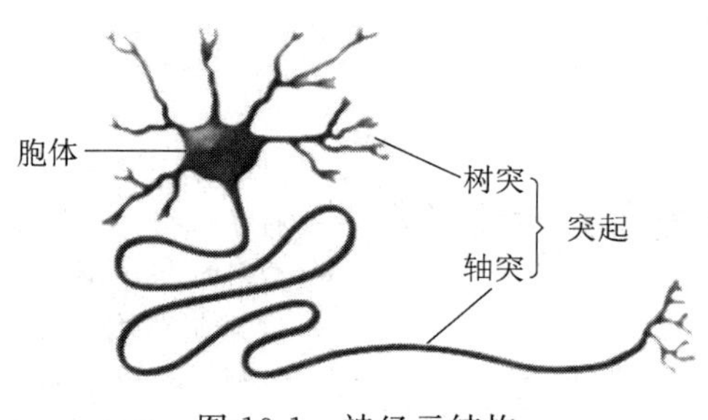

图 10-1　神经元结构

1. 基本结构

虽然神经元形态和功能多种多样，但在结构上大致都可分成胞体和突起两部分，突起又分树突和轴突。典型的神经元树突多而短，多分支；轴突则细而长，多为一个。

2. 基本功能

胞体是神经元功能活动的中心，可合成蛋白质和神经递质，接受刺激、整合传入的信息和发放传出冲动。树突主要接受传入的信息并传向胞体。轴突主要是传导神经冲动，其末梢可释放神经递质。

（二）神经纤维

神经纤维由神经元的轴突及包在外面的神经胶质细胞共同构成。神经纤维上有的有髓鞘，有的无髓鞘，因此可以分成有髓神经纤维和无髓神经纤维两类。还可以按神经纤维传导冲动的方向将其分成传入神经纤维和传出神经纤维两类。神经纤维的主要功能是传导兴奋。在神经纤维上传导的动作电位称为神经冲动。

1. 神经纤维传导兴奋的特征

神经纤维传导兴奋，也就是在神经纤维上传导动作电位，即神经冲动，它是通过局部电流的方式实现的。神经纤维上传导兴奋具有以下几个特征：

(1) 生理完整性。冲动传导只有在神经纤维的解剖结构和生理功能完整无损时才能进行，若神经纤维结构被破坏，如切断神经，或用冷冻、药物等使一部分神经纤维功能丧失，都会使冲动传导受阻。

(2) 绝缘性。每条神经干由许多神经纤维组成，其性质各不相同。但每条纤维传导冲动时互不干扰、各自传导，表现为神经纤维传导的绝缘性。其生理意义是保证兴奋传导的精确性。

(3) 双向性。实验条件下，在神经纤维某点给予有效刺激，所产生的动作电位会沿神经纤维同时向两端传导，即兴奋传导具有双向性。

(4) 相对不疲劳性。神经纤维能够较持久地保持传导兴奋的能力，这是因为冲动传导是通过局部电流机制进行的，耗能极少。

2. 神经纤维传导兴奋的速度

神经纤维传导的速度快慢与神经纤维直径、有无髓鞘和温度有关。一般来说，直径较粗、有髓鞘的纤维传导速度快；直径较细、无髓鞘的纤维传导速度慢；一定范围内，温度升高，神经纤维的传导速度加快；温度降低，神经纤维的传导速度减慢。当温度降至 0 ℃以下时会发生传导阻滞，这就是临床低温麻醉的依据。

3. 神经的营养作用

神经纤维除了能借助发放冲动，从而改变所支配组织的功能活动外，还能通过末梢经常释放某些物质，持续地调整被支配组织的内在代谢活动，影响其结构，进而使其生理功能发生变化，称为营养性作用。

二、神经元之间相互作用的方式

每种反射活动至少由两个或者更多的神经元相互联系来完成。在神经系统的调节活动中，神经元之间相互接触并传递信息的部位称为突触。

(一) 突触的分类

按照接触部位的不同，可将突触分为 3 类：① 轴-胞突触；② 轴-树突触；③ 轴-轴突触（图 10-2）。按照突触性质的不同，可分为兴奋性突触和抑制性突触两类。

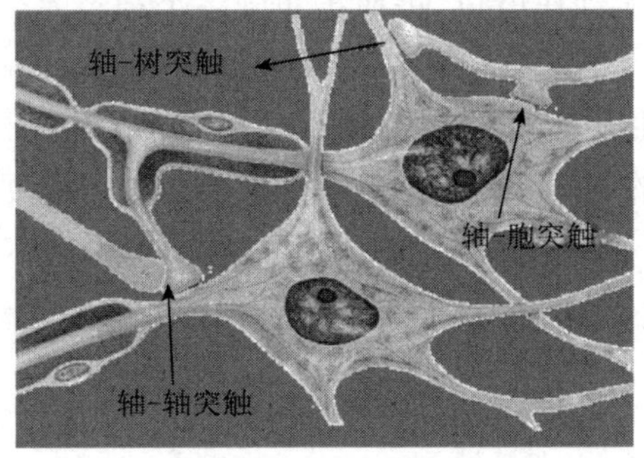

图 10-2　突触的分类

(二) 突触的基本结构

经典的化学性突触由突触前膜、突触间隙和突触后膜 3 部分构成(图 10-3)。突触前神经元轴突末梢反复分支,分支末端膨大,称为突触小体。突触小体内含有大量突触囊泡,其内含有高浓度的化学递质。突触后膜是与突触前膜相对应的突触后神经元的膜,两膜之间是突触间隙。突触间隙为 20 nm 左右。突触后膜上分布着与递质结合的受体及特殊的离子通道。

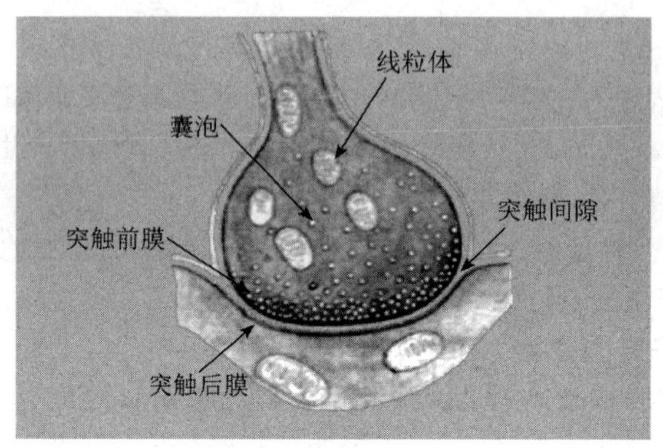

图 10-3 突触结构

(三) 突触传递的过程

突触前神经元的兴奋引起突触后神经元活动发生变化的过程,称为突触传递。突触传递的过程是一个电—化学—电过程。

动作电位沿突触前神经元传至轴突末梢→突触前膜去极化→突触前膜对 Ca^{2+} 通透性增加,Ca^{2+} 内流入突触小体→突触囊泡与前膜融合并通过出胞作用释放递质→递质经突触间隙到达突触后膜,与后膜上特异性受体结合→引发突触后膜对某些离子通道开放→离子跨膜流动,使突触后膜发生去极化或超极化的电位变化,从而产生兴奋性突触后电位(EPSP)或抑制性突触后电位(IPSP),进而引起突触后神经元的兴奋或抑制。

1. EPSP

当突触前膜释放兴奋性递质,与突触后膜受体结合后,提高了突触后膜对 Na^{+}、K^{+} 的通透性,尤其是对 Na^{+} 的通透性,Na^{+} 扩散入突触后膜内,使突触后膜出现局部去极化,这种电位变化就是 EPSP。EPSP 是局部兴奋,这种电位总和起来,使幅度加大,如达到阈电位水平,则在轴突的起始部位产生动作电位,进而扩布到整个神经元。

2. IPSP

当突触前膜释放抑制性递质,与突触后膜受体结合后,提高了突触后膜对 Cl^{-}、K^{+} 的通透性,尤其是对 Cl^{-} 的通透性,Cl^{-} 进入突触后膜内,使突触后膜产生超极化,这种电位变化就是 IPSP。IPSP 使突触后神经元的膜电位与阈电位的距离增大而不易产生动作电位而出现抑制效应。

三、反射的一般规律

神经调节的基本方式是反射。以下主要介绍中枢神经系统反射活动的一般规律。

(一) 中枢神经元的联系方式

中枢神经元之间的联系方式主要有单线式、辐散式、聚合式、链锁式、环路式等几种(图 10-4)。

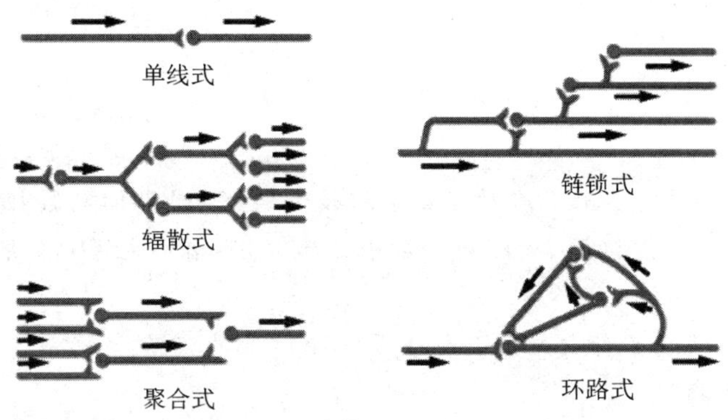

图 10-4　中枢神经元的联系方式

(二) 突触传递的特征

反射中枢的活动常需要复杂的突触接替传递下去。突触传递过程具有以下特征。

1. 单向传递

兴奋通过突触时,只能由突触前神经元向突触后神经元的方向传递,不能反向传递,称为单向传递。

2. 中枢延搁

兴奋通过中枢部分历时较长、传递较慢,称为中枢延搁。这主要是因为递质释放、扩散、与突触后膜受体结合、产生突触后电位等需要的时间较长。在反射活动的途径中,通过的突触数越多,则中枢延搁的时间就越长。

3. 总和

在中枢内,兴奋和抑制都可以产生总和现象。总和可分为空间性总和与时间性总和两种。聚合式联系是产生总和的结构基础。

4. 兴奋节律的改变

在反射活动中,传入神经(突触前神经元)与传出神经(突出后神经元)的冲动频率往往不相同,即经过神经中枢的活动,其兴奋的节律会发生改变,这是由于传出神经的兴奋节律不但取决于传入神经冲动的节律,还取决于反射中枢的功能状态。

5. 后发放

当作用于感受器的刺激停止后,传出冲动仍可延续一段时间,这种现象称为后发放。在反射途径中,中枢神经元的环路式联系是后发放的结构基础。

6. 对内环境变化的敏感性和易疲劳性

在反射活动中,突触部位最易受到内环境变化的影响。氧气浓度、二氧化碳浓度、麻醉药、细胞外液 Ca^{2+} 浓度等均可改变突触部位的兴奋性及传递能力。传递过程中递质耗竭可能是导致突触易疲劳的原因。

第二节 神经系统的感觉功能

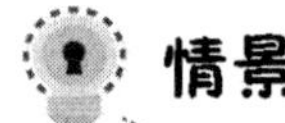

情景导入

某病人，男性，32岁，早上上班时突然感到腰部绞痛，同事们赶紧把他送到医院就诊。自述腰痛，向会阴部、腹股沟区、大腿内侧放射性疼痛，患者面色苍白，额头豆大汗珠滚落。

思考：

1. 该患者的疼痛属于什么性质？提示是哪个脏器的疾病？

2. 什么叫牵涉痛？

感觉是大脑皮质对客观世界的主观反映，要依赖于感受器、相应的感觉传导通路以及感觉中枢的密切配合来完成。本节着重对神经系统的躯体感觉及痛觉功能进行讨论。

一、脊髓的感觉传导功能

脊髓传导躯干和四肢的浅感觉和深感觉。冲动经脊髓后根进入脊髓后上传至丘脑，继而到达大脑皮质特定部位。

二、丘脑及其感觉投射系统

（一）丘脑的感觉功能

各种感觉传导通路（除嗅觉外）都要在丘脑更换神经元，然后再向大脑皮层投射。因此，丘脑是感觉的换元接替站，同时也能对感觉进行粗略的分析和整合。

（二）丘脑的感觉投射系统

丘脑的感觉投射系统（图10-5）可分为特异性投射系统和非特异性投射系统两种（表10-1）。

1. 特异性投射系统

各种感觉传导通路（除嗅觉外）经脊髓、脑干上传丘脑，在丘脑内换元后，由丘脑发出特异性的神经纤维投射到大脑皮层的特定感觉区，产生特定感觉。这种传导系统叫作特异性投射系统。其特点是组成特异性投射系统的每一种感觉的传导通路都是专一的，具有点对点的投射关系。特异性投射系统的功能是引起特定的感觉，并激发大脑皮层发出传出冲动。

2. 非特异性投射系统

各种感觉传导通路的纤维上传经过脑干时，发出侧支与脑干网状结构的神经元发生突触联系，反复换元后抵达丘脑，在丘脑再行换元后，由丘脑发出非特异性的神经纤维弥散性投射到大脑皮层的广泛区域，这一投射系统称为非特异性投射系统。它是各种感觉的共同上传途径，无传导的专一性，其主要功能是维持和改变大脑皮层的兴奋状态。动物实验研究发现，如果用电流刺激此处会唤醒动物；如果该系统受损动物会昏迷不醒。由于这一系统是一个多突触接替的上行系统，因此易受药物的影响。巴比妥类催眠药及一些全身麻醉药作用于脑干网状结构，阻断了脑干网状结构的神经信号传导，降低了皮质的兴奋性，从而引起镇静和睡眠作用。

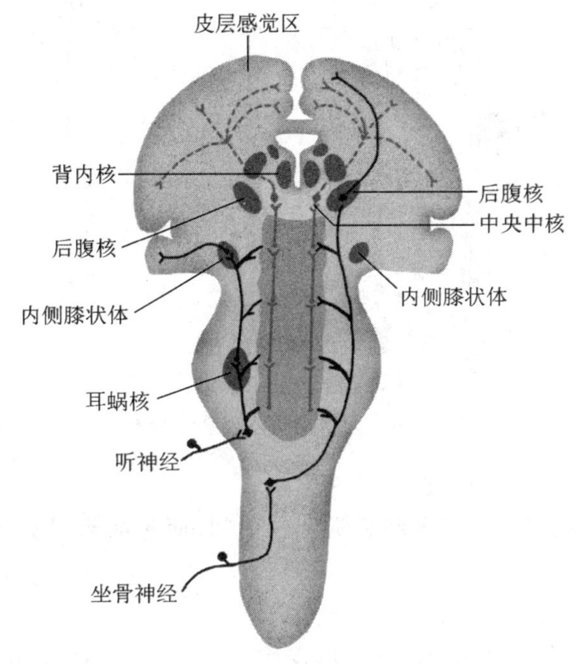

图 10-5　感觉投射系统

表 10-1　特异性投射系统、非特异性投射系统比较

项目	特异性投射系统	非特异性投射系统
传导途径	专一，突触少	不专一，突触多
丘脑与大脑皮层关系	点对点投射到大脑皮层特定区域	弥散投射到大脑皮层广泛区域
功能	① 引起特定的感觉 ② 激发皮层发出神经冲动	① 不引起特定的感觉 ② 维持和改变大脑皮层的兴奋状态
损伤表现	特定的感觉消失	昏睡

三、大脑皮层的感觉分析功能

大脑皮层是感觉的最高级中枢，各种感觉传入冲动传至大脑皮质，进行精细分析与综合后产生感觉，并发生反应。大脑皮层的不同区域具有不同的感觉功能，即大脑皮层有不同的感觉代表区。

(一) 体表感觉区

体表感觉区(图 10-6)主要位于中央后回及中央旁小叶的后部，又称第一体感区。其投射规律有以下几点。

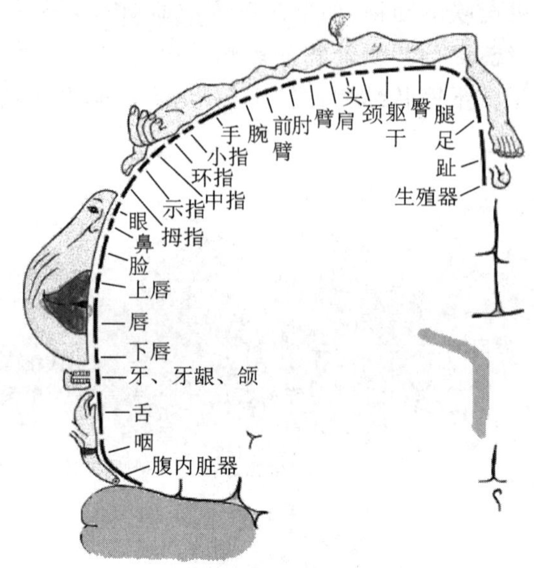

图 10-6　大脑皮质体表感觉分布

1. 投射区域在空间排列呈倒置

下肢感觉区在大脑皮质顶部，上肢感觉区在中间，而头面部感觉区在底部，但头面部的内部安排仍是正立的。

2. 左右交叉投射

一侧的躯体投射纤维投射到对侧的大脑皮质相应区，但头面部的感觉投射是双侧性的。

3. 投射区域的大小取决于感觉的灵敏度

灵敏度高的器官如拇指，其投射区域大；灵敏度低的器官如背部，其投射区域小。

在中央前回和岛叶之间还存在第二感觉区，范围较小，从系统发生来看，可能比较原始，仅对感觉进行粗略的分析。

（二）本体感觉区

位于中央前回及中央旁小叶的前部，接受来自肌肉、关节等处的感觉信息。

（三）内脏感觉区

内脏感觉与躯体感觉的投射区有较多重叠，但内脏感觉的投射区较小，且不集中，这可能是内脏感觉定位不够精确和性质模糊的原因之一。此外边缘系统的皮层部位也是内脏感觉的投射区域。

（四）视觉区

视觉投射区位于枕叶距状裂的上下缘。左侧枕叶皮层接受左眼颞侧和右眼鼻侧视网膜的传入投射纤维；右侧枕叶皮层接受右眼的颞侧和左眼的鼻侧视网膜的传入投射纤维。

（五）听觉区

听觉投射区位于颞叶的颞上回和颞横回，听觉的投射为双侧性，即一侧皮质代表区与双侧耳蜗螺旋器传来的神经冲动有关，但与对侧的联系较强。

(六) 嗅觉区和味觉区

嗅觉投射区位于边缘皮层的前底部区域，刺激这些相应的结构可以导致特殊的主观嗅觉。味觉区在中央后回面部感觉投射区的下侧。

四、痛觉

痛觉是机体受到伤害性刺激所产生的一种复杂的感觉，常伴有不愉快的情绪活动和防卫反应。疼痛也是许多疾病的一种症状，对疾病的诊断具有重要的临床意义。

(一) 痛觉感受器

痛觉感受器是游离神经末梢，广泛分布于各器官组织中。各种伤害性刺激作用于人体组织时，就会使局部组织释放组胺、缓激肽、5-羟色胺、K^+、H^+等致痛物质，使游离神经末梢去极化，发放神经冲动传入中枢进而产生痛觉。

(二) 皮肤痛觉

指伤害性刺激作用于皮肤时所产生的痛觉，包括快痛和慢痛两种类型。

1. 快痛

快痛又称锐痛、刺痛，是一种尖锐、鲜明、定位清楚的痛。针刺皮肤、急性烧(烫)伤及电击时可感到这种快痛。快痛在给予痛刺激后约 0.1 秒内便可感受到，这可以很快告知人们发生的伤害性刺激，并产生保护性反应。

2. 慢痛

慢痛也称烧灼痛、慢性痛，是一种模糊、弥散的痛。这类痛在痛刺激后约 1 秒甚至数秒，有时数分钟后才感觉到。慢痛使人产生长时间难以忍受的痛苦，并伴有情绪反应和心血管、呼吸等内脏反应。

(三) 内脏痛与牵涉痛

内脏痛是内脏器官受到伤害性刺激时所产生的疼痛感觉。与皮肤痛相比，内脏痛的特征有：① 缓慢、持续、定位不清楚，对刺激的分辨能力差，如腹痛时常不易明确分清疼痛发生的部位；② 对机械性牵拉、缺血、痉挛和炎症等刺激敏感，而对切割、烧灼等刺激反应不明显；③ 内脏痛常伴有牵涉痛。

某些内脏疾病引起体表特定部位发生疼痛或痛觉过敏的现象称为牵涉痛。发生牵涉痛的部位与真正发生痛觉的患病内脏部位有一定的解剖关系。因此，了解牵涉痛的部位(表 10-2)对某些内脏疾病的诊断具有重要的临床意义。

表 10-2　常见内脏疾病牵涉痛的部位

患病器官	心	胃、胰	肝、胆	肾结石	阑尾
体表痛部位	心前区、左臂尺侧	左上腹、肩胛间区	右上腹、右肩胛区	腹股沟区	脐周区、转移至右下腹

第三节　神经系统对躯体运动的调节

躯体运动是机体的基本功能之一，躯体各种姿势和运动，无论是简单的还是复杂的，有意识的还是无意识的，都是在神经系统的调控下完成的，都是复杂的反射活动。

一、兴奋由神经向肌肉的传递

(一) 神经肌肉接头的基本结构

神经肌肉接头是运动神经纤维末梢与骨骼肌细胞膜接触并传递信息的部位。其结构与突触很相似，由接头前膜、接头间隙和接头后膜组成(图 10-7)。

运动神经纤维末梢的轴突末梢失去髓鞘，嵌入它所支配的肌细胞膜。贴近肌细胞膜的轴突末梢膜为接头前膜，而与接头前膜相对的肌细胞膜为接头后膜(终板膜)，接头前膜与终板膜的间隙为接头间隙。在神经轴突末梢的轴浆中有大量接头小泡，接头小泡内含有乙酰胆碱。终板膜上有 N_2 受体，能与乙酰胆碱特异性结合；终板膜上还有大量能水解乙酰胆碱的胆碱酯酶，可使乙酰胆碱发挥作用后被及时水解失效。

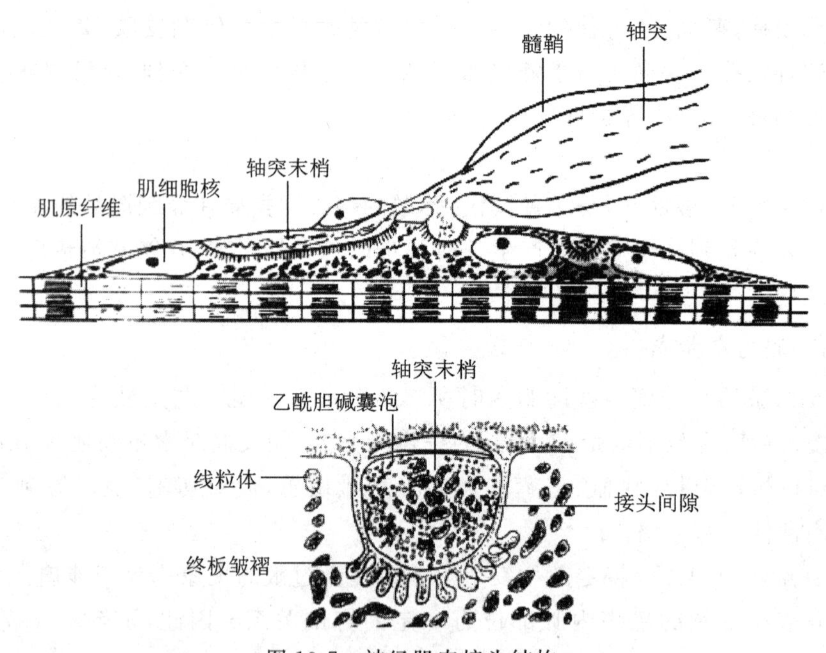

图 10-7　神经肌肉接头结构

(二) 神经肌肉接头兴奋传递过程

当运动神经兴奋时，兴奋通过神经肌肉接头向肌细胞传递的基本过程为：

运动神经纤维兴奋，冲动传至轴突末梢→接头前膜去极化，接头前膜对 Ca^{2+} 通透性增加，Ca^{2+} 内流→接头小泡与接头前膜融合、破裂、释放乙酰胆碱→乙酰胆碱与终板膜 N_2 受体结合，引起终板膜对 Na^+ 通透性增加，Na^+ 内流→终板膜去极化，产生终板电位→终板电位总和达到阈电位→肌细胞兴奋。

神经肌肉接头处每次兴奋所释放的乙酰胆碱的量都足以引起肌细胞兴奋与收缩，由于终板膜上的胆碱酯酶能及时将乙酰胆碱水解失活，所以一次神经兴奋只引起一次肌肉收缩。

二、脊髓对躯体运动的调节

脊髓是躯体运动的基本中枢，脊髓前角中的运动神经元主要有两类，即 α 和 γ 运动神经元，分别支配梭外肌和梭内肌。当一个 α 运动神经元兴奋时，可引起它所支配的全部肌纤维收缩。由一个 α 运动神经元及其所支配的全部肌纤维组成的功能单位，称为运动单位。

(一) 牵张反射

牵张反射是指有神经支配的骨骼肌受到外力牵拉伸长时，反射性地引起受牵拉肌肉的收缩。

1. 牵张反射的类型

牵张反射有两种类型，即腱反射和肌紧张。

(1) 腱反射：指快速牵拉肌腱时发生的牵张反射。如膝跳反射，当膝关节屈曲时，叩击髌骨下方的股四头肌肌腱，可引起股四头肌的快速收缩。再如跟腱反射，当叩击跟腱时，可引起腓肠肌的反射性收缩。临床上常采用检查腱反射的方法来了解神经系统的功能状态。如果腱反射减弱或消失，提示反射弧某环节损伤；腱反射亢进，提示高位中枢病变。

(2) 肌紧张：指缓慢持续牵拉肌腱时发生的牵张反射。它是维持躯体姿势最基本的反射活动，是姿势反射的基础。其反射弧中的任何部分被破坏，均可出现肌张力的减弱或者消失，表现为肌肉松弛，躯体无法维持正常的姿势。

2. 牵张反射的反射弧

牵张反射的感受器是肌肉中的肌梭，中枢在脊髓内，传入和传出纤维都包含在支配该肌肉的神经中，效应器是该肌肉的肌纤维（即梭外肌）（图 10-8）。因此牵张反射反射弧的显著特点是：感受器和效应器都在同一块肌肉中。

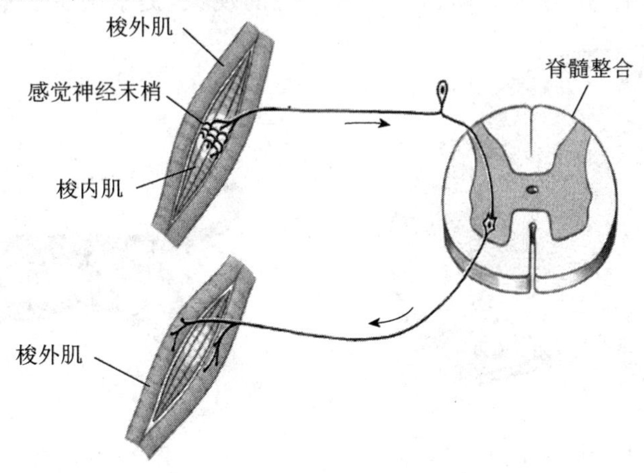

图 10-8　牵张反射

(二) 脊休克

脊髓突然离断,与高位中枢失去联系后,断面以下脊髓暂时丧失反射活动能力进入无反应状态,这种现象称为脊休克。具体表现为断面以下所有反射均暂时消失,发汗、排尿、排便无法完成,骨骼肌由于失去支配神经的紧张性作用而表现出紧张性降低,血管的紧张性降低,血压下降。脊休克是由于脊髓离断后,失去了高位中枢对脊髓的调节作用,使脊髓兴奋性降低,对任何刺激均无反应。脊休克具有反射活动暂时丧失,随意运动永久丧失的特点。

三、脑干对躯体运动的调节

脑干对肌紧张具有重要的调节作用。脑干网状结构中有的区域可抑制肌紧张,称为抑制区;有的区域可加强肌紧张,称为易化区。

(一) 脑干网状结构的抑制区和易化区

脑干网状结构抑制区,范围较小,位于延髓网状结构腹内侧部分,主要作用是抑制肌紧张和肌运动。抑制区本身不能发放神经冲动,其活动是被来自大脑皮层、小脑及纹状体的冲动所驱动。

脑干网状结构的易化区,范围较广,分布于脑干中央区域的背外侧部分(图 10-9)。主要作用是加强肌紧张和肌运动。与抑制区相比,易化区的活动较强,在肌紧张的平衡调节中略占优势。

肌紧张的加强或减弱,主要是通过脑干网状结构的易化区和抑制区相互拮抗而取得相对平衡,维持适宜的肌紧张。

(二) 去大脑僵直

动物实验中,在动物中脑的上丘与下丘之间横切脑干,动物立即出现四肢伸直、坚硬如柱、头尾昂起、脊柱挺硬等伸肌过度紧张的现象,称为去大脑僵直(图 10-10)。其产生原因是切断了大脑皮层、纹状体等部位与脑干网状结构的功能联系,造成易化区和抑制区的正常平衡被打破,使易化区活动相对地占了优势,从而导致伸肌肌紧张加强,造成了僵直现象。当人类患有某些脑部疾病,出现类似动物去大脑僵直的现象,提示脑干严重损伤,预后不良。

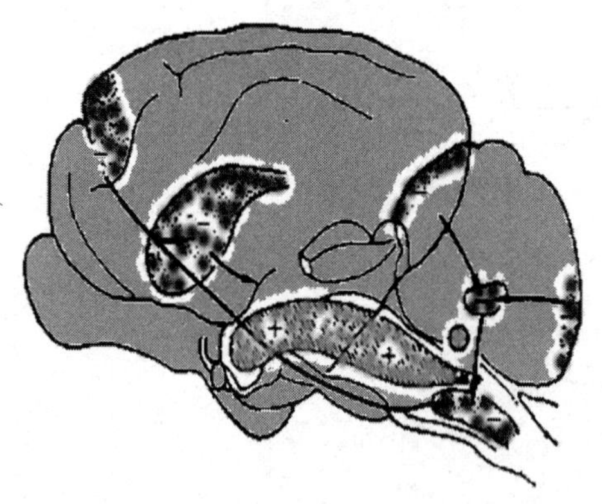

图 10-9　脑干网状结构

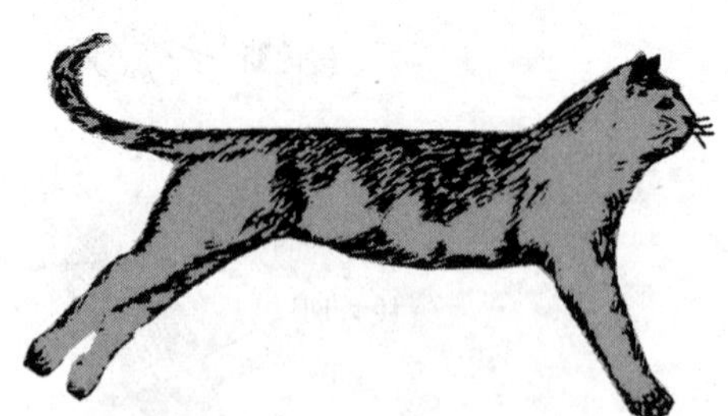

图 10-10　猫去大脑僵直

四、小脑对躯体运动的调节

小脑主要有维持姿势、调节肌紧张、协调和形成随意运动的作用。根据小脑的传入和传出纤维联系，可将小脑划分成三个主要的功能部分，即前庭小脑、脊髓小脑和皮层小脑。又从进化的角度把它们依次分别称为古小脑、旧小脑和新小脑(图 10-11)。

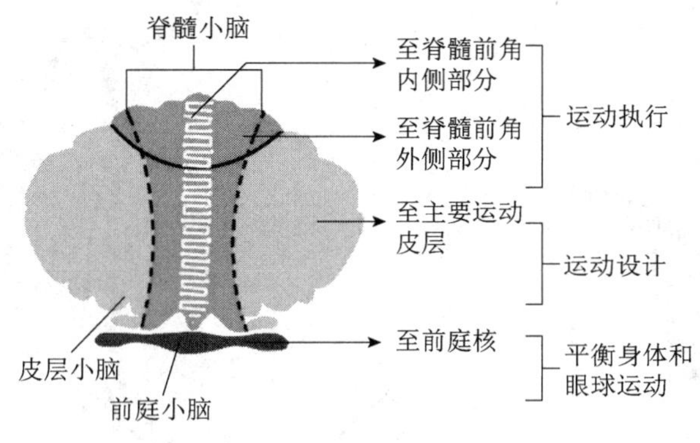

图 10-11　小脑功能分区

(一) 前庭小脑(古小脑)——维持身体平衡

前庭小脑主要由绒球小结叶构成，与前庭器官和前庭核有密切的纤维联系。临床上第四脑室肿瘤的患者，由于肿瘤压迫绒球小结叶，病人出现站立不稳、步态蹒跚、身体摇晃等平衡失调的表现。

(二) 脊髓小脑(旧小脑)——调节肌紧张

脊髓小脑由小脑前叶和后叶的中间带区构成，主要通过脊髓小脑束接受来自肌肉、关节等处本体感受器的传入冲动。

小脑前叶对肌紧张的调节既有抑制又有易化作用。在进化过程中，小脑对肌紧张的抑制作用逐渐减弱，而易化作用逐渐占主要地位。因此，人类的小脑损伤，会出现肌紧张降低，造成肌无力。

(三) 皮层小脑(新小脑)——产生和协调随意运动

皮层小脑(新小脑)是指小脑半球的外侧部。肌肉的精巧运动是小脑在与大脑皮质的长期联合活动中逐步纠正各种运动偏差而协调起来的。当大脑皮层发动精巧运动时，先从皮层小脑提取已储存的程序，再经脊髓和脑干发动运动。此时，运动可以非常协调而精巧，而且动作快速而几乎不需要另外进行思考，如骑自行车、游泳、演奏和打字等。

五、大脑皮层对躯体运动的调节

(一) 大脑皮层运动区

大脑皮层是控制躯体运动的最高级中枢，大脑皮层运动区主要位于中央前回和中央旁小叶的前部(图 10-12)。

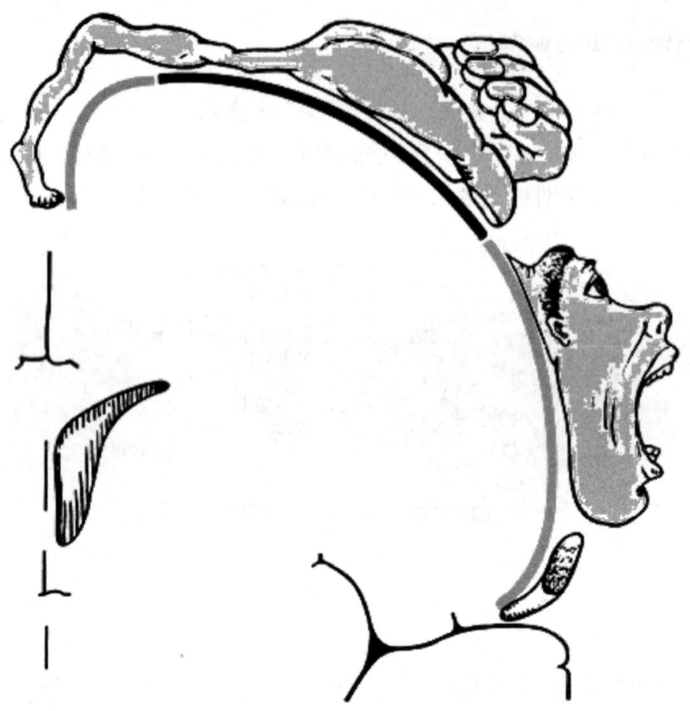

图 10-12　大脑皮质运动中枢

运动区也有一些与大脑皮层体表感觉区相似的特点。

1. 功能定位倒置

其运动区域安排大体呈倒置，但头面部内部的安排是正立的。

2. 交叉性支配

即一侧运动区支配对侧的躯体运动，但对头面部的支配是双侧性的。

3. 控制区域的大小与运动的精细复杂程度有关

运动愈精细的躯体结构其控制区愈大，如手和五指的代表区很大，几乎与整个下肢所占的区域同等大小。

(二) 运动传导通路

大脑皮层运动区对躯体运动的调节，是由锥体系和锥体外系下达实现的。

1. 锥体系

锥体系包括皮层脊髓束、皮层脑干束或皮层核束，主要由上、下两级神经元组成。上运动神经元的胞体主要位于大脑皮层的中央前回。下运动神经元的胞体主要位于脊髓前角和脑干的脑神经运动核，前者发出的轴突参与构成脊神经前根及脊神经躯体运动纤维，支配躯干、四肢的骨骼肌。后者发出的轴突构成脑神经躯体运动纤维，主要支配头面部骨骼肌。

锥体系的生理功能是发放随意运动，完成精细动作。所以锥体系损伤可引起其支配的骨骼肌的随意运动障碍，出现瘫痪。上下两级神经元受损后，瘫痪所表现的体征不同：

(1) 上运动神经元(如大脑皮层的躯体运动中枢、皮层脊髓束)受损伤时引起中枢性瘫痪，由于下运动神经元失去了上运动神经元的控制，导致兴奋性增强，表现为腱反射亢进，肌张力增强，并出现病理反射如巴宾斯基(Babinski)征。

(2) 下运动神经元(如前角运动细胞、脑干躯体运动核、脊神经、脑神经)受损伤时引起周围性瘫痪，深、浅反射均消失，肌张力减弱或消失，肌肉变软，肌萎缩明显。此种瘫痪也称弛缓性瘫痪或软瘫。

2. 锥体外系

锥体外系是指锥体系以外控制躯体运动的各种下行传导通路，包括基底神经核、小脑、脑干的红核与黑质等结构。锥体外系的主要功能是调节肌紧张，维持一定的姿势，协调全身肌群间的运动。如写字活动，手指的细致运动由锥体系支配，肩、肘、腕关节需保持一定姿势与协作，则由锥体外系来完成。

第四节　神经系统对内脏活动的调节

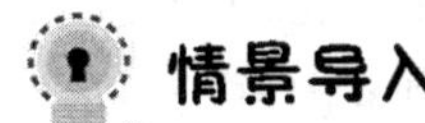

刘某，男性，50岁，为自家菜地喷洒农药后出现腹痛、出汗、流涎等症状，随即入院检查。查体：心率52次/min，血压80/40 mmHg，呼吸困难，瞳孔缩小，四肢肌肉细微颤动。

思考：

1. 请问该患者最可能的诊断是什么？
2. 试查阅相关资料回答该患者如何救治？

人体的内脏功能的调节主要是通过自主神经系统来实现的。自主神经系统又称为植物神经系统。按结构和功能不同，自主神经系统分为交感神经和副交感神经两部分。

一、自主神经系统的功能特点

自主神经系统主要功能是调节心肌、平滑肌、腺体的活动(表10-3)。

表10-3　自主神经系统的主要功能

器官	交感神经	副交感神经
循环	心跳加强加快 大部分血管收缩(腹腔内脏、皮肤、外生殖器等) 肌肉血管可收缩(肾上腺素能系统)或舒张(胆碱能系统)	心跳减弱减慢 部分血管舒张(软脑膜、外生殖器血管等)
呼吸	支气管平滑肌舒张	支气管平滑肌收缩，黏液分泌

续表

器官	交感神经	副交感神经
消化	分泌黏稠唾液，抑制胃肠运动 抑制胆囊收缩，促进括约肌收缩	分泌稀薄唾液，促进胃肠运动 促进胆囊收缩，使括约肌舒张， 促进胃液及胰液分泌
泌尿	逼尿肌舒张，括约肌收缩	逼尿肌收缩，括约肌舒张
生殖	怀孕子宫收缩，未孕子宫舒张	
眼	瞳孔扩大，睫状肌松弛	瞳孔缩小，睫状肌收缩，促进泪腺分泌
皮肤	竖毛肌收缩，汗腺分泌	
内分泌	促进糖原分解，促进肾上腺髓质分泌	促进胰岛素分泌

（一）对同一效应器的双重支配

除少数器官外，一般组织器官都接受交感和副交感神经的双重支配。在具有双重神经支配的器官中，交感和副交感神经的作用往往具有拮抗性。如对心脏的作用中，迷走神经起抑制性作用，而交感神经则发挥兴奋作用；对于小肠平滑肌，迷走神经具有加强其运动的作用，而交感神经却减弱其运动。这种拮抗性使神经系统能够从正反两个方面调节内脏的活动，使内脏的状态适合于当时机体的需要。拮抗作用的对立统一是神经系统调节内脏功能的特点之一。此外，双重神经支配在某些器官上也表现为协同作用，如：交感神经和副交感神经兴奋均可使唾液腺的分泌增多。

（二）紧张性作用

自主神经持续发放一定频率的神经冲动，使效应器经常维持一定的活动状态，称为紧张性作用。自主神经对效应器的支配，一般都具有持久的紧张性作用。例如：切断支配心脏的迷走神经，则出现心率增加；切断心交感神经，则心率减慢。

（三）与效应器本身的功能状态有关

刺激交感神经可抑制动物非孕子宫的运动，而加强受孕子宫的运动。又如，对处于收缩状态的胃幽门，迷走神经起抑制作用而使之舒张；如果原来处于舒张状态，迷走神经则使之收缩。

（四）自主神经对整体生理功能调节的意义

交感神经系统的活动一般比较广泛，主要可以动员机体许多器官组织的潜在功能，来适应环境的急剧变化。当出现紧急情况时，如剧烈的肌肉活动、窒息、失血或冷冻等，将引起交感神经兴奋，肾上腺素分泌增加，表现出一系列交感-肾上腺髓质系统亢进的现象，称为应急反应。反应的表现为心率加速、皮肤与腹腔内脏血管收缩、肌肉血流量增多、支气管扩张、肝糖原分解加速以及血糖浓度上升等。

副交感神经系统的活动相对比较局限，并伴有胰岛素的分泌，又称为迷走-胰岛素系统。其意义主要在于保护机体、休整恢复、促进消化、积蓄能量以及加强排泄和生殖功能等。例如，机体安静时，副交感神经系统活动加强，出现心脏活动抑制，瞳孔缩小避免强光的进入，消化道功能增强以促进营养物质吸收和能量补充等。

二、自主神经的递质及受体

自主神经对内脏器官的作用是通过神经末梢释放递质来实现的，其释放的递质主要是乙酰胆碱和去甲肾上腺素。自主神经末梢释放的递质与其效应器细胞膜上的受体结合来发挥对内脏器官的调节作用。学习递质、受体的相关理论，对某些药物作用的进一步理解及临床治疗工作均具有重要的意义。

（一）自主神经的递质

1. 乙酰胆碱

乙酰胆碱是外周神经末梢释放的重要递质。凡末梢能释放乙酰胆碱递质的神经纤维，称为胆碱能纤维。在人体内，交感和副交感神经节前纤维、副交感神经节后纤维、躯体运动神经纤维以及支配汗腺的交感神经节后纤维和支配骨骼肌的交感舒血管神经纤维末梢，都可释放乙酰胆碱。

2. 去甲肾上腺素

去甲肾上腺素是外周神经末梢释放的另一种重要神经递质。末梢释放去甲肾上腺素递质的神经纤维，称为肾上腺素能纤维。人体内大部分交感神经节后纤维末梢都释放去甲肾上腺素。

除上述两类主要的外周神经递质外，还发现有嘌呤类和肽类递质，它们主要存在于胃肠。这类神经元的胞体位于胃肠壁内神经丛中，接受副交感神经节前纤维支配，其纤维末梢释放的递质是嘌呤类或肽类化合物（如三磷酸腺苷、血管活性肠肽等），可影响胃肠平滑肌的活动。

（二）自主神经的受体

1. 胆碱能受体

胆碱能受体指能与乙酰胆碱结合而发挥生理作用的特殊蛋白质，主要可分为两种类型：

（1）毒蕈碱受体（M 型受体）：主要分布于节后胆碱能纤维（大多数副交感神经节后纤维和少数交感神经胆碱能节后纤维）支配的效应器细胞膜上，当乙酰胆碱与这类受体结合后可产生一系列自主神经兴奋的效应，这类受体也能与毒蕈碱相结合，产生相似的效应。因此这类受体称为毒蕈碱受体，而乙酰胆碱与之结合所产生的效应称为毒蕈碱样作用（M 样作用）。如：心脏活动被抑制，消化管、支气管平滑肌和膀胱逼尿肌收缩，瞳孔缩小，消化腺分泌增加，汗腺分泌增加，骨骼肌血管舒张。

阿托品是 M 型受体阻断剂，它能阻断乙酰胆碱的 M 样作用。临床上可用阿托品解除胃肠道平滑肌的痉挛，但也可引起心率加快、唾液和汗液分泌减少等反应。

（2）烟碱受体（N 型受体）：主要分布于交感和副交感神经节神经元的突触后膜和神经肌肉接头的终板膜上，乙酰胆碱与这类受体结合后可产生兴奋性突触后电位和终板电位，导致节后神经元和骨骼肌的兴奋。这类受体也能与烟碱相结合，产生相似的效应。因此这类受体称为烟碱样受体，而乙酰胆碱与之结合所产生的效应称为烟碱样作用（N 样作用）。N

型受体还分成两个亚型，神经节神经元突触后膜上的受体为 N_1 受体，骨骼肌终板膜上的受体为 N_2 受体，筒箭毒能阻断 N_1 和 N_2 受体的功能，六烃季铵主要阻断 N_1 受体的功能，十烃季铵主要阻断 N_2 受体的功能，从而阻断乙酰胆碱的 N 样作用。

支配汗腺的交感神经和支配骨骼肌的交感舒血管神经，其递质也是乙酰胆碱。由于阿托品可以阻断其作用，所以属于 M 样作用，受体属于 M 型受体。中枢神经系统内的胆碱能受体也有 N 型和 M 型两种，但主要是 M 型受体，乙酰胆碱作用于神经元的 M 型受体，主要表现兴奋效应。

2. 肾上腺素受体

肾上腺素受体指能与包括去甲肾上腺素、肾上腺素、多巴胺在内的儿茶酚胺类物质结合而发挥生理作用的特殊蛋白质，主要可分为两种类型。

（1）α 型肾上腺素能受体（α 受体）。儿茶酚胺类物质与 α 受体结合后产生的平滑肌效应主要是兴奋性的，包括血管收缩、子宫收缩、虹膜辐散状肌收缩等；但也有抑制性的，如小肠平滑肌舒张。酚妥拉明是 α 受体阻断剂，可消除去甲肾上腺素产生的血管收缩、血压升高的作用。

（2）β 型肾上腺素能受体（β 受体）。儿茶酚胺类物质与 β 受体结合后产生的平滑肌效应是抑制性的，包括血管舒张、子宫舒张、支气管舒张等；但产生的心肌效应却是兴奋性的。普萘洛尔是 β 受体阻断剂。例如心绞痛患者，应用普萘洛尔可以阻断心肌的 β 受体，从而降低心肌的代谢活动，达到治疗效果。但是普萘洛尔阻断 β 受体的作用很广泛，应用普萘洛尔后可引起支气管痉挛，故不宜用于伴有呼吸系统疾病的患者。

三、内脏活动的中枢调节

内脏活动和躯体活动一样，也受中枢神经系统中各级中枢的控制，而且调节躯体运动与内脏活动的各级中枢部位是密切联系的，很难严格划分。

（一）脊髓

脊髓是调节某些内脏反射活动（如排便、排尿、发汗、血管运动等）的初级中枢。在脊髓颈第五节段以上离断的动物，脊休克过去以后，血压可以上升恢复到一定水平，说明脊髓中枢可以完成基本的血管张力反射，以维持血管的紧张性，保持一定的外周阻力。

（二）脑干

延髓被称为生命中枢，如心血管中枢、呼吸中枢、消化中枢等人体很重要的内脏反射中枢都位于延髓内；中脑内有瞳孔对光反射中枢；脑桥中有呼吸调整中枢和角膜反射中枢。

（三）下丘脑

下丘脑是调节内脏活动的较高级中枢，它能够进行细微和复杂的整合作用，使内脏活动和其他生理活动相联系，调节体温、营养摄取、水平衡、内分泌、情绪反应、生物节律等重要生理过程。

（四）大脑皮层

人们常把边缘叶连同大脑皮层的岛叶、颞极、眶回等，以及杏仁核、隔区、下丘脑、丘脑前核等结构统称为边缘系统。边缘系统的主要功能是维持个体生存，调节生殖活动。边缘系统参与调节心脏、血压、呼吸、胃肠、膀胱、瞳孔等的活动，是调节内脏活动的重要中枢，故又被称为内脏脑。

第五节　脑的高级功能

一、条件反射

神经系统活动的基本方式是反射。按照巴甫洛夫的理论，反射分为非条件反射和条件反射两种。非条件反射是先天固有的反射，如吸吮反射、角膜反射等。条件反射是指在非条件反射的基础上，个体在生活过程中逐渐建立的反射，如望梅止渴、画饼充饥就是典型的条件反射。现重点讨论条件反射。

(一) 经典条件反射

条件反射的建立要求在时间上把某一无关刺激与非条件刺激多次结合，一般无关刺激要先于非条件刺激而出现。巴甫洛夫认为，条件反射是大脑皮层活动的具体表现，引起条件反射的刺激是信号刺激，由信号刺激引起的皮层神经活动也就是信号活动。

巴甫洛夫将信号分为两大类：一类是具体信号，如灯光、铃声、食物的形状、气味等，它们都是以本身的理化性质来发挥刺激作用的，这些信号为第一信号；另一类是抽象信号，即语言和文字，称为第二信号。能对第一信号发生反应的大脑皮层功能系统，被称为第一信号系统，是人类和动物所共有的；能对第二信号发生反应的大脑皮层功能系统，被称为第二信号系统，是人类所特有的，也是人类区别于动物的主要标志。语言是现实的概括和抽象化，人类可借助语言来表达思维。

(二) 操作式条件反射

操作式条件反射是一种由刺激引起的行为改变。如在观察猫试图逃出迷宫的行为试验时，第一次猫花了很长时间才逃出迷宫。有了第一次经验以后，猫减少了无效行为而成功行为逐渐增加，其逃出迷宫所用时间也越来越短。

(三) 条件反射的生理意义

条件反射提高了机体适应环境的能力。此外，由于条件反射是灵活的，可随环境的改变而改变，即当条件刺激失去信号意义后，条件反射便会消退，同时又可根据新的环境条件，不断建立新的条件反射，使机体能不断地适应环境的变化。

二、大脑皮层的语言分区

(一) 运动性语言中枢(说话中枢)

紧靠中央前回下部，额下回后 1/3 处，又称布罗卡回(Broca gyrus)。能分析综合与语言有关的肌肉性刺激。此处受损，患者与发音有关的肌肉虽未瘫痪，却丧失了说话的能力，临床上称运动性失语症。

(二) 听性语言中枢

位于颞上回后部，能调整自己的语言和理解别人的语言。此处受损，患者能讲话，但混乱而割裂，能听到别人讲话，但不能理解讲话的意思，对别人的问话常所答非所问，临床上称为感觉性失语症。

(三) 视运动性语言中枢(书写中枢)

位于额中回的后部，此处受损，虽然其他的运动功能仍然保存，但写字、绘画等精细运动发生障碍，临床上称为失写症。

(四) 视性语言中枢(阅读中枢)

位于顶下叶的角回，靠近视中枢。此中枢受损时，患者视觉无障碍，但原来识字的人变为不能阅读，失去对文字符号的理解，称为失读症。

三、脑电图

在头皮上安置引导电极，通过脑电图仪可记录到皮层自发脑电活动的图形，称为脑电图(EEG)。临床上使用脑电图机在头皮表面用双极或单极导联记录法记录脑电活动。

(一) 正常脑电图波形

正常脑电图由不同频率和振幅的波混合组成。依频率不同分为四种(表 10-4)。

表 10-4　脑电图的基本波形

波形分类	频率/Hz	振幅/μV	出现条件	皮层意义
α 波	8～13	20～100	清醒、安静、闭目	安静状态
β 波	4～30	5～10	睁眼或接受其他刺激(或快波睡眠时相)	紧张状态
θ 波	4～7	100～150	困倦	抑制
δ 波	0.5～3	20～200	睡眠，极度疲劳或麻醉时	抑制

(二) 临床应用

临床上，脑电图对某些颅脑疾病，如癫痫患者的诊断、脑内占位性病灶(例如肿瘤或血肿等)的定位等有重要意义。脑电图在脑外科手术中对监视脑的功能状态及麻醉时判断麻醉深度也有一定的意义。

四、睡眠与觉醒

睡眠和觉醒都是人体正常生活非常重要的两个生理过程。人类在觉醒时，人体能够进行劳动和其他活动；而睡眠，可以使人体恢复精力和体力。成年人一般每天需要睡眠 7～9 小时，老年人睡眠时间较短，儿童需要的睡眠时间较长，每天需 12～14 小时，新生儿需 18～20 小时。

睡眠时机体许多生理功能发生了不同于觉醒状态时的变化，其表现为：① 嗅、视、听、触等感觉功能暂时减退，意识逐渐消失；② 骨骼肌反射运动和肌紧张减弱；③ 伴有一系列自主神经功能的改变。例如，血压下降、心率减慢、瞳孔缩小、尿量减少、体温下降、代谢率降低、呼吸变慢、胃液分泌增多而唾液分泌减少、发汗功能增强等。

根据睡眠时脑电图的表现及其他生理特点可将睡眠分为两种不同的时相。

1. 慢波睡眠

慢波睡眠也称正相睡眠。此期，人体的嗅觉、视觉、触觉、听觉等功能逐渐减退，肌张力减弱，心率减慢，血压下降，代谢水平降低，体温下降，尿液减少，发汗功能增强。生长素的分泌明显增多，有利于体力的恢复和婴幼儿的生长发育。

2. 快波睡眠

快波睡眠也称异相睡眠、快速眼动睡眠（REM）。此期睡眠程度更深，各种感觉功能进一步减退，肌肉几乎完全松弛，内脏功能出现不规则波动，出现梦境。异相睡眠期间，脑血流量增加，脑细胞蛋白质合成增多，利于婴幼儿神经系统和智力发育，帮助精力恢复，增强记忆。在异相睡眠期间，如将其唤醒，被试者往往会诉说正在做梦，所以做梦是异相睡眠的特征之一。

慢波睡眠与异相睡眠可以相互转化。成年人睡眠时，先进入慢波睡眠，持续 80～120 分钟后，转入异相睡眠；约 20～30 分钟后，又转入慢波睡眠；以后又转入异相睡眠。整个睡眠期间，如此反复转化 4～5 次。在成年人中，慢波睡眠和异相睡眠均可直接转为觉醒状态，但觉醒状态只能进入慢波睡眠，而不能直接进入异相睡眠。

思考与练习

一、单选题

1. 神经元与神经元之间相互接触的部位称为(　　)

A. 轴突　B. 树突　C. 突触　D. 紧密连接

2. 下列关于突触传递的叙述，错误的是(　　)

A. 突触前神经元释放神经递质　B. 突触后膜有相应受体能与递质结合

C. Ca^{2+} 在突触传递中有重要作用　D. 突触传递对内环境变化不敏感

3. 有关兴奋性突触传递过程的叙述，错误的是(　　)

A. 兴奋性突触后电位是一种局部电位变化

B. 递质与后膜受体结合，使后膜对 K^+ 和 Cl^- 通透性升高

C. 神经冲动传至轴突末梢，使前膜释放兴奋性递质

D. 兴奋性突触后电位发展到阈电位水平便引起突触后神经元兴奋

4. 兴奋性递质与突触后膜受体结合，引起突触后膜(　　)

A. 超极化　B. 去极化　C. 反极化　D. 复极化

5. 兴奋性递质与突触后膜受体结合，主要使后膜(　　)
A. 对 Ca^{2+} 通透性增高　B. 对 K^+ 通透性增高
C. 对 Na^+ 通透性增高　D. 对 Cl^- 通透性增高
6. 抑制性递质与突触后膜受体结合，引起突触后膜(　　)
A. 超极化　B. 去极化　C. 反极化　D. 复极化
7. 神经冲动是沿着神经纤维传导的(　　)
A. 静息电位　B. 动作电位　C. 兴奋性突触后电位　D. 局部电位
8. 以下哪项不是中枢信息传递的特征(　　)
A. 单向传递　B. 总和　C. 中枢延搁　D. 相对不疲劳性
9. 对丘脑特异性投射系统的叙述，下列哪项是错误的(　　)
A. 投射至皮质特定感觉区，有点对点的关系　B. 引起特定的感觉
C. 主要终止于中央后回　D. 切断特异性传入通路的动物将出现昏睡
10. 有关大脑皮质感觉功能定位的描述，错误的是(　　)
A. 第一躯体感觉区主要在中央后回　B. 所有感觉传入纤维都交叉投射到对侧皮质
C. 主要投射区的整体空间分布呈倒立　D. 投射区的大小与感觉的灵敏度呈正相关
11. 左侧中央前回受损，将导致(　　)
A. 左侧躯体运动障碍　B. 右侧躯体运动障碍
C. 左侧感觉障碍　D. 右侧感觉障碍
12. 有关内脏痛的特征，错误的是(　　)
A. 较缓慢，持续时间长　B. 定位不精确，对刺激分辨率差
C. 常伴有牵涉痛　D. 切割与烧灼内脏均可引起剧烈疼痛
13. 躯体运动最基本的反射中枢在(　　)
A. 大脑　B. 中脑　C. 延髓　D. 脊髓
14. 维持姿势最基本的反射是(　　)
A. 屈肌反射　B. 对侧伸肌反射　C. 腱反射　D. 肌紧张反射
15 大脑皮质运动区位于(　　)
A. 中央前回　B. 中央后回　C. 额叶上回　D. 颞叶上回

二、判断题

1. 兴奋性突触后电位的产生主要是突触后膜对 K^+ 通透性增高所致。(　　)
2. 皮层小脑的主要功能是调节肌紧张。(　　)
3. 内脏对切割、烧灼等刺激很敏感，但对机械牵拉、缺血、炎症则不易引起疼痛。(　　)
4. 副交感神经节前、节后纤维释放的递质都是乙酰胆碱。(　　)
5. 所有内脏器官都是受交感和副交感神经双重支配的。(　　)

三、简答题

1. 何谓特异性投射系统与非特异性投射系统？它们的生理功能有何不同？
2. 试述牵张反射的类型和生理意义，以及反射弧的特点。
3. 何谓胆碱能纤维？外周神经纤维中哪些神经纤维属于胆碱能纤维？

第十一章 内分泌

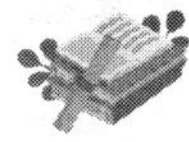

学习任务

① 掌握激素的概念和分类。

② 理解腺垂体和神经垂体激素的种类及其主要功能；甲状腺激素和糖皮质激素的生理作用、分泌调节及临床意义；胰岛素、肾上腺髓质激素、甲状旁腺素、降钙素、胰高血糖素的生理作用。

③ 了解激素作用的一般特征。

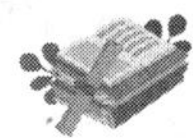

思维导图

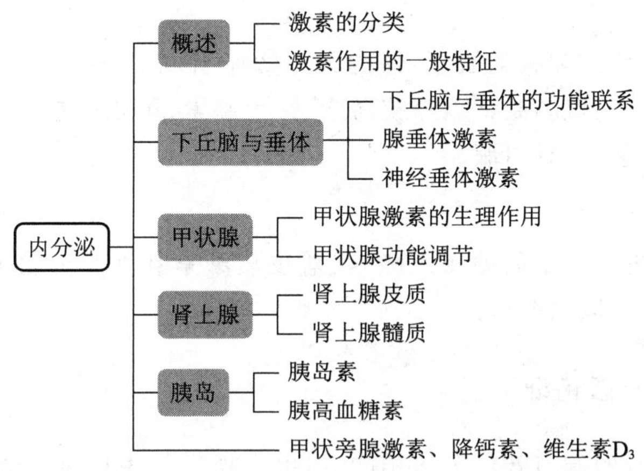

内分泌系统与神经系统相辅相成，共同维持机体的内环境稳态，调节机体的新陈代谢、生长、发育、生殖等过程。

第一节 概述

内分泌系统由内分泌腺和分散存在于某些器官组织中的内分泌细胞共同组成。人体主要的内分泌腺有垂体、甲状腺、甲状旁腺、肾上腺、胰岛、性腺、松果体等；散在于组织器官中的内分泌细胞分布非常广泛，如消化管黏膜、心、肺、肾、下丘脑、胎盘等器官和组织的某些细胞。

内分泌是指内分泌细胞将所产生的激素直接分泌到体液中，并以体液为媒介对靶细胞产生效应的一种分泌形式。由内分泌腺或内分泌细胞分泌的高效能生物活性物质称为激素，它们是通过体液传递信息的化学信使。内分泌系统的所有调节功能都是通过激素实现的。

一、激素的分类

激素按其化学性质可分为含氮激素和类固醇激素两类。

（一）含氮激素

主要包括蛋白质、肽类和胺类激素，体内大多数激素属于含氮激素。如下丘脑激素、腺垂体激素、神经垂体激素、胃肠激素以及胰岛素、肾上腺素、甲状腺素等。这类激素易被消化酶破坏，临床应用须注射，不宜口服。

（二）类固醇激素

主要包括肾上腺皮质分泌的糖皮质激素、盐皮质激素和性腺分泌的性激素等。这类激素不易被消化酶破坏，可以口服应用。

二、激素作用的一般特征

各种激素对靶细胞的调节效应不尽相同，但可表现出一些共同的作用特征。

（一）特异性

某种激素选择性地作用于某些靶器官或靶细胞的特性，称为激素的特异性。激素特异性的本质是靶细胞膜或胞浆内存在有能与该激素结合的特异性受体。各种激素作用的特异性差别较大：有些激素仅局限作用于较少的特定目标，如腺垂体分泌的促甲状腺激素，只作用于甲状腺；也有些激素作用范围遍及全身，如生长激素、甲状腺激素和胰岛素等，这完全取决于这些激素受体的分布。

（二）信息传递作用

激素所起的作用是在细胞之间进行信息传递，仅起“信使”的作用。由内分泌细胞发布的调节信息以分泌激素这种化学方式传输给靶细胞，增强或减弱细胞原有的生理生化反应，但不能使靶细胞增加新的功能，也不能提供额外能量。

（三）高效能

激素在血液中的浓度很低，一般在纳摩尔（nmol/L）甚至皮摩尔（pmol/L）水平，但激素的作用十分显著，因为激素在作用过程中可产生效能极高的生物放大效应。

（四）相互作用

各种激素的作用可以相互联系，相互影响，主要表现为：① 协同作用，如肾上腺素与糖皮质激素均能升高血糖；② 拮抗作用，如胰岛素能降低血糖，胰高血糖素则能升高血糖；③ 允许作用，指某种激素本身对特定的器官或细胞并没有直接的作用，但它的存在却是另一种激素发挥效应的必要条件，如糖皮质激素本身并没有收缩血管的作用，但只有它存在时，去甲肾上腺素才能发挥缩血管作用。

第二节 下丘脑与垂体

情景导入

小成，男，8岁，身高80 cm，短手指，扁平面容，智力与同龄人相当，没有认知障碍。

思考：

1. 小成最有可能患什么疾病？
2. 该病产生的原因是什么？

一、下丘脑与垂体的功能联系

下丘脑的一些神经元兼有神经元和内分泌细胞的功能。下丘脑与垂体在结构与功能上联系密切，形成下丘脑-垂体功能单位，包括下丘脑-腺垂体系统和下丘脑-神经垂体系统。

（一）下丘脑-腺垂体系统

下丘脑与腺垂体之间没有直接的神经联系，但存在独特的血管网络，通过垂体门脉系统发生功能联系，构成下丘脑-腺垂体系统（图 11-1）。下丘脑内侧基底部存在一个“促垂体区”，由“促垂体区”的小细胞神经元组成，这些神经元可分泌9种有活性的下丘脑调节肽（表 11-1），后者随神经元轴突的轴浆流动，运至下丘脑正中隆起的毛细血管网，释放入血，经垂体门脉系统运送至腺垂体，调节腺垂体的活动。

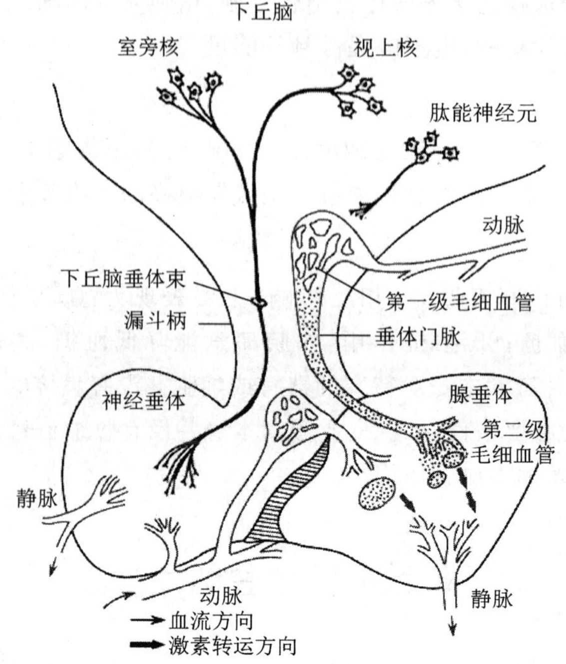

图 11-1　下丘脑与垂体功能联系

表 11-1　下丘脑调节肽及其作用

激素	英文缩写	主要作用
促甲状腺激素释放激素	TRH	促进促甲状腺激素的分泌
促肾上腺皮质激素释放激素	CRH	促进促肾上腺皮质激素的分泌
促性腺激素释放激素	GnRH	促进黄体生成素、卵泡刺激素的分泌
生长激素释放激素	GHRH	促进生长激素的分泌
生长抑素	SST	抑制生长激素的分泌
催乳素释放因子	PRF	促进催乳素的分泌
催乳素释放抑制因子	PIF	抑制催乳素的分泌
促黑素细胞激素释放因子	MRF	促进促黑素细胞激素的分泌
促黑素细胞激素释放抑制因子	MIF	抑制促黑素细胞激素的分泌

(二) 下丘脑-神经垂体系统

神经垂体不含腺细胞，不能合成激素，只能贮存和释放激素。位于下丘脑视上核和室旁核的大细胞神经元轴突向下投射到神经垂体，形成下丘脑-垂体束(图 11-1)。视上核和室旁核合成抗利尿激素(ADH)和催产素(OXT)，经轴浆流动的形式运输至神经垂体贮存，当机体需要时，由神经垂体释放入血。

二、腺垂体激素

腺垂体是体内最重要的内分泌腺，主要分泌 7 种激素。

(一) 腺垂体激素的生理作用

1. 生长激素

生长激素(GH)可促进生长发育和物质代谢,对机体各器官组织产生广泛影响。

(1) 促进机体生长。机体的生长发育受多种激素的调节,但生长激素的调节十分关键。生长素能促进机体各组织器官的生长,尤其是对骨骼、肌肉及内脏器官的作用最为显著。人幼年时期如果生长素分泌不足,将出现生长迟缓、身材矮小的症状,但智力正常,称为侏儒症;若幼年时期生长激素分泌过多,则导致巨人症;成年后生长激素分泌过多,因骨骺已闭合,长骨不再生长,但肢端的短骨、颌面部骨骼边缘及其软组织增生,表现为手足粗大、指趾末端如杵状、鼻大、唇厚、下颌突出及内脏器官增大等现象,称为肢端肥大症。

(2) 调节物质代谢。① 蛋白质代谢:生长激素能促进氨基酸进入细胞,并可加速 DNA 和 RNA 的合成,从而促进蛋白质合成,抑制蛋白质分解。② 脂肪代谢:促进脂肪分解,增强脂肪酸氧化分解,提供能量。③ 糖代谢:生长激素能抑制外周组织对葡萄糖的摄取和利用,减少葡萄糖的消耗,升高血糖水平。生长激素分泌过多时,可因血糖升高而引起糖尿,称为"垂体性糖尿"。

2. 催乳素

催乳素(PRL)的作用极为广泛。① 对乳腺的作用:可促进乳腺发育、引起并维持乳腺泌乳。② 对性腺的作用:可促进排卵,促使黄体生成并分泌孕激素和雌激素。

3. 促黑素细胞激素

促黑素细胞激素(MSH)的主要生理作用是刺激黑色素细胞,使细胞内的酪氨酸转化为黑色素,导致皮肤和毛发颜色加深。

4. 促激素

腺垂体分泌促甲状腺激素(TSH)、促肾上腺皮质激素(ACTH)、卵泡刺激素(FSH)和黄体生成素(LH)4 种促激素,它们分别作用于各自靶腺,主要功能是刺激靶腺组织增生、发育,并促进其激素的合成分泌。

(1) 促甲状腺激素:促进甲状腺增生和甲状腺激素的合成与分泌。

(2) 促肾上腺皮质激素:促进肾上腺皮质增生和糖皮质激素的合成与分泌。

(3) 促性腺激素(Gn)的主要作用见图 11-2。

- 女性
  - 卵泡刺激素—促进卵泡生长发育并发泌雌激素
  - 黄体生成素—促进排卵和黄体形成,并分泌雌激素和孕激素
- 男性
  - 精子生成素—促进精曲小管生精上皮发育和生精细胞的发育成熟
  - 间质细胞刺激素—促进睾丸间质细胞合成和分泌雄激素

图 11-2　促性腺激素的主要作用

(二) 腺垂体功能活动的调节

腺垂体激素的分泌,受下丘脑的调节,亦受靶腺激素对下丘脑-腺垂体系统的反馈性调节。

1. 下丘脑对腺垂体激素分泌的调节

下丘脑神经元能分泌下丘脑调节肽(表 11-1),作用于腺垂体细胞,调节其分泌功能。

2. 外周靶腺激素对下丘脑-腺垂体系统的反馈性调节

腺垂体相应的促激素可促使甲状腺、肾上腺皮质和性腺分别分泌甲状腺激素、糖皮质激素和性腺激素。外周靶腺的激素通过反馈联系分别对腺垂体、下丘脑起调节作用。因此，下丘脑、腺垂体与外周靶腺之间构成了三个功能轴，即下丘脑-腺垂体-甲状腺轴、下丘脑-腺垂体-肾上腺皮质轴、下丘脑-腺垂体-性腺轴。通过相应功能轴形成依层次调节和反馈调节，从而使血液中各相关激素浓度保持相对稳定(图 11-3)。

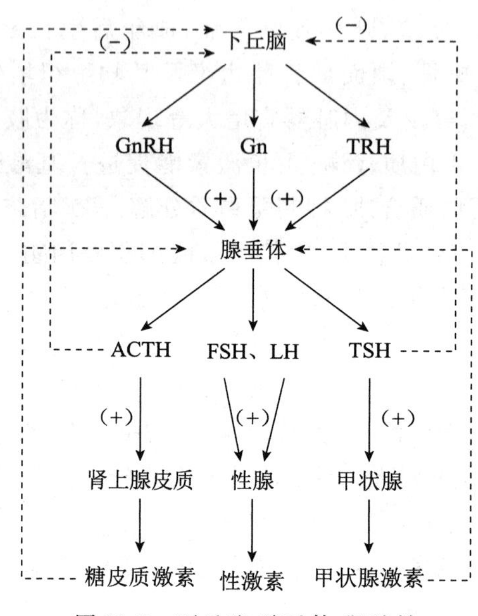

图 11-3　下丘脑-腺垂体-靶腺轴

三、神经垂体激素

神经垂体不能合成激素，只能贮存和释放激素，神经垂体贮存和释放的激素包括抗利尿激素(ADH)和催产素(OXT)。

(一) 抗利尿激素

生理水平的抗利尿激素可促进远曲小管和集合管对水的重吸收，产生抗利尿作用。在机体脱水和失血等情况下，ADH 的释放量明显增加，可使血管广泛收缩，使血压升高，对维持动脉血压有一定的意义，故又称血管升压素(VP)。但生理情况下，几乎没有升压作用。

(二) 催产素

催产素又称缩宫素(OT)，主要作用于子宫和乳腺，催产素能刺激子宫平滑肌和乳腺肌上皮细胞收缩，促进妊娠子宫收缩，促进乳汁排出。催产素对非孕子宫的作用较弱，而对妊娠子宫的作用较强。催产素的释放是反射性的调节，哺乳期婴儿吸吮刺激乳头，临产或分娩时，子宫颈和阴道受牵拉刺激，均可反射性地引起催产素释放增多。

第三节　甲状腺

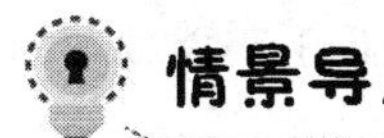

情景导入

某些地区水和食物中长期缺碘，导致当地大多数居民出现甲状腺肿大、脖子增粗症状，被称为“大脖子病”。

思考：

“大脖子病”产生的机制。

甲状腺是人体内最大的内分泌腺，由许多甲状腺滤泡所组成，甲状腺激素由滤泡上皮细胞合成，并以胶状质的形式储存于滤泡腔内。

甲状腺激素主要有两种：四碘甲腺原氨酸（T_4），又称甲状腺素，另一种是三碘甲腺原氨酸（T_3）。它们都是酪氨酸的碘化物。T_4 的含量较 T_3 多，T_4 约占血液中甲状腺激素总量的90%，但 T_3 的生物学活性却比 T_4 强约 5 倍。甲状腺激素合成的主要原料是碘和甲状腺球蛋白。碘主要来源于食物，人每天从食物中摄取的碘约有 1/3 进入甲状腺，碘与甲状腺疾病的关系密切，不论碘缺乏或过剩均可导致甲状腺疾患。甲状腺球蛋白由滤泡上皮细胞合成分泌。甲状腺激素合成的基本过程包括：甲状腺滤泡上皮细胞聚碘、I^- 的活化、酪氨酸的碘化和碘化酪氨酸的耦联等。

一、甲状腺激素的生理作用

甲状腺激素的作用十分广泛，几乎对全身各组织细胞均有影响，其主要作用是促进人体新陈代谢和生长发育过程。

（一）对代谢的影响

1. 能量代谢

甲状腺激素能使全身绝大多数组织的耗氧量增加，产热量增大，使基础代谢率（BMR）增高。因此，甲状腺功能亢进的病人，因产热量增多而喜凉怕热，多汗，BMR 增高；甲状腺功能减退的病人，因产热量减少而喜热畏寒，BMR 降低。

2. 物质代谢

甲状腺激素对三大营养物质的合成与分解均有影响，可因血中浓度的差异而产生不同的效应。

（1）糖代谢。甲状腺激素能加快小肠黏膜吸收葡萄糖的速度，增强肝糖原分解，抑制肝糖原合成，使血糖升高；同时也促进外周组织对葡萄糖的利用，使血糖降低。但升血糖作用强于降糖作用。因此，甲亢病人餐后血糖升高，甚至出现糖尿。

（2）蛋白质代谢。生理剂量的甲状腺激素能促进蛋白质合成，有利于机体的生长发育。

如果分泌过多，以骨骼肌和骨为主的外周组织蛋白质分解加速，导致肌肉消瘦和肌无力，骨质疏松。如果分泌过少，蛋白质合成障碍，组织间黏蛋白沉积，使水分子滞留皮下，引起黏液性水肿。

(3) 脂肪代谢。甲状腺激素既能促进脂肪和胆固醇的合成，又能加速脂肪的动员、分解，促进胆固醇降解。但总的效应是分解大于合成。因此，甲亢病人血胆固醇常低于正常水平；反之，甲减病人血胆固醇高于正常水平。

(二) 对生长发育的影响

甲状腺激素促进机体的生长发育，尤其是对婴幼儿脑和长骨的生长发育影响极大，在出生后最初的4个月内影响最为明显。先天性甲状腺功能减退的婴儿，如在4个月内得不到甲状腺激素的补充，可导致脑和长骨的发育明显障碍，表现为智力迟钝、身材矮小，称为呆小症(克汀病)。

(三) 其他作用

1. 中枢神经系统

甲状腺激素能提高中枢神经系统的兴奋性。因此，甲亢的病人，常有易激动、烦躁不安、多言多动、喜怒无常、失眠多梦等症状。甲减的病人则有言行迟缓、记忆减退、表情淡漠、少动嗜睡等表现。

2. 心血管系统

甲状腺激素可使心跳加快，心肌收缩力增强，心输出量增加；同时，由于组织耗氧量增多，致使小血管扩张，外周阻力下降。甲亢病人表现为心率加快，收缩压升高，舒张压正常或稍低，脉压增大。

此外，甲状腺激素还具有促进肠蠕动、影响生殖功能等其他生物学作用。

二、甲状腺功能调节

甲状腺功能主要受下丘脑-腺垂体-甲状腺轴的调节，此外，还可进行一定程度的自身调节。

(一) 下丘脑-腺垂体-甲状腺轴的调节

下丘脑分泌的 TRH 通过垂体门脉系统，作用于腺垂体，促进 TSH 的合成和释放。TSH 作用于甲状腺，刺激甲状腺合成和分泌甲状腺激素并促进腺体增生。当血中 T_3、T_4 浓度升高时，可反馈性地抑制 TSH 和 TRH 的分泌，最终使 T_3、T_4 浓度降至正常水平。这种负反馈作用是体内甲状腺激素浓度维持生理水平的重要机制(图 11-3)。

(二) 甲状腺的自身调节

甲状腺能根据血碘水平，通过自身调节来改变摄取碘与合成甲状腺激素的能力。当饮食中缺碘时，甲状腺摄取碘的能力增强，使甲状腺激素的合成与释放不致因碘供应不足而减少。相反，当碘供应过多时，甲状腺对碘的摄取减少，对 TSH 敏感性也降低，甲状腺激素的合成也不致过多。这是一种有限度的、缓慢的自身调节机制。

第四节　肾上腺

肾上腺由皮质和髓质两部分组成。两者在起源、形态结构及功能上均不相同，实际上是两个独立的内分泌腺，分别称肾上腺皮质和肾上腺髓质。

一、肾上腺皮质

肾上腺皮质由外向内依次分为球状带、束状带和网状带。球状带分泌盐皮质激素，如醛固酮；束状带分泌糖皮质激素，如皮质醇；网状带分泌性激素，以雄激素为主，也有少量雌激素。

关于醛固酮的生理作用和分泌调节已经在第二部分第八章介绍过，有关性激素的内容将在第十二章介绍，这里着重讨论糖皮质激素。

（一）糖皮质激素的生理作用

1. 对物质代谢的影响

① 糖代谢：既可促进糖异生，又可抑制外周组织对葡萄糖的摄取和利用，发挥抗胰岛素作用，使血糖升高。因此，糖皮质激素分泌过多，会导致血糖升高，甚至出现糖尿。② 蛋白质代谢：糖皮质激素能促进肝外组织，特别是肌肉组织的蛋白质分解。抑制肝外组织对氨基酸的摄取，减少蛋白质的合成。当糖皮质激素分泌过多时，可出现肌肉消瘦、皮肤变薄、骨质疏松、伤口愈合延迟等现象。③ 脂肪代谢：糖皮质激素能促进脂肪的分解和脂肪酸在肝内的氧化。糖皮质激素使面部和躯干的脂肪增加，而四肢脂肪减少。因此，分泌过多时可引起躯体脂肪的重新分布，会出现面圆、背厚、躯干部脂肪堆积而四肢消瘦的“向心性肥胖”（图 11-4）。

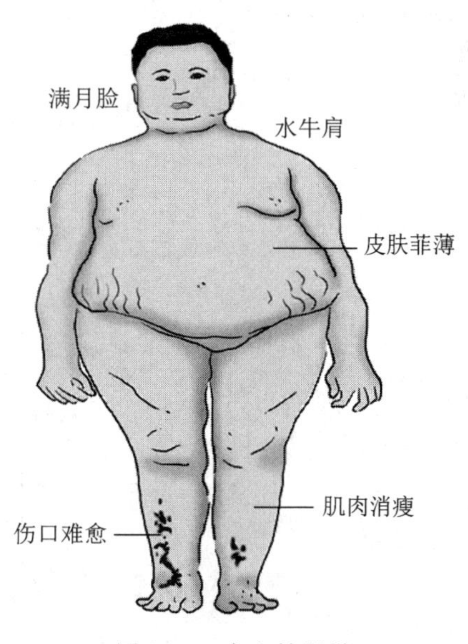

图 11-4　向心性肥胖

2. 在应激反应中的作用

应激反应是指机体受到各种有害性刺激时（如创伤、饥饿、手术、疼痛、寒冷、紧张、恐惧、焦虑等，也称应激刺激），出现血液中促肾上腺皮质激素和糖皮质激素浓度急剧升高的现象。糖皮质激素分泌增多，能增强机体对有害刺激的耐受力和抵抗力，提高生存能力。

3. 对其他组织器官的作用

① 血细胞：糖皮质激素能增强骨髓造血功能，使血中红细胞和血小板数目增多；能促进附着在血管壁的中性粒细胞进入血液循环，使血中中性粒细胞增多；能抑制淋巴细胞 DNA 的合成，使血中淋巴细胞减少；能增强巨噬细胞系统吞噬和分解嗜酸性粒细胞的作用，使血中嗜酸性粒细胞减少。② 消化系统：糖皮质激素能促进胃酸和胃蛋白酶的分泌，并使胃黏

膜的保护和修复功能减弱。若长期大量使用糖皮质激素，易诱发或加重消化性溃疡。③ 允许作用：糖皮质激素对血管无直接作用，但能提高血管平滑肌对儿茶酚胺的敏感性，从而提高儿茶酚胺的缩血管效应，有利于维持正常的动脉血压。④ 对神经系统的影响：糖皮质激素可提高中枢神经系统兴奋性。当肾上腺皮质功能亢进时，病人常表现为烦躁不安、失眠、注意力不集中等现象。

大剂量的糖皮质激素还具有抗炎、抗过敏、抗免疫排斥反应和抗休克等药理作用。

(二) 糖皮质激素分泌的调节

糖皮质激素的分泌主要受下丘脑-腺垂体-肾上腺皮质轴的调节(图 11-5)。

下丘脑分泌的促肾上腺皮质激素释放激素(CRH)通过垂体门脉系统作用于腺垂体，促进促肾上腺皮质激素(ACTH)的合成与分泌。各种应激刺激，可以促使下丘脑释放 CRH，通过下丘脑-腺垂体-肾上腺皮质轴的活动加强，使血液中糖皮质激素明显升高。ACTH 不但能刺激肾上腺皮质束状带分泌糖皮质激素，也能刺激束状带与网状带细胞的增生。

血液中的糖皮质激素(GC)还可以反馈作用于下丘脑和腺垂体，抑制下丘脑 CRH 和腺垂体 ACTH 的分泌，从而维持体内糖皮质激素水平的稳态。此外，ACTH 对 CRH 的分泌也有负反馈调节作用。

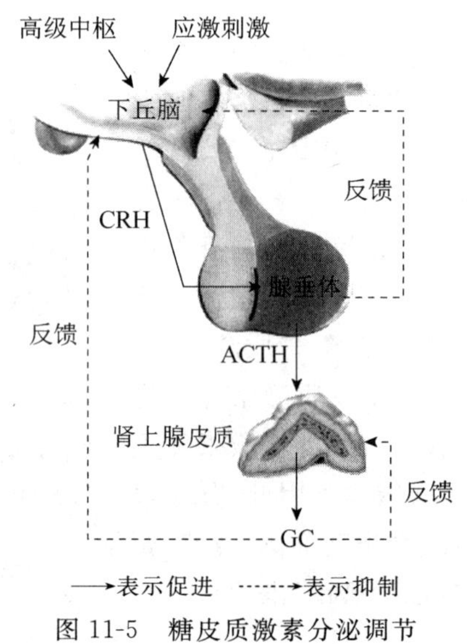

图 11-5　糖皮质激素分泌调节

长期大量应用糖皮质激素可通过负反馈抑制 CRH 与 ACTH 的合成与分泌，甚至造成肾上腺皮质萎缩，分泌功能减退或停止。若突然停药，病人可出现急性肾上腺皮质功能减退的严重后果，甚至危及生命。因此，应逐渐减量停药或在治疗过程中间断补充 ACTH，防止肾上腺皮质萎缩。

二、肾上腺髓质

肾上腺髓质可分泌肾上腺素(E)和去甲肾上腺素(NE)，两者都属于儿茶酚胺。

(一) 肾上腺髓质激素的生理作用

肾上腺髓质激素的生理作用广泛，现用表格予以总结(表 11-2)。

表 11-2 肾上腺素与去甲肾上腺素的生理作用比较

器官或活动	肾上腺素	去甲肾上腺素
心脏	心率加快，心肌收缩力增强，心输出量增加	心率减慢(减压反射的作用)
血管	皮肤、胃肠、肾血管收缩；冠状动脉、骨骼肌血管舒张	冠状血管舒张，其他血管均收缩
血压	上升(主要因心输出量增加)	明显上升(主要因外周阻力增大)
支气管平滑肌	舒张	稍舒张
代谢	增强	稍增强

肾上腺髓质直接受交感神经节前纤维的支配，交感神经兴奋时，促进肾上腺髓质激素的分泌，构成交感-肾上腺髓质系统。当机体遭遇紧急情况时，如剧烈运动、缺氧、失血、剧痛、恐惧、焦虑等，交感-肾上腺髓质系统活动增强，肾上腺素和去甲肾上腺素分泌增多，产生机体适应性反应，这一现象称为应急反应。此时，机体表现为中枢神经系统兴奋性增高，使机体处于反应灵敏、高度警觉状态；同时心率加快，心肌收缩力增强，心输出量增多，血压升高，全身血量重新分布，以确保心、脑与肌肉等器官的血流量；呼吸加深加快，肺通气量增大；代谢增强，血糖升高等。这些变化的意义在于充分调动机体的潜在能力，应对紧急情况。

“应急”与“应激”两个概念既有区别又有联系。引起“应急”和“应激”的有害刺激是相同的；但“应急”是交感-肾上腺髓质系统活动增强，使血液中的肾上腺素和去甲肾上腺素浓度明显升高，从而提高机体对环境突变的应变能力；而“应激”则是下丘脑-腺垂体-肾上腺皮质系统活动增强，使血液中 ACTH 和糖皮质激素浓度明显升高，以增强机体对伤害性刺激的耐受能力。两者相辅相成，共同提高和完善机体的适应能力。

(二) 肾上腺髓质激素分泌的调节

1. 交感神经的作用

交感神经兴奋时，其节前纤维末梢释放乙酰胆碱，使肾上腺髓质激素分泌增加。

2. ACTH 的作用

ACTH 可直接刺激肾上腺髓质，使髓质激素的合成增加，也可通过糖皮质激素间接促进肾上腺髓质激素的分泌。

第五节 胰岛

胰岛是许多散在分布于胰腺中如同岛屿的一些内分泌细胞群。根据形态和染色特点，人类胰岛细胞可分为 A、B 和 D 细胞。其中 A 细胞分泌胰高血糖素；B 细胞数量最多，分泌胰岛素；D 细胞分泌生长抑素。本节着重介绍胰岛素和胰高血糖素。

一、胰岛素

胰岛素是促进物质合成代谢，维持血糖水平稳态的关键激素，也是人体内唯一能降低血糖的激素。同时其对于机体能源物质的储存及生长发育有重要意义。

（一）胰岛素的生理作用

1. 对糖代谢的影响

胰岛素一方面促进全身组织对葡萄糖的摄取和利用，促进肝糖原和肌糖原的合成和贮存，并促进葡萄糖转变为脂肪；另一方面则抑制糖原分解和糖异生。可见，胰岛素可减少血糖的来源，增加血糖的去路，因而使血糖浓度降低。

2. 对脂肪代谢的影响

胰岛素能促进脂肪的合成与贮存，同时抑制脂肪的分解，使血中游离脂肪酸减少。

3. 对蛋白质代谢的影响

胰岛素能加速细胞对氨基酸的摄取，促进蛋白质的合成，还可抑制蛋白质的分解，因而有利于机体的生长。

（二）胰岛素分泌的调节

1. 血糖浓度

血糖浓度是调节胰岛素分泌的最重要因素。胰岛 B 细胞对血糖浓度的变化十分敏感，血糖浓度升高时，胰岛素分泌增多使血糖降低；相反，当血糖降低时，胰岛素的分泌迅速减少，从而维持血糖水平的相对稳定。

2. 激素作用

① 胃肠激素均有促进胰岛素分泌的作用；② 胰高血糖素、生长激素、甲状腺激素、糖皮质激素等都可通过升高血糖间接刺激胰岛素分泌；③ 肾上腺素可抑制胰岛素的分泌。

3. 神经调节

胰岛素受交感神经和迷走神经双重支配。迷走神经兴奋可促进胰岛素分泌，交感神经兴奋则抑制胰岛素分泌。

二、胰高血糖素

胰高血糖素是促进机体分解代谢的激素。

（一）胰高血糖素的主要作用

胰高血糖素能促进肝糖原分解和糖异生，使血糖明显升高。胰高血糖素还能促进脂肪分解和脂肪酸氧化，使酮体生成增加。胰高血糖素对蛋白质也有促进分解和抑制合成作用，同时促进氨基酸进入肝细胞转化为葡萄糖。

（二）胰高血糖素分泌的调节

血糖浓度也是调节胰高血糖素分泌的主要因素。血糖浓度降低可促进胰高血糖素分泌；反之，血糖浓度升高时胰高血糖素分泌减少。因胰岛素能降低血糖，故能间接促进胰高血糖素的分泌。

第六节　甲状旁腺激素、降钙素和维生素 D_3

甲状旁腺主细胞分泌的甲状旁腺激素（PTH）、甲状腺 C 细胞分泌的降钙素（CT）和由皮肤、肝、肾等器官联合作用而形成的胆钙化醇（维生素 D_3）是共同调节机体钙、磷与骨代谢稳态的三种基础激素。

一、甲状旁腺激素

甲状旁腺激素的生理作用：甲状旁腺激素能升高血钙，降低血磷，调节血钙和血磷水平的稳态。临床上行甲状腺手术时，若误将甲状旁腺摘除，可引起严重的低血钙，出现低钙抽搐，甚至呼吸肌痉挛而窒息。甲状旁腺激素的靶器官主要是骨与肾。

1. 对骨的作用

甲状旁腺激素能增强骨细胞膜对 Ca^{2+} 的通透性，并刺激破骨细胞活动，从而动员骨钙入血，使血钙浓度升高。

2. 对肾的作用

甲状旁腺激素能促进远曲小管对钙的重吸收，使尿钙减少，血钙升高，同时还能抑制近端小管对磷的重吸收，使尿磷增多，血磷降低。

此外，甲状旁腺激素还能激活肾内 1,25-羟化酶，使无活性的维生素 D_3 转变为有活性的维生素 D_3，后者可促进小肠对钙的吸收，使血钙升高。

2. 甲状旁腺激素分泌的调节

血钙浓度是调节甲状旁腺激素分泌的最主要因素。血钙浓度降低时，甲状旁腺激素分泌增加；反之，血钙浓度升高时，则甲状旁腺激素分泌减少。因此，如果长期缺钙，会引起甲状旁腺增生。如佝偻病患儿，因血钙长期偏低，往往出现甲状旁腺增大。

二、降钙素

（一）降钙素的生理作用

降钙素的主要作用是降低血钙和血磷。降钙素可抑制破骨细胞的活动，减弱溶骨过程，同时还能增强成骨过程，使骨组织中的钙、磷沉积增加，而血中钙、磷水平降低。此外，降钙素还能减少肾小管对钙、磷、钠和氯等离子的重吸收，增加这些离子在尿中的排出量。

（二）降钙素分泌的调节

降钙素的分泌主要受血钙浓度调节。当血钙浓度升高时，降钙素分泌增多，反之则分泌减少。

三、维生素 D_3

维生素 D_3 又称胆钙化醇，可从肝、乳、鱼肝油等食物中摄取或由皮肤中的 7-脱氢胆固醇经紫外线照射转化而来，胆钙化醇无生物活性，必须先在肝内羟化成25-羟维生素D_3，然后在肾内羟化为1,25-二羟维生素D_3。

1,25-二羟维生素D_3可促进小肠黏膜上皮细胞对钙的吸收，促进肾小管对钙和磷的重吸收，升高血钙和血磷。同时它在骨钙动员和骨盐沉着两方面均有作用，是骨更新重建的重要因素。缺乏1,25-二羟维生素D_3，儿童容易患佝偻病。血钙和血磷浓度降低是促进1,25-二羟维生素D_3生成的主要因素。

思考与练习

一、单选题

1. 不属于腺垂体分泌的激素是(　　)

A. 促肾上腺皮质激素　　B. 促甲状腺激素

C. 催产素　　D. 催乳素

2. 幼年时生长激素分泌不足可导致(　　)

A. 巨人症　　B. 肢端肥大症　　C. 呆小症　　D. 侏儒症

3. 能增加机体产热量，使基础代谢率升高的主要激素是(　　)

A. 肾上腺素　　B. 甲状腺激素　　C. 胰岛素　　D. 生长激素

4. 向心性肥胖是由下列哪种激素分泌增多所致(　　)

A. 胰岛素　　B. 甲状腺激素　　C. 糖皮质激素　　D. 肾上腺素

5. 能使血糖水平降低的激素是(　　)

A. 胰岛素　　B. 肾上腺素　　C. 甲状腺激素　　D. 去甲肾上腺素

6. 影响神经系统发育最重要的激素是(　　)

A. 糖皮质激素　　B. 甲状腺激素　　C. 盐皮质激素　　D. 生长激素

7. 关于肾上腺素的作用，错误的是(　　)

A. 使机体反应敏捷　　B. 使心跳加强加快

C. 迅速提高血糖　　D. 促使支气管、胃肠平滑肌收缩

8. 神经垂体分泌的激素，其合成的部位在(　　)

A. 垂体前叶　　B. 垂体后叶

C. 垂体门脉　　D. 下丘脑视上核、室旁核

9. 长期大量使用糖皮质激素治疗不宜骤然停药是因为(　　)

A. 糖皮质激素有成瘾性

B. 突然停药引起肾上腺皮质功能亢进

C. 突然停药，病人糖代谢障碍

D. 突然停药，可发生肾上腺皮质功能不足

10. 若因手术不慎，误摘了甲状旁腺将造成(　　)

A. 血磷升高，血钙降低　　B. 血钙升高，血磷降低

C. 血钙不变，血磷升高　　　　D. 血磷不变，血钙升高

二、判断题

1. 幼年时期生长素分泌过多，可导致肢端肥大症。（　）
2. 甲状腺激素分泌过多会造成黏液性水肿，分泌过少则导致体重减轻。（　）
3. 肾上腺皮质功能亢进时，会引起向心性肥胖。（　）
4. 甲状腺滤泡旁细胞分泌甲状旁腺素和降钙素。（　）
5. 胰岛素分泌缺乏时，组织对糖的摄取和利用减少，血糖升高。（　）

三、简答题

1. 简述甲状腺激素的生理作用。
2. 简述糖皮质激素的生理作用
3. 长期使用糖皮质激素者，为何不可骤然停药？

第十二章 生殖

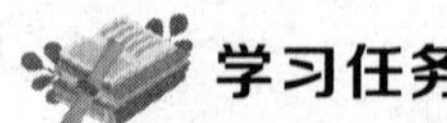

学习任务

① 掌握月经周期与卵巢周期性变化的关系。

② 理解雌激素和孕激素的生理作用。

③ 了解睾丸的生精功能和内分泌功能，以及卵巢的生卵功能。

思维导图

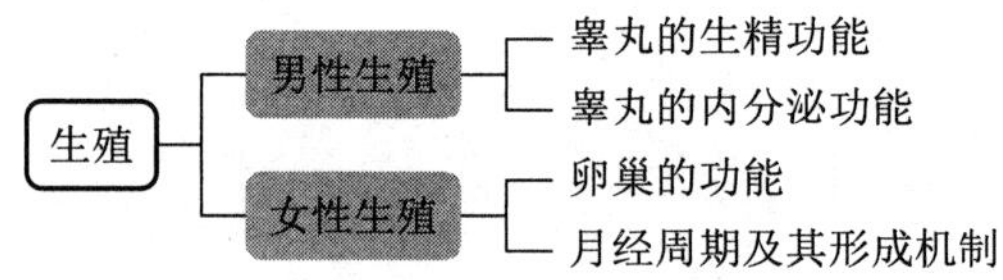

生物个体由产生、生长发育至最后衰老、死亡是生命现象发展的自然规律。它是维持生物延绵和种系繁殖的重要生命活动。随着生长发育的成熟，到青春期后，生物体具有产生与自己相似子代个体的能力，这种功能称为生殖。人的生殖过程是通过两性生殖系统的共同活动而实现的，它包括生殖细胞（精子和卵子）的形成、交配、受精、着床、胚胎发育以及分娩等重要环节。

第一节　男性生殖

男性的主性器官是睾丸，附性器官有附睾、输精管、前列腺、精囊腺、尿道球腺和阴茎等。男性的生殖功能主要包括睾丸的生精功能和内分泌功能等。睾丸主要由生精小管和间质细胞组成，前者是生成精子的部位，后者则具有合成和分泌雄激素等功能。

一、睾丸的生精功能

精子由睾丸的精曲小管产生，精曲小管主要由生精上皮构成。生精上皮由支持细胞和生精细胞组成。最原始的生精细胞为精原细胞。从青春期开始，在腺垂体促性腺激素的作用下，精原细胞分阶段发育成精子，其过程为：精原细胞→初级精母细胞→次级精母细胞→精子细胞→精子。这个过程需两个半月左右。精子形似蝌蚪，分头、尾两部分，头部主要有一个高度浓缩的细胞核，核的前 2/3 有顶体覆盖，顶体内含有多种水解酶，在受精中起着重要作用；尾部细长，能运动。新生成的精子自身没有运动能力，被输送至附睾进一步成熟，才获得运动能力。精子的生成还需要适宜的温度，阴囊内的温度比腹腔内低 2 ℃左右，适合精子的生成和存活。如果由于某种原因，睾丸滞留于腹腔，未能下降到阴囊内，称为隐睾症，可引起男性不育。

精子与附睾、精囊腺、前列腺和尿道球腺的分泌物混合形成精液，在性高潮时射出体外。正常男子每次射出精液 3～6 mL，每毫升精液含 2 000 万～4 亿个精子，如精子数量少于每毫升 2 000 万个，则不易使卵子受精。长期吸烟、过量饮酒、放射线照射以及摄入某些药物等，也可影响男性精子生成。

二、睾丸的内分泌功能

睾丸的间质细胞能分泌雄激素，主要为睾酮，其主要生理作用有：① 促进男性附性器官的生长发育及副性征的出现。从青春期开始所出现的一系列与性别有关的特征称为副性征或第二性征。男性表现为胡须生长、嗓音低沉、喉结突出、毛发呈男性分布、骨骼粗壮、肌肉发达等。② 维持生精作用：睾酮能促进生精细胞的分化和精子的生成。③ 维持正常性欲。④ 对代谢的影响：睾酮能促进蛋白质的合成，特别是促进肌肉和生殖器官的蛋白质合成，同时还具有促进骨骼生长与钙、磷沉积以及红细胞生成等作用。

第二节　女性生殖

女性的主性器官是卵巢，附性器官有输卵管、子宫、阴道和外生殖器等。女性的生殖功能主要包括卵巢的生卵作用、内分泌功能、妊娠与分娩等。

一、卵巢的功能

卵巢具有产生成熟卵子的生卵作用和分泌类固醇激素的内分泌功能。

（一）卵巢的生卵功能

卵巢主要由不同发育阶段的卵泡和结缔组织构成。卵巢中未发育的卵泡称原始卵泡，卵子由卵巢内的原始卵泡发育而成。新生儿期两侧卵巢内约有 200 万个未发育的原始卵泡，到青春期进一步减少到 30 万～40 万个，正常女性一生平均约能排出 400～500 个成熟卵细胞，绝大部分的卵泡在发育的各个阶段退化闭锁。自青春期起，在腺垂体促性腺激素的作用下，原始卵泡开始生长发育，发育的次序为：原始卵泡→生长卵泡→成熟卵泡。生育期的女性，除妊娠外，卵巢内每月有 15～20 个原始卵泡同时开始生长发育，但通常只有一个发育为优势卵泡并成熟，其余的退化为闭锁卵泡。

由于卵泡液剧增，卵泡腔内压力增高，卵泡向卵巢表面突出，卵泡壁破裂，次级卵母细胞与周围的透明带、放射冠随同卵泡液一起，脱离卵巢，排入腹膜腔，这一过程，称为排卵。排卵后，残余的卵泡壁塌陷，血液填充卵泡腔，残留的卵泡细胞增大，形成一个富含血管的内分泌细胞团，称为黄体。黄体具有合成和分泌孕激素、雌激素的功能。若排出的卵子未受精，则黄体在排卵后第 9～10 天开始退化，转变成白体。若排出的卵子受精，则黄体继续发育并维持一定时间，称为妊娠黄体。

（二）卵巢的内分泌功能

卵巢分泌的激素，主要有雌激素和孕激素，还有少量雄激素等。雌激素主要为雌二醇，孕激素主要为黄体酮。

1. 雌激素的生理作用

（1）促进女性生殖器官的发育：① 使子宫内膜发生增生期变化，血管和腺体增生，但腺体不分泌；② 促进输卵管上皮增生、分泌及输卵管运动，有利于精子和卵子的运行；③ 刺激阴道黏膜上皮细胞增生、角化并合成大量糖原，使阴道分泌物呈酸性，增强阴道抗菌能力；④ 刺激乳腺导管和结缔组织增生，促进乳腺发育。

（2）促进女性第二性征和性欲的产生：雌激素可促进乳房的发育，乳头乳晕着色；也可促使脂肪沉积于乳房、臀部等部位，骨盆宽大、毛发呈女性分布、音调较高，出现并维持女性第二性征。

（3）对代谢的影响：雌激素可广泛影响代谢过程，对蛋白质、脂肪、骨和水盐代谢都能产生影响。可加速蛋白质合成，促进生长发育；增强成骨细胞活动和钙磷沉积，促进骨的成熟及骨骺愈合；高浓度的雌激素可因使醛固酮分泌增多而导致水、钠潴留等。

2. 孕激素的生理作用

孕激素的主要作用是保证胚泡着床和维持妊娠。具体作用有：

（1）影响生殖器官的生长发育和功能活动：① 在雌激素作用的基础上，可使处于增生期的子宫内膜进一步增厚，并进入分泌期，为受精卵着床提供适宜环境；② 抑制子宫和输卵管运动，有安胎作用；③ 减少宫颈黏液分泌，增大其稠度，使精子难以通过。

(2) 促进乳腺的发育：在雌激素作用的基础上，孕激素可促进乳腺腺泡的发育和成熟，为分娩后的泌乳做好准备。

(3) 升高基础体温：促进机体产热，使基础体温在排卵后升高 0.5 ℃左右。临床上常将基础体温的变化作为判定排卵的指标之一。

二、月经周期及其形成机制

(一) 月经周期

女性自青春期起，在整个生育期内(除妊娠和哺乳期外)，在卵巢分泌激素的影响下，约每月一次子宫内膜剥脱出血，经阴道流出，这种现象称为月经。月经形成的周期性变化称为月经周期。成年女性月经周期变动在 20～40 天，平均 28 天，一般以流血的第一天作为月经周期的开始。月经周期中卵巢和子宫内膜都出现一系列形态和功能的变化，根据子宫内膜的变化，可将月经周期分为三期。

1. 增生期(排卵前期、卵泡期)

从月经结束起至排卵止，即月经周期第 5～14 天，称为增生期。此期，卵泡开始发育并分泌雌激素。在雌激素的作用下，子宫内膜增生变厚，血管、腺体增生，但腺体不分泌。此期末，卵巢内有一个卵泡发育成熟并排卵。

2. 分泌期(排卵后期、黄体期)

从排卵后到下次月经前，即月经周期第 15～28 天，称为分泌期。此期，卵巢排卵后的残余卵泡形成黄体。黄体分泌大量孕激素与雌激素，使子宫内膜进一步增生变厚，血管扩张，腺体迂曲并分泌黏液，子宫内膜变得松软并富含营养物质，为受精卵的着床和发育做好准备。在此期内，如果受孕，黄体则发育成妊娠黄体，继续分泌孕激素和雌激素。如果未受孕，黄体萎缩，进入月经期。

3. 月经期

从月经开始到出血停止，即月经周期第 1～4 天，称为月经期。此期，由于黄体萎缩，孕激素与雌激素分泌急剧减少，子宫内膜失去了这两种激素的支持，引起螺旋动脉收缩、痉挛、断裂，子宫内膜缺血缺氧，内膜功能层失去营养而剥离、出血，即月经。

(二) 月经周期形成的机制

月经周期的形成是下丘脑-腺垂体-卵巢功能轴作用的结果(图 12-1)。

1. 增生期

此期前，血中雌激素、孕激素浓度较低，对下丘脑、腺垂体的负反馈抑制作用解除，血中 GnRH、FSH 和 LH 浓度开始上升，在 FSH 作用下，卵泡生长发育成熟，并与 LH 配合，使卵泡分泌雌激素，在雌激素作用下子宫内膜进入增生期。至排卵前一天，血中雌激素浓度达到顶峰，此时高浓度的雌激素通过正反馈作用，使 GnRH 分泌增多，进而 FSH、LH 分泌增多，其中高浓度的 LH 促使发育成熟的卵泡排卵。

2. 分泌期

此期在 LH 的作用下，黄体形成，黄体细胞分泌大量的孕激素和雌激素，两者共同作用

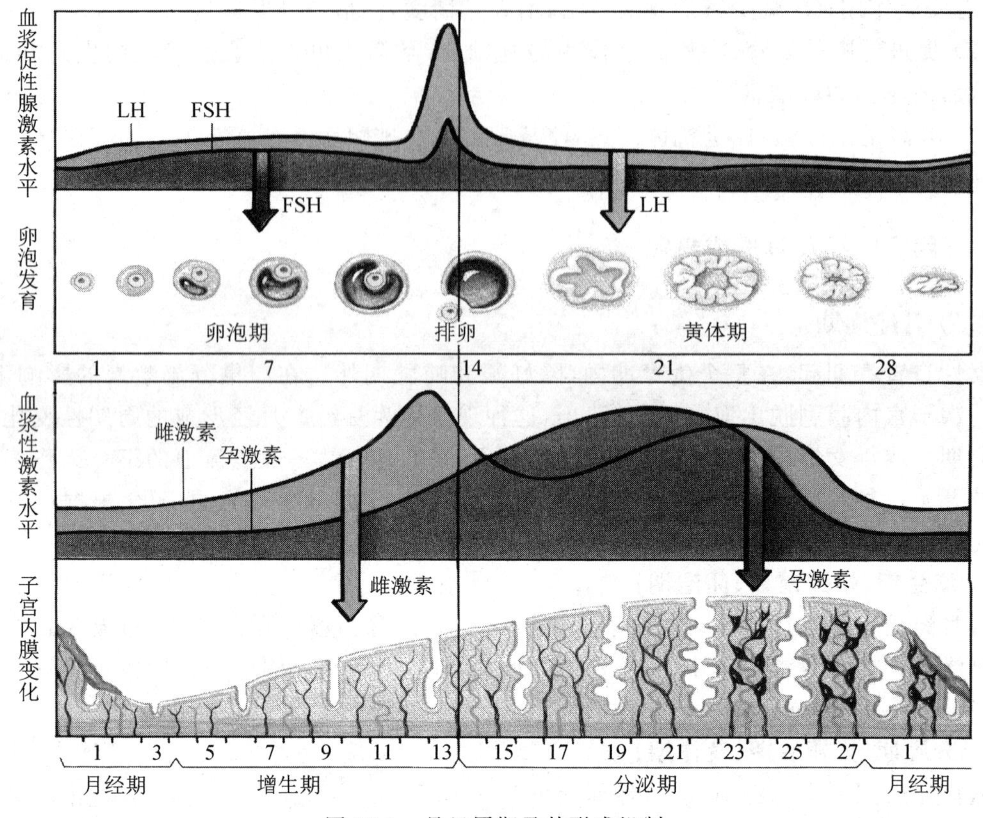

图 12-1　月经周期及其形成机制

下，子宫内膜发生分泌期变化。此期血中高浓度的雌激素、孕激素通过负反馈作用可抑制下丘脑 GnRH 和腺垂体 FSH 及 LH 的分泌，使 LH 及 FSH 分泌减少。

3. 月经期

若卵子未受精，黄体萎缩，孕激素、雌激素浓度急剧下降，子宫内膜脱落、出血，形成月经。

随着血中雌激素和孕激素浓度降低，对下丘脑和腺垂体的负反馈抑制作用解除，腺垂体又开始分泌 FSH 和 LH，使卵巢进入下一个活动周期。

总之，卵巢的周期性变化和月经周期的产生，是在下丘脑-腺垂体-卵巢功能轴的调控下完成的。卵巢的周期性变化是月经周期形成的基础。任何环节发生病变，均可引起月经不调。

思考与练习

一、单选题

1. 关于雄激素作用的叙述，错误的是(　　)

A. 刺激男性附性器官发育　　B. 促进红细胞生成

C. 刺激男性副性征出现　　D. 抑制蛋白质合成，促进其分解

2. 关于卵巢功能，错误的是(　　)
A. 产生卵子并分泌性激素　　B. 卵泡分泌雌激素
C. 黄体分泌雌激素和孕激素　　D. 性激素在排卵时随卵泡液排出
3. 排卵发生在(　　)
A. 月经期　　B. 增生期　　C. 增生期末　　D. 分泌期
4. 黄体形成后分泌的主要激素是(　　)
A. 雌激素　　B. 孕激素　　C. LH　　D. 孕激素和雌激素
5. 月经期血中激素变化是(　　)
A. 孕激素升高　　B. 雌、孕激素均处于低水平
C. 雌激素升高　　D. 雌、孕激素均处于高水平
6. 排卵时间为(　　)
A. 月经周期第 1 天　　B. 分泌期
C. 月经周期第 14 天左右　　D. 增生期的开始
7. 女性副性征表现，哪项是错误的(　　)
A. 音调高　　B. 乳房发育　　C. 骨盆狭窄　　D. 皮下脂肪丰满
8. 与排卵关系最密切的激素是(　　)
A. 雌激素　　B. 孕激素　　C. FSH　　D. LH
9. 雌激素和孕激素有共同作用的是(　　)
A. 子宫内膜增殖　　B. 子宫内膜腺体分泌
C. 刺激机体产热　　D. 减少宫颈黏液分泌
10. 孕激素分泌的高峰期出现在(　　)
A. 子宫内膜增生期　　B. 黄体期
C. 排卵期　　D. 卵泡期与黄体期

二、判断题

1. 女性的主性器官是子宫，附性器官是卵巢、输卵管和阴道等。(　　)
2. 月经期是由于雌激素和孕激素在血中浓度迅速降低而发生的。(　　)
3. 排卵发生在月经期末。(　　)
4. 雌激素可以促进子宫内膜增殖变厚，并使其中的血管、腺体增生，腺体分泌。(　　)
5. 孕激素可使子宫和输卵管平滑肌活动减弱，有利于受精卵着床和防止流产。(　　)

三、简答题

1. 简述雌激素的生理作用。
2. 简述孕激素的生理作用。

第十三章 实验与探究

实验与探究一 反射弧的分析

【实验目的】

通过实验分析组成反射弧的五个部分，观察反射弧的完整性与反射活动的关系。

【实验原理】

反射的结构基础是反射弧，反射弧结构和功能的完整是实现反射活动的必要条件。组成反射弧的任何一个环节遭到破坏，都将导致反射消失。

【实验用品】

蟾蜍(或蛙)、蛙类解剖手术器械、肌夹、烧杯、铁支柱、滤纸片、0.5%和1%硫酸溶液等(实验图1-1)。

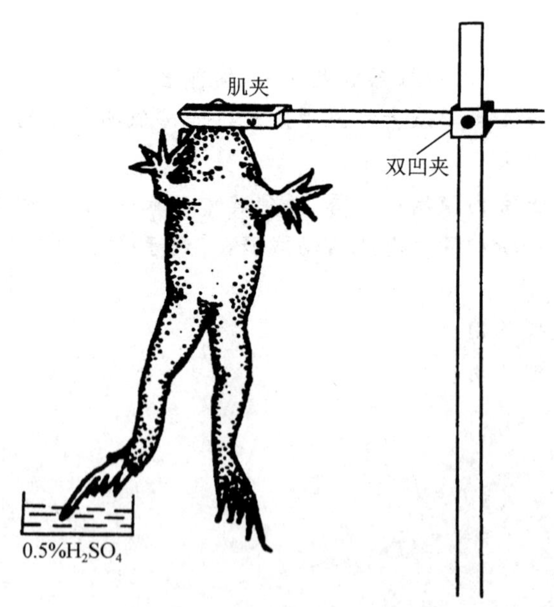

实验图1-1 反射弧分析实验装置

【实验方法】

1. 制备脊蛙

取一蟾蜍，用布或纸裹住，将探针尖端自枕骨大孔垂直刺入，再探入颅腔并向左右拨动破坏脑，用肌夹夹住下颌将蟾蜍悬挂在铁支柱上。

2. 观察项目

(1) 用培养皿盛0.5%硫酸溶液，将蟾蜍一侧后肢足趾浸入，观察是否出现屈腿反射，然后用清水洗净受刺激部位。以同样方式再刺激另一侧足趾。

(2) 环绕右下腿切开皮肤，剥除切口以下皮肤。重复项目(1)，观察有无屈腿反射。

(3) 取下脊蛙，俯卧于蛙板上，在左大腿背面剪开皮肤，用玻璃针分离出坐骨神经并剪断，再将蛙挂起。重复项目(1)，观察有何反应。

(4) 把浸有1%硫酸液的滤纸片平贴在动物腹部，观察动物的反应。

(5) 将探针尽量探入椎管内，捣毁脊髓，再重复项目(4)，观察有无反应。

【注意事项】

(1) 用硫酸刺激蛙足趾的时间只需几秒钟，以免损伤皮肤；每次浸入硫酸的面积应一致。

(2) 每次用硫酸液刺激后，都要用清水立即洗净足趾，并用纱布拭干，以免硫酸被稀释。

(3) 剥皮时，注意足趾的皮肤必须剥干净。

(4) 必须在动物安静时给予刺激，这样所出现的结果才准确可靠。

【思考题】

(1) 上述各项实验结果如何？其产生的原因是什么？

(2) 反应和反射有何区别？

实验与探究二　ABO血型的鉴定

【实验目的】

学会用玻片法测定ABO血型，并说明注意事项；观察红细胞凝集现象，根据测定结果确定血型；加深理解血型分型依据及其在输血中的重要意义。

【实验原理】

A抗原与抗A抗体相遇或B抗原与抗B抗体相遇时会发生红细胞凝集反应。根据这一原理，用已知的标准血清的抗体(A型标准血清含抗B，B型标准血清含抗A)，去测定受检者红细胞膜上未知的抗原，根据是否发生红细胞凝集反应来确定血型。

【实验用品】

显微镜、采血针、A 型和 B 型标准血清、双凹玻片、小试管、试管架、吸管、竹签、生理盐水、75%酒精、棉球、玻璃蜡笔。

【实验步骤和观察项目】

(1) 制备红细胞悬液:消毒耳垂或指端后,用消毒针刺破皮肤,滴 1～2 滴血于盛有 1mL 生理盐水的小试管中混匀,制成红细胞悬液。

(2) 玻片标字:取干净双凹玻片一块,用玻璃蜡笔在两端分别标明 A、B 字样。

(3) 加标准血清:在 A 端、B 端凹面中央分别滴 A 型和 B 型标准血清各一滴,注意不可混淆。

(4) 加血样:用吸管吸取红细胞混悬液,在双凹玻片的 A、B 型标准血清中各加一滴,分别用两根竹签使其充分混匀。放置 10～15 分钟后用肉眼观察有无凝集现象,肉眼不易分辨者用低倍显微镜观察。

(5) 血型鉴定:根据有无凝集现象判定血型。

【注意事项】

(1) 采血针在采血时必须严格消毒,以防感染。

(2) 制备的红细胞悬液不能过浓或过稀,以免造成假象。

(3) 滴标准血清的滴管和作混匀用的竹签需各 2 只(根),专用,两种标准血清绝对不能混淆。红细胞悬液加入标准血清时,滴管头不能接触标准血清液面。

(4) 注意区别凝集现象与红细胞叠连现象。发生红细胞凝集时,肉眼观察呈朱红色颗粒,且液体变得清亮。

实验与探究三　人体心音的听取

【实验目的】

学会心音的听诊方法,熟练掌握心瓣膜听诊区部位;学会正常心音的听诊特点。

【实验用品】

听诊器。

【实验步骤】

1. 确定听诊部位

受检者面向亮处端坐于检查者对面,解开上衣。检查者用肉眼观察或用手触诊受检者心尖搏动位置，确定心音听诊区（实验表 3-1）。

实验表 3-1　心瓣膜听诊区

心瓣膜区	听诊区部位
二尖瓣区	左侧第 5 肋间锁骨中线稍内侧，即心尖搏动处
三尖瓣区	胸骨右缘第四肋间或胸骨剑突下
主动脉瓣区	胸骨右缘第 2 肋间
肺动脉瓣区	胸骨左缘第 2 肋间

2. 听诊顺序

检查者戴好听诊器，以右手的拇指、示指和中指轻持听诊器头（又称体件或胸件），按听诊区进行听诊，听诊顺序依次为二尖瓣区→三尖瓣区→主动脉瓣区→肺动脉瓣区。

3. 听心音

注意区分第一心音和第二心音及不同听诊区两心音的强弱。若难以分辨两个心音时，听诊时可用手指触摸心尖搏动或颈动脉搏动，心音与心尖搏动或颈动脉搏动在时间上有一定关系，利用这种关系，有助于对心音的辨别。

4. 判断心音的节律是否整齐

并看钟表数心率，若心律齐，只数 15 秒，再乘以 4 即为 1 分钟的心率。

【注意事项】

(1) 室内保持安静。

(2) 听诊器耳端的弯曲方向应与外耳道一致。

(3) 听诊时，要避免听诊器体件在胸壁滑动，橡皮管不可交叉扭转，以免摩擦干扰。

(4) 如呼吸音影响心音听诊时，可嘱受检者屏气。

实验与探究四　人体动脉血压的测量

【实验目的】

了解间接测量动脉血压的原理，熟练掌握测定人体肱动脉血压的方法和正常值，并能正确记录。

【实验原理】

间接测量人体动脉血压原理是从血管外加压后减压，用听诊法根据动脉音的产生、减弱或消失测定收缩压和舒张压。通常血液在血管内流动时并没有声音，如果血流经过狭窄处形成涡流，则可出现声音。由橡皮球将袖带加压至足以阻断肱动脉血流时，此时以听诊器体件按在被压肱动脉的远端听不到任何声音，也触不到桡动脉的搏动。然后缓缓放气，当袖带内的压力减至低于肱动脉的收缩压而高于舒张压时，血流将断续流过受压的血管，形成涡流而发出声音，此时用听诊器可在肱动脉远端听到声音，亦可触及桡动脉脉搏。继续放气，以致外加压力等于舒张压时，血管内血流将持续自由地流过，声音将突然消失或变弱。因此，听诊器刚能听到声音时的袖带内压相当于收缩压，而动脉血流声音突然消失或变弱时的袖带内压力则相当于舒张压。

【实验用品】

水银血压计、听诊器。

【实验步骤】

1. 检查水银血压计

水银血压计由水银检压计、袖带和气球三部分组成。检压计是一个标有刻度的玻璃管，上端与大气相通，下端与水银储槽相连。袖带是一个外包布套的橡皮囊，借橡皮管分别与检压计的水银储槽和气球相通。气球是一个带有螺丝帽的橡皮球，供充气和放气用。测量前应认真检查血压计是否完好，水银是否充足，气球是否漏气等。

2. 作测量准备

(1) 让受试者脱去一臂衣袖，静坐桌旁 5 min 以上。

(2) 松开血压计上气球的螺旋帽，驱出袖带内残余气体，然后将螺旋帽旋紧。

(3) 受试者前臂平放桌上，手掌向上，使上臂及血压计与心脏处同一水平。将袖带紧缚在被测者上臂，袖带下缘应在肘弯上 2.5 cm，松紧以能插入 1～2 指为宜。

(4) 将听诊器两耳件塞入外耳道，使耳器的弯曲方向与耳道一致；在肘窝内侧先用手触及肱动脉搏动处(肱二头肌肌腱内侧)，放置听诊器胸件，并用手固定。

(5) 旋开检压计玻管下方的开关，使水银储槽与玻管相通，水银柱液面应恰在零刻度处。

3. 测量收缩压

用橡皮球向袖带内打气加压，先使血压计水银柱逐渐升至听不到脉搏音，然后再继续打气使水银再上升 20 mmHg。随后松开气球螺丝帽，徐徐放气，降低袖带内压力，在水银柱缓缓下降的同时仔细听诊，当突然听到"嘣嘣"样的第一声响时，血压计上水银柱的刻度即代表收缩压。

4. 测量舒张压

继续缓慢放气，这时"嘣嘣"样声音发生一系列变化，先由低而高，而后由高突然变低或消失，此时血压计上所示的水银刻度即代表舒张压。

【注意事项】

(1) 室内必须保持安静，以利听诊。

(2) 受试者上臂及血压计必须与心脏处于同一水平。

(3) 听诊器体件放在肱动脉搏动处,不可用力压迫动脉,更不可塞入袖带底下进行测量。

(4) 应间隔 1 min 重复测量,一般测量 3 次血压,至少取 2 次读数平均值记录。如果收缩压或舒张压的 2 次读数相差 5 mmHg 以上,应再次测量,以 3 次读数平均值作为测量结果。

(5) 发现血压超出正常范围时,应让受试者休息 10 min 后复测。

实验与探究五　哺乳动物动脉血压调节

【实验目的】

学会家兔动脉血压的描记法,识别有关神经和血管,观察神经和体液因素对动脉血压的影响。

【实验用品】

兔手术台,哺乳动物手术器械,气管插管,动脉夹,动脉插管,玻璃分针,二道生理记录仪,血压换能器,电刺激器,保护电极,有色丝线,纱布,注射器。生理盐水,3%戊巴比妥钠(3 mL/kg),肝素,1∶10 000 去甲肾上腺素,1∶10 000 乙酰胆碱,1∶10 000 肾上腺素。

【实验对象】

家兔。

【实验步骤】

1. 实验准备

(1) 仪器装置的连接与使用:用肝素溶液灌满血压换能器及其连接的插管,以防凝血。将换能器与二道生理记录仪相连接。调节记录仪的各项参数,电刺激器的输出端连接保护电极,调节输出频率和强度,以备刺激神经使用。按有关要求连接记录仪,调节好有关参数。

若使用微机化实验教学系统,将血压换能器与微机化实验教学系统的相应通道连接,刺激电极与系统的刺激输出连接。启动计算机,然后使其进入相应的生物信号采集分析系统,通过选择相应的模块菜单进入血压调节实验界面。

(2) 手术过程:

① 麻醉:由耳缘静脉注射 1%戊巴比妥钠(3 mL/kg),待兔麻醉后,将其仰卧固定于兔台上。

② 插气管插管:颈部剪毛,沿颈正中线做一 5～7 cm 长的皮肤切口。分离皮下组织及肌肉,暴露和分离气管。在气管下方穿一较粗线备用,于甲状软骨尾侧 2～3 cm 处做“⊥”形切口,插入气管,用备用线结扎固定。

③ 分离颈部神经和动脉：在气管两侧辨别并分离颈总动脉、迷走神经、交感神经和降压神经。三条神经中迷走神经最粗，交感神经次之，降压神经最细，常与交感神经紧贴在一起。分离后分别在各神经下方穿以不同颜色的丝线备用，颈总动脉下方穿两条线备用。

④ 插动脉插管：在左侧颈总动脉的近心脏端加一动脉夹，然后结扎其远心脏端，动脉夹与结扎线之间相距至少 2 cm。用眼科剪刀在靠近结扎线处做一向心脏方向的斜形切口，将连于血压换能器的细塑料管（管内预先注入肝素以抗血凝）向心脏方向插入动脉切口内，然后用备用的线结扎固定。小心松开动脉夹，即可见血液冲进动脉插管。

2. 观察项目

(1) 记录正常血压曲线，辨认一级波（心波）与二级波（呼吸）。

(2) 用动脉夹夹闭右侧颈总动脉 10～15 s，观察血压和心率的变化。

(3) 刺激右侧减压神经（不切断），观察血压变化。

(4) 结扎并剪断右侧迷走神经，电刺激其中枢端，观察血压的变化。

(5) 电刺激右侧迷走神经外周端（靠近心脏一端），观察血压的变化。

(6) 剪断另外一侧迷走神经，观察血压的变化。

(7) 由耳缘静脉注射 1∶10 000 肾上腺素 0.3 mL，观察血压的变化。

(8) 由耳缘静脉注射 1∶10 000 乙酰胆碱 0.2 mL，观察血压的变化。

(9) 由耳缘静脉注射 1∶10 000 去甲肾上腺素 0.3 mL，观察血压的变化。

【注意事项】

(1) 麻醉药注射量要准确，速度要慢，同时注意呼吸变化，以免过量引起动物死亡。

(2) 手术过程中应尽量避免损伤血管，并注意及时止血，保持手术视野清楚；分离动脉和神经时切勿用有齿镊；注意保护神经不要过度牵拉，并随时用生理盐水湿润。

(3) 实验中每观察一个项目，必须等血压恢复正常后，才能进行下一个项目。每项实验记录必须包括实验前的对照、实验开始的标记及实验项目的注释。

(4) 实验中注射药物较多，要注意保护耳缘静脉。

实验与探究六　人体肺活量的测定

【实验目的】

掌握人体肺活量的测量方法；了解测定肺活量的意义及肺活量的大小与体育锻炼的关系。

【实验用品】

桶式或电子肺活量计、75%的酒精棉球、消毒液。

【实验方法】

1. 桶式肺活量计测量方法

（1）先将肺活量计的外桶盛上水，水量至桶内通气管顶端下 3 cm 处，将浮筒内空气排出，肺活量计的指针调到零位，关闭排气活塞。

（2）受试者用 75％的酒精棉球将肺活量计的吹嘴进行消毒。

（3）受试者自由站立，一只手握通气管，头部略后仰尽力深吸气，直到不能再吸气后，嘴对准吹嘴缓慢尽力呼气，直到不能再呼气为止。待浮筒停稳后进行读数。连续测量三次，取最大值。

2. 电子肺活量计测量方法

（1）首先将肺活量计接上电源，按下电源开关，待液晶显示器闪烁“8888”数次后再显示“0”，表明肺活量计已进入工作状态。

（2）将塑料吹嘴从消毒液中取出，插入进气软管一端，进气软管另一端旋入仪表进气口即可开始使用。

（3）受试者手握吹嘴下端，取站立位，首先尽力深吸气至最大限度，迅速捏鼻，然后嘴部贴紧吹嘴，徐徐向仪器内呼气，直至不能再呼气为止。此时，显示器上所反映的数值即为测试者的肺活量值。连续测两次，取最大值。

【注意事项】

（1）使用桶式肺活量计之前，要检查其是否漏气、漏水，平衡锤的重量是否合适。

（2）肺活量计的吹嘴，每次使用后都要消毒。

（3）辅导教师应注意观察，防止学生因呼吸不充分、漏气或再吸气影响测量结果。

实验与探究七　呼吸运动的调节

【实验目的】

观察 PO_2、PCO_2 及 H^+ 浓度的变化等多种因素对家兔呼吸运动的影响，理解这些因素对呼吸运动的调节作用。

【实验原理】

呼吸运动能够有节律地进行，并与机体代谢水平相适应，主要是由于体内外各种刺激可以通过外周或中枢化学感受器或者直接作用于呼吸中枢，反射性地调节呼吸运动。

【实验用品】

家兔、N_2、CO_2、20％氨基甲酸乙酯溶液、3％乳酸溶液、0.9％ NaCl 溶液、兔手术台、哺乳动物手术器材、Y形气管插管、呼吸换能器、微机生物信号采集处理系统。

【实验方法】

1. 连接实验装置

(1) 家兔呼吸运动记录装置的连接见实验图 7-1。将呼吸换能器固定在铁支架上，换能器的输出线接微机生物信号处理系统第四通道(也可选择其他通道)。

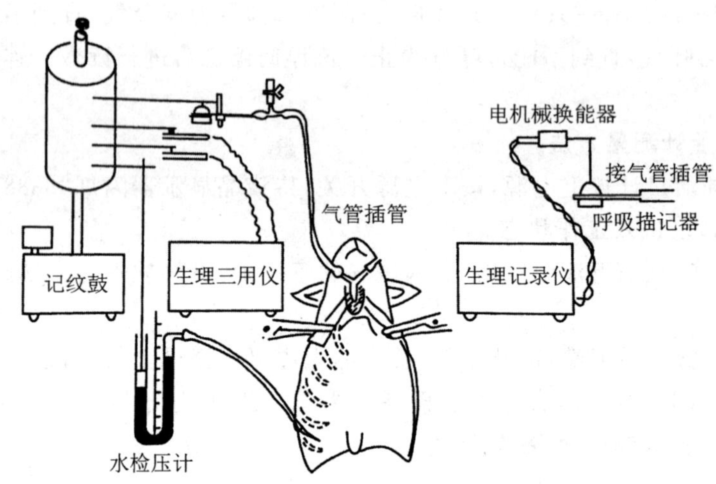

实验图 7-1 呼吸运动调节实验装置

(2) 设置生物信号处理系统的参数。

2. 手术准备

(1) 麻醉固定：家兔称重后，按 1 g/kg 体重抽取 20%氨基甲酸乙酯，由耳缘静脉注射。麻醉后将其仰卧固定在手术台上。

(2) 手术：用粗剪刀剪去颈部的毛，在颈前正中切开皮肤，分离出气管做气管插管，同时分离出两侧迷走神经穿线备用，用温热生理盐水纱布覆盖术野。

(3) 将气管插管一侧开口与呼吸换能器连接起来。

【观察项目】

(1) 描记正常呼吸运动曲线：启动生物信号采集处理系统记录按钮，记录一段正常呼吸运动曲线。注意辨认曲线上吸气、呼气的波形方向。

(2) 增加吸入气中 CO_2：将气管插管开口端与 CO_2 气袋的橡皮口相对，打开 CO_2 气袋上的螺旋开关，使一部分 CO_2 进入气管内，观察呼吸运动的变化。

(3) 降低吸入气中的 O_2：待呼吸运动曲线恢复正常后，用一只小烧杯置于气管插管开口前，将 N_2 冲入烧杯，给动物吸入含较高浓度 N_2 的空气造成缺 O_2，观察呼吸运动的变化。

(4) 增大无效腔：将气管插管开口端连接一长约 50 cm 的胶管，使无效腔增大，观察对呼吸运动的影响。

(5) 增加血液中 H^+ 浓度：由耳缘静脉注射 3%乳酸溶液 0.2～0.5 mL，观察呼吸运动的变化。

(6) 迷走神经对呼吸运动的调节作用：分别观察切断一侧和两侧迷走神经以后呼吸运动的变化。以中等强度的电刺激连续刺激一侧迷走神经中枢端，观察呼吸运动较切断前有何改变。

【注意事项】

(1) 进行每个观察项目前都要有正常呼吸运动曲线作对照。

(2) 麻醉剂量要适度，尽量使动物保持安静，以免影响结果。

(3) 当吸入 CO_2、N_2 对呼吸运动起明显变化时，应立即停止吸入。

实验与探究八　胸膜腔负压及其周期性变化的观察

【实验目的】

直接观察家兔胸膜腔负压及其变化规律。

【实验用品】

家兔、哺乳动物手术器材、18 号注射针头、50 cm 长橡皮管一根、水检压计、20%氨基甲酸乙酯溶液、0.9% NaCl 溶液。

【实验方法】

(1) 用 20%氨基甲酸乙酯将动物麻醉，并仰卧固定，作气管插管。

(2) 将穿刺针头通过橡皮管与水检压计相连，检压计的水中加少许蓝墨水，以利观察液面波动。检压计液面应与"0"刻度一致，并调整检压计的高度，使其刻度"0"与动物胸膜腔在同一水平。

(3) 将穿刺针头于右侧胸部第 4～5 肋间胸骨旁 4～6 cm 处肋骨上缘刺入胸膜腔，当检压计的水柱突然向胸膜腔一侧升高，并随呼吸运动波动时，说明已刺入胸膜腔，用胶布将针头固定于胸壁。

(4) 观察水检压计液面的升降高度，比较吸气和呼气时胸膜腔负压的大小有何不同。

【注意事项】

(1) 实验装置的连接必须严密，切不可漏气。

(2) 穿刺前，检查穿刺针是否通畅。

(3) 穿刺时，切勿用力过猛，以免刺破肺和血管。

实验与探究九　淀粉酶最佳消化温度

【实验目的】

观察不同温度下，淀粉酶对淀粉消化能力的探究。

【实验用品】

干淀粉、碘液、冰块、37 ℃左右温水、清水、烧杯若干、玻璃棒、温度计、试管若干、记号笔、酒精灯、石棉网、三脚架、医用酒精棉球。

【实验方法】

（1）制作淀粉糊：将一包干淀粉倒入烧杯内，加入适量清水，放在酒精灯上加热并用玻璃棒不停搅拌直到液体呈半透明为止，冷却至室温。

（2）收集唾液：清水漱口后，将医用棉球放于舌头下，待棉球被唾液湿润后，用镊子将液体转移到试管内，如此反复取 10～15 mL 即可。

（3）取 3 支试管，分别标记 A、B、C，分别加入 3 mL 的淀粉糊。

（4）向 A、B 试管内加入 3 mL 唾液，C 试管加入 3 mL 清水。同时摇晃 3 min。

（5）取两个烧杯，一个加入 37℃温水，一个加入冰水。然后把 A 放入冰水内，B、C 放于温水内，持续 10 min。每 3 分钟摇晃一次。

（6）10 min 过后，取出放于室温静置。

（7）向三支试管内分别滴加碘液，观察颜色变化。

【实验结果及讨论】

1. 实验结果

观察每个试管颜色变化，并记录（实验表 9-1）。

实验表 9-1　淀粉酶最佳消化温度实验记录

试管	加入物质	反应温度	实验结果
A	淀粉糊＋3 mL 唾液	冰水	
B	淀粉糊＋3 mL 唾液	37 ℃温水	
C	淀粉糊＋3 mL 清水	37 ℃温水	

2. 讨论

（1）在第 4 和第 5 步的操作过程中为什么要不断摇晃？

（2）为什么要在 37 ℃下水浴？

（3）对 3 支试管的结果进行解释，并思考实验哪些地方可以改进。

实验与探究十 家兔胃肠运动的观察

【实验目的】

观察家兔在麻醉状态下，在体胃肠运动形式及神经体液对其运动的调节。

【实验用品】

家兔、哺乳动物手术器材、生理盐水、1∶10 000 乙酰胆碱，1∶10 000 肾上腺素、3%戊巴比妥钠、台氏液、电刺激器。

【实验方法】

(1) 按 1 mL/kg 体重抽取 3%的戊巴比妥钠给家兔静脉注射，然后将其仰卧固定在手术台上，行气管插管。

(2) 将腹部的毛剪去，自剑突下沿腹部正中切开腹部(10～15 cm)，打开腹腔，暴露出胃和小肠，在切口两侧放置温生理盐水湿润的纱布。

(3) 用止血钳夹住切口两侧的腹壁向外上方提起，向腹腔内注射温热(37 ℃)的台氏液，以便清楚地观察胃肠运动。

(4) 向腹腔内分别滴加 1∶10 000 乙酰胆碱、1∶10 000 肾上腺素，观察胃肠的变化。

(5) 用连续电刺激膈下迷走神经，观察胃肠运动的变化。

【注意事项】

(1) 为避免胃肠暴露时间过长，温度下降，影响胃肠运动，应不时用温热生理盐水湿润胃肠。

(2) 滴加药物于胃肠时，应预先于腹腔内倒入台氏液，避免药物浓度过高刺激胃肠。

【结果及分析】

观察家兔的胃肠运动，并记录(实验表 10-1)。

实验表 10-1 家兔的胃肠运动实验记录

观察项目	胃肠运动变化	结果分析
正常情况下		
滴加 1∶10 000 肾上腺素 0.5 mL		
滴加 1∶10 000 乙酰胆碱 0.5 mL		
电刺激迷走神经		

实验与探究十一　视力测定

【实验目的】

熟练掌握测定视力的方法。

【实验原理】

通常以眼能分辨两点间的最小视角为衡量标准，当视角为1分视角时的视力为正常视力。在距5 m处看标准对数视力表(5 m距离两用式)上5.0这一行“E”字符号时，图形缺口的边缘所发出的光线在眼前形成1分视角。所以能正确辨认这一行的字符方向，就表明此时能分辨的视角等于1分视角，具有正常视力。

【实验用品】

标准对数视力表、指棒、遮光板及米尺。

【实验方法】

(1) 将视力表平坦挂在光线充足、照明均匀的墙上，有条件的可用灯箱式视力表，内置光源更理想。表上第十行字符(5.0)与被检查者眼睛在同一高度。

(2) 被检查者在距视力表5 m处面向视力表站立。用遮光板遮住一眼，两眼分别测定。

(3) 检查者用指示棒从上到下逐行指示字符缺口的方向，一直到看不清为止(偶有错误不算)。被检者能看清楚的最后一行字符首端的数字为其视力值。

【注意事项】

(1) 视力表应挂平整，光线要合适。

(2) 勿按压眼球。

(3) 两眼视力要分别测定。

实验与探究十二　色盲检查

【实验目的】

学会色盲检查方法。

【实验原理】

色觉是视锥细胞的功能。色盲检查图用不同色块构成图片及背景,若能将颜色区别开,则能说出图内容。所以,可用色盲检查图检查色觉是否正常。

【实验用品】

色盲检查图。

【实验方法】

在明亮、均匀的自然光下,检查者按需要翻开色盲检查图(不一定按顺序),令被检查者尽快回答其所见图案。注意被检查者回答是否正确。若有错误,按色盲图后面的说明,判断被检查者属于哪一类色盲。

【注意事项】

(1) 检查应在明亮、均匀的自然光下进行。
(2) 色盲检查图距离被检查者眼睛 30 cm 左右为好。
(3) 读图速度越快越好,3 秒左右可得到答案,最长不超过 10 秒。
(4) 检查者不得暗示,不得在色盲图上写字等。

实验与探究十三 听力检查法

【实验目的】

比较气传导和骨传导的听力效果,学会鉴别听力障碍的方法。

【实验原理】

声波→外耳道→鼓膜→听骨链→前庭窗→内耳,这种途径称为气传导。声波经过颅骨传入内耳称为骨传导。正常听觉的产生主要依靠气传导,骨传导的作用极微。当气传导出现障碍时骨传导仍存在。通过比较气传导和骨传导可鉴别传导性和神经性耳聋。

【实验用品】

音叉、橡皮锤、棉球、秒表。

【实验方法】

1. 同侧耳的气传导和骨传导比较试验(林纳试验)

(1) 实验室保持安静,被检者取坐位。检查者用橡皮锤敲响音叉后,立即将音叉柄置于被检者一侧颞骨乳突部,此时被检者可通过骨传导听到音叉的响声,当被检者刚听不到声音时应立即举手示意，立即将音叉移至外耳道口，被检者又可通过气传导重新听到音叉响声，直到听不见为止。分别记下骨传导和气传导的时间。正常人气传导强于骨传导，临床上称为林纳试验阳性。

(2) 用棉球塞住同侧外耳道，重复上述实验，则气传导弱于骨传导，临床上称为林纳试验阴性。

2. 骨传导偏向试验(韦伯试验)

(1) 检查者将音叉敲响后立即将音叉柄置于被检着额前正中发际处，让被检者用手势表示双耳听到的声音有何不同。正常人两耳听到的声音强度相同。传音性耳聋声音偏向患侧，感音性耳聋偏向健侧。

(2) 用棉球塞住一侧耳道，重复上述实验。询问被检者听到的声音有何变化(此时塞棉球侧听到的声音比不塞棉球侧强)。

【注意事项】

(1) 室内必须保持安静。

(2) 手持音叉的部位应在柄下 2/3，叩击音叉的部位在距离音叉顶端 1/3 处，不可用力过猛，不能将音叉在坚硬的物体上大力敲打，以免音叉变形。

(3) 实验过程中音叉不要接触到耳郭和头发。

实验与探究十四　人体腱反射检查

【实验目的】

了解几种人体腱反射的检查方法及临床意义，帮助理解腱反射的作用机制。

【实验原理】

牵张反射是最简单的躯体运动反射，包括肌紧张和腱反射两种类型。腱反射是指快速牵拉肌腱时发生的牵张反射，其反射弧比较简单，当反射弧的任何部位有病变时，可使反射减弱或者消失。临床上对各种腱反射的检查(实验表 14-1)有助于发现神经系统的病变，在神经系统疾病中有重要参考价值。

实验表 14-1　临床常检查的腱反射

反射名称	检查方法	传入神经	中枢部分	传出神经	效应器	反应表现
肱二头肌肌腱反射	叩击肱二头肌肌腱	肌皮神经	颈髓 5～6 节	肌皮神经	肱二头肌	肘关节屈曲
肱三头肌肌腱反射	叩击肱三头肌肌腱	桡神经	颈髓 6～7 节	桡神经	肱三头肌	肘关节伸直
膝反射	叩击膝下股四头肌	股神经	腰髓 2～4 节	股神经	股四头肌	膝关节伸直
跟腱反射	叩击跟腱	胫神经	骶髓 1～2 节	胫神经	腓肠肌	足跖屈曲

【实验用品】

叩诊锤。

【实验方法】

1. 准备工作

受试者应避免精神过于紧张和意识性控制，四肢保持对称、放松，避免影响反射活动的效果。

2. 肱二头肌肌腱反射(屈肘反射)

受试者取坐位，使上肢于肘部稍屈曲，并使前臂稍内旋，检查者以左拇指按于受试者的肱二头肌肌腱上，用叩诊锤叩击该拇指。正常反应为肱二头肌收缩，表现为肘关节屈曲。

3. 肱三头肌肌腱反射(伸肘反射)

使受试者的上肢于肘部屈曲，检查者应握住其前臂及肘关节。用叩诊锤叩击尺骨鹰嘴上方 1～2cm 处。正常反应为肱三头肌收缩，表现为肘关节前臂伸。

4. 膝反射

受试者取坐位，一腿架于另一腿上，小腿自然下垂。检查者用叩诊锤叩击其膝关节下方的股四头肌肌腱，正常反应为股四头肌收缩，表现为膝关节伸直。

5. 跟腱反射

受试者一腿跪于椅上或床上，下肢于膝关节部呈直角屈曲。检查者用一手扶脚，使其跟腱稍被牵引，然后用叩诊锤叩击跟腱，正常反应为腓肠肌收缩，表现为踝关节跖屈。

【注意事项】

(1) 各项实验都须检查左右两侧，比较两侧有无差异。

(2) 检查时，受试者肢体肌肉要尽量放松，否则反射活动不易出现。

(3) 用叩诊锤叩击时，部位要准确，用力要适当，不能太重或太轻，而且左右两侧叩击的力量必须相同，否则无法对比。

【实验讨论】

(1) 脊休克期腱反射将发生何变化？为什么？

(2) 震颤麻痹或截瘫患者的腱反射将发生何变化？为什么？

附录1 模拟试卷

模拟试卷一

(考试时间:150分钟;满分:150分)

一、单项选择题(共80题,每小题1分,共80分)

1. 以下哪项为成对的脑颅骨(　　)

A. 额骨　　B. 顶骨　　C. 枕骨　　D. 蝶骨

E. 筛骨

2. 下列哪个结构位于颅中窝(　　)

A. 筛孔　　B. 内耳门　　C. 颈静脉孔　　D. 卵圆孔

E. 舌下神经管

3. 骨的伸长是由哪种结构决定的(　　)

A. 关节软骨　　B. 骨膜　　C. 骺软骨　　D. 骨髓

E. 以上都不对

4. 踝关节不能作(　　)

A. 跖屈运动　　B. 背屈运动　　C. 内收运动　　D. 外展运动

E. 旋转运动

5. 联合关节有(　　)

A. 胸锁关节　　B. 肘关节　　C. 膝关节　　D. 椎间关节

E. 腕关节

6. 以下有半月板的关节是(　　)

A. 膝关节　　B. 胸锁关节　　C. 下颌关节　　D. 肘关节

E. 椎间关节

7. 腮腺管开口于(　　)

A. 下颌磨牙的颊黏膜处　　B. 扁桃体底部

C. 舌下系带底部　　D. 上颌第二磨牙相对的颊黏膜处

E. 以上都不对

8. 蝶窦开口于(　　)

A. 下鼻道　　B. 中鼻道　　C. 上鼻道　　D. 蝶筛隐窝

E. 鼻前庭

9. 以下哪部分不属于输精管(　　)
A. 盆部　B. 腹股沟部　C. 精索部　D. 睾丸部
E. 海绵体部
10. 属于女性内生殖器官的是(　　)
A. 阴阜　B. 阴蒂　C. 前庭大腺　D. 阴道
E. 前庭球
11. 属于男性独有的浆膜腔是(　　)
A. 胸膜腔　B. 腹膜腔　C. 心包腔　D. 鞘膜腔
E. 硬膜外腔
12. 不属于腹腔干动脉的分支是(　　)
A. 肾动脉　B. 脾动脉　C. 胃左动脉　D. 胃右动脉
E. 胃网膜左动脉
13. 眼房水回流于(　　)
A. 泪囊　B. 下鼻道　C. 上矢状窦　D. 海绵窦
E. 巩膜静脉窦
14. 视网膜神经盘位于黄斑的(　　)
A. 鼻侧　B. 颞侧　C. 上方　D. 下方
E. 后方
15. 属于内分泌腺的是(　　)
A. 泪腺　B. 腮腺　C. 胰腺　D. 胰岛
E. 肝脏
16. 通过眶上裂的神经不包括(　　)
A. 动眼神经　B. 三叉神经　C. 滑车神经　D. 展神经
E. 鼓索神经
17. 下列哪条血管不是颈内动脉分支(　　)
A. 大脑前动脉　B. 大脑中动脉　C. 大脑后动脉　D. 眼动脉
E. 中央动脉
18. 舌下腺分泌受(　　)支配
A. 鼓索神经　B. 舌咽神经　C. 迷走神经　D. 舌下神经
E. 三叉神经
19. 周围神经节中哪种是虚构的(　　)
A. 运动神经节(横纹肌)　B. 感觉神经节
C. 交感神经节　D. 副交感神经节
E. 以上都是虚构的
20. 颅内与椎管间不相交通的腔隙是(　　)
A. 蛛网膜下腔　B. 硬膜下腔
C. 硬膜外腔　D. 脑室与脊髓中央管
E. 脑室与蛛网膜下腔

21. 不成对的脑颅骨有(　　)

A. 顶骨　B. 颞骨　C. 蝶骨　D. 上颌骨

E. 泪骨

22. 腕关节不能作(　　)

A. 内收运动　B. 外展运动　C. 前屈运动　D. 后伸运动

E. 旋转运动

23. 骶管麻醉须摸认的骨性标志是(　　)

A. 骶正中嵴　B. 骶岬　C. 骶角　D. 骶后孔

E. 都不对

24. 关节的基本结构不包括(　　)

A. 关节面　B. 关节囊　C. 关节腔　D. 关节软骨

E. 以上都不对

25. 以下哪项为有关节盘的关节(　　)

A. 胸锁关节　B. 肩关节　C. 髋关节　D. 肘关节

E. 椎间关节

26. 在直立姿势下,不能由于重力作用而引流的鼻旁窦是(　　)

A. 额窦　B. 蝶窦　C. 上颌窦　D. 筛窦

E. 以上都不对

27. 下颌下腺开口于(　　)

A. 下颌第二磨牙处的颊黏膜　B. 上颌第二磨牙处的颊黏膜

C. 扁桃体底部　D. 舌下系带底部

E. 以上都不对

28. 属于内脏器官的是(　　)

A. 脾脏　B. 肝脏　C. 心脏　D. 肾上腺

E. 胰岛

29. 鼻泪管开口于(　　)

A. 下鼻道　B. 中鼻道　C. 上鼻道　D. 蝶筛隐窝

E. 鼻前庭

30. 不属于女性内生殖器官的是(　　)

A. 卵巢　B. 输卵管　C. 子宫　D. 阴道

E. 阴蒂

31. 不属于女性体内的浆膜腔的是(　　)

A. 胸膜腔　B. 腹膜腔　C. 心包腔　D. 鞘膜腔

E. 硬膜外腔

32. 产生房水的结构是(　　)

A. 泪腺　B. 睫状体　C. 脉络膜　D. 巩膜静脉窦

E. 海绵窦

33. 视网膜黄斑位于视神经盘的(　　)

A. 鼻侧　B. 颞侧　C. 上侧　D. 下侧　E. 后方

34. 门静脉由(　　)

A. 肠系膜上、下静脉汇合形成

B. 肠系膜上静脉和脾静脉汇合形成

C. 脾静脉与肠系膜下静脉汇合而成

D. 肝静脉与脾静脉汇合而成

E. 胃冠状静脉与肝静脉汇合而成

35. 不属于下腔静脉的属支是(　　)

A. 肾静脉　B. 奇静脉　C. 精索内静脉　D. 肝静脉　E. 腰升静脉

36. 造成眼球内斜视的原因是损伤了(　　)

A. 上睑提肌　B. 上斜肌　C. 下斜肌　D. 上直肌　E. 外直肌

37. 腮腺分泌受哪条神经支配(　　)

A. 三叉神经　B. 面神经　C. 舌咽神经　D. 迷走神经　E. 舌下神经

38. 布于舌的神经中的感觉神经是(　　)

A. 舌下神经　B. 舌咽神经　C. 三叉神经　D. 面神经　E. 无感觉神经

39. 脑被膜产生的蛛网膜颗粒是(　　)

A. 硬脑膜

B. 蛛网膜

C. 软脑膜

D. 颅骨内膜

E. 内充填静脉血液

40. 下列有关口腔的描述错误的是(　　)

A. 口腔分成口腔前庭和固有口腔

B. 口腔向后经咽峡通咽腔

C. 口腔顶前部为硬腭,后部为软腭

D. 上、下牙咬合时口腔前庭与固有口腔不相通

E. 上、下牙咬合时口腔前庭与固有口腔借第三磨牙后相通

41. 牙位表示法中“∟5”表示(　　)

A. 左上颌第二前磨牙

B. 右上颌第二前磨牙

C. 左上颌第一磨牙

D. 右上颌第三磨牙

E. 右上颌第二前磨牙

42. 胸导管汇入(　　)

A. 左锁骨下静脉

B. 右颈静脉角

C. 左颈静脉角

D. 左颈内静脉

E. 右锁骨下静脉

43. 进食时异物最易滞留的部位(　　)

A. 食管下部　B. 喉前庭

C. 食管的第一个狭窄　D. 食管的第二个狭窄

E. 梨状隐窝

44. 成人颅盖骨最薄弱处为(　　)

A. 前囟点　B. 人字点　C. 翼点　D. 乳突部

E. 额部

45. 仰卧位时腹膜腔的最低部位是(　　)

A. 网膜囊　B. 右结肠旁沟　C. 肝肾隐窝　D. 左结肠旁沟

E. 右髂窝

46. 肾的被膜由内向外依次为(　　)

A. 肾筋膜、纤维囊、脂肪囊　B. 纤维囊、脂肪囊、肾筋膜

C. 脂肪囊、纤维囊、肾筋膜　D. 肾筋膜、脂肪囊、纤维囊

E. 脂肪囊、肾筋膜、纤维囊

47. 关于解剖学姿势的描述,下列哪项是错误的(　　)

A. 身体必须直立　B. 两眼平视前方

C. 上肢在躯干两旁自然下垂　D. 手掌面对躯干

E. 两足跟靠拢,两趾接触并指向前方

48. 腮腺导管的开口为(　　)

A. 上颌第二磨牙的牙冠相对的颊黏膜上　B. 上颌第二前磨牙的牙冠相对的颊黏膜上

C. 上颌第一前磨牙的牙冠相对的颊黏膜上　D. 上颌第一磨牙的牙冠相对的颊黏膜上

E. 上颌第三磨牙的牙冠相对的颊黏膜上

49. 下列何种说法是错误的(　　)

A. 上颌窦开口于中鼻道　B. 额窦开口于上鼻道

C. 筛窦开口于中鼻道和上鼻道　D. 蝶窦开口于蝶筛隐窝

E. 鼻泪管开口于下鼻道

50. 护士在做肌内注射时常遵循“两快一慢”的原则,其中推药慢的主要机理是(　　)

A. 缩短刺激的作用时间　B. 降低强度-时间变化率

C. 降低阈强度　D. 降低患者痛觉的兴奋性

51. 下列说法正确的是(　　)

A. 阈值越小,说明组织兴奋性越高　B. 阈值越小,说明组织兴奋性越低

C. 阈值越大,说明组织兴奋性越高　D. 阈值越大,说明组织兴奋性消失

52. 体内细胞直接生存的环境称(　　)

A. 细胞内液　B. 细胞外液　C. 机体外环境　D. 稳态

53. 参与细胞易化扩散的蛋白质是(　　)

A. 泵蛋白　B. 受体蛋白　C. 通道蛋白　D. 糖蛋白

54. 神经纤维产生动作电位上升支的离子流是(　　)

A. K^+内流　B. K^+外流　C. Na^+内流　D. Cl^-内流

55. 溶液渗透压的高低主要取决于(　　)
A. 溶质的性质　　B. 溶质颗粒的大小
C. 溶质的种类　　D. 溶质颗粒的数目
56. 维持细胞内外水分的交换,保持红细胞正常形态的是(　　)
A. 血浆晶体渗透压　　B. 血浆胶体渗透压
C. 组织液胶体渗透压　　D. 组织液晶体渗透压
57. 血清与血浆的主要区别在于血清缺乏(　　)
A. 纤维蛋白　　B. 纤维蛋白原　　C. 凝血因子　　D. 血小板
58. 中性粒细胞的主要功能是(　　)
A. 凝血作用　　B. 吞噬作用　　C. 产生抗体　　D. 变形运动
59. ABO血型的分型依据是(　　)
A. 血清中的凝集原的有无和种类　　B. 血清中的凝集素的有无和种类
C. 红细胞膜上的凝集原的有无和种类　　D. 红细胞膜上的凝集素的有无和种类
60. 血液凝固的主要步骤是(　　)
A. 凝血酶原形成→凝血酶形成→纤维蛋白形成
B. 凝血酶原形成→凝血酶形成→纤维蛋白原形成
C. 凝血酶原激活物形成→凝血酶形成→纤维蛋白形成
D. 凝血酶原形成→纤维蛋白原形成→纤维蛋白形成
61. 关于心动周期的描述,正确的是(　　)
A. 收缩期比舒张期长　　B. 心房和心室没有共同舒张的时间
C. 心动周期长短与心率快慢成反比　　D. 心室收缩期比心房收缩期短
62. 第一心音发生在(　　)
A. 房舒期,标志着心房舒张的开始　　B. 室舒期,标志着心室收缩的终结
C. 室缩期,标志着心室收缩的开始　　D. 房缩期,标志着心房收缩的开始
63. 心脏内兴奋传播速度最慢的部位是(　　)
A. 窦房结　　B. 心房肌　　C. 房室交界　　D. 心室肌
64. 心肌不会产生强直收缩的原因是(　　)
A. 心肌是功能上的合胞体　　B. 心肌肌质网不发达,Ca^{2+}储存少
C. 心肌的有效不应期较长　　D. 心肌有自律性,会自动节律收缩
65. 老年人动脉管壁硬化,大动脉的弹性贮器效应减弱,所以(　　)
A. 收缩压降低　　B. 脉压减小　　C. 舒张压升高　　D. 脉压增大
66. 每搏输出量指的是(　　)
A. 每侧心房每次收缩所射出的血量　　B. 两侧心房每次收缩所射出的血量
C. 每侧心室每次收缩所射出的血量　　D. 两侧心室每次收缩所射出的血量
67. 生成组织液的有效滤过压等于(　　)
A.(毛细血管血压+组织液胶体渗透压)−(血浆胶体渗透压+组织液静水压)
B.(毛细血管血压+血浆胶体渗透压)−(组织液胶体渗透压+组织液静水压)

C.（毛细血管血压＋组织液静水压）－（血浆胶体渗透压＋组织液胶体渗透压）
D. 毛细血管血压＋组织液胶体渗透压＋血浆胶体渗透压－组织液静水压

68. 呼吸是指（　　）
A. 气体进出肺的过程　　B. 机体与外环境之间的气体交换
C. 肺通气和肺换气　　D. 肺和外环境之间的气体交换

69. 肺通气的直接动力来自（　　）
A. 肺的弹性回缩　　B. 肺的舒缩运动
C. 肺内压与大气压之差　　D. 呼吸肌的收缩和舒张

70. 正常成年人时间肺活量最重要的是（　　）
A. 第一秒　　B. 第二秒　　C. 第三秒　　D. 第四秒

71. 每分肺泡通气量等于（　　）
A.（肺通气量－生理无效腔）×呼吸频率　　B. 潮气量×呼吸频率
C.（潮气量－无效腔气量）×呼吸频率　　D.（潮气量－残气量）×呼吸频率

72. 基本呼吸节律产生于（　　）
A. 脑桥与延髓　　B. 中脑与延髓　　C. 大脑皮层　　D. 下丘脑

73. 缺 O_2 使呼吸运动增强主要通过下列哪一项引起（　　）
A. 抑制呼吸中枢　　B. 直接刺激呼吸中枢
C. 刺激颈动脉体与主动脉体化学感受器　　D. 刺激主动脉弓与颈动脉窦压力感受器

74. 关于胃蛋白酶的叙述，错误的是（　　）
A. 由壁细胞以酶原的形式分泌　　B. 必须在酸性环境中起作用
C. 由 HCl 激活胃蛋白酶原转变而成　　D. 能将食物蛋白质初步水解

75. 胃大部分切除的患者可出现巨幼红细胞性贫血，其主要原因是缺乏（　　）
A. 内因子　　B. 盐酸　　C. 黏液　　D. 胃蛋白酶原

76. 关于胃液分泌的描述，下列错误的是（　　）
A. 壁细胞分泌盐酸　　B. 主细胞分泌胃蛋白酶原
C. 主细胞分泌内因子　　D. 黏液细胞分泌黏液

77. 关于胰液的叙述，下列错误的是（　　）
A. 为弱碱性液体，pH 值约为 7.8～8.4　　B. 其碱性来自 HCO_3^-
C. 含有消化三种主要营养物质的酶　　D. 其消化蛋白的酶被盐酸激活

78. 下列哪项是小肠的特有的运动形式（　　）
A. 容受性舒张　　B. 紧张性收缩　　C. 蠕动　　D. 分节运动

79. 脂肪消化产物的吸收途径是（　　）
A. 全部由毛细血管吸收　　B. 全部由淋巴系统吸收
C. 以淋巴途径为主，血液途径也有　　D. 以血液途径为主，淋巴途径也有

80. 副交感神经兴奋时不引起（　　）
A. 胃平滑肌收缩　　B. 肠道平滑肌收缩
C. 胰液分泌增加　　D. 胃肠道括约肌收缩

二、判断选择题(共 10 题,每小题 1 分,共 10 分)

81. 动作电位传导幅度会随着距离的增大而减小。

A. 正确　　B. 错误

82. 血细胞与血浆的容积百分比称为血细胞比容。

A. 正确　　B. 错误

83. 影响气体交换的动力是膜两侧气体的分压差,气体扩散方向是从高分压向低分压扩散。

A. 正确　　B. 错误

84. 脑干网状结构的易化区和抑制区可以调节躯体运动,正常情况下易化区略占优势。

A. 正确　　B. 错误

85. 躯体运动最基本的反射中枢是延髓,延髓又被称为生命中枢。

A. 正确　　B. 错误

86. 通过膈肌主动脉裂孔的结构包括主动脉和胸导管。

A. 正确　　B. 错误

87. 供应心脏的右冠状动脉分布于心脏右半、室间隔前 3/4 部及部分左心室膈面。

A. 正确　　B. 错误

88. 眼的屈光装置包括角膜、房水、晶状体、玻璃体。

A. 正确　　B. 错误

89. 膀胱三角是指尿道内口、两个输尿管口之间所在的区域,此三角缺乏黏膜下层,光滑,为炎症和肿瘤的好发部位。

A. 正确　　B. 错误

90. 维持子宫正常位置的重要因素有:肛提肌及尿生殖膈、子宫圆韧带、子宫阔韧带、子宫主韧带、子宫骶韧带等。

A. 正确　　B. 错误

三、名词解释(共 5 题,每小题 4 分,共 20 分)

1. 内囊
2. 心包
3. 腹股沟管
4. 动脉血压
5. 吸收

四、简答题(共 5 小题,每小题 8 分,共 40 分)。

1. 简述肝外胆道的组成,胆总管的分段。
2. 简述本体感觉传导通路。
3. 从右肘正中静脉注射治疗肝病的药液,述药液到达肝脏所经过的途径(可用箭头表示)。
4. 请从红细胞生成部位、原料、成熟因子及生成调节的知识,解释临床上常见贫血的主要原因。
5. 简述小肠在吸收中的作用、有利条件。

模拟试卷二

（考试时间：150 分钟；满分：150 分）

一、单项选择题（共 80 题，每小题 1 分，共 80 分）

1. 阑尾切除术中，须结扎阑尾动脉，该动脉来自（　　）

A. 肠系膜下动脉　B. 中结肠动脉　C. 空肠动脉　D. 回结肠动脉

E. 以上都不是

2. 支配咀嚼肌的神经来自（　　）

A. 眼神经　B. 下颌神经　C. 上颌神经　D. 面神经

E. 舌咽神经

3. 胆囊底的体表投影在（　　）

A. 剑突下 25 cm

B. 右腋前线与肋弓相交处

C. 右肋弓与右腹直肌外侧缘（半月线）相交处

D. 胸骨旁线与右肋弓相交处

E. 右肋弓中、外 1/3 交点处

4. 辨认空肠起点主要依靠下列哪一项结构（　　）

A. 小肠系膜　B. 大网膜

C. 小网膜　D. 肝十二指肠韧带

E. 十二指肠悬肌（Treitz 韧带）

5. 下列有关胸导管的描述错误的是（　　）

A. 经主动脉裂孔入胸腔

B. 起自乳糜池

C. 从左颈静角处注入静脉

D. 在后纵隔内下部走行在奇静脉与主动脉之间

E. 接受右侧颈干、右锁骨下干的淋巴

6. 某患者瞳孔散大是由于损伤了（　　）

A. 展神经　B. 动眼神经副交感纤维

C. 面神经纤维　D. 面神经运动纤维

E. 滑车神经核

7. 双眼左侧视野同向偏盲，表明压迫损伤右侧的（　　）

A. 视神经　B. 视束　C. 动眼神经　D. 上丘

E. 下丘

8. 手术中寻找阑尾最可靠的依据是(　　)

A. 右髂窝内　　B. 盲肠末端

C. 三条结肠带汇合处　　D. 回盲部

E. 沿阑尾动脉寻找

9. 下列结构中,哪一项不是关节的基本结构(　　)

A. 关节面　　B. 关节囊纤维层　　C. 关节囊滑膜层　　D. 关节腔

E. 关节盘

10. 牙位表示法中"∟ 7"表示(　　)

A. 右下第二恒磨牙　　B. 左上第二恒磨牙

C. 左上第二乳磨牙　　D. 右下第一恒磨牙

E. 侧切牙

11. 不参与组成大脑动脉环(Willis 环)的是(　　)

A. 前交通动脉　　B. 大脑前动脉　　C. 颈内动脉　　D. 脑膜中动脉

12. 某患者受外伤后出现脐平面以下区域皮肤麻木,考虑是脊髓损伤所致,你认为其损伤部位应是(　　)

A. 第七胸椎平面的第十胸髓节段　　B. 第八胸椎平面的第十胸髓节段

C. 第三腰椎平面的第九胸髓节段　　D. 第十胸椎平面的腰髓

E. 以上都不是

13. 下列结构中除哪一项外都是后纵隔的结构(　　)

A. 头臂静脉　　B. 胸导管　　C. 胸主动脉　　D. 食管胸段

E. 胸交感干

14. 某患者右半身痛温觉消失,是下列哪一传导束受损所致(　　)

A. 左侧脊髓丘脑束　　B. 右侧脊髓丘脑束

C. 左侧薄束和楔束　　D. 右侧薄束楔束

E. 左内侧纵束

15. 第一躯体运动中枢位于大脑皮质的(　　)

A. 中央后回、中央旁小叶后部　　B. 距状沟两侧

C. 颞上回　　D. 边缘叶

E. 中央前回和中央旁小叶前部

16. 与甲状腺上动脉关系密切并与之伴行的神经是(　　)

A. 右喉返神经　　B. 左喉返神经　　C. 喉上神经喉内支　　D. 喉上神经喉外支

E. 膈神经

17. 下列腹腔间隙均可引流至盆腔,在平卧时位置最低的是(　　)

A. 网膜囊　　B. 右肝下间隙　　C. 左肝上间隙　　D. 左结肠外侧沟

E. 右肝上前间隙

18. 鼻黏膜薄而毛细血管丰富,鼻出血最易发生于(　　)

A. 上鼻甲　　B. 下鼻甲　　C. 中鼻甲　　D. 鼻前庭

E. 鼻中隔前下部

19. 下列哪项不是保证血液在心脏内单向流动的解剖学因素(　　)

A. 房室口的纤维环　　B. 三尖瓣、腱索及乳头肌

C. 主动脉瓣　　D. 梳状肌

E. 室间隔

20. 维持子宫前倾位的韧带是(　　)

A. 子宫阔韧带　　B. 子宫主韧带　　C. 子宫圆韧带　　D. 子宫骶韧带

E. 以上均不是

21. 颈椎的特点是(　　)

A. 椎体呈心形　　B. 椎孔小　　C. 横突上有横突孔　　D. 棘突长而分叉

E. 上、下关节突发达

22. 在直立姿势下,重力作用不能引流的鼻旁窦是(　　)

A. 额窦　　B. 蝶窦　　C. 上颌窦　　D. 筛窦前、中小房

E. 筛窦后小房

23. 关于颞下颌关节,下列说法正确的是(　　)

A. 由颞骨下颌窝及下颌头组成　　B. 关节囊前后均较宽松

C. 有关节盘将关节腔分为上、下两部分　　D. 其运动方式仅为开口、闭口

E. 张口过大易造成下颌头向后脱位

24. 关于固有口腔,下列说法正确的是(　　)

A. 前界为唇　　B. 两侧是颊

C. 有腮腺导管开口　　D. 口腔底黏膜深面有舌下腺

E. 牙关紧闭时与口腔前庭完全分隔

25. 关于盲肠,下列说法正确的是(　　)

A. 位于小骨盆腔内　　B. 为腹膜外位器官

C. 基本上不活动　　D. 下端有回肠相连

E. 回肠开口处黏膜形成回盲瓣

26. 关于右肺,下列说法正确的是(　　)

A. 较狭长　　B. 分两叶　　C. 前缘有心切迹　　D. 有一肺小舌

E. 尖端向上突入颈根部

27. 关于睾丸,下列说法正确的是(　　)

A. 圆球形　　B. 位于阴囊内,左侧略高

C. 包于鞘膜腔内　　D. 前缘与输精管接触

E. 后缘与附睾相贴

28. 关于卵巢,下列说法正确的是(　　)

A. 位于左右髂总动脉间　　B. 上端借卵巢悬韧带附于骨盆上口

C. 后缘有卵巢系膜相附　　D. 前缘游离

E. 成人卵巢表面光滑

29. 维持子宫正常位置,防止其脱垂的主要结构是(　　)
A. 子宫阔韧带　B. 子宫圆韧带　C. 子宫主韧带　D. 骶子宫韧带
E. 膀胱及直肠
30. 关于泪器,下列说法正确的是(　　)
A. 由泪腺和泪道组成
B. 泪腺位于泪囊窝内,其排汇管开口于结膜上穹
C. 泪囊不断分泌泪液,清洁角膜
D. 泪点位于上、下睑缘内、外侧
E. 泪腺排泄管阻塞可引起溢泪症
31. 关于右心房,下列说法正确的是(　　)
A. 构成心底的大部　B. 构成心右缘
C. 腔内布满梳状肌　D. 不超过胸骨右缘
E. 有卵圆窝位于房间隔上部
32. 关于右冠状动脉,下列说法正确的是(　　)
A. 起于动脉圆锥　B. 较左冠状动脉粗
C. 发出前室间支　D. 多有分支至左室隔面
E. 有分支至左室胸肋面
33. 关于颈外动脉,下列说法正确的是(　　)
A. 起自主动脉弓　B. 行于颈动脉鞘内
C. 穿入腮腺实质　D. 发出甲状腺下动脉
E. 全长有颈外静脉伴行
34. 关于髂内动脉,下列说法正确的是(　　)
A. 起自第四腰椎平面
B. 沿小骨盆上口延伸
C. 发出子宫动脉布于子宫,输卵管、卵巢及阴道上部
D. 发出腹壁下动脉
E. 发出直肠上动脉
35. 关于肝门静脉,下列说法正确的是(　　)
A. 由肠系膜上、下静脉汇成　B. 收受腹腔全部脏器静脉血
C. 静脉瓣丰富　D. 行于肝十二指肠韧带内
E. 其后方有胆总管
36. 脊髓中传导触觉的上行传导束(　　)
A. 全部起始于后角固有核　B. 全部在脊髓内交叉
C. 包括脊髓丘脑侧束　D. 包括楔束
E. 包括脊髓小脑前、后束
37. 脑干外形背侧面有(　　)
A. 大脑脚底　B. 脚间窝　C. 松果体　D. 髓纹
E. 内侧膝状体

38. 脑桥上段半边横断损伤表现为(　　)

A. 同侧肢体硬瘫　　B. 同侧舌肌瘫痪

C. 同侧眼裂以下面部表情肌瘫痪　　D. 同侧意识性本体感觉缺失

E. 对侧痛温觉缺失

39. 小脑齿状核发出纤维到达(　　)

A. 苍白球　　B. 黑质　　C. 背侧丘脑　　D. 上丘

E. 脑桥核

40. 迷走神经直接联系的脑神经核是(　　)

A. 红核　　B. 下橄榄核　　C. 上泌涎核　　D. 下泌涎核

E. 疑核

41. 生命活动最基本的表现是(　　)

A. 应激性　　B. 适应性　　C. 新陈代谢　　D. 自控调节

42. 下列体液不属于机体内环境的是(　　)

A. 脑脊液　　B. 血浆　　C. 淋巴液　　D. 细胞内液

43. 下列生理过程中属于负反馈调节的是(　　)

A. 血液凝固　　B. 排便反射　　C. 排尿反射　　D. 降压反射

44. 人体内二氧化碳、氧气和 NH_3 进出细胞膜的方式是(　　)

A. 单纯扩散　　B. 主动转运　　C. 易化扩散　　D. 出胞作用

45. 大多数细胞产生静息电位的主要原因是(　　)

A. 细胞内高钾浓度和安静时膜主要对钾离子有通透性

B. 细胞内高钠浓度和安静时膜主要对钠离子有通透性

C. 细胞外高钾浓度和安静时膜主要对钾离子有通透性

D. 细胞内高钾浓度和安静时膜主要对钠离子有通透性

E. 细胞内高钠浓度和安静时膜主要对钾离子有通透性

46. 爆发动作电位的直接条件是(　　)

A. 刺激作用　　B. 膜通道的开放

C. 钠离子的内流　　D. 膜电位减小,达到阈电位

47. 血细胞比容是指血细胞(　　)

A. 与血管容积之比　　B. 与白细胞容积之比

C. 与血浆容积之比　　D. 在血液中所占的容积百分比

48. 维持毛细血管内外水分正常分布的因素主要是(　　)

A. 血浆胶体渗透压　　B. 血浆总渗透压

C. 血浆晶体渗透压　　D. 组织液胶体渗透压

49. 成年人的造血器官是(　　)

A. 脾脏　　B. 所有骨髓

C. 肝脏和骨髓　　D. 脊椎骨、扁骨及长骨近端骨髓处骨髓

50. 凝血过程的内源性与外源性激活的区别在于(　　)
A. 凝血酶原激活物形成的始动过程
B. 凝血酶形成过程
C. 钙离子是否参与作用
D. 纤维蛋白形成过程
51. 关于心动周期的叙述,错误的是(　　)
A. 心房收缩期比心室收缩期短
B. 心房和心室有共同舒张的时间
C. 收缩期比舒张期长
D. 心动周期长短与心率快慢成反比
52. 心肌的前负荷是指(　　)
A. 动脉血压
B. 等容舒张期血量
C. 心室舒张末期充盈量
D. 静脉回心血量
53. 动脉血压形成的前提条件是(　　)
A. 心率
B. 外周阻力
C. 心射血动力
D. 循环血量和血管容积相适应
54. 中心静脉压的高低取决于下列哪项(　　)
A. 血管容量和血量
B. 动脉血压和静脉血压
C. 心脏射血能力和静脉回心血量
D. 外周静脉压和静脉血流阻力
55. 窦房结自律性最高的原因是(　　)
A. 自律细胞多
B. 去极化速度快
C. 复极速度快
D. 自动去极化速度快
56. 外呼吸是指(　　)
A. 血液运输气体的过程
B. 组织细胞与组织毛细血管血液之间的气体交换
C. 大气与肺泡之间的气体交换
D. 外界空气与血液之间在肺部实现的气体交换过程
57. 肺通气的原动力来自(　　)
A. 肺的弹性回缩
B. 肺的舒缩运动
C. 呼吸肌的舒缩活动
D. 肺内压与胸内压之差
58. 肺泡通气量是指(　　)
A. 用力吸入的气量
B. 每次吸入或呼出的气体量
C. 无效腔中的气量
D. 每分钟进入肺泡的新鲜气体量
59. 通气/血流比值是指(　　)
A. 肺活量与每分肺血流量之比
B. 每分肺泡通气量与每分肺血流量之比
C. 功能残气量与肺血流量之比
D. 每分肺通气量与每分肺血流量之比
60. 产生呼吸基本节律的中枢部位是(　　)
A. 大脑皮质
B. 延髓呼吸神经元
C. 下丘脑呼吸中枢
D. 脑桥呼吸中枢
61. 胃液的成分中不包括(　　)
A. 黏液
B. 内因子
C. 盐酸
D. 胃淀粉酶

62. 胃排空的动力来自(　　)

A. 幽门两边的压力差　　B. 胃内压变化

C. 食物对胃黏膜的机械性刺激　　D. 胃的运动

63. 所有消化液中最重要的是(　　)

A. 唾液　　B. 胰液　　C. 小肠液　　D. 胆汁

64. 排便反射的初级中枢位于(　　)

A. 脊髓腰骶段　　B. 脊髓胸段　　C. 延髓　　D. 脑桥

65. 胆汁中参与消化作用的主要成分是(　　)

A. 卵磷脂　　B. 胆盐　　C. 脂酸钠　　D. 胆色素

66. 有关胃黏液的叙述,错误的是(　　)

A. 有较高的黏滞性　　B. 参与胃液的化学消化过程

C. 保护胃黏膜,具有黏液屏障作用　　D. 参与润滑作用,使食物易于通过

67. 关于唾液的生理作用,下列哪项是错误的(　　)

A. 清洁并保护口腔　　B. 湿润与溶解食物

C. 使蛋白质初步分解　　D. 使淀粉分解为麦芽糖

68. 对机体能量代谢影响最显著的因素是(　　)

A. 性别　　B. 环境温度　　C. 肌肉活动　　D. 精神活动

69. 关于体温的正常波动,下列哪项是错误的(　　)

A. 新生儿体温易波动　　B. 女子体温略高于男子,排卵日最高

C. 老年人体温往往低于成年人　　D. 食物的特殊动力作用可使体温升高

70. 关于正常人体体温与测定部位的关系,正确的是(　　)

A. 口腔温＞直肠温＞腋窝温　　B. 腋窝温＞口腔温＞直肠温

C. 直肠温＞腋窝温＞口腔温　　D. 直肠温＞口腔温＞腋窝温

71. 体温调节的主要中枢在(　　)

A. 延髓　　B. 丘脑　　C. 下丘脑　　D. 大脑皮层

72. 安静状态下的主要产热器官是(　　)

A. 骨骼肌　　B. 肝　　C. 消化道　　D. 甲状腺

73. 人体最主要的排泄器官是(　　)

A. 肺　　B. 消化道　　C. 肾　　D. 皮肤

74. 能使有效滤过压增加的因素是(　　)

A. 囊内压增加　　B. 血中葡萄糖浓度过高

C. 血浆晶体渗透压降低　　D. 血浆胶体渗透压降低

75. 肾小管各段中,重吸收功能最强的部位是(　　)

A. 远曲小管　　B. 近端小管　　C. 集合管　　D. 髓袢

76. 在酸中毒的情况下,肾小管的(　　)

A. H^+-K^+交换减少　　B. K^+-Na^+交换增多

C. H^+-Na^+交换增多　　D. K^+-Na^+交换不变

77. 抗利尿激素对肾功能的调节作用是(　　)

A. 使尿量增加

B. 增加近曲小管对水的通透性

C. 提高远曲小管和集合管上皮细胞对水的通透性

D. 抑制髓袢升支粗段主动重吸收 NaCl

78. 发生老视的主要原因是(　　)

A. 角膜曲率变小　　B. 角膜透明度减小

C. 房水循环受阻　　D. 晶状体弹性减弱

79. 声音传向内耳的主要途径是(　　)

A. 外耳→鼓膜→听骨链→圆窗→内耳　　B. 颅骨→耳蜗内淋巴

C. 外耳→鼓膜→听骨链→卵圆窗→内耳　　D. 外耳→鼓膜→鼓室空气→圆窗→内耳

80. 神经元与神经元之间相互接触的部位称为(　　)

A. 轴突　　B. 树突　　C. 突触　　D. 紧密连接

二、判断选择题(共10题,每小题1分,共10分)

81. 鼻旁窦中最大、位置最高的窦是筛窦。

A. 正确　　B. 错误

82. 不论男、女,前列腺都位于膀胱颈下方。

A. 正确　　B. 错误

83. 组成马尾的各脊神经根多浸泡在脑脊液中。

A. 正确　　B. 错误

84. 两侧大阴唇之间的裂隙称阴道前庭,有尿道口和阴道口。

A. 正确　　B. 错误

85. 锥体系损伤时,损伤平面以下出现软瘫。

A. 正确　　B. 错误

86. 动作电位一旦产生,不随刺激强度和传导距离增大而改变电位幅度大小。

A. 正确　　B. 错误

87. 临床输血原则为只需血型相同就能够迅速大量地输血。

A. 正确　　B. 错误

88. 食物停留在口腔的时间足够长,食物中的淀粉就能够水解成葡萄糖。

A. 正确　　B. 错误

89. 心脏的泵血过程就是指心室收缩将血液射入动脉。

A. 正确　　B. 错误

90. 影响能量代谢的因素,同样影响产热量。

A. 正确　　B. 错误

三、名词解释(共5题,每小题4分,共20分)

1. 内环境

2. 肺泡通气量

3. 中心静脉压
4. 精索
5. 掌浅弓

四、简答题(共 5 小题,每小题 8 分,共 40 分)。

1. 简述咽各部的交通。
2. 输精管分哪几部分？输精管结扎手术常在何部进行？
3. 大脑半球分哪几个叶？
4. 试述胃酸由何分泌及胃酸的生理作用。
5. 简述静脉大量注射生理盐水后尿量增多的机理。

模拟试卷三

（考试时间:150 分钟;满分:150 分）

一、单项选择题(共 80 题,每小题 1 分,共 80 分)

1. 无关节盘的关节是(　　)

A. 桡腕关节　　B. 踝关节　　C. 胸锁关节　　D. 颞下颌关节

2. 关于表情肌,说法正确的是(　　)

A. 起于颅骨　　B. 止于皮肤

C. 止于下颌骨　　D. 分布于睑裂,口裂,鼻孔周围

3. 第二前磨牙在临床上记为(　　)

A. 3　　B. 5　　C. V　　D. Ⅲ

4. 下列器官属于腹膜间位的是(　　)

A. 肝　　B. 横结肠　　C. 胃　　D. 肾

5. 位于肝下面(脏面)左纵沟前部的是(　　)

A. 肝圆韧带　　B. 静脉韧带　　C. 下腔静脉　　D. 胆囊

6. 关于上颌窦的描述,错误的是(　　)

A. 窦腔大　　B. 窦底低、深,开口高

C. 经上鼻道与鼻腔相通　　D. 炎症时可蔓延上颌牙齿

7. 胸膜下界在腋中线处相交于(　　)

A. 第 6 肋　　B. 第 7 肋　　C. 第 8 肋　　D. 第 10 肋

8. 男性膀胱后不邻(　　)

A. 精囊腺　　B. 直肠　　C. 前列腺　　D. 输精管末段

9. 输精管结扎部位常选择在(　　)

A. 睾丸部　　B. 精索部　　C. 腹股沟管部　　D. 盆部

10. 心脏兴奋的起搏部位是(　　)

A. 窦房结　　B. 房室结　　C. 房室束　　D. 浦肯野氏纤维

11. 下列结构中肺循环不经过的是(　　)

A. 肺动脉干　　B. 上腔静脉　　C. 左心房　　D. 右心室

12. 不直接发自动脉主干线或不直接汇入静脉主干的是(　　)

A. 左睾丸动脉　　B. 右睾丸动脉

C. 左睾丸静脉　　D. 右睾丸静脉

13. 在折光装置中,曲度可以调节的结构是(　　)

A. 角膜　　B. 房水　　C. 玻璃体　　D. 晶状体

14. 能感受头部旋转变速运动的是(　　)

A. 椭圆囊斑　B. 球囊斑　C. 壶腹嵴　D. 螺旋器

15. 在第3～5腰椎高度的椎管内不含有(　　)

A. 尾神经根　B. 骶神经根

C. 终丝　D. 脊髓腰(骶)膨大

16. 不同时含有感觉、运动两种纤维的是(　　)

A. 脊神经　B. 前支　C. 前根　D. 后支

17. 下列器官或结构无膈神经分布的是(　　)

A. 脏胸膜　B. 心包　C. 胃　D. 胆囊

18. 只接受对侧皮质核束纤维的神经核是(　　)

A. 动眼神经核　B. 滑车神经核

C. 疑核　D. 舌下神经核

19. 不在脑干内交换神经元的传导束是(　　)

A. 脊髓丘脑束　B. 薄束　C. 楔束　D. 皮质核束

20. 无内分泌功能的器官是(　　)

A. 甲状腺　B. 卵巢　C. 睾丸　D. 神经垂体

21. 颅中窝中与眼眶相通的结构是(　　)

A. 眶上裂　B. 眶下裂　C. 圆孔　D. 棘孔

22. 形成腹股沟韧带的是(　　)

A. 腹内斜肌腱膜　B. 腹外斜肌腱膜

C. 腹横肌腱膜　D. 腹外斜肌

23. 不参与围成咽峡的是(　　)

A. 腭帆后缘　B. 腭舌弓　C. 舌根　D. 腭扁桃体

24. 阑尾的位置最多见于(　　)

A. 回肠前位　B. 盆位　C. 盲肠后位　D. 盲肠前位

25. 仰卧位时腹膜腔的最低位是(　　)

A. 肝肾隐窝　B. 肋膈隐窝　C. 直肠子宫陷凹　D. 网膜囊

26. 关于胸骨角平面，下列描述中错误的是(　　)

A. 平第2肋　B. 平第2胸椎高度

C. 气管在该平面分叉　D. 该平面将前纵隔分为上部和下部

27. 胸膜顶高出锁骨(　　)

A. 中点上方12 cm　B. 内侧1/3上方0～1 cm

C. 内侧1/3上方2～3 cm　D. 外侧1/3上方2～3 cm

28. 肾的被膜由内向外为(　　)

A. 肾纤维膜，脂肪囊，肾筋膜　B. 肾纤维膜，肾筋膜，脂肪囊

C. 肾筋膜，脂肪囊，肾纤维膜　D. 肾筋膜，肾纤维膜，脂肪囊

29. 维持子宫前倾的韧带是(　　)

A. 子宫圆韧带　B. 子宫阔韧带　C. 骶子宫韧带　D. A与C均是

30. 下列器官中静脉不汇入肝门静脉的是(　　)

A. 肝　　B. 胆囊　　C. 脾　　D. 胃肠

31. 关于角膜的描述错误的是(　　)

A. 角膜无色透明　　B. 无折光作用

C. 无血管　　D. 有丰富的神经末梢

32. 关于鼓室位置的描述错误的是(　　)

A. 位于颞骨岩部内　　B. 向前经咽鼓管通咽

C. 介于鼓膜与内耳之间　　D. 向后通向迷路

33. 属于听觉感受器的结构是(　　)

A. 壶腹嵴　　B. 螺旋器　　C. 球囊斑　　D. 椭圆囊斑

34. 主要由神经细胞体构成的结构是(　　)

A. 纤维束　　B. 神经核　　C. 网状结构　　D. 髓质

35. 关于脊髓侧角的描述错误的是(　　)

A. 内有躯体和内脏神经元　　B. 交感神经低级中枢

C. 仅存在于胸1至腰3脊髓节段　　D. 属脊髓灰质

36. 下列与传导感觉无关的结构是(　　)

A. 侧角　　B. 楔束核,薄束核

C. 内侧、外侧丘系　　D. 三叉丘系

37. 脑出血导致内囊损伤的典型表现是(　　)

A. 对侧半身浅深感觉丧失　　B. 对侧 半身痉挛性瘫痪

C. 对侧视野偏盲　　D. 以上皆是

38. 下列结构与传导精细感觉无关的是(　　)

A. 后角　　B. 薄楔束　　C. 内侧丘系　　D. 脊神经节

39. 面神经的内脏运动核(副交感神经核)是(　　)

A. 上涎核　　B. 下涎核　　C. 疑核　　D. 面神经运动核

40. 下列细胞无内分泌功能的是(　　)

A. 卵泡细胞　　B. 睾丸间质细胞

C. 下丘脑的某些神经细胞　　D. 神经垂体细胞

41. 关于兴奋性的描述,正确的是(　　)

A. 是机体或组织受刺激后所发生的一切变化

B. 是生命活动的基本特征

C. 组织的兴奋性与阈值成正比关系

D. 表现形式是兴奋和抑制

42. 下列生理活动中,属于负反馈调节的是(　　)

A. 血液凝固　　B. 排便反射　　C. 排尿反射　　D. 血糖浓度稳态

43. 神经调节的基本方式是(　　)

A. 反射　　B. 适应　　C. 反应　　D. 负反馈调节

44. 关于载体介导扩散，下述哪项是错误的(　　)

A. 能产生竞争性抑制　　B. 有高度的特异性

C. 有饱和现象　　D. 具有时开放、有时关闭的特点

45. 细胞膜物质转运常见的单纯扩散、易化扩散和主动转运三种转运方式的相似点是(　　)

A. 需要蛋白质的帮助　　B. 均是从高浓度侧向低浓度侧转运

C. 细胞本身都要消耗能量　　D. 转运的物质都是离子或小分子物质

46. 生长激素进入靶细胞的转运方式是(　　)

A. 单纯扩散　　B. 载体转运　　C. 入胞作用　　D. 通道扩散

47. 正常成年人血液总量相当于体重的(　　)

A. 8%　　B. 16%　　C. 12%　　D. 10%

48. 血清与血浆的主要不同点是，血清中不含(　　)

A. 球蛋白　　B. 白蛋白　　C. 钙离子　　D. 纤维蛋白原

49. 构成血浆总渗透压的主要物质是(　　)

A. 纤维蛋白原　　B. 葡萄糖　　C. 球蛋白　　D. 氯化钠

50. 供血者是B型血，与受血者做交叉配血实验，主侧不凝集，次侧凝集，受血者的血型是(　　)

A. A型　　B. B型　　C. AB型　　D. O型

51. 能与血红蛋白结合并且不易分离的气体是(　　)

A. 氮气　　B. 氢气　　C. 一氧化碳　　D. 氧气

52. 心室肌细胞动作电位2期形成的主要原因是(　　)

A. 氯离子内流和钾离子外流　　B. 钾离子外流

C. 钙离子内流和氯离子内流　　D. 钙离子内流和钾离子外流

53. 正常心电图中反映两心房去极化过程的是(　　)

A. P波　　B. Q波　　C. R波　　D. T波

54. 以下不会影响心输出量的因素是(　　)

A. 心率　　B. 心肌收缩力

C. 动脉血压　　D. 大动脉管壁弹性

55. 减压反射的生理意义是(　　)

A. 升高动脉血压　　B. 降低动脉血压

C. 加强心血管活　　D. 维持动脉血压的相对稳定

56. 关于人体动脉血压测量的注意事项，错误的是(　　)

A. 水银柱的液面应与玻璃刻度管0刻度平齐

B. 试者手臂平放于桌面，手掌向上，使上臂位置与心脏在同一水平上

C. 袖带下缘在肘横纹下2 cm处，充分暴露肱动脉听诊部位

D. 当突然听到“嘣”样的第一声时，血压表上所示水银柱的高度即是收缩压的数值

57. 以下不属于微循环的血流通路的是(　　)

A. 迂回通路　　B. 直捷通路　　C. 静脉通路　　D. 动静脉短路

58. 维持胸内负压的必要条件是(　　)

A. 呼气肌收缩　B. 胸膜腔密闭

C. 吸气肌收缩　D. 肺内压低于大气压

59. 正常成年人时间肺活量第1秒末的正常值应为(　　)

A. 98%　B. 63%　C. 83%　D. 93%

60. 经过组织换气后(　　)

A. 静脉血变成了动脉血　B. 动脉血变成了静脉血

C. 动脉血中氧气含量增加　D. 组织中二氧化碳含量增高

61. 随意屏气的控制部位在(　　)

A. 脊髓　B. 大脑皮层　C. 脑桥　D. 延髓

63. 对脂肪和蛋白质消化作用最强的消化液是(　　)

A. 唾液　B. 胰液　C. 胆汁　D. 小肠液

64. 从生理学角度出发,体温是指(　　)

A. 舌下温度　B. 机体深部平均温度

C. 机体表层平均温度　D. 腋窝温度

66. 人体最主要的散热器官是(　　)

A. 汗腺　B. 肾　C. 皮肤　D. 消化道

67. 高热病人用酒精擦浴是为了增加(　　)

A. 对流散热　B. 蒸发散热

C. 辐射散热　D. 传导散热

68. 常温下,散热的主要方式是(　　)

A. 辐射散热　B. 对流散热　C. 传导散热　D. 不感蒸发

69. 近端肾小管水的重吸收比例为超滤液的(　　)

A. 45%～50%　B. 65%～70%

C. 55%～60%　D. 75%～80%

70. 影响肾小球滤过的因素不包括(　　)

A. 肾血浆流量　B. 血糖浓度

C. 有效滤过压　D. 有效滤过面积

71. 糖尿病人尿量增多的原因是(　　)

A. 水利尿　B. 渗透性利尿

C. 醛固酮分泌减少　D. 抗利尿激素分泌减少

72. 视近物时,眼的调节是(　　)

A. 晶状体变凸,瞳孔扩大,两眼会聚　B. 晶状体变扁平,瞳孔扩大,两眼会聚

C. 晶状体变扁平,瞳孔缩小,两眼会聚　D. 晶状体变凸,瞳孔缩小,两眼会聚

73. 夜盲症发生的原因是(　　)

A. 晶状体混浊　B. 视紫红质缺乏

C. 维生素A缺乏　D. 视锥细胞功能障碍

74. 椭圆囊与球囊的囊斑的适宜刺激是(　　)

A. 旋转加速度运动　　B. 躯干位置变化和旋转匀速运动

C. 各方向的直线匀速运动　　D. 头部位置变化及直线变速运动

75. 以下哪项不是中枢信息传递的特征(　　)

A. 单向传递　　B. 总和

C. 中枢延搁　　D. 对内环境变化不敏感

76. 在反射活动中最易疲劳的部位是(　　)

A. 突触　　B. 传入神经　　C. 感受器　　D. 效应器

77. 心绞痛时,牵涉痛的部位常在(　　)

A. 腹股沟区　　B. 上腹部或区

C. 心前区和左臂尺侧　　D. 右肩胛区

78. 兴奋性突触后电位(EPSP)是发生在突触后膜上的(　　)

A. 超极化　　B. 去极化　　C. 复极化　　D. 动作电位

79. 副交感神经活动增强时,以下说法正确的是(　　)

A. 支气管平滑肌收缩　　B. 胃肠道平滑肌舒张

C. 汗腺分泌减少　　D. 心肌收缩力增强

80. 不属于腺垂体分泌的激素是(　　)

A. 促肾上腺皮质激素　　B. 催产素

C. 催乳素　　D. 促甲状腺激素

二、判断选择题(共 10 题,每小题 1 分,共 10 分)

81. 小腿肌主要分为前、后二群,受胫腓神经支配。

A. 正确　　B. 错误

82. 直肠不直,它在矢状位上有骶、尾两个弯曲。

A. 正确　　B. 错误

83. 临床上把鼻、咽、喉称为上呼吸道,气管及各级支气管称下呼吸道。

A. 正确　　B. 错误

84. 临床上常在输卵管壶腹部进行结扎术。

A. 正确　　B. 错误

85. 内脏神经分为交感神经和副交感神经。

A. 正确　　B. 错误

86. 心肌有效不应期特别长,是保证心脏舒缩交替进行的重要因素。

A. 正确　　B. 错误

87. 外呼吸是指肺毛细血管内血液与外界环境之间的气体交换过程。

A. 正确　　B. 错误

88. 胃液是非常重要的消化液,包括盐酸、黏液、胃淀粉酶、胃蛋白酶原等。

A. 正确　　B. 错误

89. 小肠可见一种进行速度快、传播距离较远的蠕动，叫作集团蠕动。

A. 正确　　　　B. 错误

90. 正常人体体温因测定部位的不同而有差异，表现为直肠温＞口腔温＞腋窝温。

A. 正确　　　　B. 错误

三、名词解释（共5题，每小题4分，共20分）

1. 阈值
2. 时间肺活量
3. 水利尿
4. 巩膜静脉窦
5. 神经核

四、简答题（共5小题，每小题8分，共40分）。

1. 大脑皮质有哪些功能中枢？
2. 十二指肠可为几部分？其降部有何重要结构？
3. 眼球壁由几层构成？各层可分哪几部分？
4. 简述血型的概念、ABO血型的分型依据及具体的分型。
5. 简述基础代谢率的概念、正常值及临床意义。

附录 2　参考答案

第一部分　人体解剖学思考与练习

第二章　运动系统

一、名词解释

1. 胸骨角:胸骨体与胸骨柄相接外形成突向前方的横行隆起,平对第 2 肋,为计数肋的重要标志。

2. 翼点:在颞窝区内,额、顶、蝶、颞四骨的会合处称为翼点。此处骨质较薄,内面有脑膜中动脉前支经过,翼点处骨折时容易损伤该动脉引起颅内血肿。

3. 骨连结:骨与骨之间的连结装置称为骨连结。人类的骨连结有直接骨连结和间接骨连结两种。直接骨连结多位于颅骨及躯干骨之间,间接骨连结多见于四肢骨之间,以适应人体的活动。

4. 椎间盘:连结在相邻两个椎体之间,由外周的纤维环和内部的髓核构成。有连结和缓解冲击的作用。

5. 腹股沟韧带:腹外斜肌腱膜下缘卷曲增厚,连于髂前上棘与耻骨结节之间,形成腹股沟韧带。

二、填空

1. 骨　骨连结　骨骼肌
2. 运动　支持　保护
3. 椎体　椎弓　突起
4. 额骨　顶骨　蝶骨　颞骨
5. 颈曲　胸曲　腰曲　骶曲
6. 肌腹　　肌腱　　肌腹

三、单项选择题

1.D　2.E　3.C　4.C　5.C　6.C　7.B　8.C　9.E　10.C

四、简答题

1. 如何给人体解剖学下定义?

答：人体解剖学是一门研究正常人体形态结构的科学，属于生物学中的形态学范围。包括大体解剖学、组织学和胚胎学三部分。学习人体解剖学的目的在于掌握和理解人体器官、系统的形态结构特点及位置相互关系的基本知识，为学习其他基础医学和临床医学打下必要的基础。人体解剖学是学习中医和西医的必修课。

2. 如何解释人体解剖学姿势？

答：解剖学姿势是指在描述人体各部位、各器官的位置和形态结构时所规定的标准姿势。具体规定是：身体直立，两眼向前平视，手掌和足尖向前，双侧上肢自然下垂于躯干两侧，下肢并拢。

3. 简述上肢骨的组成、数目。

答：上肢骨包括上肢带骨和自由上肢骨。（每侧）上肢带骨为锁骨和肩胛骨各 1 块。自由上肢骨有肱骨 1 块，尺骨 1 块，桡骨 1 块和手骨 27 块。手骨包括腕骨 8 块，掌骨 5 块和指骨 14 块。

4. 简述下肢骨的组成、数目。

答：下肢骨包括下肢带骨和自由下肢骨。（每侧）下肢带骨为髋骨 1 块。自由下肢骨有股骨 1 块，髌骨 1 块，胫骨 1 块，腓骨 1 块，足骨 26 块。足骨包括附骨 7 块，跖骨 5 块，趾骨 14 块。

5. 简述成人椎骨的数量及各部分椎骨的主要特征。

答：① 颈椎 7 块，横突有横突孔，有血管通过，第 1 颈椎没有椎体，第 2 颈椎椎体上面有齿突，第 7 颈椎棘突最长。② 胸椎 12 块，在椎体的侧面和横突尖端前面，有与肋相连的肋凹。③ 腰椎 5 块，是椎骨中最大的，椎体肥厚，棘突直伸向后，所以腰椎穿刺时可水平进针。④ 骶骨 1 块略呈三角形，其底向上，尖向下。⑤ 尾骨 1 块，借软骨和韧带与骶骨相连。

6. 简述关节的基本结构。

答：① 关节面分关节头和关节窝，表面覆盖关节软骨；② 关节囊分外层的纤维层和内层的滑膜层，后者产生滑液；③ 关节腔由关节囊滑膜层和关节软骨围成，呈负压状态。

7. 简述骨盆的围成和意义。

答：骨盆由骶骨、尾骨和两侧的髋骨借韧带、软骨和关节连结而成。骨盆借界线可分为后上方的大骨盆和前下方的小骨盆，临床所称骨盆即为小骨盆。小骨盆有上、下口：上口又称骨盆入口，由界线围成，由后向前为骶骨的岬、两侧的弓状线、耻骨梳、耻骨结节和耻骨联合上缘；下口又称骨盆出口，由尾骨尖、骶结节韧带、坐骨结节、耻骨弓、耻骨联合下缘围成。上、下口之间的腔为骨盆腔。骨盆的主要作用是传导重力，承托、保护脏器。女性骨盆还是胎儿娩出的通道。

8. 简述脊柱的构成和生理弯曲。

答：脊柱由 24 块椎骨、1 块骶骨和 1 块尾骨借椎间盘、韧带和关节紧密连结而成。位于躯干背面正中，上承颅骨，下连髋骨，中附肋骨，参与构成胸廓、腹腔和盆腔。脊柱中央有椎管，容纳脊髓、脊神经根及血管和被膜。从侧面观察，脊柱有四个生理弯曲，即颈曲、胸曲、腰曲、骶曲。颈曲和腰曲向前突，胸曲和骶曲向后突。

9．简述膈肌的位置和裂孔及通过的部位。

答：膈位于胸、腹腔之间，起自胸廓下口内面及腰椎前面，各部肌束各中央集中移行腱性部，称中心腱。(1) 主动脉裂孔有主动脉和胸导管通过。(2) 食管裂孔有食管和迷走神经通过。(3) 腔静脉孔有下腔静脉通过。作用：膈为主要的呼吸肌，收缩时，圆顶下降胸腔容积扩大，引起吸气；舒张时，膈的圆顶上升恢复原位，胸腔容积减小，引起呼气。

10．简述腹侧壁肌的层次、名称及形态结构。

答：腹侧壁包括三层扁肌，即腹外斜肌、腹内斜肌和腹横肌。

腹外斜肌位于腹外侧壁浅层，肌纤维由外上方斜向内下方，大部分移行为腱膜。腱膜向内参与腹直肌鞘前层的组成，下缘卷曲增厚，连于髂前上棘和耻骨结节间形成腹股沟韧带。在耻骨结节外上方，腱膜形成一列孔，称为腹股沟管浅环(皮下环)。

腹内斜肌位于腹外斜肌的深方，大部分纤维由外下方行向内上方并移行为腱膜，在腹直肌外缘腱膜分为两层，分别参与腹直肌鞘前、后层的构成，在腹正中线终于白线。

腹横肌位于腹内斜肌的深方，肌纤维横行向内，移行为腱膜，腱膜越过腹直肌后面参与构成腹直肌鞘的后层，止于白线。

腹内斜肌腱膜的下内侧部与腹横肌腱膜的下部会合，共同形成腹股沟镰(联合腱)。腹内斜肌及腹横肌的下缘少量肌纤维包绕精索入阴囊，形成提睾肌，收缩时可上提睾丸。

第三章　消化系统

一、名词解释

1．上消化道和下消化道：临床上通常把口腔到十二指肠一段叫上消化道，包括口腔、咽、食管、胃和十二指肠。空肠到肛门的一段叫下消化道，包括空肠、回肠和大肠。

2．十二指肠大乳头：在十二指降部肠腔的左后壁上有一条纵行的黏膜皱襞，其下端的乳头状突起，叫十二指肠大乳头，有胆总管和胰管的共同开口。胆汁和胰液由此流入十二指肠内。

3．咽峡：是口腔与咽的分界处，由腭垂、两侧腭舌弓和下方的舌根共同围成的狭窄孔道。

4．肝门：是指位于肝下面左右两条纵沟之间的横沟，叫肝门。是门静脉、肝左、右管、肝固有动脉、神经和淋巴管出入的地方。

5．腹膜腔：是指腹膜的脏、壁两层之间共同围成的间隙，叫腹膜腔，内有少量浆液。男性此腔是密闭的；而女性的可借输卵管的腹腔口，通过输卵管、子宫和阴道与体外相通。

二、填空

1．口腔　十二指肠　空肠　肛门

2．黏膜　肌　腭垂

3．鼻咽　口咽　喉咽

4．“C”　胰头　水平部　升部

5．结肠带　结肠袋　肠脂垂

三、单项选择题

1. D　2. D　3. C　4. E　5. C　6. C　7. A　8. D　9. C　10. D

四、简答题

1. 大唾液腺包括哪些？其位置、形态及腺管的开口部位如何？

答：大唾液腺包括腮腺、下颌下腺和舌下腺三对。

① 腮腺：位于耳廓的前下方，略呈三角形。腮腺管开口于平对上颌第二磨牙的颊黏膜处。

② 下颌下腺：位于下颌体内侧，近似卵圆形。其腺管开口于舌下阜。

③ 舌下腺：位于舌下襞的深面，呈长条杏核状。其腺管开口于舌下阜。

2. 咽的形态和位置如何？咽腔可分几部分？各部有哪些结构和交通？

答：咽呈前后略扁的漏斗形。位于上 6 个颈椎之前，鼻腔、口腔、喉腔三腔之后，上自颅底，下至平第 6 颈椎体下缘移行于食管。咽腔是消化道与呼吸道的共同通道。咽腔可分为三部分：

① 鼻咽部：位于鼻腔的后方。向前经鼻后孔与鼻腔相通。在侧壁上有咽鼓管咽口，经咽鼓管通中耳的鼓室。咽鼓管咽口后方有一凹陷的咽隐窝。

② 口咽部：位于口腔的后方，向前经咽峡通口腔。

③ 喉咽部：位于喉的后方，向前经喉口通喉腔，向下续食管。

3. 食管的三个生理性狭窄各位于何处？

答：食管的三个生理性狭窄分别位于食管的起始处、食管与左主支气管交叉处和食管穿膈裂孔处。三个狭窄处距中切牙分别约为 15 cm、25 cm 和 40 cm。

4. 胆汁产生及排出途径如何(输胆管道有哪些结构)？

答：胆汁由肝细胞分泌。胆汁由肝内胆小管→肝左、右管(出肝门)→肝总管(与胆囊管内的胆汁汇合后)→胆总管(与胰管内的胰液汇合后)→共同开口于十二指肠大乳头→进入十二指肠内。

5. 大网膜位于何处？它是如何形成的？有何临床意义？

答：大网膜连于胃大弯和横结肠之间，形似围裙覆盖于空、回肠和横结肠前方。大网膜为四层腹膜结构，前两层由胃前、后壁的脏腹膜自胃大弯处互相愈合，向下延续，降至脐平面稍下方，然后向后返折向上，形成大网膜的后两层，连于横结肠并叠合成横结肠系膜，贴于腹后壁。成年人横结肠以下大网膜的四层常愈合在一起，而连于胃大弯与横结肠之间的大网膜前两层特称为胃结肠韧带。大网膜内有许多分布至胃和大网膜本身的血管分支，以及大量的脂肪和吞噬细胞，后者有重要的防御功能。活体状态下，大网膜的下垂部分常可移动位置，当腹膜腔内有炎症时，常由于大网膜的粘连、包绕而限制了炎症的扩散。小儿的大网膜较短，不易发挥上述作用，故小儿常易患弥漫性腹膜炎。大网膜的血管常可用作心冠状动脉搭桥术中的供体血管。整形外科常使用带血管蒂的大网膜片铺盖胸、腹壁或颅骨创面作为植皮的基础。

第四章　呼吸系统

一、名词解释

1. 上呼吸道和下呼吸道：上呼吸道是鼻、咽和喉三者的总称。下呼吸道是气管和支气管的总称。

2. 鼻旁窦：又称副鼻窦，指位于鼻腔周围含空气的骨性腔，其内面衬以黏膜。共有上颌窦、额窦、筛窦和蝶窦四对，都开口于鼻腔。具有湿润和温暖空气，并对发音起共鸣的作用。

3. 肺根：是指出入肺门的主支气管、肺动脉、肺静脉、神经和淋巴管等被结缔组织包裹成束，叫肺根。

4. 胸膜腔：是指胸膜壁层和脏层在肺根周围相互移行而围成的完全封闭的腔隙，左右各一，互不相通。腔内为负压，并有少量浆液，可减少呼吸时两层胸膜的摩擦。

5. 纵隔：指两侧纵隔胸膜间全部结构的总称，呈矢状位，上窄下宽。其前界为胸骨，后界为脊柱胸段，两侧为纵隔胸膜，上达胸廓上口，下至膈。

二、填空

1. 呼吸道　肺

2. 咽　喉　气管　各级支气管

3. 气管　各级支气管　喉

4. 前庭襞　声襞　喉前庭　喉中间腔　声门下腔　喉中间腔

5. 短宽　狭长

6. 一尖　一底　肋面　纵隔面

7. 胸骨角　心包

三、单项选择题

1. E　2. A　3. E　4. B　5. B　6. E

四、简答题

1. 四对鼻旁窦各开口于鼻腔何处？上颌窦的结构特点是什么？

答：鼻旁窦又称副鼻窦，共有四对。其中上颌窦、额窦和筛窦的前、中组小房开口于中鼻道；筛窦的后组小房开口于上鼻道；蝶窦开口于上鼻甲后上方的蝶筛隐窝。上颌窦的开口高于窦底，故发炎化脓时，引流不畅易积脓。

2. 喉位于何处？喉的软骨有哪些？各位于何处？

答：喉位于颈前部正中，前方被皮肤和舌骨下肌群所覆盖，后方与喉咽相邻。喉的软骨包括不成对的甲状软骨，甲状软骨最大，组成喉的前、外侧壁。其下方是环状软骨，构成喉的底座。一对杓状软骨位于环状软骨板的上方。会厌软骨位于舌根的后下方。

3. 试述胸膜顶和胸膜下界的体表投影。

答：左、右两侧胸膜顶的体表投影均位于锁骨中、内 1/3 交界处上方约 2.5cm 处。胸膜下界体表投影：右侧起自第 6 胸肋关节后方，在左侧起自第 6 肋软骨后方，两侧均行向外下方，在锁骨中线与第 8 肋相交，在腋中线与第 10 肋相交，在肩胛线与第 11 肋相交，终止于第 12 胸椎高度。在右侧由于膈的位置较高，胸膜下界的投影位置也较左侧略高。

4. 胸膜隐窝是如何形成的？其中肋膈隐窝位于何处？有何临床意义？

答：胸膜隐窝是胸膜腔较特殊的一部分，由壁胸膜相互移行转折而成，此部胸膜腔即使在深吸气时，肺缘也达不到其内。

肋胸膜和膈胸膜相互转折形成的胸膜隐窝，称肋膈隐窝，呈半月形，左、右各一。由于肋膈隐窝位于胸膜腔的最低处，所以当胸膜发生炎症时，渗出液首先积聚于此，并易引起继发感染，临床上把此处作为穿刺抽液的部位。此处也是炎症后容易出现粘连的部位。

5. 试述纵隔的边界和分区。

答：纵隔是左右纵隔胸膜间全部器官、结构与结缔组织的总称，前界为胸骨，后界为脊柱胸段，两侧为纵隔胸膜，向上达胸廓上口，向下至膈。

通常借胸骨角平面（平对第 4 胸椎体下缘）将纵隔分为上纵隔与下纵隔，下纵隔再以心包为界，分为前纵隔、中纵隔和后纵隔。

第五章　泌尿系统

一、名词解释

1. 肾门：指肾的内侧缘中部的凹陷处，是肾的血管、淋巴管、神经和肾盂出入的部位，称肾门。

2. 肾区：指竖脊肌外侧缘与第 12 肋之间的部位，称为肾区，当肾区病变时，叩击或触压此区，常可引起疼痛或压痛。

3. 肾锥体：位于肾髓质，有 15～20 个，其结构致密而有条纹，在切面上呈三角形，尖端钝圆，朝向肾门称肾乳头，尿经乳头孔流入肾小盏。

4. 肾小盏：为漏斗形的膜状小管，包绕肾乳头，接受乳头孔排出的尿液。每肾约有 7～8 个肾小盏。

5. 肾盂：呈前后扁平的漏斗形，由 2～3 个肾大盏集合而成。肾盂出肾门后逐渐变细，移行为输尿管。

6. 膀胱三角：在膀胱底的内面，左、右输尿管口与尿道内口之间的三角区域，称为膀胱三角。此区无黏膜下组织，黏膜紧贴于肌层。故膀胱膨胀或空虚时，该区均保持平滑状态。

二、填空

1. 肾　输尿管　膀胱　尿道

2. 脊柱　上、下　前、后　内、外侧

3. 肾动脉　肾静脉　肾盂

4. 肾皮质　肾髓质　肾门　内侧

5. 肾动、静脉的分支和属支　肾小盏　肾大盏　肾盂

6. 高　第 11 胸椎体下缘　第 2～3 腰椎间盘之间　中

三、单项选择题

1. A　2. C　3. D　4. A　5. D　6. D

四、简答题

1. 泌尿系统由哪些器官组成？主要功能是什么？

答：泌尿系统由肾、输尿管、膀胱和尿道组成。主要功能是泌尿和排泄尿，使机体的代谢产物和多余的水分排出体外，在调节体液和维持电解质平衡中起着重要作用。

2. 肾的形态、位置如何？肾表面包有哪些被膜？

答：肾形似蚕豆，为成对的实质性器官，可分为上、下端，前、后面和内、外侧缘。外侧缘

隆凸，内侧缘中部凹陷，称肾门，是肾血管、淋巴管、神经和肾盂出入的部位。肾位于腹腔的后上部，紧贴脊柱两旁的腹后壁，居腹膜后方。左肾上端平第 11 胸椎下缘，下端平第 2 腰椎下缘；右肾比左肾略低半个椎体的高度。第 12 肋斜过左肾中部、右肾上部的后面。

肾的表面由内向外依次包有肾纤维囊、肾脂肪囊和肾筋膜三层被膜。

3. 肾产生的尿经哪些管道排出体外？

答：肾产生的尿经乳头孔→肾小盏→肾大盏→肾盂→输尿管→膀胱→尿道排出体外。

4. 输尿管结石易嵌顿在何处？

答：输尿管结石易嵌顿在输尿管的三个生理性狭窄处，它们分别位于输尿管的起始处（肾和与输尿管移行处）、跨过髂血管处和膀胱壁内。

第六章　生殖系统

一、名词解释

1. 精曲小管：是极细的小管，盘曲在睾丸小叶内，精曲小管上皮可生成精子。

2. 附睾：可分为三部，上端膨大的附睾头，中部扁圆的附睾体，下端狭细的附睾尾。附睾紧贴睾丸的上端和后缘。附睾有储存和营养精子的作用。

3. 精索：是一对柔软的圆索结构，由腹股管深环延至睾丸上端。精索的主要组成为输精管、睾丸动脉、蔓状静脉丛、神经丛和淋巴管等，其表面还包有被膜。

4. 子宫峡：指子宫颈与子宫体连接处的狭细部，称子宫峡。在妊娠期，子宫峡逐渐扩张伸长，形成子宫下段。

5. 盆膈：位于肛区（三角）深部，呈漏斗状，并从后上方伸入尿生殖区（三角）加强尿生殖膈，由盆膈上筋膜、肛提肌与盆膈下筋膜共同构成，中有肛管穿过。

6. 会阴：广义的会阴指封闭骨盆下口的全部软组织，呈菱形。借两侧坐骨结节间连线可将其分为前部的尿生殖区和后部的肛区两个三角形区，狭义会阴仅指外生殖器至肛门之间的软组织，女性分娩时易撕裂，应注意保护。

二、填空

1. 生殖腺（睾丸）　生殖管道（附睾、输精管、射精管、男性尿道）　附属腺体（精囊、前列腺、尿道球腺）

2. 精囊　前列腺　尿道球腺

3. 阴囊　阴茎

4. 阴囊内　白膜　睾丸鞘膜（脏层）

5. 前列腺部　尿道球部　尿道舟状窝

6. 耻骨下弯　耻骨前弯

7. 卵巢窝　髂内、外动脉

8. 卵巢悬韧带　卵巢固有韧带

9. 输卵管漏斗　输卵管壶腹　输卵管峡　输卵管子宫部

10. 输卵管子宫口　子宫腔　输卵管腹腔口　腹膜腔

11. 子宫底　子宫体　子宫颈

12. 子宫颈阴道上部　子宫颈阴道部　阴道上端

三、单项选择题

1. E　2. C　3. C　4. D　5. D　6. C　7. B　8. D　9. E　10. C

11. A　12. C

四、简答题

1. 输精管的行程如何？输精管结扎术常在何处进行？为什么？

答：输精管起于附睾尾，沿睾丸后缘上行进入精索，后经腹股沟管入盆腔至膀胱底的后面，其末端与精囊腺排泄管汇合成射精管。

输精管结扎术常选在阴囊上部，睾丸上方处，即输精管精索部进行。因输精管此部位置表浅。

2. 前列腺位于何处？形态如何？

答：前列腺位于膀胱与尿生殖膈之间，包绕尿道的根部。

前列腺是一个实质性器官，形似前后略扁的栗子形。上宽下尖，体的后面平坦，靠近直肠。临床上可经直肠前壁触及前列腺。

3. 输卵管位于何处？分几部，各部的形态结构如何？

答：输卵管位于子宫底两侧，包于子宫阔韧带上缘内。

输卵管是一对细长弯曲的肌性管道，全长分为四部，由内侧向外侧分别是：

① 输卵管子宫部：为贯穿子宫壁内的一段，输卵管子宫口通子宫腔。

② 输卵管峡：短而狭窄。

⑧输卵管壶腹：较粗而长，约占输卵管全长的 2/3。

④ 输卵管漏斗：管腔扩大成漏斗状，其中央有输卵管腹腔口通腹膜腔；漏斗的周缘有许多指状突起，称输卵管伞。

4. 子宫的形态如何？子宫内腔分几部？

答：成年未孕的子宫呈前后略扁、倒置的鸭梨形。可分为子宫底、子宫体和子宫颈三部。子宫颈又分为子宫颈阴道部和子宫颈阴道上部。子宫颈与子宫体连接处稍狭细，称子宫峡，子宫内腔可分为上部的子宫腔和下部的子宫颈管两部。

5. 子宫的位置如何？固定子宫的韧带有哪些？有何作用？

答：子宫位于小骨盆腔的中央，在膀胱和直肠之间，子宫的正常方位呈前倾前屈位。

固定子宫的韧带有四对：

① 子宫阔韧带：能限制子宫向侧方移位。

② 子宫圆韧带：使子宫保持前倾位。

⑧子宫主韧带：能固定子宫及防止子宫向下脱垂。

④ 骶子宫韧带：维持子宫前屈位。

第七章　脉管系统

一、名词解释

1. 冠状窦：位于冠状沟后部，是长约 5 cm 的静脉膨大部分，汇集心壁大部分静脉血开口于右心房。

2. 掌浅弓：由尺动脉终支与来自桡动脉的掌浅支吻合成的血管弓，自其凸侧分支分布到手指。

3. 掌深弓：由桡动脉的终支与来自尺动脉的掌深支吻合成的血管弓，自其凸侧分支分布到手指。

4. 静脉角：每侧颈内静脉和锁骨下静脉汇合处的夹角称静脉角，右侧者有右淋巴导管注入，左侧者有胸导管注入。

5. 危险三角：指自鼻根至两侧口角间的三角区，因面静脉经过内眦静脉、眼静脉与颅内的海绵窦相通，故面部感染，特别是此三角区的感染如处理不当，有向颅内蔓延的危险。

6. 胸导管：是人体主要的淋巴导管，下端起于梭形膨大的乳糜池，最后注入左静脉角。通过 6 条淋巴干（左腰干、右腰干、肠干、左支气管纵隔干、左锁骨下干、左颈干）收集约占全身 3/4 的淋巴。

7. 乳糜池：位于第 1 腰椎前面的一个呈梭形膨大的淋巴管道，由左、右腰干及肠干汇合而成，因其内容物形似乳糜，故名乳糜池。

二、填空

1. 离心　毛细
2. 毛细血管　回心
3. 最小动脉　最小静脉　极薄　渗透
4. 窦房结　房室结　房室束及分支　浦肯野纤维
5. 心内膜　内膜
6. 上腔静脉　右心耳　心外膜
7. 腋　肱二头肌内侧　正中　桡　尺
8. 胃左动脉　肝总动脉　脾动脉
9. 腹部　盆部　下肢
10. 右髂总静脉　左髂总静脉
11. 足背静脉弓内侧　内踝　股静脉
12. 足背静脉弓外侧　外踝　腘静脉
13. 乳糜池　左腰干　右腰干　肠 主动脉裂　左静脉角
14. 右颈干 右锁骨下干　右支气管纵隔干　右静脉角

三、单项选择题

1. D　2. C　3. D　4. D　5. A　6. E　7. C　8. E　9. C　10. D
11. A　12. D　13. D　14. D　15. A　16. D　17. E　18. B　19. C　20. E
21. E　22. C　23. D　24. A　25. C　26. B　27. D　28. C　29. D　30. E
31. A　32. B　33. D

四、简答题

1. 大、小循环的途径是什么？

答：大循环自左心室起始→主动脉→各级分支→全身毛细血管→由小到大各级静脉→

上、下腔静脉→终于右心房。

小循环自右心室起始→肺动脉干→左、右肺动脉→肺泡毛细血管→肺静脉各级属支→左、右肺静脉→左心房终止。

2. 心脏的位置和毗邻如何?

答:心位于胸腔内,前纵隔的下部,约2/3位于正中线左侧,1/3位于正中线右侧。外面裹以心包。心前面小部分与胸骨体和左侧第4～5肋软骨相邻;两侧及前面的大部分邻左、右肺,心后方有食管、迷走神经和胸主动脉,下方为膈。

3. 心脏内各瓣膜的位置、形态结构及功能如何?

答:共4套瓣膜,分别位于左、右心室的入口和出口处。三尖瓣为3片三角形瓣膜,附于右房室口周缘,其游离缘借腱索连于乳头肌,功能为当心室收缩时,防止血液从右心室逆流回右心房,瓣膜可封闭右房室口,腱索和乳头肌可牵拉瓣膜防止其翻转,二尖瓣位于左房室口,共两片,其余结构和功能与上述相同。

肺动脉瓣位于肺动脉口周缘,为三个半月形瓣膜,功能为在心室舒张时,封闭肺动脉口,防止血液从肺动脉逆流回右心室;主动脉瓣位于主动脉口周缘,形态和功能与肺动脉瓣相同。

4. 简述4个心腔的形态结构。

答:右心房有上、下腔静脉口和冠状窦口三个入口,出口为右房室口。在房间隔下部的卵圆窝处壁最薄,为胎儿时期卵圆孔在出生后封闭的遗迹。

右心室入口为右房室口,口周缘附有三尖瓣,瓣的游离缘借许多腱索连于室壁上的乳头肌,出口在动脉圆锥上端,称肺动脉口,口周缘附有肺动脉瓣。

左心房有4个入口,为4个肺静脉口,出口为左房室口。

左心室入口左房室口的周缘附有二尖瓣,也借腱索连于乳头肌,出口主动脉口的周缘有主动脉瓣。

5. 主动脉在腹部的主要分支分布范围如何?

答:脏支有成对与不成对两种。成对的有3支,即肾动脉、肾上腺中动脉和睾丸(或卵巢)动脉;不成对的有3支,腹腔干和肠系膜上、下动脉。腹腔干可分3支,即胃左动脉、肝总动脉和脾动脉,其分布范围为腹腔内横结肠以上的器官,即胃、脾、胰、肝和胆囊,还包括食管腹段到十二指肠的一部分。

肠系膜上动脉分布范围自十二指肠起至横结肠的肠段,分支甚多,其中回结肠动脉有1支阑尾动脉,沿阑尾系膜分布于阑尾。

肠系膜下动脉的分支自降结肠起始,分布到直肠上部的肠壁。

6. 门静脉有哪些属支? 如何合成?

答:肠系膜上静脉、脾静脉、肠系膜下静脉、胃左静脉、胃右静脉、胆囊静脉和附脐静脉。门静脉主干由肠系膜上静脉和脾静脉在胰头后方合成,并有胃左静脉和附脐静脉汇入,而肠系膜下静脉则汇入脾静脉。

7. 试述面静脉的回流特点及与海绵窦的关系。

答:面静脉伴随面动脉,从内眦,经鼻翼和口角两侧,至下颌角下方与下颌后静脉前支汇合注入颈内静脉。面静脉腔内无瓣膜。通过内眦静脉,经眼上静脉与颅内海绵窦相交通,另外通过面深静脉,经翼静脉丛,导血管与海绵窦相交通。

8. 门静脉循环受阻时，主要的三条侧支循环途径是什么？由此可出现什么症状或体征？

答：呕血、便血和脐周围静脉曲张三种症状或体征由侧支循环引发。

呕血由食管静脉丛曲张、破裂引起。途径为：门静脉→胃左静脉→食管静脉丛→食管静脉→奇静脉→上腔静脉。

便血由直肠静脉丛破裂引起。途径为：门静脉→脾静脉→肠系膜下静脉→直肠上静脉→直肠静脉丛→直肠下静脉和肛静脉→直接或间接入髂内静脉→髂总静脉→下腔静脉

脐周围静脉曲张的侧支循环途径为：门静脉→附脐静脉→脐周静脉网→经胸壁、腹壁的浅深静脉向上间接汇入上腔静脉，向下汇入下腔静脉。

9. 胸导管的起始、行程及收纳淋巴的范围如何？

答：胸导管长约 30～40 厘米，下端为梭形膨大的乳糜池，约位于第1腰椎体前面，有左右腰干和肠干汇入，三干收集膈以下整个下半身的淋巴。行程为向上穿膈肌主动脉裂孔，沿脊柱前方自右稍向左侧，出胸廓上口，在注入左静脉角之前，接受左颈干、左锁骨下干和左支气管纵隔干的淋巴。

第八章　感觉器

一、名词解释

1. 巩膜静脉窦：巩膜与角膜交界处的深部有一环形的结构，称巩膜静脉窦，是房水回流的通道。

2. 黄斑：在视神经盘的颞侧约 3.5 mm 处，有一黄色区域，称黄斑，黄斑中央凹陷，称中央凹，是感光最敏锐的部位。

3. 视神经盘(视神经乳头)：在视网膜后部中央稍偏鼻侧处，有一白色圆盘形隆起，称视神经盘(视神经乳头)。视神经盘处无感光作用，故称生理性盲点。

二、单项选择题

1. A　2. B　3. C　4. E　5. A　6. D　7. A　8. B　9. B　10. C

11. B　12. C　13. A　14. E

三、简答题

1. 简述眼球的结构。

答：

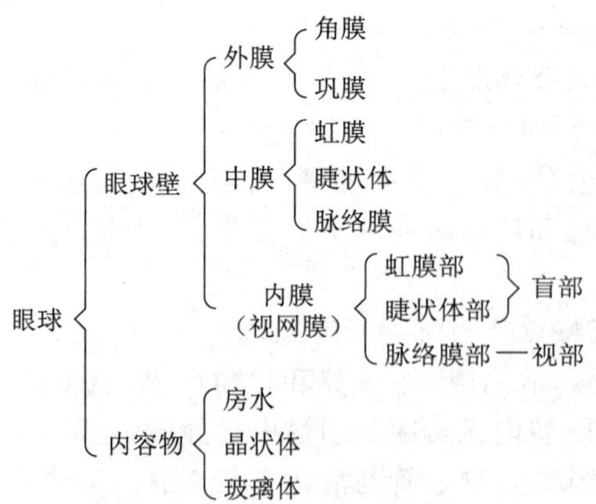

2. 房水的产生和循环途径如何？

答：房水由睫状体产生，从眼球后房经瞳孔流到眼球前房，再经虹膜角膜角渗入巩膜静脉窦，最后汇入眼静脉。

3. 简述声波的主要传导途径。

答：有两种传导途径。(1) 空气传导：声波→外耳道→鼓膜→听小骨链→前庭窗→前庭阶的外淋巴→前庭膜→蜗管的内淋巴→螺旋膜→螺旋器→蜗神经→大脑皮质听觉中枢。

(2) 骨传导：声波经颅骨传入内耳而引起听觉。传导途径：声波→颅骨→骨迷路→前庭阶和鼓阶的外淋巴→蜗管的内淋巴→螺旋膜→螺旋器→蜗神经→大脑皮质听觉中枢。

第九章 神经系统

一、名词解释

1. 灰质：在中枢神经系统内，神经元细胞体连同其树突集中的部位，色泽灰暗，称为灰质。

2. 神经核：中枢神经系统内，形态和功能相似的神经元的胞体集聚而成的团块，称神经核。

3. 内囊：位于背侧丘脑、尾状核与豆状核之间，呈"〉〈"形，分前肢、膝和后肢三部，由上行的感觉纤维束和下行的运动纤维束构成。

4. 硬膜外隙：硬脊膜与椎管内面的骨膜之间有一腔隙，称硬膜外隙

隙内为负压，含淋巴管、静脉丛、脂肪和脊神经根等。临床上把麻醉药注入硬膜外隙内，以阻滞脊神经根的神经传导，称硬膜外麻醉。

二、单项选择题

1. A　2. C　3. D　4. C　5. B　6. A　7. E　8. B　9. B　10. D

11. A　12. A　13. C

三、简答题

1. 试述脑脊液的产生与循环途径。

答：

侧脑室 $\xrightarrow{\text{室间孔}}$ 第三脑室 $\xrightarrow{\text{中脑水管}}$ 第四脑室 $\xrightarrow{\text{正中孔和外侧孔}}$ 蛛网膜下隙 ⟶

蛛网膜粒 ⟶ 上矢状窦 ⟶ 窦汇 ⟶ 横窦 ⟶ 乙状窦 ⟶ 颈内静脉

2. 大脑皮质的躯体感觉中枢、躯体运动中枢、视觉中枢、听觉中枢各位于何处？

答：(1) 躯体感觉中枢：主要位于中央后回及中央旁小叶后部。

(2) 躯体运动中枢：主要位于中央前回和中央旁小叶前部。

(3) 视觉中枢：位于枕叶内侧面距状沟两侧的皮质。

(4) 听觉中枢：位于颞横回。

3. 试述内囊的位置、组成、分部及各部通过的纤维束。

答：内囊：位于背侧丘脑、尾状核与豆状核之间，呈"〉〈"形，可分为三部分：位于尾状核与豆状核之间的部分为内囊前肢；位于背侧丘脑与豆状核之间的部分为内囊后肢；前、后肢相交处，为内囊膝。内囊膝有皮质核束通过；内囊后肢主要有皮质脊髓束、丘脑中央辐射、视辐射和听辐射通过。

4. 请按顺序叙述脑神经的名称、性质及连脑部位。

答:脑神经的顺序、名称、性质及连脑部位见附表 1-1。

附表 1-1 脑神经的顺序、名称、性质及连脑部位

顺序	名称	性质	连脑部位
Ⅰ	嗅神经	感觉性	端脑
Ⅱ	视神经	感觉性	间脑
Ⅲ	动眼神经	运动性	中脑
Ⅳ	滑车神经	运动性	中脑
Ⅴ	三叉神经	混合性	脑桥
Ⅵ	展神经	运动性	脑桥
Ⅶ	面神经	混合性	脑桥
Ⅷ	前庭蜗神经	感觉性	脑桥
Ⅸ	舌咽神经	混合性	延髓
Ⅹ	迷走神经	混合性	延髓
Ⅺ	副神经	混合性	延髓
Ⅻ	舌下神经	混合性	延髓

第十章 内分泌系统

一、单项选择题

1. A　2. A　3. C　4. C　5. A

三、简答题

简述甲状腺的位置和形态。

答:甲状腺位于颈前部,如 H 形,由两个侧叶和连接两侧叶的甲状腺峡组成。有时从甲状腺峡向上伸出长短不一的锥状叶。甲状腺侧叶贴于喉和气管的两侧,上端达甲状软骨中部,下端抵第 6 气管软骨环。甲状腺峡呈横位,一般位于第 2～4 气管软骨环之前。

第二部分　生理学思考与练习

第一章　绪论

一、单选题

1—5　CBDCA　6—10　DBACD

二、判断题

1. ×　2. √　3. ×　4. ×　5. √

三、简答题

1. 何谓内环境、内环境稳态？内环境稳态有何生理意义？

答：细胞外液是细胞直接生活的体内环境，称为内环境。内环境的各种理化因素(细胞外液的各种成分和理化性质)保持相对稳定的状态，称为内环境稳态。内环境稳态的生理意义：内环境稳态是细胞维持生命活动的必要条件，是一种动态平衡，机体的正常生命活动正是在稳态不断破坏和不断恢复的过程中得以维持和进行。如果内环境的稳态不能维持，疾病就会随之发生，甚至危及生命。

2. 试述机体生理功能的调节方式及其特点。

答：机体生理功能的调节方式有神经调节、体液调节和自身调节 3 种。

① 神经调节是指神经系统对机体功能活动的调节。神经调节是机体最主要的调节方式，其特点是反应迅速、作用精确、作用时间短暂。

② 体液调节是指体液中的激素等化学物质通过体液途径对机体功能活动的调节。其特点是反应速度缓慢、作用广泛、持续时间持久。

③ 自身调节是指某些细胞、组织和器官不依赖于神经调节或体液调节因素，自身对刺激产生的一种适应性反应。其主要特点是调节的幅度较小、范围局限、灵敏度较低。

第二章　细胞的基本功能

一、单选题

1—5　CDCDC　6—10　CDDDA

二、判断题

1. ×　2. × 3. ×　4. ×　5. √

三、简答题

1. 试述细胞膜的物质转运形式及其机制。

答：在新陈代谢过程中，细胞通过细胞膜与细胞外液进行物质交换，物质转运形式主要有 4 种类型。

① 单纯扩散:指脂溶性小分子物质从高浓度一侧向低浓度一侧跨细胞膜转运的过程，不需要消耗细胞本身的能量。

② 易化扩散:指非脂溶性小分子物质在细胞膜上特殊蛋白质的帮助下顺浓度差和(或)顺电位差进行的跨膜转运过程,亦不需要消耗细胞本身的能量。

③ 主动转运:指离子或小分子物质在细胞膜上离子泵的作用下,逆浓度差或逆电位差所进行的耗能跨膜转运的过程,需要消耗细胞本身的能量。

④ 入胞和出胞:指大分子物质或物质团块进出细胞的过程,是通过细胞膜复杂的活动实现的,这些过程需要消耗能量。

2. 何谓动作电位? 动作电位传导有何特点?

答:细胞受到有效刺激时,在静息电位的基础上发生一次快速的、可扩布性的电位变化，称为动作电位。

动作电位传导的特点:①“全或无”现象。动作电位要么不产生(无),一旦产生就达到最大(全),幅度不会随刺激强度的增加而增大。② 不衰减性传导。动作电位一旦在细胞膜的某一部位产生,立即会沿着整个细胞膜传布,且幅度不因传导距离的加大而减小。③ 双向传导。如果刺激神经纤维中段,动作电位可沿细胞膜向神经纤维两端传导。

第三章　血液

一、单选题

1—5　ABDDB　6—10　CDDAD　11—14　DCBA

二、判断题

1. ×　2. ×　3. ×　4. √　5. ×

三、简答题

1. 简述红细胞的形态、功能及正常值。

答:正常红细胞呈双凹圆盘状。红细胞的生理功能是运输氧气和二氧化碳,并能缓冲血液酸碱度的变化。

红细胞的正常值:我国成年男性红细胞正常值为(4.0～5.5)×10^{12}/L,成年女性为(3.5～5.0)×10^{12}/L。新生婴儿的红细胞数为(6.0～7.0)×10^{12}/L。红细胞内血红蛋白的正常值,成年男性为 120～160 g/L,女性为 110～150 g/L,新生儿为 170～200 g/L。红细胞数量和血红蛋白浓度除了存在性别和年龄差异外,还会随生活环境、体质条件的不同而有一定的差异。

2. 简述 ABO 血型系统的分型及分型依据。

答:ABO 血型系统的分型依据红细胞膜上所含凝集原(抗原)的种类。共分为 4 种类型:红细胞膜上只含 A 凝集原的,称为 A 型;红细胞膜上只含 B 凝集原的,称为 B 型;红细胞膜上 A、B 两种凝集原都有的,称为 AB 型;红细胞膜上 A、B 两种凝集原均无的,称为 O 型。

第四章　血液循环

一、单选题

1—5　CCBAD　6—10　ADACA　11—15　DDBCB

二、判断题

1. ×　2. ×　3. √　4. ×　5. √

三、简答题

1. 何谓心输出量？试述影响心输出量的因素。

答：一侧心室每分钟射出的血量，称为每分输出量，简称心输出量，等于搏出量乘以心率。

心输出量受每搏输出量和心率的影响，而每搏输出量又受心肌前负荷、心肌后负荷和心肌收缩力的影响。

① 心室舒张末期充盈量是心肌前负荷，在其他条件不变的情况下，在一定限度内，心室末期容量增大，心肌初长度增加，心肌收缩力随之增强，从而使每搏输出量增多。

② 动脉血压为心肌后负荷，在其他条件不变的情况下，动脉血压升高，可使心室等容收缩期延长，射血期缩短，射血速度减慢，使每搏输出量减少。

③ 心肌收缩力增强，每搏输出量增加。

④ 在一定范围内，心率加快，心输出量增加。但如果心率过快(超过 180 次/min)或过慢(低于 40 次/min)时，心输出量都会明显减少。

2. 试述心肌细胞一次兴奋过程中兴奋性的变化及其特点和意义。

答：心肌细胞一次兴奋过程中兴奋性发生周期性变化，经过有效不应期、相对不应期、超常期，而后恢复到原来状态。① 有效不应期：无论给予任何刺激均不能使心肌细胞产生动作电位，说明此期心肌的兴奋性已降到 0。② 相对不应期：给予阈上刺激才能产生动作电位，说明心肌兴奋性低于正常值。③ 超常期：给予阈下刺激就可产生动作电位，说明心肌兴奋性高于正常值。

特点及意义：心肌兴奋性的有效不应期特别长，相当于机械收缩的整个收缩期和舒张早期，使心肌不发生完全强直收缩，始终保持收缩与舒张交替进行，保证心室的充盈和射血功能。

3. 简述动脉血压的形成。

答：① 动脉血压形成的前提是在封闭的心血管系统中，有足够的循环血量充盈。

② 动脉血压形成的根本因素是心脏射血的动力和外周阻力。

③ 动脉血压形成的调节因素是大动脉管壁的弹性具有缓冲收缩压、维持舒张压、减小脉压的作用，并使血液在血管内连续流动。

4. 简述动脉血压的影响因素。

答：影响动脉血压的因素有每搏输出量、心率、外周阻力、大动脉管壁弹性、循环血量和血管容积。

在其他因素不变的情况下：

① 每搏输出量增加时，收缩压明显升高，舒张压稍有升高，脉压增大。

② 心率适度加快时，心舒期缩短较心缩期更明显，舒张压升高，收缩压升高不如舒张压升高明显，脉压减小。

③ 外周阻力增大时，舒张压明显升高，收缩压升高不如舒张压升高明显，脉压减小。

④ 大动脉管壁弹性下降时，大动脉的弹性贮器作用减小，收缩压升高，舒张压下降，脉压增大，若伴有小动脉硬化，则舒张压升高。

⑤ 循环血量和血管容积相适应，血压维持正常。若循环血量减少而血管容积不变或血管容积增大而循环血量不变(即二者不相适应)时，血管充盈度不足，动脉血压下降。

第五章 呼吸

一、单选题

1—5 CCBDB 6—10 CACCB 11—15 CABAA

二、判断题

1. × 2. × 3. √ 4. × 5. ×

三、简答题

1. 简述呼吸的三个环节及呼吸的生理意义。

答：呼吸的全过程由三个环节组成。① 外呼吸：肺毛细血管血液与外界环境之间的气体交换过程，包括肺通气和肺换气。② 气体在血液中的运输：包括 O_2 从肺部到组织和 CO_2 从组织到肺部的运输过程。③ 内呼吸：也称组织换气，指组织毛细血管血液与组织、细胞之间的气体交换过程。

呼吸的生理意义主要是维持机体内环境 O_2 和 CO_2 含量的相对稳定，保证细胞新陈代谢的正常进行。呼吸过程中的任何一个环节发生障碍，均可导致机体缺氧和(或)CO_2 聚积，使内环境稳态遭到破坏，影响细胞的代谢和功能，甚至危及生命。

2. 简述胸内负压的形成及其生理意义。

答：胸膜腔为密闭潜在的腔隙，是形成胸内负压的前提条件。胸内负压的形成与作用于胸膜腔的两种力有关：一是肺内压，通过胸膜脏层作用于胸膜腔，使肺扩张；二是肺的弹性回缩力。胸内负压等于这两种力的代数和，即胸内负压＝肺内压－肺回缩力。在吸气末或呼气末，肺内压等于大气压，因此，胸内负压＝大气压－肺回缩力。若视大气压为 0，则胸内负压＝－肺回缩力。因此，胸内负压形成的主要原理是肺的回缩力。

胸内负压的生理意义：使肺维持扩张状态，并且能随胸廓的张缩而张缩；降低心房、腔静脉和胸导管内的压力，促进静脉血和淋巴液的回流。

第六章 消化和吸收

一、单选题

1—5 CCCCD 6—10 CDCBC 11—12 BA

二、判断题

1. × 2. × 3. × 4. × 5. √

三、简答题

1. 为什么说小肠是消化和吸收的最重要部位?

答:小肠是消化主要部位的原因是肠腔内有胰液、胆汁和小肠液等,内含多种消化酶,可对食物进行彻底的消化。

小肠是吸收主要部位的原因:① 吸收面积大。小肠长约 5~7 m,黏膜上有环状皱襞、绒毛、微绒毛,使小肠黏膜的吸收面积达 200 m^2。② 有充分的吸收时间。食物在小肠内停留时间为 3~8 h,可使食物被充分吸收。③ 有良好的吸收途径。绒毛内丰富的毛细血管和毛细淋巴管,以及绒毛的伸缩运动,为物质吸收提供了良好途径。④ 小肠内食物已被消化为可吸收的小分子物质,为物质的吸收提供根本保证。

2. 试述胃酸的生理作用。

答:① 激活胃蛋白酶原并使其转变为胃蛋白酶,提供胃蛋白酶作用的适宜 pH 环境;② 促进食物中蛋白质变性,使之易于分解;③ 杀灭随食物入胃内的细菌;④ 胃酸进入小肠后,可刺激促胰液素的释放,促进胰液、胆汁、小肠液分泌和铁、钙的吸收。

第七章 能量代谢与体温

一、单选题

1—5 CACAD 6—7 DC

二、判断题

1. × 2. × 3. × 4. √ 5. ×

第八章 尿的生成与排放

一、单选题

1—5 BDDCD 6—10 CBACA 11—12 BC

二、判断题

1. × 2. √ 3. × 4. × 5. ×

三、简答题

1. 简述尿生成的过程。影响肾小球滤过和肾小管重吸收的因素有哪些?

答:尿生成的基本过程包括肾小球的滤过、肾小管和集合管的重吸收、肾小管和集合管的分泌。

影响肾小球滤过的因素:肾血流量、有效滤过压、滤过膜的面积和通透性。

影响肾小管重吸收的因素:小管液溶质浓度的影响、抗利尿激素、醛固酮。

2. 简述抗利尿激素、醛固酮的分泌调节。

答:① 抗利尿激素的分泌主要受血浆晶体渗透压和循环血量的调节。

大量出汗、严重呕吐或腹泻→体内水分大量丢失→血浆晶体渗透压增高→对下丘脑渗透压感受器刺激加强→抗利尿激素合成和释放增多→远曲小管和集合管对水的通透性提高→水重吸收增多→尿量减少。相反，短时间内大量饮清水→水吸收入血，血液被稀释→血浆晶体渗透压降低→渗透压感受器抑制→抗利尿素合成和释放减少→远曲小管和集合管对水的通透性降低→重吸收水减少→尿量增多。

大量失血、严重呕吐或腹泻后→循环血量减少→对容量感受器刺激减弱→抗利尿激素合成和释放增多→远曲小管和集合管对水的重吸收增加→尿量减少。

② 醛固酮的分泌受肾素—血管紧张素—醛固酮系统和血 K^+、血 Na^+ 浓度的调节。

当循环血量减少时，肾球旁细胞分泌肾素增多，通过肾素—血管紧张素—醛固酮系统使肾上腺皮质球状带分泌的醛固酮增多。反之则醛固酮分泌减少。

当血 K^+ 浓度升高或血 Na^+ 浓度降低，可直接刺激肾上腺皮质球状带，醛固酮分泌增多。反之则醛固酮分泌减少。

3. 大量饮用清水后，尿量有何变化？为什么？

答：大量饮用清水后引起尿量增多的现象，称为水利尿。由于大量饮清水，血液被稀释，可使血浆晶体渗透压降低，引起渗透压感受器抑制，抗利尿素合成和释放减少，远曲小管和集合管对水的通透性降低，水的重吸收减少，尿量增多。

4. 糖尿病患者为什么会出现糖尿和尿量增多？

答：糖尿病患者→血糖浓度超过肾糖阈→肾小管液中葡萄糖↑→肾小管溶质浓度↑→肾小管液渗透压↑→对抗水重吸收力↑→水重吸收↓→尿量↑。

第九章　感觉器官

一、单选题

1—5　DDBDA　6—10　DCDCC　11—12　CD

二、判断题

1. ×　2. ×　3. √　4. ×　5. ×

三、简答题

1. 简述视近物时眼的调节。

答：视近物时，眼的调节使晶状体变凸，折光力增强，瞳孔缩小，双眼球会聚。

① 视近物→动眼神经副交感纤维兴奋→睫状肌收缩→睫状小带松弛→晶状体变凸→折光力增强。

② 视近物→动眼神经副交感纤维兴奋→虹膜环状肌收缩→瞳孔缩小。

③ 看近物时，除上述晶状体调节和瞳孔调节外，还可见到双眼球同时向鼻侧会聚，使物像能落在两眼视网膜的对称点上，避免复视。

2. 简述视网膜感光细胞的种类及功能。

答：视网膜有两种感光细胞，分别为视锥细胞和视杆细胞。

① 视锥细胞：位于视网膜中央凹，对光敏感度低，可感受强光刺激，司昼光觉，对物体分

辨力高，能辨色。

② 视杆细胞：位于视网膜周边部，对光敏感度高，可感受弱光刺激，司暗光觉，对物体分辨力低，不能辨色。

第十章 神经系统

一、单选题

1—5 CDBBC 6—10 ABDDB 11—15 BDDDA

二、判断题

1. × 2. √ 3. × 4. √ 5. ×

三、简答题

1. 何谓特异性投射系统与非特异性投射系统？生理功能有何不同？

答：① 各种感觉传导通路（除嗅觉外）经脊髓、脑干上传丘脑，在丘脑内换元后，由丘脑发出特异性的神经纤维投射到大脑皮层的特定感觉区，产生特定感觉，这种传导系统叫作特异性投射系统。其生理功能主要是引起特定的感觉，并激发大脑皮层发出传出冲动。

② 各种感觉传导通路的纤维上传经过脑干时，发出侧支与脑干网状结构的神经元发生突触联系，反复换元后抵达丘脑，在丘脑再行换元后，由丘脑发出非特异性的神经纤维弥散性投射到大脑皮层的广泛区域，这一投射系统称为非特异性投射系统。该系统是各种感觉的共同上传途径，无专一性，不能引起特定的感觉，其主要功能是维持和改变大脑皮层的兴奋状态。

2. 试述牵张反射的类型和生理意义，以及反射弧的特点。

答：骨骼肌受外力牵拉而伸长时，可反射性地引起受牵拉的同一肌肉的收缩，这种现象称为牵张反射。牵张反射有两种类型：腱反射与肌紧张。

腱反射是指快速牵拉肌腱时发生的牵张反射。通过腱反射的检查，可以了解神经系统的功能状态。

肌紧张是指缓慢而持久地牵拉肌肉时发生的牵张反射。肌紧张的主要生理意义在于维持躯体姿势。

牵张反射反射弧的特点是感受器和效应器都在同一块肌肉中。

3. 何谓胆碱能纤维？外周神经纤维中哪些神经纤维属于胆碱能纤维？

答：凡末梢释放乙酰胆碱的神经纤维，称为胆碱能纤维。

外周神经纤维中属于胆碱能纤维的包括交感和副交感神经节前纤维、副交感神经节后纤维、支配汗腺和骨骼肌血管的小部分交感神经节后纤维、躯体运动神经纤维等。

第十一章 内分泌

一、单选题

1—5 CDBCA 6—10 BDDDA

二、判断题

1. × 2. × 3. √ 4. × 5. √

三、简答题

1. 简述甲状腺激素的生理作用。

答:甲状腺激素的生理作用主要有以下几点。

① 对能量代谢的调节:甲状腺激素能增加组织耗氧量和产热量,提高能量代谢水平,具有显著的生热效应。

② 对物质代谢的调节:甲状腺激素在生理剂量时促进蛋白质合成,大剂量时促进蛋白质分解;可升高血糖;能促进胆固醇合成,也能促进其降解,且后者作用较强。

③ 促进生长发育:甲状腺激素是维持机体正常生长发育必不可少的激素,尤其能促进神经系统发育和长骨生长,特别是出生后头 4 个月内最为重要。故幼年时甲状腺激素分泌不足会导致呆小症。

④ 其他作用:甲状腺激素能提高中枢神经系统的兴奋性;能使心跳加快,心输出量增多,收缩压升高,舒张压降低,脉压增大。

2. 简述糖皮质激素的生理作用

答:① 抑制外周组织对糖的摄取和利用,促进糖异生,使血糖升高。

② 促进蛋白质的分解。

③ 促进脂肪的分解,使体脂分布发生变化,呈向心性分布。

④ 增强机体对有害刺激的耐受力。

⑤ 大剂量糖皮质激素有抗炎、抗毒、抗过敏、抗休克作用。

3. 长期使用糖皮质激素者,为何不可骤然停药?

答:由于糖皮质激素的分泌存在负反馈调节机制,长期使用糖皮质激素的患者,血中外源性糖皮质激素浓度的增加可反馈性抑制促肾上腺皮质释放激素和促肾上腺皮质激素的释放,会引起肾上腺皮质萎缩,分泌功能降低。突然停药,可出现急性肾上腺皮质功能减退(即内源性糖皮质激素不足)的情况,甚至危及生命。应逐步减量,缓慢停药。

第十二章　生殖

一、单选题

1—5　DDCDB　6—10　CCDAB

二、判断题

1. × 2. √ 3. × 4. × 5. √

三、简答题

1. 简述雌激素的生理作用。

答:① 雌激素可促进女性生殖器官(如子宫、输卵管、阴道和外生殖器等)生长发育。例如:促进子宫内膜发生增生期变化,血管和腺体增生,但腺体不分泌;增强输卵管运动,利于精子和卵子的运行;使子宫颈分泌多而稀的黏液,利于精子通过;刺激阴道上皮细胞增生角化，合成大量糖原，增强阴道抗菌能力。

② 激发女性副性征出现(如乳腺发育、皮下脂肪丰富、骨盆宽大和音调变高等)，并维持成熟状态。

2. 简述孕激素的生理作用。

答：① 保证胚泡着床和维持妊娠。在雌激素作用的基础上，使子宫内膜进一步增生，并引发腺体分泌，利于胚泡着床；抑制子宫和输卵管运动，利于胚泡着床和安胎；使子宫颈腺分泌少而稠的黏液，不利于精子通过。

② 促进乳腺腺泡的发育。

③ 促进机体产热，使基础体温升高。

第三部分　模拟试卷

模拟试卷一

一、单项选择题(共 80 题,每小题 1 分,共 80 分)。

1—5　BDCED　6—10　ADDED　11—15　DAEAD　16—20　ECAAC
21—25　CECDA　26—30　CDBAE　31—35　DBBBB　36—40　ECCBD
41—45　ACECC　46—50　BDABB　51—55　ABCCD　56—60　ABBCC
61—65　CCCCD　66—70　CABCA　71—75　CACAA　76—80　CDDCD

二、判断选择题(共 10 题,每小题 1 分,共 10 分)

81. B　82. B　83. A　84. A　85. B　86. A　87. B　88. A　89. A　90. A

三、名词解释(共 5 题,每小题 4 分,共 20 分)

1. 内囊:大脑皮质新区的投射纤维在丘脑、尾状核和豆状核之间高度集中,称为内囊。在水平切面上,一侧内囊呈横卧的"V"字形的白质板,分前脚(或前肢)、膝和后脚(或后肢)三部。

2. 心包:为一圆锥形的纤维浆膜囊,包在心脏和大血管根部的外面,心包可分为纤维性心包和浆膜性心包两部分。浆膜性心包又分壁层和脏层,脏层贴于心脏表面,形成心外膜,并在大血管根部转折移行为壁层,壁层紧密衬贴于纤维性心包内面。脏壁两层之间的腔隙称为心包腔。

3. 腹股沟管:由腹前壁肌和筋膜所形成的一条潜在性的管道。位于腹股沟韧带内侧半的上方约 2.5cm 处,与腹股沟韧带平行。于成年人,管长约 4～5 cm。男性的腹股沟管有精索通过,女性有子宫圆韧带通过。

4. 动脉血压:动脉血压一般指主动脉压力,即主动脉内流动的血液对单位面积血管壁的侧压力。

5. 吸收:吸收是指食物经消化后形成的小分子物质以及维生素、无机盐和水透过消化道黏膜进入血液或淋巴的过程。

四、简答题(共 5 小题,每小题 8 分,共 40 分)。

1. 简述肝外胆道的组成,胆总管的分段。

肝外胆道由肝左、右管,肝总管,胆囊,胆囊管和胆总管组成,胆总管的分段如下。

(1) 十二指肠上段:位于肝十二指肠韧带内,沿其右缘内行走,左邻肝固有动脉、左后邻门静脉,后有网膜孔。

(2) 十二指肠后段:位于十二指肠上部的后方,向下内行于下腔静脉的前方,左后邻门静脉,左邻胃十二指肠动脉。

(3) 胰腺段:此段上部多由胰头后方经过,下部多被薄层胰腺组织覆盖,位于胆总管沟中。

(4) 十二指肠壁段:斜穿十二指肠降部的内后侧壁,并与胰管汇合形成肝胰壶腹,开口于十二指肠大乳头。

2. 简述本体感觉传导通路。

(1) 躯干和四肢的深感觉传导通路由三级神经元组成。第一级神经元是后根神经节细胞,其周围突分布于躯干、四肢运动器的深部感受器,中枢突经后根进入脊髓,在后角的内侧进入后索,来自下肢和躯干下部的纤维组成薄束,来自躯干上部,上肢和颈部的纤维组成楔束。薄束和楔束的纤维上行进入延髓。此外,后根纤维进入背髓后还发出侧支联系前角运动细胞构成脊髓反射的反射弧。第二级神经元是延髓的薄、楔束核。它们分别中继薄束、楔束上传的神经冲动,由核发出的纤维走向腹内侧构成丘系交叉,交叉后的纤维在延髓锥体束的背侧上行,称为内侧丘系。至脑桥与横行的斜方体纤维互相穿插,入中脑居红核的背外侧,至间脑止于丘脑外侧核的腹后核(或腹后外侧核),即第三级神经元。由此核发出的纤维通过内囊后脚(或后肢)加入丘脑中央辐射(或丘脑上辐射),最后投射到大脑皮质中央后回的中上部、中央旁小叶后部及中央前回的一部分。

这条传导路除了传导本体感觉,还传导浅感觉中的精细触觉。

(2) 头面部的本体感觉和精细触觉,一般认为通过三叉神经中脑核上行,最后达大脑皮质中央后回的下部。

3. 从右肘正中静脉注射治疗肝病的药液,述药液到达肝脏所经过的途径(可用箭头表示)。

药液→右正中静脉→右贵要静脉→右肱静脉→右腋静脉→右锁骨下静脉→无名静脉→上腔静脉→右心房→右心室→肺动脉→肺内各级血管→左心房→左心室→升主动脉→主动脉弓→胸主动脉→腹主动脉→腹腔动脉→肝总动脉→肝固有动脉→肝脏。

4. 请从红细胞生成部位、原料、成熟因子及生成调节的知识,解释临床上常见贫血的主要原因。

(1) 生成部位:红骨髓。当骨髓受到某些药物、射线等因素的作用时,其造血功能受到抑制,出现全血细胞减少,称为再生障碍性贫血。

(2) 生成原料:蛋白质和铁。如果膳食中铁的供应不足或铁丢失过多,可导致缺铁性贫血(小细胞低色素性贫血)。

(3) 成熟因子:维生素 B_{12} 和叶酸是红细胞必要的成熟因子,缺乏时可导致巨幼红细胞性贫血。

(4) 红细胞生成的调节:红细胞生成主要受促红细胞生成素和雄激素的调节。促红细胞生成素主要在肾合成,严重肾病会引起肾性贫血。

5. 简述小肠在吸收中的作用、有利条件。

小肠是吸收最主要的部位,吸收的有利条件如下:

(1) 吸收面积大。人的小肠长约5～7 m,黏膜上有环状皱襞、绒毛、微绒毛,使小肠黏膜的吸收面积达 200～250 m^2。

(2) 绒毛内丰富的毛细血管和毛细淋巴管为物质吸收提供了良好途径。

(3) 小肠内食物已消化为可吸收的小分子物质。

(4) 食物在小肠内停留时间较长,能被充分吸收。

模拟试卷二

一、单项选择题(共 80 题,每小题 1 分,共 80 分)。

1—5 DBCEE 6—10 BBCEB 11—15 DAAAE 16—20 DBEDC

21—25 CCCDE 26—30 EEBCA 31—35 BDCCD 36—40 DDECE

41—45 CDDAA 46—50 DDADA 51—55 CCDCD 56—60 DCDBB

61—65 DDBAB 66—70 BCCBD 71—75 CBCDB 76—80 CCDCC

二、判断选择题(共 10 题,每小题 1 分,共 10 分)。

81. B 82. B 83. A 84. B 85. B 86. A 87. B 88. B 89. B 90. A

三、名词解释(共 5 小题,每小题 4 分,共 20 分)

1. 内环境:细胞外液是细胞直接生活的体内环境,称为内环境。

2. 肺泡通气量:每分钟吸入肺泡的新鲜空气量,肺泡通气量=(潮气量-无效腔气量)×呼吸频率。

3. 中心静脉压:右心房和胸腔内大静脉的血压,称为中心静脉压。

4. 精索:从腹股沟管深环延至睾丸上端的柔软的圆索状结构,精索表面有三层被膜,精索内主要有输精管、睾丸动脉、蔓状静脉丛、神经、淋巴管和鞘韧带等。

5. 掌浅弓:位于掌腱膜和屈指肌腱之间,由桡动脉的掌浅支和尺动脉的末端吻合而成。

四、简答题(共 5 小题,每小题 8 分,共 40 分)

1. 简述咽各部的交通。

鼻咽通于鼻腔,并借咽鼓管通于鼓室,口咽通于口腔,喉咽通于喉腔,并向下续于食管。

2. 输精管分哪几部分?输精管结扎手术常在何部进行?

输精管全长可分为睾丸部、精索部、腹股沟部和盆部,输精管结扎术常在精索部进行。

3. 大脑半球分哪几个叶?

大脑半球分额叶、顶叶、颞叶、枕叶和岛叶五部分。

4. 试述胃酸由何分泌及胃酸的生理作用。

胃酸由壁细胞分泌,主要生理作用为:

(1) 激活胃蛋白酶原,使其转变为胃蛋白酶,并提供胃蛋白酶作用的适宜 pH 环境;

(2) 促进食物中蛋白质变性,使之易于分解;

(3) 杀灭随食物进入胃内的细菌;

(4) 胃酸进入小肠后,可促进胰液、胆汁、小肠液分泌和铁、钙的吸收。

5. 简述静脉大量注射生理盐水后尿量增多的机理。

(1) 血浆蛋白被稀释,血浆胶体渗透压下降,肾小球有效滤过压升高,滤过率升高。

(2) 静脉注射大量生理盐水使循环血量增多,对左心房和胸腔大静脉壁上的容量感受器刺激加强,沿迷走神经传入冲动增多,使下丘脑-垂体后叶合成和释放的抗利尿激素减少,肾小管和集合管对水的通透性减小,重吸收水减少,尿量增多。

模拟试卷三

一、单项选择题(共80题,每小题1分,共80分)。

1—5 BBBAA 6—10 CDCBA 11—15 BCDCD 16—20 CCDAD
21—25 ABDAA 26—30 BCADA 31—35 BDBBA 36—40 ADAAD
41—45 BDADD 46—50 CADDC 51—55 CDADD 56—60 CCBCB
61—65 BDBBA 66—70 CBABB 71—75 BDCDD 76—80 ACBAB

二、判断选择题(共10题,每小题1分,共10分)。

81.B 82.B 83.A 84.B 85.B 86.A 87.A 88.B 89.B 90.A

三、名词解释(共5小题,每小题4分,共20分)

1. 阈值:在一定的作用时间下,引起组织发生反应的最小刺激强度,称为阈强度,又称为阈值。

2. 时间肺活量:又称用力呼气量,是指一次最大吸气后再尽力尽快呼气,在一定时间内所能呼出的气体量占肺活量的百分数。

3. 水利尿:大量饮入清水引起的抗利尿激素释放减少,尿量明显增多的现象,称为水利尿。

4. 巩膜静脉窦:巩膜与角膜交界处深部有一环行小管,称巩膜静脉窦,是房水流出的通道。

5. 神经核:在中枢神经内,神经元胞体聚集在一起,称神经核。

四、简答题(共5小题,每小题8分,共40分)

1. 大脑皮质有哪些功能中枢?

大脑皮质有如下重要功能区:第Ⅰ躯体感觉区,第Ⅰ躯体运动区,视觉区,听区,语言中枢,味觉区。

2. 十二指肠可为几部分?其降部有何重要结构?

十二指肠可分为上部、降部、水平部和升部,降部内面后内侧襞上,有十二指肠大乳头,胆总管和胰管共同开口于此,有时大乳头上方可见十二指肠小乳头,副胰管开口于此。

3. 眼球壁由几层构成?各层可分哪几部分?

眼球壁由外膜、中膜和内膜三层构成。外膜包括角膜和巩膜两部分;中膜分为虹膜、睫状体和脉络膜三部分;内膜有视网膜虹膜部、视网膜睫状体部和视网膜视部,前两部无感光作用,故又称视网膜盲部。

4. 简述血型的概念、ABO血型的分型依据及具体的分型。

血型是指血细胞膜上存在的特异性抗原的类型。

ABO血型的分型依据:依据红细胞膜上所含A凝集原和B凝集原的有无和种类来分型。

共可分为四种类型:凡红细胞膜上只含有A凝集原的,称为A型;红细胞膜上只含有B凝集原的,称为B型;红细胞膜上A、B凝集原都有的,称为AB型;红细胞膜上A、B凝集原均无的,称为O型。

5. 简述基础代谢率的概念、正常值及临床意义。

人体在基础状态下单位时间内的能量代谢，称为基础代谢率。

临床上基础代谢率常用相对值来表示，其计算公式为：基础代谢率相对值=（实测值－正常平均值）/正常平均值×100%。基础代谢率的实测值同正常平均值相比较，如果差值在±10%～±15%之间，均属于正常，差值若高于或低于20%，则考虑为病态。

临床上测定基础代谢率可作为诊断甲状腺疾病的重要辅助手段。

参考文献

[1] 王效杰,徐国成.系统解剖学[M].4版.北京:高等教育出版社,2022.

[2] 吴建清,徐国成.局部解剖学[M].3版.北京:高等教育出版社,2020.

[3] 周华,杨向群.人体解剖生理学[M].8版.北京:人民卫生出版社,2022.

[4] 侯金才,高音.系统解剖学考试常见错误与对策[M].北京:中国协和医科大学出版社,2003.

[5] 游言文,徐玉英.系统解剖学[M].8版.西安:第四军医大学出版社,2013.

[6] 窦肇华,吴建清.人体解剖学和组织胚胎学学习指导及习题集[M].北京:人民卫生出版社,2009.

[7] 王效杰,田伟.人体解剖学精要与测试[M].沈阳:辽宁科学技术出版社,2009.